U0337249

基于MDT下常见恶性肿瘤的综合治疗

总主编　刘宗文　刘剑波

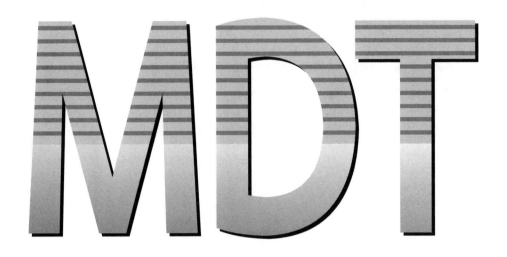

# 胸部肿瘤

主编　楚阿兰　刘剑波　宋　锐

郑州大学出版社

**图书在版编目(CIP)数据**

胸部肿瘤／楚阿兰，刘剑波，宋锐主编. — 郑州：郑州大学出版社，2023. 9
（基于 MDT 下常见恶性肿瘤的综合治疗／刘宗文，刘剑波总主编）
ISBN 978-7-5645-9660-6

Ⅰ. ①胸…　Ⅱ. ①楚…②刘…③宋…　Ⅲ. ①胸腔疾病 - 肿瘤 - 诊疗
Ⅳ. ①R734

中国国家版本馆 CIP 数据核字(2023)第 059417 号

**胸部肿瘤**
XIONGBU ZHONGLIU

| | | | |
|---|---|---|---|
| 策划编辑 | 陈文静 | 封面设计 | 苏永生 |
| 责任编辑 | 张彦勤 | 版式设计 | 苏永生 |
| 责任校对 | 薛　晗 | 责任监制 | 李瑞卿 |

| | | | |
|---|---|---|---|
| 出版发行 | 郑州大学出版社 | 地　　址 | 郑州市大学路 40 号(450052) |
| 出版人 | 孙保营 | 网　　址 | http://www.zzup.cn |
| 经　销 | 全国新华书店 | 发行电话 | 0371-66966070 |
| 印　刷 | 河南瑞之光印刷股份有限公司 | | |
| 开　本 | 787 mm×1 092 mm　1 / 16 | | |
| 本册印张 | 22.25 | 本册字数 | 516 千字 |
| 版　次 | 2023 年 9 月第 1 版 | 印　次 | 2023 年 9 月第 1 次印刷 |

| | | | |
|---|---|---|---|
| 书　号 | ISBN 978-7-5645-9660-6 | 总 定 价 | 1288.00 元(全五册) |

# 作者名单

**主　编**　楚阿兰　刘剑波　宋　锐

**副主编**　郑瑞锋　刘世佳　柴丽君　孙　晨

　　　　　秦　宁　杨景惠

**编　委**（按姓氏笔画排序）

　　　　　王　倩　王丛尧　王亚莉　王宗超

　　　　　申　佳　张文强　赵佳佳　聂连涛

　　　　　高　飞　黄洋洋　端木艳丽

# 前 言

随着社会经济的发展及生态环境的变化,我国人民群众的健康状况也在悄然发生改变。世界卫生组织(WHO)发布的《2022 年世界卫生统计》报告,全球范围内,癌症(泛指恶性肿瘤)仍是导致人类死亡的主要原因之一。在健康人转变成肿瘤患者的过程中,通常会有多种影响因素,其中最主要的就是健康人体内的正常细胞受到内因或外因影响,转变为不受人体免疫系统控制的无限增殖的细胞,而这些无限增殖的细胞就是肿瘤细胞。

《"健康中国 2030"规划纲要》强调以人民健康为中心,落实预防为主,强化早诊断、早治疗、早康复。虽然目前有关肿瘤的病因仍不清楚,但是,肿瘤的三级预防对降低肿瘤发生率、提高患者生存率至关重要。肿瘤三级预防中的一级预防,即病因预防。现代医学认为肿瘤是一种生活方式病,从衣、食、住、行等方面预防或者避免人们接触可引起肿瘤发病的原因,有利于降低肿瘤易感人群的发病率,但是这些预防手段并不能从根本上杜绝肿瘤的发生。

大多数早期肿瘤是可以治愈的,这就涉及肿瘤三级预防中的二级预防,即做到早发现、早诊断、早治疗。这不仅要求人们自身定期进行体检,以便早期发现疾病或疾病的潜在风险,进而做到早期干预;也要求医务人员对肿瘤高危或易感人群实施动态监测,发现可能存在的早期肿瘤,尽快治疗,提高治愈率。

然而在日常的临床工作中,很多患者就诊时已是中晚期,或者是经过一系列的治疗后出现复发和转移。这些患者通常症状重、治疗难、预后差。对于已经确诊恶性肿瘤的患者不得不提到肿瘤三级预防中的三级预防,即对已经患有恶性肿瘤的患者进行积极有效的治疗,一般采取多学科综合治疗的方法。实际上,综合治疗就是当下盛行的多学科综合治疗协作组(multidisciplinary team, MDT)。主要通过手术治疗、放射治疗、化学治疗、靶向治疗、免疫治疗等方法,预防肿瘤复发、进展,降低肿瘤致残率、致死率,延长患者的生存时间,提高患者的生存质量。但即使是综合治疗对于某些肿瘤,特别是中晚期肿瘤,效果也是非常有限,所以肿瘤的治疗任重而道远。

基于上述原因及目的,结合参编作者多年来治疗肿瘤的临床工作经验,我们组织编写了"基于 MDT 下常见恶性肿瘤的综合治疗"丛书。丛书规范了多学科治疗的流程,首先是从临床医生获取的患者实验室检查、影像学、病理检查等一线资料,通过这些检查结果判断出肿瘤准确的位置、大小、是否有转移,结合临床症状和体征,对患者病情进行系统的分析判断。接下来邀请相关科室专家从不同学科、多个角度为患者制订出使患者最大程度受益的个性化治疗方案。

本套丛书共包含五个分册,即"头颈部肿瘤""胸部肿瘤""上腹部肿瘤""下腹部肿瘤""淋巴瘤、间叶组织肿瘤、癌痛",分别对各部位肿瘤的病因病理、临床表现、诊断等进行介绍,结合学科前沿动态,重点从 MDT 的角度对治疗手段进行讲解。本套丛书兼具科学性、系统性、实用性,对肿瘤科医生具有一定的指导作用,对肿瘤患者及其家属也具有参考价值。

第一分册:《头颈部肿瘤》。

本分册内容涵盖临床中常见的头颈部肿瘤,如鼻咽癌、口腔癌、口咽癌、喉癌等,同时包含常见的颅内恶性肿瘤,如胶质瘤、脑膜瘤、脑转移瘤等,对不同肿瘤的流行病学、检查项目、临床表现、分期及治疗选择等进行全面阐述,同时对近年来的应用热点如靶向、免疫治疗等做了详细介绍。本册结合头颈外科、放疗科、肿瘤内科、病理科、影像科等学科的不同特点,以 MDT 的形式为大家带来全面的诊疗思路,期待本分册能使我国头颈部肿瘤患者获益,以实现肿瘤控制与器官保留并举的目标。

第二分册:《胸部肿瘤》。

临床中最常见的胸部肿瘤包括肺癌、食管癌、乳腺癌和胸腺肿瘤。在多学科综合治疗的思维下,本分册主要对胸部肿瘤的临床表现、实验室检查、肿瘤分期及适宜的治疗方法等问题进行综述,并从放射治疗计划到化学治疗方案等方面进行详尽阐述。本分册以肿瘤的 MDT 为切入点,整合放疗科、肿瘤内科、肿瘤外科、影像科、病理科等学科的理论基础和临床实践经验,以及各个学科的前沿研究成果,内容由浅入深,适合各层次肿瘤相关的医务工作者阅读。

第三分册:《上腹部肿瘤》。

本分册主要讨论上腹部恶性肿瘤的综合治疗,重点总结临床及科研经验,对胃癌、肝癌、胰腺癌的流行病学、病因病理、临床表现、诊断等进行介绍,治疗方面重点论述了放射治疗、化学治疗、外科治疗及靶向治疗等,并从 MDT 的角度进行综述。此外,对上腹部肿瘤患者的护理和营养支持等研究进展进行了详细的讲解。

第四分册:《下腹部肿瘤》。

本分册主要介绍的是结直肠恶性肿瘤与泌尿生殖系统肿瘤的预防及诊疗手段,以实用性为出发点,详细介绍了结直肠癌、肾癌、上尿路上皮细胞癌、前列腺癌、膀胱肿瘤和膀胱癌、阴茎癌、宫颈癌、子宫内膜癌、卵巢癌等的预防、鉴别、诊治、相关并发症的治疗及护理,并从 MDT 的角度进行综述。本分册旨在让广大临床肿瘤科医生充分认识下腹部肿瘤,帮助患者了解下腹部肿瘤相关知识,具有较好的临床实用价值。

第五分册:《淋巴瘤、间叶组织肿瘤、癌痛》。

本分册全面阐述了淋巴瘤、软组织肉瘤、骨原发肿瘤、骨转移瘤以及癌痛的综合治疗,从流行病学、病因学、病理学、分子生物学、临床表现、诊断和治疗方法等方面介绍了各个疾病基础和临床研究的最新进展。本书内容丰富,参考美国国立综合癌症网络(NCCN)的最新治疗指南,依据循证医学的证据,结合本单位多年来综合治疗的体会和经验,重点论述放射治疗、化学治疗、外科治疗及靶向治疗等,并从 MDT 的角度进行综述。

该书是一本相关肿瘤疾病诊疗的临床指南,适合临床肿瘤医生阅读,也可供相关医学生、肿瘤患者及家属学习参考。

各位编者为本套丛书的编写付出了辛勤的努力,同时得到了郑州大学第二附属医院的大力支持,以及郑州大学出版社各位编辑的修改与建议,在此表示诚挚谢意。"基于MDT下常见恶性肿瘤的综合治疗"是目前比较系统、全面、规范的肿瘤治疗丛书,希望广大临床肿瘤科医生共同努力,给予患者合理和规范的治疗,使更多的肿瘤患者从中获益。我们坚信"道阻且长,行则将至;行而不辍,未来可期!"但由于编者水平有限,书中难免存在不足之处,期望广大读者给予批评指正。

编者

2023 年 8 月

# 目 录

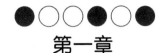

第一章

# 肺　癌

## 第一节　总　论

肺癌是当前世界各地最常见的恶性肿瘤之一。肺癌发生于支气管黏膜上皮,亦称支气管肺癌。肺癌一般指的是肺实质部的肿瘤,是指来自支气管或细支气管表皮细胞的恶性肿瘤,占肺实质恶性肿瘤的90%~95%。

### 一、流行病学

全球范围内肺癌居新发病例及癌症死因第1位。据全国肿瘤防治研究办公室统计,20世纪70年代中期,肺癌在我国癌症死因中居第5位,至90年代初上升为第3位。近年的流行病学调查数据显示,肺癌是我国人群中发病率和死亡率上升最快的恶性肿瘤。全国肿瘤登记中心2014年发布的数据显示,2010年,我国新发肺癌病例60.59万(男性41.63万,女性18.96万),居恶性肿瘤首位(男性首位,女性第2位),占恶性肿瘤新发病例的19.59%(男性23.03%,女性14.75%)。发病率为35.29/10万(男性49.27/10万,女性21.66/10万)。同期,我国肺癌死亡人数为48.66万(男性33.68万,女性16.62万),占恶性肿瘤死因的24.87%(男性26.85%,女性21.32%)。肺癌死亡率为27.93/10万(男性39.79/10万,女性16.62/10万)。未来我国的肺癌发病率有可能进一步攀升,应高度重视肺癌的防治工作。

在高危人群中开展肺癌筛查有益于早期发现早期肺癌,提高治愈率。低剂量计算机体层摄影(low dose computed tomography,LDCT)发现早期肺癌的敏感度是常规胸片的4~10倍,可以早期检出早期周围型肺癌。国际早期肺癌行动计划数据显示,LDCT年度筛查能发现85%的Ⅰ期周围型肺癌,术后10年预期生存率达92%。LDCT筛查可降低20%的肺癌死亡率,是目前最有效的肺癌筛查工具。我国目前在少数地区开展的癌症筛查与早诊早治试点技术指南中推荐采用LDCT对高危人群进行肺癌筛查。

美国国立综合癌症网络(National Comprehensive Cancer Network,NCCN)指南中提出的肺癌筛查风险评估因素包括吸烟史(现在和既往)、氡暴露史、职业史、患癌史、肺癌家族史、疾病史(慢性阻塞性肺疾病或肺结核)、烟雾接触史(被动吸烟暴露)。风险状态分为3组。①高危组:年龄55~74岁,吸烟史≥30包/年,戒烟史<15年(1类);或年龄≥50岁,吸烟史≥20包/年,另外具有被动吸烟除外的危险因素(2B类)。②中危组:年龄≥50岁,吸烟史或被动吸烟接触史≥20包/年,无其他危险因素。③低危组:年龄<50岁,吸烟史<20包/年。NCCN指南建议高危组进行肺癌筛查,不建议低危组和中危组进行筛查。

## 二、病理

国际癌症研究机构(International Agency for Research on Cancer,IARC)于2021年5月出版了《WHO胸部肿瘤分类(第5版)》(以下简称新版)。与2015年出版的《WHO胸部肿瘤分类(第4版)》(以下简称旧版)相比,新版对主要章节的框架进行了变更,新增和调整了部分疾病的命名和分类,并充实了流行病学、病因学、组织病理学和分子遗传学等相关内容。2021版WHO肺部肿瘤目录见表1-1。

**表1-1 2021版WHO肺部肿瘤目录**

| 2021版WHO肺肿瘤目录 | |
|---|---|
| 组织学分型 | 亚型 |
| 上皮性肿瘤 | |
| 乳头状瘤(papillomas) | 支气管乳头状瘤(bronchial papillomas) |
| 腺瘤(adenomas) | 硬化性肺细胞瘤(sclerosing pneumocytoma) |
| | 肺泡性腺瘤(alveolar adenoma) |
| | 细支气管腺瘤/纤毛黏液结节乳头状肿瘤(bronchial adenoma/ciliated muconodular papillary tumor) |
| | 黏液性囊腺瘤(mucinous cystadenoma) |
| | 黏液腺腺瘤(mucinous gland adenoma) |
| 前驱腺体病变(precursor glandular lesions) | 非典型腺瘤性增生(atypical adenomatous hyperplasia) |
| | 原位腺癌(adenocarcinoma in situ) |
| 腺癌(adenocarcinomas) | 微浸润性腺癌(microinvasive adenocarcinoma) |
| | 浸润性非黏液腺癌(invasive non-mucinous adenocarcinoma) |
| | 浸润性黏液腺癌(invasive mucinous adenocarcinoma) |
| | 胶样腺癌(colloid adenocarcinoma) |
| | 胎儿型腺癌(fetal adenocarcinoma) |
| | 肠型腺癌(entric-type adenocarcinoma) |
| 鳞状细胞前驱病变(squamous precursor lesions) | 鳞状细胞不典型增生和原位鳞癌(squamous dysplasia and carcinoma in situ) |

续表 1-1

| 组织学分型 | 亚型 |
|---|---|
| 鳞状细胞癌（squamous cell carcinomas） | 鳞状细胞癌（squamous cell carcinoma） |
| | 淋巴上皮样癌（lymphoepithelial carcinoma） |
| 大细胞癌（large cell carcinomas） | 大细胞癌（large cell carcinoma） |
| 腺鳞癌（adenosquamous carcinomas） | 腺鳞癌（adenosquamous carcinoma） |
| 肉瘤样癌（sarcomatoid carcinomas） | 多形性癌（pleomorphic carcinoma） |
| | 肺母细胞瘤（pulmonary blastoma） |
| | 癌肉瘤（carcinosarcoma） |
| 其他上皮肿瘤（other epithelial tumours） | 肺部 NUT 癌（NUT carcinoma of lung） |
| | 胸部 SMARCA4 缺失的未分化肿瘤（thoracic SMARCA4-deficient undifferentiated tumor） |
| 涎腺型肿瘤（salivary gland-type tumors） | 多形性腺瘤（pleomorphic adenoma） |
| | 腺样囊性癌（adenoid cystic carcinoma） |
| | 上皮-肌上皮癌（epithelium-myoepithelial carcinoma） |
| | 黏液表皮样癌（mucoepidermoid carcinoma） |
| | 玻璃样变透明细胞癌（hyalinizing clear cell carcinoma） |
| | 肌上皮瘤和肌上皮癌（myoepithelioma and myoepithelial carcinoma） |
| 肺神经内分泌肿瘤（lung neuro-endocrine neoplasms） | |
| 前驱病变（precursor lesion） | 弥漫性特发性肺神经内分泌细胞增生（diffuse idiopathic pulmonary neuroendocrine cell hyperplasia） |
| 神经内分泌肿瘤（neuroendocrine tumors） | 类癌/神经内分泌瘤（carcinoid/neuroendocrine tumor） |
| 神经内分泌癌（neuroendocrine carcinomas） | 小细胞肺癌（small cell lung carcinoma） |
| | 大细胞神经内分泌癌（large cell neuroendocrine carcinoma） |
| 异位起源性肿瘤（tumours of ectopic tissues | 黑色素瘤（melanoma） |
| | 脑膜瘤（meningioma） |
| 肺间叶性肿瘤（mesenchymal tumours specific to the lung） | 肺错构瘤（pulmonary hamartoma） |
| | 肺软骨瘤（pulmonary chondroma） |
| | 弥漫性肺淋巴管瘤病（diffuse pulmonary lymphangiomatosis） |
| | 胸膜肺母细胞瘤（pleuropneumonary blastoma） |
| | 肺动脉内膜肉瘤（pulmonary artery intimal sarcoma） |
| | 先天性支气管周肌纤维母细胞瘤（congenital peribronchial myofibroblastic tumour） |

续表 1-1

| 组织学分型 | 亚型 |
|---|---|
| EWSR1-CREB1 融合的原发性肺黏液样肉瘤（primary pulmonary myxoid sarcoma with EWSR1-CREB1 fusion） | 血管周上皮细胞肿瘤（PEComatous tumours） |
| | 淋巴管平滑肌瘤病（lymphangioleiomyomatosis） |
| | PEComa |
| 淋巴造血系统肿瘤（haematolymphoid tumors） | MALT 淋巴瘤（MALT lymphoma） |
| | 弥漫性大 B 细胞淋巴瘤（diffuse large B cell lymphoma） |
| | 淋巴瘤样肉芽肿病（lymphomatoid granulomatosis） |
| | 血管内大 B 细胞淋巴瘤（intravascular large B cell lymphoma） |
| | 肺朗格汉斯细胞组织细胞增生症（pulmonary Langerhans cell histiocytosis） |
| | Erdheim-Chester 病（Erdheim-Chester disease） |

## （一）肺上皮性肿瘤分类

1. 腺瘤　腺瘤中除原有的硬化性肺细胞瘤、肺泡腺瘤、乳头状腺瘤、黏液囊腺瘤、黏液腺腺瘤外，新增了支气管腺瘤/纤毛黏液结节乳头状肿瘤。支气管腺瘤/纤毛黏液结节乳头状肿瘤是一种肺外周良性肿瘤，由双层细支气管亚型上皮组成，伴连续的基底细胞层。肿瘤发生于周围细支气管，与近端支气管无关。BRAF 突变为其最常见的驱动基因，偶见表皮生长因子受体（epidermal growth factor receptor，EGFR）、KRAS、HRAS 和间变性淋巴瘤激酶（anaplastic lymphoma kinase，ALK）突变。肿瘤直径为 2~45 mm，但通常在 5~15 mm。组织学上肿瘤呈乳头状或扁平（腺性）结构，其由腔面细胞及基底细胞构成，腔面细胞黏液细胞、纤毛细胞（近端型细支气管腺瘤/经典型纤毛黏液结节乳头状肿瘤）或类似于 Ⅱ 型肺泡上皮、Clara 细胞（远端型细支气管腺瘤/非经典型纤毛黏液结节乳头状肿瘤）构成。肿瘤中可见微乳头簇状结构及轻微的跳跃性播散，不应作为恶性的判定标准。近端型和远端型形态学特征可有重叠过渡。远端型腔内细胞可表达 TTF-1，而近端型则为阴性或弱阳性。基底细胞 P40 和（或）CK5/6 可呈阳性。冷冻切片和小活检中诊断具有挑战性，特别当远端型支气管腺瘤的腔面细胞缺乏纤毛时，诊断将变得更为困难，此时 P40 和 CK5/6 免疫染色将有助于诊断。鉴别诊断包括支气管乳头状瘤、细支气管化生等。

2. 前驱腺体病变　前驱腺体病变包括非典型腺瘤样增生/原位腺癌，新版对其的诊断标准及国际疾病分类法（ICD）编码均未改变。由于 WHO 分类目录的整体调整，非典型腺瘤样增生/原位腺癌目录位置由浸润前病变调整为前驱腺体病变。

3. 腺癌　新版对肺腺癌主要进行了以下内容的更新。

（1）浸润性非黏液性腺癌以 5% 为标尺记录不同亚型，不再要求归类为某亚型为主的腺癌。

（2）腺泡型腺癌的诊断中对筛状腺癌进行了更为详细的描述，筛状腺体被描述为缺乏间质且具有背对背相互融合的肿瘤性腺体。筛状腺体预后更差并与腺癌分级系统（详见后述）相关。

（3）乳头型腺癌的诊断中强调应与由手术造成的贴壁型腺癌肺泡间隔断裂及肺实质塌陷造成的假乳头结构相鉴别。

（4）微乳头型腺癌除延续旧版诊断标准外，新版纳入了一种新的丝状微乳头生长模式。该模式呈纤细、蕾丝样，至少堆积有 3 个瘤细胞高度的狭长肿瘤细胞，肿瘤内缺乏纤维血管轴心。在计算百分比时，当微乳头周围围绕腺管、乳头、贴壁形态时，该区域应计入微乳头，不再纳入其他亚型。

（5）强调了浸润性腺癌中浸润的定义：①除贴壁成分以外的亚型（包括常见的腺泡、乳头、微乳头、实体型腺癌及少见的浸润性黏液、胶样、胎儿型、肠型腺癌）；②伴有纤维母细胞灶；③血管、胸膜侵犯；④气腔播散。强调浸润性腺癌中浸润与非浸润的区别与第 8 版 TNM 分期仅将肿瘤浸润区域纳入 T 分期计算有关。

（6）新版进一步肯定了气腔播散的预后价值，同时也强调应与人工假象进行鉴别。人工假象具有的特点：①随机或边缘杂乱的肿瘤细胞簇通常分布于组织切片边缘或切片外；②肿瘤边缘及远处的气内缺乏连续性的肿瘤细胞分布；③肿瘤细胞簇呈锯齿状边缘分布；④播散的细胞具有肺泡细胞或支气管细胞等良性细胞学特点；⑤从肺泡壁上剥落的线条状细胞。

（7）在肺癌的免疫组织化学分析中强调 TTF-1 的克隆号 SPT24 具有更强的敏感性，而克隆号 8G7G3/1 具有更强的特异性，同时强调 CK7 在腺癌的诊断中不具有特异性。

（8）更新了根治性手术切除肺标本浸润性非黏液性肺腺癌的国际肺癌研究学会（International Association for the Study of Lung Cancer，IASLC）新分级系统。旧版分类中浸润性腺癌依据主要亚型分为良好预后的贴壁型为主腺癌，中等预后的腺泡及乳头型为主腺癌，差预后的微乳头及实体型为主腺癌。新版分类中根据主要亚型及高于 20% 的高级别成分［包括实性、微乳头、筛状或复杂腺体成分（融合腺体及促结缔组织增生性间质内浸润的单个细胞）］将腺癌分为 3 组（表 1-2）。通过此三级分层系统，其预后预测价值不但优于主要组织学亚型的分级系统，并且较纳入核分裂、核分级、细胞学分级、气腔播散和坏死的训练模型更优。但 IASLC 新分级系统不适用于浸润性黏液腺癌。

表 1-2　浸润性非黏液性肺腺癌（手术切除标本）的 IASLC 分级系统

| 级别 | 分化程度 | 组织学表现 |
| --- | --- | --- |
| 1 | 高分化 | 贴壁亚型为主且高级别成分<20% |
| 2 | 中分化 | 腺泡或乳头亚型为主且高级别成分<20% |
| 3 | 低分化 | 任何亚型为主且高级别成分≥20% |

（9）多原发或肺内转移性腺癌可根据是否含有贴壁型成分加以鉴别。

（10）随着近年来分子检测及治疗药物的进展，除旧版 WHO 中的 *EGFR*、*ALK*、*KRAS* 基因外，新版增加了 ROS1/转染重排（RET）重排、MET14 跳跃突变、*BRAF V600E* 基因、程序性死亡受体配体-1（programmed death ligand-1，PD-L1）表达及肿瘤突变负荷等治疗反应相关检测项目。

（11）黏液腺癌的免疫组织化学诊断方面新增了 GATA6，该标志物可在黏液腺癌中表达，但尚缺乏特异性。在分期方面黏液腺癌无须像非黏液腺癌一样去除贴壁型非浸润区域，而需要将肿瘤的整体直径计算在内。

（12）肠型腺癌的英文名由 enteric adenocarcinoma 调整为 enteric-type adenocarcinoma，鉴别诊断中除原有的 CK7、CK20、CDX-2 和 villin 等几个指标外，新增 MUC2 和 HNF4a。值得注意的是，STAB2 和 cadherin17 等肠癌标志物很少在肺肠型腺癌中表达。

4. 鳞状细胞前驱性病变　鳞状细胞前驱性病变包含鳞状上皮不典型增生/原位鳞癌。新版对其诊断标准无任何改变，但由于 WHO 分类目录的调整，其目录位置由原来鳞状细胞癌子目录下的浸润前病变调整为单独目录的鳞状细胞前驱病变。

5. 鳞状细胞癌　新版中鳞状细胞癌分为角化型鳞状细胞癌、非角化型鳞状细胞癌及基底细胞鳞状细胞癌 3 个亚型。另一个重要更新为淋巴上皮癌（原名淋巴上皮瘤样癌，旧版中归入其他或未分化癌目录下），新版中归入鳞状细胞癌，并认为>90% 的亚洲病例与 EB 病毒有关，而在欧美人群中，其与 EB 病毒的相关性较低。在分子病理学上，发现鳞状细胞癌也有 *EGFR* 基因突变及 *ALK* 基因融合的可能性。肺鳞状细胞癌需要与肺原发性涎腺肿瘤、SMARCA4 缺失的未分化肿瘤、NUT 癌、转移性尿路上皮癌及胸腺癌等肿瘤鉴别。

6. 大细胞癌　大细胞癌为未分化非小细胞癌，诊断时形态学上必须先排除鳞状细胞癌、腺癌和小细胞癌，免疫组织化学分析及黏液染色不支持鳞样及腺样分化。大细胞癌需要手术切除标本充分取材后才能诊断，非手术切除标本及细胞学标本不足以诊断大细胞癌。新版中诊断大细胞癌依然需要进行充分的鉴别诊断，且需进一步排除 SMARCA4 缺失的未分化肿瘤。大细胞癌预后及预测因素方面与腺癌相似，新版中强调靶向治疗相关基因突变及 PD-L1 表达的检测。

7. 肉瘤样癌　新版中将肉瘤样癌分为多形性癌、肺母细胞瘤及癌肉瘤 3 个独立的疾病单独列出，而多形性癌、巨细胞癌及梭形细胞癌归属为多形性癌下的 3 个亚型。在多形性癌的鉴别诊断中 GATA3 弥漫性强阳性表达更支持肉瘤样间皮瘤/促结缔组织增生型间皮瘤的诊断，含有 MET14 跳跃突变的患者可能从相应靶向治疗中获益。

8. 其他上皮性肿瘤　其他上皮性肿瘤包括 NUT 癌，肺 NUT 癌与纵隔 NUT 癌无法鉴别。另外增加了胸部 SMARCA4 缺失的未分化肿瘤，SMARCA4（BRG1）是 SWI/SNF 染色体重塑复合体的一个亚单位。该肿瘤具有高度恶性生物学行为（中位生存时间仅 4 ～ 7 个月），患者通常为年轻至中年男性吸烟者。组织学上该类肿瘤由弥漫、失黏附性、大而圆的上皮细胞组成，肿瘤细胞的细胞质丰富，空泡状核，核仁明显。细胞核相对一致，偶有轻-中度异型性，肿瘤中可局灶性出现横纹肌样细胞，小标本中不常见，同时较易出现核分裂象及坏死。罕见表现包括梭形、黏液变、硬化、肺泡样、透明细胞癌。大部分患者无明确上皮样分化特征(如腺体、乳头、角化),但约5%的患者可出现普通的非小细胞肺癌(non-small cell lung cancer,NSCLC)组织学特征。免疫组织化学检测大部分典型病理学表现为SMARCA4(BRG1)表达完全缺失,约有25%的病理学表现为SMARCA4染色弥漫性的染色减弱,而非完全缺失。SMARCA2(BRM)染色常伴随缺失,SMARCB1(INI1)染色未缺失。许多病例可伴有CD34、SOX2、SALL4和Syn阳性,P53常高表达,肿瘤细胞CK表达局灶或弱阳性,通常不会弥漫性表达Claudin4、P63、TTF-1、P40和WT-1。鉴别诊断方面由于肿瘤分化较差,需要与淋巴瘤、NUT癌、生殖细胞肿瘤、神经内分泌癌、大细胞癌、恶性黑色素瘤及恶性间叶源性肿瘤相鉴别,同时在非小细胞肺癌患者中约有5%的患者可出现SMARCA4缺失,可通过其典型的上皮样结构(如腺体形成)及免疫组化表达情况加以鉴别。另外胸外其他脏器亦可发生SMARCA4缺失的肿瘤,需注意与其他部位的转移肿瘤相鉴别。

9. 涎腺型肿瘤　新版肺的涎腺型肿瘤除原有的多形性腺瘤、黏液表皮样癌、腺样囊性癌、上皮-肌上皮癌外,新增肺涎腺型玻璃样变透明细胞癌。该肿瘤是一种极为少见的涎腺型低度恶性肿瘤,起源于气管、支气管黏膜下小涎腺,临床常引起阻塞性症状,肿瘤呈惰性生长,几乎不复发。该肿瘤与涎腺发生的玻璃样变透明细胞癌的组织病理学形态及分子遗传学改变相似。组织学表现为黏液、玻璃样变纤维间质的背景下浸润的瘤细胞排列呈条索、小梁、巢状,瘤细胞的细胞质常呈透明或嗜酸性。瘤细胞表达上皮标记物(AE1/AE3、EMA、CK7、P63和P40等),一般不表达肌上皮标志物(S-100和SMA),亦不表达TTF-1和Napsin A。分子遗传学上主要为EWSR1-ATF1融合,少数为EWSR1-CREM。

### (二)肺神经内分泌肿瘤

肺神经内分泌肿瘤是一个独特的肿瘤亚群,具有特定的组织学形态、超微结构、免疫组织化学和分子遗传学特征。新版中肺神经内分泌肿瘤的病理学诊断标准相比旧版无明显变化,根据核分裂象数及Ki-67增殖指数可对肿瘤进行分类诊断。低级别的典型类癌和中等级别的非典型类癌一般分别对应胰腺神经内分泌肿瘤1级($G_1$)和2级($G_2$)。值得注意的是,存在灰区神经内分泌肿瘤的病例,组织学形态类似于非典型类癌,但核分裂象数>10/2 mm²和(或)Ki-67增殖指数>30%,且分子遗传学特征更接近于类癌(*MEN*1突变),而不同于大细胞神经内分泌癌/小细胞癌(TP53、RB1共突变)。该类灰区病例常出现在转移灶中,而肺原发灶极为罕见,按目前的诊断标准应纳入大细胞神经内分泌癌的诊断,但其预后却不同于经典的大细胞神经内分泌癌。由于该类灰区病例尚待更多的研究证实,建议诊断灰区神经内分泌肿瘤时应对其组织形态学进行描述,并记录Ki-67增殖指数及核分裂象数。DAXX/ATRX蛋白缺失有助于胰腺神经内分泌肿瘤的诊断,但在肺类癌的诊断中没有意义。由于类癌的分级诊断需要对肺原发肿瘤切除后的完整评估,所以在小活检标本、转移瘤标本和切除肿瘤未提供完整肿瘤切片标本中,应使用"类癌,非特指型"的诊断术语。在小或挤压的活检标本中,Ki-67增殖指数有助于区分类癌与高级别神经内分泌癌,而当无法区分时,可使用"神经内分泌癌,非特指型"的诊断术语,但应尽可能少使用。新版中增加了肺神经内分泌肿瘤的分子分型,其中肺类癌根据基因突变、基因表达、CpG 甲基化及临床特征,分为 LC1 型、LC2 型及 LC3 型小细胞癌。根据不同的基因表达及甲基化状态,分为神经母细胞特异性转移因子 1(ASCL1)型、NEUROD1 型、POU2 F3 型及 YAP1 型。临床前研究显示,不同分子分型可采用不同的治疗方式。大细胞神经内分泌癌主要分为小细胞肺癌(small cell lung cancer,SCLC)-like 型和 NSCLC-like 型。研究显示,SCLC-like 型大细胞神经内分泌癌可以从 EP 方案治疗中获益,但敏感性仍然差于经典 SCLC。总体上,大细胞神经内分泌癌治疗效果差,仍期待更佳的治疗方案。

### (三)间叶性肿瘤及异位肿瘤

新版中对间叶性肿瘤及异位肿瘤目录中部分肿瘤的位置进行了调整,如旧版中肺间叶性肿瘤目录下的炎性肌成纤维细胞瘤和滑膜肉瘤,新版中均归入胸部间叶性肿瘤章节;旧版中肺间叶性肿瘤目录下的肌上皮瘤/肌上皮癌,新版中归入肺原发涎腺肿瘤;异位肿瘤中删除了旧版中的生殖细胞肿瘤和肺内胸腺瘤。

## 三、临床表现

### (一)症状

在非小细胞肺癌和小细胞肺癌的症状基本相似,在精神因素方面常出现焦虑和忧虑的感觉,并出现疲劳、乏力、食欲减退和失眠等症状。局部症状主要为咳嗽、胸痛和呼吸困难等,并且随着疾病的进展,这些症状通常加重,并将危害患者的一般状况。

1. 咳嗽 咳嗽是原发性肺癌最常见的症状之一。诊断为原发性肺癌的患者,50% 以上存在咳嗽的症状,尤其是中央型肺癌患者。咳嗽大多因肿瘤生长在主支气管或叶支气管所致,亦可因肿瘤或肿大淋巴结压迫主支气管或叶支气管所致。部分患者因支气管阻塞导致阻塞性肺疾病。因肿瘤生长的部位不同,咳嗽的表现也有所不同。肿瘤生长在主支气管或侵及隆突者,常有刺激性咳嗽的表现,为阵发性干咳。对于吸烟的高危人群(吸烟指数>400 支/年),或有老年慢性支气管炎的患者,咳嗽为常见症状,如出现咳嗽加重,但不伴有呼吸道感染的明显症状(如发热、白细胞计数和中性粒细胞比例升高),或持续性咳嗽超过一般呼吸道感染的病期(5~7 d),则更应注意肺癌存在的可能。

2. 胸痛 肺实质不含丰富的感觉神经,但肺癌患者常出现胸痛,其原因尚不清楚。胸痛常呈钝性,感觉部位不确定,只有在肿瘤侵犯壁层胸膜或纵隔胸膜时,疼痛定位才比较明确。胸痛症状占就诊肺癌患者的 30%~50%。肺癌高危人群如出现不明原因的胸痛应引起警惕,并与支气管肺炎、心绞痛、食管痉挛等疾病相鉴别。

3. 痰中带血和咯血 痰中带血和咯血是肺癌患者常见的症状,特别是非小细胞肺癌,表现为痰中带血丝。造成痰中带血的主要原因是肿瘤侵犯支气管血管或肺泡毛细血管,也可能是剧咳导致肿瘤表面血管破裂。因出血来源于支气管小动脉,因此痰中带血常呈鲜红色,痰中带血呈间歇或持续性。使用抗生素后痰中带血有时会减少或消失,放松警惕易延误肿瘤病情。当肿瘤侵犯支气管大血管时,可引起大咯血,如抢救不及时常因窒息死亡。

4. 呼吸困难 肺癌发展到一定程度,引起支气管压迫或阻塞,或肺实质大片受损,或单个肺叶或全肺不张,而肺功能代偿受到影响时才可能发生不同程度的呼吸困难。大部分老年患者常伴有慢性呼吸性疾病,如慢性支气管炎、硅肺等,肺组织受损范围广泛,呼吸代偿功能较差,当肿瘤长大时更易发生呼吸困难的症状。一项随机试验的结果显示,肺癌患者呼吸发生困难时吸氧,即使血中氧饱和度已改善,也不会改善呼吸困难的症状,说明肿瘤患者呼吸困难的发生有着复杂的发生机制。呼吸困难可导致血氧饱和度降低,血中二氧化碳分压增加,造成明显的缺氧状态,出现心率增加、呼吸频数增加、端坐呼吸,严重者出现"三凹征"。临床常见末梢血氧饱和度降低而出现发绀,表现为指、趾远端和嘴唇出现青紫。脑缺氧可导致精神症状,称肺性脑病。肺癌引起的呼吸困难应与其他易引起同样症状的疾病相鉴别,包括急性心力衰竭、急性支气管痉挛、感染性肺炎、心包积液或填塞、老年慢性支气管炎、咯血伴支气管内吸入、胸腔积液等。

5. 体重减轻 体重减轻是肺癌患者常见的临床表现,占20%~70%。体重减轻的原因复杂,主要包括肿瘤性厌食和患者的精神因素,后者表现为恐惧、焦虑和抑郁造成的食欲减退,肿瘤进展期无氧酵解大量葡萄糖也是一个重要原因。体重减轻常提示疾病进展,也是肺癌治疗预后的一个重要指标。如果患者在确诊前2个月内体重减轻大于原体重的10%,则往往提示预后不良。体重的减轻仅仅是一个临床表现,但深层的原因是机体免疫功能下降,造成抗肿瘤能力下降。同时,也提示肿瘤细胞所分泌的类激素和其他活性物质对机体正常营养代谢造成了干扰和破坏,导致各种代谢功能的紊乱。

6. 疲劳 肿瘤相关的疲劳是一个复杂的多原因症状,它可以由肿瘤自身的因素引起,也可由治疗引起,包含生理和心理因素。贫血、代谢和电解质失衡、失眠、情绪消沉以及治疗的副作用等均可引起不同程度的疲劳。

(二)体征

1. 局限性哮鸣音 多为吸气阶段出现,咳嗽后并不消失。

2. 声音嘶哑 淋巴结转移压迫或侵犯喉返神经时出现。

3. 上腔静脉综合征 肿瘤压迫或侵犯上腔静脉,静脉回流受阻,产生头面、颈、上肢水肿,上胸部静脉曲张并水肿,伴头晕、胸闷、气急等症状。

4. 肩臂疼痛 肺尖癌压迫或侵犯臂丛神经时,出现该侧肩部及上肢放射状灼热疼痛。

5. 膈神经麻痹 膈神经受侵时出现气急胸闷。

6. 吞咽困难 纵隔淋巴结肿大压迫食管所致,压迫气管可致呼吸困难。

7. 心包受侵 心包受侵时出现心包积液、气急、心律失常、心功能不全等。

8. 胸膜转移 可见胸痛,癌性胸水等。

9. 肺癌转移 肺癌的血行转移常见部位依次是骨、肝、脑、肾、肾上腺、皮下组织等,另外肺癌内转移也较常见,随转移部位不同而有相应的症状、体征。

10. 肺外体征　常见有四肢关节疼痛或肥大、杵状指，多发性神经炎，重症肌无力，库欣病、男性乳房增生肥大、高钙血症、精神异常等。

### (三)检查

1. 一般检查　应进行全面细致的检查，注意皮肤色素、淋巴结、皮下结节、静脉充盈、骨关节、神经系统等。抽血检查肿瘤标志物。肿瘤标志物主要是指那些在血液、体液及组织中可检测到的与肿瘤相关的物质，这些物质达到一定的水平时能揭示某些肿瘤的存在。小细胞肺癌(SCLC)一般首选癌胚抗原(CEA)和鳞状上皮癌相关抗原(SccAg)；非小细胞性肺癌(NSCLC)一般首选神经元特异性烯醇化酶(NSE)、CEA和降钙素。

2. 影像学检查

(1)X射线检查：X射线检查是诊断肺癌最常用的重要手段。通过X射线检查，我们可以了解肺癌的部位和大小。早期肺癌病例X射线检查虽尚未能显现肿块，但可能看到由于支气管阻塞引起的局部肺气肿、肺不张或病灶邻近部位的浸润性病变或肺部炎变。

(2)CT检查：CT检查常用于肺癌的诊断、鉴别诊断和分期。胸部平扫是为了明确胸部病变而做的CT的基本检查方法，对于病变的定位、判断病变的性质均较可靠；有条件者尽量使用螺旋CT扫描，一次屏气即可完成全胸部扫描，这样既无呼吸运动伪影，又不发生平面间漏扫；对肺结节性病灶特别是微小结节灶、气管支气管病变、血管性病变等的诊断，具有比常规CT更高价值的螺旋CT可在任何一个层面创建图像，并可进行血管和病变的三维重建；螺旋CT扫描可适当减少对比剂的用量；增强扫描用于肺门、纵隔肿块或淋巴结与血管的鉴别；观察肿块合并肺不张时肿块的大小、范围以及观察肿瘤的血运情况。

(3)磁共振成像(MRI)检查：这是一种无损害性检查，具有三维成像的优点，比CT具有更好的组织对比。因此，MRI有助于对肺癌的诊断、鉴别诊断和分期，易于发现肿瘤和肺门肿大的淋巴结，了解肺尖部肿瘤侵犯情况，了解纵隔、心包、大血管受累情况。MRI可显示支气管壁增厚、管腔狭窄和腔内结节。

(4)PET-CT检查：近些年兴起的PET-CT检查，解决了长期以来肺癌早期难以诊断的难题。注入人体的葡萄糖药液中含有一种特殊的物质——分子示踪标记。这些放射性物质进入人体后，能迅速找到癌细胞，进入到癌细胞里面，将癌细胞的活动情况利用光波反映出来并传回计算机。根据这些信息，计算机在1 h以内就能生成图像，从而判断出人体内哪些部位发生了癌变，其对肺癌的诊断准确率都在90%以上。实现了疾病的早发现、早治疗。

3. 特殊检查　纤维支气管镜检查。肺癌在纤维支气管镜临床诊断检查下能见肿瘤直接征象，如见新生物，管壁浸染者，占50%～70%。仅见间接征象者为25%～35%。临床诊断检查者在观察各个叶、段支气管后，要在病理变化或临床诊断表现异常部位取活检和(或)刷检。若见肿物伴浸染病理变化者，活检阳性率可达90%以上，刷检阳性率通常多为70%～80%。管壁浸染者，刷检更主要，因刷检取样的面积大，容易得阳性；两者联合可进一步提高诊断阳性率。

## 四、TNM 分期

### (一)非小细胞肺癌的分期

目前采用最新的 AJCC 第 8 版肺癌分期(2017 年 1 月 1 日起执行),见表1-3、表1-4。

表1-3　第8版肺癌分期

| 原发肿瘤(T)分期 | |
|---|---|
| $T_x$ | 原发肿瘤大小无法测量;或痰脱落细胞、支气管灌洗液中找到癌细胞,但影像学检查和支气管镜检查未发现肿瘤 |
| $T_0$ | 无原发肿瘤证据 |
| $T_{is}$ | 原位癌 |
| $T_1$ | 肿瘤最大径≤3 cm,局限于肺和脏层胸膜内;支气管镜见肿瘤可侵及叶支气管,未侵犯主支气管 |
| $T_{1a}$ | 肿瘤最大径≤1 cm;任何大小的表浅扩散型肿瘤,但局限于气管壁或近端主支气管壁 |
| $T_{1b}$ | 肿瘤最大径≥1 cm,<2 cm |
| $T_{1c}$ | 肿瘤最大径>2 cm,≤3 cm |
| $T_{2a}$ | 具有以下任何一项情况者:最大直径>3 cm,≤4 cm;累及主支气管但未侵犯隆突;累及脏层胸膜;伴有部分或全肺阻塞性肺炎或肺不张 |
| $T_{2b}$ | 肿瘤最大直径>4 cm,≤5 cm |
| $T_3$ | 肿瘤最大径>5 cm,≤7 cm;或直接侵犯以下任意部位:胸壁、心包、膈神经;原发肿瘤同一肺叶转移性结节 |
| $T_4$ | 肿瘤最大径>7 cm;或侵犯以下任何一个器官:心脏、气管、食管、大血管、纵隔、膈肌、喉返神经、隆突或椎体;原发肿瘤同侧不同肺叶转移性结节 |
| 区域淋巴结(N)分期 | |
| $N_x$ | 区域淋巴结无法评估 |
| $N_0$ | 无区域淋巴结转移 |
| $N_1$ | 同侧支气管周围和/或同侧肺门淋巴结以及肺内淋巴结转移,包括原发肿瘤直接侵犯累及 |
| $N_2$ | 同侧纵隔和(或)隆突下淋巴结转移 |
| $N_3$ | 对侧纵隔和(或)对侧肺门、同侧或对侧前斜角肌及锁骨上淋巴结转移 |
| 远处转移(M)分期 | |
| $M_x$ | 远处转移无法评估 |
| $M_0$ | 无远处转移 |
| $M_{1a}$ | 对侧肺叶出现转移性结节;胸膜播散(恶性胸腔积液、心包积液或胸膜结节) |
| $M_{1b}$ | 远处单个器官单发转移 |
| $M_{1c}$ | 远处单个或多个器官多发转移 |

表 1-4 TNM 综合分期

| 分期 | $N_0$ | $N_1$ | $N_2$ | $N_3$ |
|---|---|---|---|---|
| $T_{1a}$ | I A1 | II B | III A | III B |
| $T_{1b}$ | I A2 | II B | III A | III B |
| $T_{1c}$ | I A3 | II B | III A | III B |
| $T_{2a}$ | I B | II B | III A | III B |
| $T_{2b}$ | II A | II B | III A | III B |
| $T_3$ | II B | III A | III B | III C |
| $T_4$ | III A | III A | III B | III C |
| $M_{1a}$ | IV A | IV A | IV A | IV A |
| $M_{1b}$ | IV A | IV A | IV A | IV A |
| $M_{1c}$ | IV B | IV B | IV B | IV B |

（二）小细胞肺癌的分期

SCLC 的分期一直沿袭美国退伍军人肺癌协会（Veterans Lung Cancer Association，VALG）的二期分期法，主要基于放射治疗（简称放疗）在 SCLC 治疗中的重要地位。美国癌症联合会（AJCC）TNM 分期系统可以选出适合外科手术的 $T_{1\sim2}N_0M_0$ 的局限期患者，能更准确地了解患者所处的疾病阶段、判断患者的预后及制订合适的治疗方案。建议临床使用 VALG 分期法和 TNM 分期系统两者相结合的方法对 SCLC 进行分期，因其更能准确地指导治疗和评估预后。

1. VALG 二期分期法

（1）局限期：病变限于一侧胸腔，且能被纳入一个放射治疗野内。

（2）广泛期：病变超过一侧胸腔，且包括恶性胸腔和心包积液或血行转移。

2. NCCN 治疗小组建议 SCLC 分期采取 AJCC TNM 分期方法与 VALG 二期分期法相结合

（1）局限期：AJCC（第 8 版）I ~ III 期（任何 T，任何 N，$M_0$），可以安全使用根治性的放疗剂量。排除 $T_{3\sim4}$ 由于肺部多发结节或者肿瘤/结节体积过大而不能被包含在一个可耐受的放疗计划中。

（2）广泛期：AJCC（第 8 版）IV 期（任何 T，任何 N，$M_{1a}/M_b/M_c$），或者 $T_{3\sim4}$ 由于肺部多发结节或者肿瘤/结节体积过大而不能被包含在一个可耐受的放疗计划中。

## 五、鉴别诊断

### (一)肺结核

1.肺结核球　多见于年轻患者,多无症状,多位于结核好发部位(上叶后段和下叶背段)。病灶边界清楚,可有包膜,内容密度高,有时含有钙化点,周围有纤维结核灶,在随访观察中多无明显改变。如有空洞形成,多为中心性空洞,洞壁规则、较薄,直径很少超过3 cm,常需与周围型肺癌相鉴别。

2.急性粟粒性肺结核　应与弥漫性肺泡癌相鉴别。粟粒性肺结核发病年龄相对较轻,有发热等全身中毒症状。X射线胸片上病灶为大小一致、分布均匀、密度较淡的粟粒结节。而肺泡癌两肺多有大小不等的结节状播散病灶,边界清楚;密度较深,进行性发展和扩大,且有进行性呼吸困难。根据临床、实验室等资料进行综合判断可以鉴别。

3.肺门淋巴结结核　易与中央型肺癌混淆,应加以鉴别。肺门淋巴结结核多见于儿童或老年人,多有发热等结核中毒症状,结核菌素试验多呈强阳性。抗结核药物治疗有效。中央型肺癌其特殊的X射线征象,可通过体层摄片、CT、MRI和纤维支气管镜检查等加以鉴别。

### (二)肺脓肿

应与癌性空洞继发感染相鉴别。原发性肺脓肿起病急,中毒症状明显,常有寒战、高热、咳嗽、咳大量脓臭痰,外周血象白细胞总数和中性粒细胞分类计数增高。X射线胸片上空洞壁薄,内有液平,周围有炎症改变。癌性空洞常先有咳嗽、咯血等肿瘤症状,然后出现咳脓痰、发热等继发感染的症状。胸片可见肿瘤块影有偏心空洞,壁厚,内壁凹凸不平。结合纤维支气管镜检查和痰脱落细胞检查可以鉴别。

### (三)肺炎

应与癌性阻塞性肺疾病相鉴别,肺炎起病急骤,先有寒战、高热等毒血症状,然后出现呼吸道症状,抗菌药物治疗多有效,病灶吸收迅速而完全,而癌性阻塞性肺疾病炎症吸收较缓慢,或炎症吸收后出现块状阴影,且多为中央型肺癌表现,纤维支气管镜检查、细胞学检查等有助于鉴别。

### (四)结核性渗出性胸膜炎

应与癌性胸水相鉴别,中年以上患者有胸腔积液,有进行性加剧的胸痛,无发热,尤其在大量血性渗出液、抽液后又迅速生长者,要慎重考虑肿瘤的可能。肺癌、乳腺癌等可转移到胸膜而产生积液。结核性胸膜炎多伴有发热,胸液pH和糖含量比癌性胸液低,胸液中腺苷酸脱氨酶和溶菌酶含量增加,但癌胚抗原和铁蛋白则不升高。

### （五）支气管扩张

反复感染、咯血,病史长,X 射线片上无具体肿块影。

### （六）肺曲菌病

好发于中下肺野,边光,与囊壁有半月形间隙,随体位移动。

### （七）肺炎性假瘤

女性患者多,多发于年轻患者,多无症状。孤立圆形阴影,边缘锐利,密度均匀,偶见斑点状钙化和肺门淋巴结肿大,病变多长期无变化。

### （八）肺内孤立转移瘤

常与周围型肺癌混淆。可从病史、体检、形态方面进行鉴别。原发灶常位于乳腺、胃、甲状腺、肾、子宫、骨、软组织、鼻咽、肝、结肠、食管等。

### （九）结节病

肺与肺门淋巴结受累者占80% ~ 90%。支气管和气管周围淋巴结肿大,双侧对称性,呈分叶状,边界清晰。肺表现为网状或结节状,或为不清晰的暗影,似肺泡影,可分散或融合,或为大而致密的圆形病变,似转移癌。

### （十）肺的其他肿瘤

肺的良性肿瘤如错构瘤、平滑肌瘤、血管瘤、脂肪瘤、良性透明细胞瘤、神经鞘瘤、肺囊肿等;一般无症状或症状少而轻微,病程长,生长慢。肺的其他恶性肿瘤如纤维肉瘤、平滑肌肉瘤、横纹肌肉瘤、原发恶性淋巴瘤、原发浆细胞瘤等。瘤体较大,生长快。

## 第二节　非小细胞肺癌的治疗

## 一、分子分型

### （一）可手术Ⅰ~Ⅲ期 NSCLC

Ⅰ级推荐:术后Ⅱ/Ⅲ期非鳞癌进行 EGFR 突变检测,指导辅助靶向治疗。

### （二）不可手术Ⅲ期及Ⅳ期 NSCLC

1. Ⅰ级推荐

（1）病理学诊断后保留足够组织标本进行分子检测,根据分子分型指导治疗（1 类）。
（2）对于非鳞癌组织标本进行:EGFR 突变,ALK 融合,ROS1,RET 融合,及 MET14 外显子跳跃突变检测(3 类)。

(3)肿瘤标本无法获取或量少不能行基因检测时,可通过外周血游离/肿瘤 DNA(cf/ctDNA)进行 *EGFR* 突变检测。

(4)一/二代 EGFR-TKI 耐药患者,建议再次活检进行 EGFRT790M 检测。不能获取肿瘤标本的患者,建议行 cf/ctDNA EGFRT790M 检测。

(5)组织标本采用免疫组化法检测 PD-L1 表达(1 类)。

2. Ⅱ级推荐

(1)*BRAF V600E* 突变、*KRAS* 突变、*ERBB2*(*HER-2*)扩增/突变,*MET* 扩增以及 *NTRK* 融合等基因变异可通过单基因检测技术或二代测序技术(NGS)在肿瘤组织中进行,若组织标本不可及,可考虑利用 cf/ctDNA 进行检测(2B 类)。

(2)不吸烟、经小标本活检诊断鳞癌或混合腺癌成分的患者建议行 *EGFR* 突变、ALK 融合检测及 ROS1 融合等检测(2A 类)。

3. Ⅲ级推荐 采用 NGS 技术检测肿瘤突变负荷(TMB)(2B 类)。

## 二、基于病理类型、分期和分子分型的综合治疗

### (一)ⅠA、ⅠB 期非小细胞肺癌的治疗

1. 适宜手术者

(1)Ⅰ级推荐:①解剖性肺叶切除+肺门及纵隔淋巴结清扫术(2A 类);②微创技术下(胸腔镜)的解剖性肺叶切除+肺门及纵隔淋巴结清扫术(2A 类)。

(2)Ⅱ级推荐:微创技术下(机器人辅助)的解剖性肺叶切除+肺门及纵隔淋巴结清扫术(2A 类)。

2. 不适宜手术者

(1)Ⅰ级推荐:立体定向放射治疗(SBRT/SABR)(2A 类)。

(2)Ⅱ级推荐:采用各种先进放疗技术实施立体定向放疗(2A 类)。

### (二)ⅡA、ⅡB 期非小细胞肺癌的治疗

1. 适宜手术者

(1)Ⅰ级推荐:①解剖性肺切除+肺门及纵隔淋巴结清扫(1 类)。②微创技术下(胸腔镜)的解剖性肺切除+肺门及纵隔淋巴结清扫术。③ⅡB 期:含铂双药方案辅助化学药物治疗(简称化疗)。

根治性手术且术后检测为 EGFR 敏感突变阳性患者,术后奥希替尼(辅助化疗后)或埃克替尼辅助治疗。

(2)Ⅱ级推荐:①微创技术下(机器人辅助)的解剖性肺切除+肺门及纵隔淋巴结清扫术。②根治性手术后,阿替利珠单抗辅助治疗(限 PD-L1 TC≥1%)。

(3)Ⅲ级推荐:ⅡA 期,含铂双药方案辅助化疗(2B 类)。

2. 不适宜手术者

(1) Ⅰ级推荐:①放疗。②同步放化疗(三维适形放疗/适形调强放疗+化疗)。

(2) Ⅱ级推荐:放疗后含铂双药方案化疗(2A 类证据;如无淋巴结转移,2B 类)。

### (三)可手术ⅢA 或ⅢB(T3N2M0)期非小细胞肺癌的治疗

1. $T_{3\sim4}N_1$ 或 $T_4N_0$ 非肺上沟瘤(侵犯胸壁、主支气管或纵隔)  Ⅰ级推荐:①手术(2A 类)+辅助化疗(1 类)。②根治性放化疗。Ⅱ级推荐:新辅助化疗±放疗+手术(2B 类)根治性手术后,阿替利珠单抗辅助治疗(限 PD-L1 TC≥1%)[a]。

2. $T_{3\sim4}N_1$ 肺上沟瘤  Ⅰ级推荐:新辅助放化疗+手术+辅助化疗。Ⅱ级推荐:根治性放化疗。

3. 同一肺叶内 $T_3$ 或同侧肺不同肺叶内 $T_4$  Ⅰ级推荐:手术(2A 类)+辅助化疗(1 类)。

4. 临床 $N_2$ 单站纵隔淋巴结非巨块型转移(淋巴结短径<2 cm)  预期可完全切除。Ⅰ级推荐:手术切除(2A 类)+辅助化疗±术后放疗[c](2B 类)根治性同步放化疗(1 类)。Ⅱ级推荐:新辅助化疗±放疗+手术±辅助化疗±术后放疗[b,c](2B 类)。

5. 临床 $N_2$ 多站纵隔淋巴结转移  预期可能完全切除。Ⅰ级推荐:根治性同步放化疗(1 类)。Ⅱ级推荐:新辅助化疗±放疗+手术±辅助化疗±术后放疗[b,c](2B 类)。

6. 临床 $N_2$ 预期无法行根治性切除[d]  Ⅰ级推荐:①根治性同步放化疗(1 类)。②度伐利尤单抗作为同步放化疗后的巩固治疗。

7. 术后病理检测为 *EGFR* 敏感突变型  Ⅰ级推荐:根治性手术患者,术后奥希替尼(辅助化疗后)或埃克替尼辅助治疗。Ⅱ级推荐:根治性手术患者,术后吉非替尼或厄罗替尼辅助治疗(1B 类)。

注:a. 适用于所有可手术Ⅲ期辅助化疗后或不能耐受化疗的术后患者。

b. 若术前未行新辅助放疗,术后可考虑辅助放疗。

c. 术后病理 $N_2$ 可以考虑术后放疗(2B 类),但近期研究未发现术后放疗生存获益。

d. 参考"不可手术ⅢA、ⅢB、ⅢC 期非小细胞肺癌的治疗"部分。

### (四)不可手术ⅢA、ⅢB、ⅢC 期非小细胞肺癌的治疗

1. 功能状态(PS)= 0~1

(1) Ⅰ级推荐:①多学科团队讨论。②根治性同步放化疗。③度伐利尤单抗作为同步放化疗后的巩固治疗。

放疗:三维适形调强/图像引导。适形调强放疗;累及野淋巴结区域放疗。

化疗:顺铂+依托泊苷;顺铂/卡铂+紫杉醇;顺铂+多西他赛;顺铂或卡铂+培美曲塞(非鳞癌)。

(2) Ⅱ级推荐:①序贯化疗+放疗(2A 类)。②多学科综合治疗协作组(MDT)讨论评价诱导治疗后降期手术的可行性,如能做到完全性切除,诱导治疗后手术治疗。

化疗:顺铂+紫杉醇;顺铂+长春瑞滨。

放疗:三维适形放疗。

(3)Ⅲ级推荐:舒格利单抗作为同步或序贯放化疗后的巩固治疗。

2. PS=2

(1)Ⅰ级推荐:①单纯放疗,三维适形放疗。②序贯放疗+化疗。

放疗:三维适形调强/图像引导适形调强放疗;累及野淋巴结区域放疗。

化疗:卡铂+紫杉醇;顺铂或卡铂+培美曲塞(非鳞癌)。

(2)Ⅱ级推荐:①单纯化疗:化疗方案参考Ⅳ期无驱动基因突变 NSCLC 方案。②靶向治疗:靶向治疗方案参考Ⅳ期驱动基因阳性 NSCLC 方案(限驱动基因阳性患者)。

注:1. 不可切除ⅢA 期、ⅢB、ⅢC 期主要指有影像或淋巴结病理性证据。

2. 同侧纵隔淋巴结多枚转移成巨大肿块或多站转移(ⅢA:$T_{1-2}N_2$ 或ⅢB:$T_{3-4}N_2$)。

3. 对侧肺门、纵隔淋巴结,或同、对侧斜角肌或锁骨上淋巴结转移(ⅢB:$T_{1-2}N_3$;ⅢC:$T_{3-4}N_3$)。

4. 病灶侵犯心脏、主动脉和食管(ⅢA:$T_4N_{0-1}$)。EP:顺铂 50 mg/m$^2$,d1,d8,d29,d36;依托泊苷 50 mg/m$^2$,d1~d5,d29~d33。

同步放化疗方案如下。

PC:卡铂 AUC2,紫杉醇 45~50 mg/m$^2$,每周。

AP:顺铂 75 mg/m$^2$,d1;培美曲塞 500 mg/m$^2$,d1,每 3 周重复(非鳞癌)。

AC:卡铂 AUC5,d1;培美曲塞 500 mg/m$^2$,d1,每 3 周重复(非鳞癌)。

DP:顺铂 20 mg/m$^2$,多西他赛 20 mg/m$^2$,每周。

放疗方案:60~66 Gy/30~33 次/6~7 周。

### (五)EGFR 突变非小细胞肺癌的治疗

1. Ⅳ期 EGFR 敏感突变 NSCLC 一线治疗[a,b,c]　Ⅰ级推荐:吉非替尼、厄洛替尼、埃克替尼、阿法替尼、达可替尼、奥希替尼、阿美替尼。Ⅱ级推荐:吉非替尼或厄洛替尼+化疗(PS=0-1)(2A 类);厄洛替尼+贝伐珠单抗(2A 类);含铂双药化疗±贝伐珠单抗(非鳞癌)[d](2A 类)。

2. Ⅳ期 EGFR20 外显子插入突变 NSCLC 一线治疗　参考Ⅳ期无驱动基因 NSCLC 的一线治疗。

3. Ⅳ期 EGFR 敏感突变 NSCLC 耐药后治疗

(1)寡进展或 CNS 进展[e]。Ⅰ级推荐:继续原 EGFR-TKI 治疗+局部治疗(2A 类)。Ⅱ级推荐:再次活检明确耐药机制。

(2)广泛进展。Ⅰ级推荐:一/二代酪氨酸激酶抑制剂(TKI)一线治疗失败再次活检;T790M 阳性者:奥希替尼或阿美替尼或伏美替尼(3 类)。再次活检 T790M 阴性者或者三代 TKI 治疗失败:含铂双药化疗±贝伐珠单抗(非鳞癌)(2A 类)。Ⅱ级推荐:再次检测评估其他耐药机制;再次检测 T790M 阳性者:含铂双药化疗±贝伐珠单抗(非鳞癌)。Ⅲ级推荐:培美曲塞+顺铂+贝伐珠单抗+信迪利单抗[f]。

4. Ⅳ期 EGFR 敏感突变 NSCLC 靶向及含铂双药失败后治疗　PS=0~2。Ⅰ级推荐:

单药化疗。Ⅱ级推荐:单药化疗+贝伐珠单抗(非鳞癌)(2A类)。

5. Ⅳ期 EGFR20 外显子插入突变后线治疗　Ⅰ级推荐及Ⅱ级推荐:参考Ⅳ期无驱动基因 NSCLC 的后线治疗。Ⅲ级推荐:Mobocertinib 或 Amivantamab(3类)。

注:a. 驱动基因阳性鳞癌参照非鳞癌,本部分主要涉及多发转移患者,寡转移参考本文中其他相应内容。

b. 确诊 *EGFR* 突变前由于各种原因接受了化疗的患者,在确诊 *EGFR* 突变后除推荐参考本文中选择 EGFR-TKI 外,也可在疾病进展或不能耐受当前治疗时参考一线治疗。

c. 部分患者确诊晚期 NSCLC 后因为各种原因未能明确基因类型,一线接受化疗的患者进展后活检明确诊断为 *EGFR* 突变,治疗参考本文中一线治疗。

d. 具体药物可参考本文驱动基因阴性Ⅳ期 NSCLC 治疗部分。

e. 耐药后进展模式根据进展部位和是否寡进展划分为以下两种类型。寡进展或 CNS 进展:局部孤立病灶进展或者中枢神经系统病灶进展。广泛进展:全身或多部位病灶显著进展。

f. 限一/二代 EGFR-TKI 耐药且 T790M 阴性或三代 EGFR-TKI 治疗失败患者。

## (六)ALK 融合阳性非小细胞肺癌的治疗

1. Ⅳ期 ALK 融合非小细胞肺癌一线治疗[a,b,c]　Ⅰ级推荐:阿来替尼(优先推荐)、克唑替尼、塞瑞替尼。Ⅱ级推荐:含铂双药化疗±贝伐珠单抗(非鳞癌)[d](2A类)。Ⅲ级推荐:Brigatinib、Lorlatinib。

2. Ⅳ期 ALK 融合非小细胞肺癌后线治疗

(1)寡进展或 CNS 进展:Ⅰ级推荐,原 TKI 治疗+局部治疗(2A类)、阿来替尼或塞瑞替尼(2A类)或恩沙替尼(3类)(限一线克唑替尼)。

(2)广泛进展有3种。Ⅰ级推荐:一代 TKI 一线治疗失败,阿来替尼或塞瑞替尼(1类)或恩沙替尼(3类)。二代 TKI 一线治疗或一代/二代 TKI 治疗均失败:含铂双药化疗±贝伐珠单抗(非鳞癌)(1类)。Ⅱ级推荐:含铂双药化疗±贝伐珠单抗(非鳞癌)(1类)。Ⅲ级推荐:一代 TKI 一线治疗失败,Brigatinib(3类);二代 TKI 一线治疗或一/二代 TKI 治疗失败,Lorlatinib(3类)。

3. Ⅳ期 ALK 融合非小细胞肺癌靶向及含铂双药失败后治疗　PS=0~2。Ⅰ级推荐:单药化疗(2A类)。Ⅱ级推荐:单药化疗+贝伐珠单抗(非鳞癌)(2A类)。Ⅲ级推荐:安罗替尼。

注:a. 本部分主要涉及多发转移患者,寡转移参考本文其他相应内容。

b. 确诊 ALK 融合前接受了化疗,可在确诊 ALK 融合后中断化疗或化疗完成后接受 ALK 抑制剂治疗。

c. 确诊晚期 NSCLC 后未行 ALK 融合相关检测,一线治疗后活检为 ALK 融合,治疗参考本文一线治疗。

d. 具体药物可参考本文驱动基因阴性Ⅳ期 NSCLC 治疗部分。

（七）ROS1 融合阳性非小细胞肺癌的治疗

1. Ⅳ期 ROS1 融合 NSCLC 一线治疗[a,b,c]　Ⅰ级推荐：克唑替尼（3 类）。Ⅱ级推荐：含铂双药化疗±贝伐珠单抗（非鳞癌）[d]（2A 类）。Ⅲ级推荐：Entrectinib（3 类）。

2. Ⅳ期 ROS1 融合 NSCLC 二线治疗

（1）寡进展或 CNS 进展。Ⅰ级推荐：原 TKI 治疗+局部治疗（2A 类）。

（2）广泛进展。Ⅰ级推荐：含铂双药化疗±贝伐珠单抗（非鳞癌）（2A 类）。Ⅱ级推荐：参加 ROS1 抑制剂临床研究（3 类）。

3. Ⅳ期 ROS1 融合 NSCLC 三线治疗　PS = 0 ~ 2。Ⅰ级推荐：单药化疗（2A 类）。Ⅱ级推荐：单药化疗+贝伐珠单抗（非鳞癌）（2A 类）。

注：a. 本部分主要涉及多发转移患者，寡转移参考其他相应内容。

b. 患者确诊 ROSI 融合前接受了化疗，可在确诊 ROS1 融合后中断化疗或化疗完成后接受 ROS1 抑制剂治疗。

c. 确诊晚期 NSCLC 后未行 ROS1 融合相关检测，一线治疗后活检为 ROS1 融合，治疗参考本文一线治疗。

d. 具体药物可参考本文驱动基因阴性Ⅳ期 NSCLC 治疗部分。

（八）*BRAF V600E/NTRK/MET*14 外显子*/RET/KRAS G*12C*/HER*-2 突变
　　非小细胞肺癌的治疗

1. Ⅳ期 *BRAF V600E* 突变 NSCLC 的一线治疗　Ⅰ级推荐：参考Ⅳ期无驱动基因 NSCLC 一线治疗的Ⅰ级推荐部分。Ⅱ级推荐：达拉非尼+曲美替尼（3 类）。Ⅲ级推荐：参考Ⅳ期无驱动基因 NSCLC 一线治疗的Ⅲ级推荐部分。

2. Ⅳ期 NTRK 融合 NSCIC 的一线治疗　Ⅰ/Ⅱ级推荐：参考Ⅳ期无驱动基因 NSCLC 一线治疗的Ⅰ/Ⅱ级推荐部分。Ⅲ级推荐：Entrectinib 或 Larotrectinib（3 类）。

3. Ⅳ期 *MET*14 外显子跳跃突变 NSCLC 的一线治疗　Ⅰ/Ⅱ级推荐：参考Ⅳ期无驱动基因 NSCLC 一线治疗的Ⅰ/Ⅱ级推荐部分。Ⅲ级推荐：Capmatinib 或 Tepotinib（3 类）。

4. Ⅳ期 RET 融合 NSCIC 的一线治疗　Ⅰ/Ⅱ级推荐：参考Ⅳ期无驱动基因 NSCLC 一线治疗的Ⅰ/Ⅱ级推荐部分。Ⅲ级推荐：Selpercatinib。

5. Ⅳ期 *KRASG*12C*HER*-2 突变 NSCLC 的一线治疗　Ⅰ级推荐：参考Ⅳ期无驱动基因 NSCLC 一线治疗。

6. Ⅳ期 *BRAFV* 600*E* 突变/NTRK 融合 NSCLC 的后线治疗

（1）靶向治疗或参考Ⅳ期无驱动基因 NSCLC 后线策略（一线未用靶向治疗）。

（2）参考Ⅳ期驱动基因阳性 NSCLC 后线治疗策略（一线靶向治疗）。

7. Ⅳ期 MET14 外显子跳跃突变 NSCLC 的后线治疗　Ⅰ级推荐：根据一线是/否靶向治疗，参考Ⅳ期驱动基因阳性/阴性。NSCLC 后线治疗的Ⅰ级推荐部分。Ⅱ级推荐：赛沃替尼（3 类）（一线未用靶向治疗）。Ⅲ级推荐：Capmatinib 或 Tepotinib（3 类）（一线未用靶向治疗）。

8. Ⅳ期 RET 融合 NSCLC 的后线治疗　Ⅰ级推荐:根据一线是/否靶向治疗,参考Ⅳ期驱动基因阳性/阴性 NSCLC 后线治疗的Ⅰ级推荐部分。Ⅱ级推荐:普拉替尼(3类)(一线未用靶向治疗)。Ⅲ级推荐:Selpercatinib(3类)(一线未用靶向治疗)。

9. Ⅳ期 *KRASG* 12*C* 突变 NSCILC 的后线治疗　Ⅰ/Ⅱ级推荐:参考Ⅳ期无驱动基因 NSCLC 后线治疗的Ⅰ/Ⅱ级推荐部分。Ⅲ级推荐:Sotorasib(3类)。

10. Ⅳ期 *HER*-2 突变 NSCLC 的后线治疗　Ⅰ/Ⅱ级推荐:参考Ⅳ期无驱动基因 NSCIC 后线治疗的Ⅰ/Ⅱ级推荐部分。Ⅲ级推荐:吡咯替尼(3类)。

## (九)靶向治疗药物获批适应证(截至2022年3月)

1. 吉非替尼(gefitinib)

(1)FDA:用于存在 *EGFR* 敏感突变(19 del 及 L858R)的转移性 NSCLC 一线治疗。

(2)EMA:用于存在 *EGFR* 激活突变的局部晚期或转移性 NSCLC 成年患者。

(3)NMPA:用于存在 *EGFR* 敏感突变(19 del 及 L858R)的局部晚期或转移性 NSCLC 一线治疗。

2. 埃克替尼(icotinib)　NMPA:①用于存在 *EGFR* 敏感突变(19 del 及 L858R)的Ⅱ-ⅢA 期 NSCLC 的术后辅助治疗。②单药用于存在 *EGFR* 敏感突变(19 del 及 L858R)的局部晚期或转移性 NSCLC 一线治疗。③单药用于治疗既往至少接受一个含铂化疗方案失败后的局部晚期或转移性 NSCLC。

3. 厄洛替尼(erlotinib)

(1)FDA:①联合雷莫芦单抗用于存在 *EGFR* 敏感突变(19 del 及 L858R)的局部晚期或转移性 NSCLC 一线治疗。②用于存在 *EGFR* 敏感突变(19 del 及 L858R)的局部晚期或转移性 NSCLC 一线 4 个周期含铂化疗后维持治疗。③单药用于存在 *EGFR* 敏感突变(19 del 及 L858R)的局部晚期或转移性 NSCLC 一线治疗。④单药用于治疗既往至少接受一个含铂化疗方案失败后的存在 *EGFR* 敏感突变(19 del 及 L858R)的局部晚期或转移性 NSCLC。

(2)EMA:①用于存在 *EGFR* 敏感突变(19 del 及 L858R)的局部晚期或转移性 NSCLC 一线 4 周期含铂化疗后维持治疗。②单药用于存在 *EGFR* 敏感突变(19 del 及 L858R)的局部晚期或转移性 NSCLC 一线治疗。③单药用于治疗既往至少接受一个含铂化疗方案失败后的存在 *EGFR* 敏感突变(19 del 及 L858R)的局部晚期或转移性 NSCLC。

(3)NMPA:①用于存在 *EGFR* 敏感突变(19 del 及 L858R)的转移性 NSCLC 一线 4 周期含铂化疗后维持治疗。②单药用于存在 *EGFR* 敏感突变(19 del 及 L858R)的转移性 NSCLC 一线治疗。③单药用于治疗既往至少接受一个含铂化疗方案失败后的存在 *EGFR* 敏感突变(19 del 及 L858R)的局部晚期或转移性 NSCLC。

4. 奥希替尼(osimertinib)

(1)FDA:①用于根治性手术且术后检测为 *EGFR* 19 del 或 L858R 阳性的转移 NSCLC 辅助治疗。②用于存在 *EGFR* 敏感突变(19 del 及 L858R)的转移性 NSCLC 一线治疗。③存在 *T790M* 突变的经 EGFR-TKI 治疗失败的晚期 NSCLC。

（2）EMA：①用于根治性手术且术后检测为 *EGFR* 19 del 或 L858R 阳性的转移 NSCLC 辅助治疗。②用于存在 *EGFR* 敏感突变（19 del 及 L858R）的转移性 NSCLC 一线治疗。③存在 *T790M* 突变的局部晚期或转移性 NSCLC。

（3）NMPA：①用于根治性手术且术后检测为 EGFR 19 del 或 L858R 阳性的转移性 NSCLC 辅助治疗。②用于存在 *EGFR* 敏感突变（19 del 及 L858R）的转移性 NSCLC 一线治疗。③存在 *EGFR T790M* 突变的经 EGFR-TKI 治疗失败的晚期 NSCLC 二线治疗。

5. 达克替尼（dacomitinib）

（1）FDA：用于存在 *EGFR* 敏感突变（19 del 及 L858R）的转移性 NSCLC 一线治疗。

（2）EMA：用于存在 *EGFR* 敏感突变（19 del 及 L858R）的转移性 NSCLC 一线治疗。

（3）NMPA：用于存在 *EGFR* 敏感突变（19 del 及 L858R）的转移性 NSCLC 一线治疗。

6. 阿法替尼（afatinib）

（1）FDA：①扩大原有适应证至无 *EGFR* 耐药突变的转移性 NSCLC 一线治疗。②含铂化疗失败后的肺鳞癌患者。③存在 19 *del* 或 *L858R EGFR* 突变的转移性 NSCLC。

（2）EMA：①存在 EGFR 敏感突变的，既往未经 EGFR-TKI 治疗过的局部晚期或转移性 NSCLC。②含铂化疗失败后的局部晚期或转移性肺鳞癌。

（3）NMPA：①既往未经 EGFR-TKI 治疗过的，存在 EGFR 突变的局部晚期或转移性 NSCLC。②含铂化疗治疗失败后的局部晚期或转移性肺鳞状细胞癌。

7. 阿美替尼（almonertinib）　NMPA：①具有 *EGFR* 外显子 19 缺失或外显子 21（*L858R*）置换突变的局部晚期或转移性非小细胞肺癌成人患者的一线治疗。②存在 *T790M* 突变的经一代或者二代 EGFR-TKI 治疗失败的晚期 NSCLC 二线治疗。

8. 伏美替尼（furmonertinib）　NMPA：存在 *T790M* 突变的经一代或者二代 EGFR-TKI 治疗失败的晚期 NSCLC 二线治疗。

9. 塞瑞替尼（ceritinib）

（1）FDA：①ALK 阳性的晚期 NSCLC 一线治疗。②ALK 阳性的，克唑替尼治疗失败后的晚期 NSCLC 二线治疗。

（2）EMA：①ALK 阳性的晚期 NSCLC 一线治疗。②ALK 阳性的，克唑替尼治疗失败后的晚期 NSCLC 二线治疗。

（3）NMPA：①ALK 阳性的晚期 NSCLC 一线治疗。②ALK 阳性的，克唑替尼治疗失败后的晚期 NSCLC 二线治疗。

10. 阿来替尼（alectinib）

（1）FDA：①ALK 阳性的晚期 NSCLC 一线治疗。②ALK 阳性的，克唑替尼治疗失败后的晚期 NSCLC 二线治疗。

（2）EMA：①ALK 阳性的晚期 NSCLC 一线治疗。②ALK 阳性的，克唑替尼治疗失败后的晚期 NSCLC 二线治疗。

（3）NMPA：*ALK* 融合基因阳性的局部晚期或转移性 NSCLC。

11. 克唑替尼(crizotinib)

(1)FDA:ALK/ROS1 阳性的晚期 NSCLC 一线治疗。

(2)EMA:ALK/ROS1 阳性的晚期 NSCLC 一线治疗。

(3)NMPA:ALK/ROS1 阳性的晚期 NSCLC 一线治疗。

12. 恩沙替尼(ensarinib)　NMPA:ALK 阳性的,克唑替尼治疗失败后的晚期 NSCLC 二线治疗。

13. 赛沃替尼(savolitinib)　NMPA:用于含铂化疗后疾病进展或不耐受标准含铂化疗的、具有 *MET* 外显子 14 跳跃变异的局部晚期或转移性非小细胞肺癌成人患者。

14. 普拉替尼(pralsetinib)

(1)FDA:RET 融合阳性的转移性 NSCLC。

(2)NMPA:RET 融合阳性的 NSCLC 后线治疗。

15. 埃万妥单抗(amivantamab)　FDA:EGFR20 号外显子插入突变二线治疗。

16. 达拉非尼+曲美替尼　FDA:*BRAF V600E* 突变转移性 NSCLC 的一线治疗。

17. 劳拉替尼(lorlatinib)

(1)FDA:①用于治疗 ALK 阳性晚期 NSCLC 成人患者。②用于克唑替尼和至少一种其他 ALK 抑制剂失败或阿来替尼/塞瑞替尼作为首个 ALK 抑制剂治疗失败的 ALK 阳性的转移性 NSCLC。

(2)EMA:①用于 ALK 阳性晚期 NSCLC 成人患者的一线治疗。②用于克唑替尼和至少一种其他 ALK 抑制剂失败或阿来替尼/塞瑞替尼作为首个 ALK 抑制剂治疗失败的 ALK 阳性的转移性 NSCLC。

18. 卡马替尼(larotrectinib)

(1)FDA:NTRK 融合阳性的成人和儿童晚期实体瘤。

(2)EMA:NTRK 融合阳性的成人和儿童晚期实体瘤。

19. 特泊替尼(capmatinib)　FDA:*MET* 外显子 14 跳跃变异的转移性 NSCLC 一线及后线治疗。

20. 希加替尼(tepotinib)　FDA:*MET* 外显子 14 跳跃变异的转移性 NSCLC 一线及后线治疗。

21. 塞尔帕替尼(brigatinib)

(1)FDA:用于既往克唑替尼治疗失败或不能耐受的 ALK 阳性晚期 NSCLC 二线治疗。

(2)EMA:用于既往克唑替尼治疗失败的 ALK 阳性晚期 NSCLC 二线治疗。

22. 恩曲替尼(selpercatinib)

(1)FDA:RET 融合阳性的转移性 NSCLC。

(2)EMA:用于既往接受过免疫和(或)含铂双药的晚期 RET 融合阳性的 NSCLC 和 RET 融合阳性甲状腺癌的二线治疗。

23. Entrectinib

(1)FDA:ROS1/NTRK 融合阳性的晚期 NSCLC 一线治疗。

（2）EMA：ROS1/NTRK 融合阳性的晚期 NSCLC 一线治疗。

24. AMG510　FDA：*KRAS G*12*C* 突变 NSCLC 的后线治疗。

25. 拉罗替尼

（1）FDA：NTRK 融合阳性的成人和儿童晚期实体瘤。

（2）EMA：NTRK 融合阳性的成人和儿童晚期实体瘤。

### （十）Ⅳ期无驱动基因非鳞非小细胞肺癌的治疗

1. Ⅳ期无驱动基因、非鳞癌 NSCLC 一线治疗[a]

（1）PS＝0～1。Ⅰ级推荐：①培美曲塞联合铂类+培美曲塞单药维持治疗；②贝伐珠单抗[b]联合含铂双药化疗+贝伐珠单抗维持治疗；③含顺铂或卡铂双药方案：顺铂/卡铂联合吉西他滨或多西他赛或紫杉醇或紫杉醇酯质体（2A 类）或长春瑞滨或培美曲塞；④阿替利珠单抗（限 PD-L1 TC≥50% 或 IC≥10%）；⑤帕博利珠单抗单药［限 PD-L1 TPS≥50%，PD-L1 TPS 1%～49%（2A 类）］；⑥培美曲塞+铂类联合帕博利珠或卡瑞利珠或信迪利或替雷利珠或阿替利珠或舒格利单抗。Ⅱ级推荐：①紫杉醇+卡铂+贝伐珠单抗联合阿替利珠单抗；②白蛋白紫杉醇+卡铂联合阿替利珠单抗；③培美曲塞+铂类联合特瑞普利单抗；④重组人血管内皮抑制素联合长春瑞滨和顺铂+重组人血管内皮抑制素维持治疗（2B 类）。Ⅲ级推荐：纳武利尤单抗和伊匹木单抗联合两周期培美曲塞+铂类。

（2）PS＝2。Ⅰ级推荐（单药化疗）：吉西他滨、紫杉醇、长春瑞滨、多西他赛、培美曲塞（2A 类）。Ⅱ级推荐：①培美曲塞+卡铂（2A 类）；②每周方案紫杉醇+卡铂（2A 类）。

2. 二线治疗[c]

（1）PS＝0～2。Ⅰ级推荐：纳武利尤单抗或替雷利珠单抗或多西他赛或培美曲塞（如一线未用同一药物）。Ⅱ级推荐：①帕博利珠单抗（限 PD-L1 TPS≥1%）；②阿替利珠单抗。

（2）PS＝3～4。Ⅰ级推荐：最佳支持治疗。

3. 三线治疗

（1）PS＝0～2。Ⅰ级推荐：①纳武利尤单抗或多西他赛或培美曲塞（如既往未用同一药物）；②安罗替尼（限 2 个化疗方案失败后）。Ⅱ级推荐：鼓励患者参加临床研究。

注：a. 抗肿瘤治疗的同时应给予最佳支持治疗。

b. 包括原研贝伐珠单抗和经中国食品药品监督管理局（NMPA）批准的贝伐珠单抗生物类似物。

c. 如果疾病得到控制且不良反应可耐受，化疗直至疾病进展。

### （十一）Ⅳ期无驱动基因鳞癌的治疗

1. Ⅳ期无驱动基因鳞癌的一线治疗[a]

（1）PS＝0～1。Ⅰ级推荐：①含顺铂或卡铂双药方案：顺铂/卡铂联合吉西他滨或多西他赛或紫杉醇或脂质体紫杉醇。②含奈达铂双药方案：奈达铂+多西他赛（1B 类）。③阿替利珠单抗（限 PD-L1 TC≥50% 或 IC≥10%）。④帕博利珠单抗单药［限 PD-

L1TPS≥50%,PD-L1 TPS 1%~49%(2A类)]。⑤紫杉醇/白蛋白紫杉醇+铂类联合帕博利珠或替雷利珠单抗。⑥紫杉醇+卡铂联合卡瑞利珠单抗或舒格利单抗。⑦吉西他滨+铂类联合信迪利单抗。Ⅱ级推荐:①白蛋白紫杉醇+卡铂联合特瑞普利单抗;②紫杉醇+卡铂联合派安普利单抗。Ⅲ级推荐:①白蛋白紫杉醇+卡铂(2B类);②纳武利尤单抗和伊匹木单抗联合两周期紫杉醇+铂类。

(2)PS=2。Ⅰ级推荐:单药化疗:吉西他滨或紫杉醇或长春瑞滨或多西他赛(2A类)。Ⅱ级推荐:最佳支持治疗。

2. 二线治疗[b]

(1)PS=0~2。Ⅰ级推荐:纳武利尤单抗或替雷利珠单抗或多西他赛(如一线未用同一药物)。Ⅱ级推荐:①帕博利珠单抗(限 PD-L1TPS≥1%);②阿替利珠单抗;③单药吉西他滨(2A类)或长春瑞滨(2A类)(如一线未用同一药物);④阿法替尼(如不适合化疗及免疫治疗)(1B类)。

(2)PS=3~4。Ⅰ级推荐:最佳支持治疗。

3. 三线治疗 PS=0~2。Ⅰ级推荐:纳武利尤单抗或多西他赛(如既往未用同一药物)。Ⅱ级推荐:安罗替尼(1B类)(限外周型鳞癌)。

注:a. 抗肿瘤治疗同时应给予最佳支持治疗。

b. 如果疾病得到控制且不良反应可耐受,化疗直至疾病进展。

(十二)常用非小细胞肺癌一线化疗方案

NP方案:长春瑞滨 25 mg/m² d1,8+顺铂 75 mg/m² d1,21 d 为 1 个周期,4~6 个周期。

PP方案:紫杉醇 135~175 mg/m² d1+顺铂 75 mg/m² d1 或卡铂 AUC=5~6 d1,21 d 为 1 个周期,4~6 个周期。

nab-PP方案:白蛋白紫杉醇 100 mg/m² d1,8,15+顺铂 75 mg/m² d1 或卡铂 AUC=5~6 d1,21 d 为 1 个周期,4~6 个周期。

LP方案:紫杉醇酯质体 135~175 mg/m² d1+顺铂 75 mg/m² d1 或卡铂 AUC=5~6 d1,21 d 为 1 个周期,4~6 个周期。

GP方案:吉西他滨 1 000~1250 mg/m² d1,d8+顺铂 75 mg/m² d1 或卡铂 AUC=5~6 d1,21 d 为 1 个周期,4~6 个周期。

DP方案:多西他赛 60~75 mg/m² d1,d8+顺铂 75 mg/m² d1 或卡铂 AUC=5~6 d1,21 d 为 1 个周期,4~6 个周期。

AP方案:培美曲塞 500 mg/m² d1,d8+顺铂 75 mg/m² d1 或卡铂 AUC=5~6 d1,21 d 为 1 个周期,4~6 个周期。

(十三)常用非小细胞肺癌二线化疗方案

多西他赛 60~75 mg/m² d1,21 d 为 1 个周期。
培美曲塞 500 mg/m² d1,21 d 为 1 个周期。

（十四）常用免疫治疗用药方案

纳武利尤单抗单药 3 mg/kg d1,14 d 为 1 个周期。

帕博利珠单抗单药 200 mg d1,21 d 为 1 个周期。

阿替利珠单抗单药 1 200 mg d1,21 d 为 1 个周期。

替雷利珠单抗单药 200 mg d1,21 d 为 1 个周期。

信迪利单抗单药 200 mg d1,21 d 为 1 个周期。

帕博利珠单抗+化疗(非鳞)：帕博利珠单抗单药 200 mg d1+卡铂 AUC=5 d1+培美曲塞 500 mg/m² d1,21 d 为 1 个周期。

帕博利珠单抗+化疗(鳞癌)：帕博利珠单抗单药 200 mg d1+卡铂 AUC=6 d1+紫杉醇/白蛋白紫杉醇 200/100 mg/m² d1/d1,8,15,21 d 为 1 个周期。

卡瑞利珠单抗+化疗(非鳞)：卡瑞利珠单抗 200 mg d1+卡铂 AUC=5 d1+培美曲塞 500 mg/m² d1,21 d 为 1 个周期。

卡瑞利珠单抗+化疗(鳞癌)：卡瑞利珠单抗 200 mg d1+卡铂 AUC=5 d1+紫杉醇 175 mg/m² d1,21 d 为 1 个周期。

信迪利单抗+化疗(非鳞)：信迪利单抗 200 mg d1+顺铂/卡铂 75 mg/m²/AUC=5 d1+培美曲塞 500 mg/m² d1,21 d 为 1 个周期。

信迪利单抗+化疗(鳞癌)：信迪利单抗 200 mg d1+顺铂/卡铂 75 mg/m²/AUC=5 d1+吉西他滨 1 000 mg/m² d1,8,21 d 为 1 个周期。

替雷利珠单抗+化疗(非鳞)：替雷利珠单抗 200 mg d1+卡铂 AUC=5 d1+培美曲塞 500 mg/m² d1,21 d 为 1 个周期。

替雷利珠单抗+化疗(鳞癌)：替雷利珠单抗 200 mg d1+卡铂 AUC=5 d1+紫杉醇/白蛋白紫杉醇 200/100 mg/m² d1/d1,8,15,21 d 为 1 个周期。

阿替利珠单抗四药联合方案：1 200 mg d1+贝伐珠单抗 15 mg/kg d1+卡铂 AUC=6 d1+紫杉醇 175 mg/m² d1,21 d 为 1 个周期。

阿替利珠单抗联合化疗(非鳞)：阿替利珠单抗 1 200 mg d1+顺铂/卡铂 75 mg/m²/AUC=6 d1+培美曲塞 500 mg/m² d1,21 d 为 1 个周期。

舒格利单抗联合化疗(非鳞)：舒格利单抗 1 200 mg d1+顺铂/卡铂 75 mg/m²/AUC=5 d1+培美曲塞 500 mg/m² d1,21 d 为 1 个周期。

舒格利单抗联合化疗(鳞癌)：舒格利单抗 1 200 mg d1+卡铂 AUC=5 d1+紫杉醇 175 mg/m² d1,21 d 为 1 个周期。

（十五）免疫治疗和抗血管药物获批适应证

1. 帕博利珠单抗

（1）FDA：①用于 PD-L1 TPS≥1%,EGFR/ALK 阴性的转移性 NSCLC 一线治疗；②联合卡铂及紫杉醇(或白蛋白结合型紫杉醇)用于转移性肺鳞状细胞癌的一线治疗；③联合培美曲塞+铂类化疗用于转移性非鳞 NSCLC 的一线治疗；④含铂化疗失败的、

PD-L1 TPS≥1%的晚期或转移性 NSCLC。

（2）EMA：①用于 PD-L1 TPS≥50%，EGFRIL/ALK 阴性的转移性 NSCLC 的一线治疗；②联合培美曲塞+铂类化疗用于 EGFR/ALK 阴性的转移性非鳞 NSCLC 的一线治疗；③联合卡铂及紫杉醇（或白蛋白结合型紫杉醇）用于转移性肺鳞状细胞癌的一线治疗；④用于 PD-L1 TPS≥1%，既往至少一线化疗失败的局部晚期或转移性 NSCLC。

（3）NMPA：①用于 PD-L1 TPS≥1%，EGFR/ALK 阴性的局部晚期或转移性 NSCLC 一线治疗；②联合卡铂及紫杉醇（或白蛋白结合型紫杉醇）用于转移性肺鳞状细胞癌的一线治疗；③联合培美曲塞+铂类化疗用于转移性非鳞 NSCLC 的一线治疗。

2. 纳武利尤单抗

（1）FDA：①联合伊匹木单抗+2 个周期化疗用于晚期或者复发的 NSCLC 的一线治疗；②联合伊匹木单抗用于 PD-L1 TPS≥1% 的 EGFRI/ALK 阴性的转移性 NSCLC 一线治疗；③用于含铂化疗失败且经过其他治疗失败后的转移性 NSCLC。

（2）EMA：①联合伊匹木单抗+2 个周期化疗用于 EGFR/ALK 阴性的转移性 NSCLC 的一线治疗；②化疗失败后的局部晚期或转移性 NSCLC。

（3）NMPA：用于 EGFR/ALK 阴性的，既往含铂化疗失败的局部晚期或转移性 NSCLC 二线及后线治疗。

3. 阿替利珠单抗

（1）FDA：①用于 EGFR/ALK 阴性的 PD-LI 高表达（TC≥50% 或 IC≥10%）的晚期 NSCLC 的一线治疗；②联合白蛋白结合型紫杉醇和卡铂用于 EGFR/ALK 阴性的转移性非鳞状 NSCLC 的一线治疗；③联合贝伐单抗及紫杉醇+卡铂用于 EGFR/ALK 阴性的晚期非鳞状 NSCLC 一线治疗；④含铂化疗失败后的转移性 NSCLC 用于 Ⅱ 期或 Ⅲ A 期 NSCLC 患者根治性手术及铂类化疗后，阿替利珠单抗辅助治疗（限 PD-L1 TC≥1%）。

（2）EMA：①联合白蛋白结合型紫杉醇和卡铂用于 EGFRI/ALK 阴性的转移性非鳞状 NSCLC 的一线治疗；②联合贝伐单抗及紫杉醇+卡铂用于转移性非鳞状 NSCLC 的一线治疗；③化疗失败后的局部晚期或转移性 NSCLC。

（3）NMPA：①用于经 NMPA 批准的检测方法评估为 PD-L1 TC≥50% 或 IC≥10% 的 EGFRI/ALK 阴性的转移性 NSCLC 一线单药治疗；②联合培美曲塞和铂类用于 EGFRI/ALK 阴性的转移性非鳞状 NSCLC 患者的一线治疗。

4. 度伐利尤单抗

（1）FDA：用于不可切除的Ⅲ期 NSCLC 经同步含铂化疗及放疗后无进展患者的巩固治疗。

（2）EMA：局部晚期不可切除伴 PD-L1 TPS≥1% 的既往含铂化疗及放疗后无进展的 NSCLC 患者的巩固治疗。

（3）NMPA：用于不可切除的 Ⅲ 期 NSCLC 经同步含铂化疗及放疗后无进展患者的巩固治疗。

5. 卡瑞利珠单抗　NMPA：①联合培美曲塞和卡铂用于 EGFR/ALK 阴性的晚期非鳞癌 NSCLC 的一线治疗；②联合紫杉醇和卡铂用于 EGFR/ALK 阴性的晚期鳞癌 NSCLC 的一线治疗。

6. 信迪利单抗　NMPA：①联合培美曲塞和卡铂用于 EGFR/ALK 阴性的晚期非鳞癌 NSCLC 的一线治疗；②联合吉西他滨+铂类化疗用于一线治疗驱动基因阴性局部晚期或转移性鳞状 NSCLC。

7. 替雷利珠单抗　NMPA：①联合培美曲塞和铂类用于 EGFR/ALK 阴性的不可手术切除的局部晚期或者转移性非鳞癌 NSCLC 的一线治疗；②联合卡铂及紫杉醇（或白蛋白结合型紫杉醇）用于晚期肺鳞癌的一线治疗；③单药二线治疗鳞癌和非鳞癌 NSCLC。

8. 舒格利单抗　NMPA：①联合培美曲塞和卡铂一线治疗 *EGFR* 基因突变阴性和 ALK 阴性的转移性（Ⅳ期）非鳞非小细胞肺癌患者；②联合紫杉醇和卡铂一线治疗转移性鳞状非小细胞肺癌患者联合含铂双药化疗用于不可切除的晚期，转移性或复发性非鳞 NSCLC 的一线治疗。

9. 安维汀

（1）FDA：联合含铂双药化疗用于不可切除的晚期，转移性或复发性非鳞 NSCLC 的一线治疗。

（2）EMA：联合含铂双药化疗用于不可切除的晚期，转移性或复发性非鳞 NSCLC 的一线治疗。

（3）NMPA：联合含铂双药化疗用于不可切除的晚期，转移性或复发性非鳞 NSCLC 的一线治疗。

10. 安可达/达攸同/博优诺/艾瑞妥/普贝希/贝安汀/朴欣汀/HLX04　NMPA：联合含铂双药化疗用于不可切除的晚期，转移性或复发性非鳞 NSCLC 的一线治疗。

11. 安罗替尼　NMPA：晚期 NSCLC 三线治疗。

### （十六）孤立性脑或肾上腺转移非小细胞肺癌的治疗

1. PS＝0～1，肺部病变为非 $N_2$ 且可完全性切除　Ⅰ级推荐：①脑或肾上腺转移灶切除+肺原发病变完全性手术切除+系统性全身化疗（1 类）；②脑或肾上腺转移灶 SRS/SRT/SBRT+肺原发病变 SBRT+系统性全身化疗（1 类）。Ⅱ级推荐：脑 SRS（SRT）+肺原发病变完全性手术切除+系统性全身化疗（2A 类）。

2. PS＝0～1，肺部病灶为 $T_4$ 或 $N_2$　Ⅰ级推荐：脑或肾上腺转移灶 SRS/SRT/SBRT+肺部病变同步或序贯放化疗+系统性全身化疗（2B 类）。

3. PS≥2　Ⅰ级推荐：按Ⅳ期处理。

注：TNM 分期参照 IASLC/国际抗癌联盟（UICC）第 8 版；立体定向放射外科（stereotactic radiosurgery，SRS）；全脑放射治疗（whole brain，WBRT）；立体定向放射治疗（stereotactic radiotherapy，SRT）；体部立体定向放射治疗（stereotactic body radiotherapy，SBRT）。

### （十七）孤立性骨转移的处理

1. PS＝0～1，肺部病变为非 $N_2$ 且可完全性切除　Ⅰ级推荐：肺原发病变完全性手术切除+骨转移病变放疗+系统性全身化疗+双膦酸盐/地舒单抗治疗（2B 类）。Ⅱ级推荐：

肺原发病变放疗+骨转移病变放疗+系统性全身化疗+双膦酸盐/地舒单抗治疗(2B类)。

2. PS=0~1,肺部病变为 $N_2$ 或 $T_4$　Ⅰ级推荐:肺原发病变序贯或同步放化疗+骨转移病变放疗+双膦酸盐/地舒单抗治疗+系统性全身化疗(2B类)。

### (十八)随访

1. Ⅰ~Ⅱ期和可手术切除ⅢA 期 NSCLC R0 切除术后或 SBRT 治疗后

(1)无临床症状或症状稳定患者

1)前 2 年(每6个月随访1次)。Ⅰ级推荐:病史,体格检查,胸部平扫 CT,腹部 CT 或 B 超(每6个月1次),吸烟情况评估(鼓励患者戒烟)(2B类)。Ⅱ类推荐:可考虑选择胸部增强 CT。

2)3~5 年(每年随访1次)。Ⅰ级推荐:病史,体格检查,胸部平扫 CT,腹部 CT 或 B 超(每年1次),吸烟情况评估(鼓励患者戒烟)(2B类)。

3)5 年以上(每年随访1次)。Ⅰ级推荐:病史,体格检查,鼓励患者继续胸部平扫 CT,腹部 CT 或 B 超(每年1次),吸烟情况评估(鼓励患者戒烟)(2B类)。

2. Ⅳ期 NSCLC 全身治疗结束后

(1)无临床症状或症状稳定患者:每6~8周随访1次。Ⅰ级推荐:病史,体格检查,影像学复查建议每6~8周1次,常规胸腹部(包括肾上腺)增强 CT;合并有脑、骨等转移者,可定期复查脑 MRI 和/或骨扫描或症状提示性检查(2B类)。Ⅱ级推荐:临床试验者随访密度和复查手段遵循临床试验研究方案。

(2)症状恶化或新发症状者:即时随访。

注:Ⅰ~ⅢA 期 NSCLC 局部治疗后随访,常规不进行头颅 CT 或 MRI、骨扫描或全身 PET-CT 检查,仅当患者出现相应部位症状时才进行;ⅢB~Ⅳ期 NSCLC 不建议患者采用 PET-CT 检查作为常规复查手段。

# 三、非小细胞肺癌放疗

## (一)早期非小细胞肺癌

1. 不能手术的早期非小细胞肺癌　导致肺癌患者不能耐受手术的医学因素主要包括高龄、肺功能储备不良(慢性阻塞性肺疾病、肺气肿等)、严重的心血管疾病、体力状况评分差、肝肾功能不良等。对于无法耐受根治性手术切除的Ⅰ、Ⅱ期 NSCLC 患者,在不进行任何治疗的情况下,中位生存期约14个月,3 年生存不到10%;放疗成为根治性治疗的主要手段,既往主要采用常规分割的放疗方法;近年来,大分割立体定向放射治疗提高了生物效应剂量,逐渐成为标准治疗。

(1)常规分割放疗与不进行治疗相比,接受常规分割放疗能够改善无法耐受手术的早期 NSCLC 患者生存。虽然不同的报道在治疗方法、放疗剂量、入选条件方面有不同,总体疗效仍然较低,5 年生存率Ⅰ期约30%,Ⅱ期约25%。作者分析可能的原因包括不能耐受手术的患者身体状况相对较差、陈旧的临床分期手段以及不足的肿瘤照射剂量。

Fletcher 预测采用 1.8~2.0 Gy 的常规分割剂量,治疗直径 5 cm 的 NSCLC 需要 100 Gy 以上的总剂量;而采用现有放疗技术实施常规分割,肿瘤最大剂量很难达到这一水平。

2001 年 Rowell 和 Williams 对接受 >40 Gy/20 次或相等生物剂量放射治疗的 I/II 期 NSCLC 的临床结果进行了系统综述,共纳入一个随机对照研究和 26 个非随机对照研究。26 项非随机对照研究共包括 2 003 例患者,完全缓解(CR)率为 33%~61%;2 年生存率为 33%~72%,3 年生存率为 17%~55%,5 年生存率为 0~42%;肿瘤特异生存率(cancer-specific survival, CSS):2 年为 54%~93%,3 年为 22%~56%,5 年为 13%~39%,局部失败率为 6%~70%,约 25% 的病例发生远处转移;非肿瘤死亡占 11%~43%。多因素分析结果显示,肿瘤缓解率和生存率与肿瘤大小和照射剂量有关。Sibley 等回顾了 10 项不能手术的 I 期 NSCLC 根治性放疗的研究,中位剂量 60~66 Gy。长期生存率为 15%,25% 的患者死于伴发疾病,30% 的患者死于远处转移,另 30% 的患者死于局部失败。致局部失败时间和总生存时间与放疗剂量有关,再次验证提高剂量是提高肿瘤控制以及生存时间的有效方法。

(2)立体定向放射治疗:立体定向放射治疗(stereotactic ablative radiotherapy, SABR)是利用立体定向装置、CT、磁共振和 X 射线减影等先进影像设备及三维重建技术确定病变和邻近重要器官的准确位置和范围,利用三维治疗计划系统确定 X(y)射线的线束方向,精确地计算出靶区和邻近重要器官间的剂量分布计划,使射线对病变实施手术式照射。SBRT 与常规分割放疗相比具有靶区小、单次剂量高、靶区定位和治疗立体定向参数要求特别精确、靶区与周边正常组织之间剂量变化梯度大、射线从三维空间分布汇聚于靶区等特点。

与颅内立体定向放疗相比,由于呼吸运动的影响,肺癌的体部立体定向放射治疗(stereotactic body radiotherapy, SBRT)更加复杂。Liu 等用四维计算机断层扫描(4D-CT)研究 72 例肺癌患者,在呼吸周期中,有 13% 患者肿瘤运动大于 1 cm,特别是下叶靠近膈肌的病灶。因此应个体化考虑呼吸运动对照射野的影响。多种方法用来减少呼吸运动对放疗的影响,常见的有屏气法、腹部压块、呼吸门控技术、实时追踪技术等。随着多层探测器和快速图像重建等新技术的发展,目前已能够获得呼吸的即时图像,并利用 4D-CT 评估器官运动,为 SBRT 提供了更多精确图像。

1)周围型早期 NSCLC 的立体定向消融放疗:自 1995 年 SBRT 临床应用于不能手术的 I 期 NSCLC,大量的临床研究不断开展。显示 SBRT 治疗无法耐受手术的早期 NSCLC,局部控制率达 90%,与手术相当。与常规放疗相比,SBRT 显著提高了早期 NSCLC 的局部控制和生存率,文献回顾显示 3 年生存率达 43%~83%,部分研究报道现实 5 年生存率为 40%。2012 年,SBRT 成为 NCCN 推荐的不能耐受手术的早期 NSCLC 的首选治疗。附图 1 展示了基于 4D-CT 的 SBRT 治疗早期周围型 NSCLC 的实际病例。

SBRT 技术的精确性为高剂量放疗提供了可能,放射肿瘤学家对减少照射次数、提高分割剂量展现出极大热情。美国印第安纳大学放射肿瘤学组对 SBRT 治疗早期不能耐受手术的 NSCLC 进行了一系列严格的前瞻性研究。I 期剂量毒性递增试验提示对于 $T_1$ 和 <5 cm 的 $T_2$ 肿瘤单次大剂量的照射是安全可行的,T>5 cm 的肿瘤最大耐受量可达

22 Gy×3 f。随后进行的前瞻性Ⅱ期临床研究纳入 70 例不能耐受手术的临床 $T_1N_0$ 和 $T_2N_0$ 的 NSCLC 患者,分别给予 60 Gy/3 次和 66 Gy/3 次的 SBRT 治疗。3 年局部控制率达到 88.1%,3 年总生存为 42.7%,中位生存期为 32.4 个月。随后开展的 RTOG0236 研究是北美第 1 个针对临床上不能手术切除的早期肺癌行 SBRT 治疗的多中心试验。55 例 $T_{1\sim2}N_0$ 期 NSCLC 患者予以肿瘤的处方剂量为 18 Gy×3 = 54 Gy。试验结果为 3 年的原发肿瘤控制率达 98%,生存率为 56%,3 年局部控制率为 87%,远处转移率为 22%,中位生存期为 4 年,3 ~ 4 级毒副反应为 16.3%。该研究奠定了 SBRT 逐步成为早期不能耐受手术的 NSCLC 的标准治疗的基础,18 Gy×3 的治疗剂量模式也成为对于不可切除周围型肺癌 SBRT 治疗的 RTOG 临床试验所采用的标准。2014 年美国放射肿瘤学会年会(ASTRO)会议上更新其 5 年随访结果,5 年局部复发率仅为 7%,5 年生存率为 40%。为了减少再群体化,还有许多研究提倡单次放疗,Hara 等报道了单次最大剂量的放疗模式,34 Gy/次的 SBRT 治疗早期 NSCLC 的 2 年生存率为 41%,3 级以上肺损伤发生率为 1.7%。MD. Anderson 癌症中心常用的治疗模式是 50 Gy/4 f,Chang 等报道中位随访 17 个月,局部控制率达 100%。在日本,多采用 48 Gy/4 次的分割模式,ⅠA 期和ⅠB 期的 3 年生存率为 83% 和 72%,无 3 级以上放射性肺炎发生。综上所述,周围型肺癌 SBRT 的分割方式尚无统一推荐标准的方案。日本正在进行的 JCOG0702 研究,是一项探索不能手术的 $T_2N_0M_0$ 的 NSCLC 耐受剂量的Ⅰ期 SBRT 剂量递增试验,初期汇报结果推荐剂量为 55 Gy/4 f。根据日本的一项多中心回顾性研究,14 个中心 257 例接受 SABR 治疗的Ⅰ期 NSCLC 中,BED<180 Gy 足够安全,在此范围内,BED≥100 Gy 的患者 5 年生存率达 70.8%,明显高于 BED< 100 Gy 组(30.2%)。因此,BED≥100 Gy 成为目前广泛接受的 SABR 的总剂量推荐。

2)中心型早期 NSCLC 的立体定向消融放疗:中心型 NSCLC 邻近纵隔重要器官,单次大剂量的 SABR 可能导致纵隔的正常器官产生严重的急性或晚期反应。Timmerman 等提出将肿瘤距离支气管树 2 cm 以内定义为中心型肺癌,以外定义为周围型肺癌。采用 60 ~ 66 Gy/3 次的分割模式治疗中心型肺癌,3 ~ 5 级副损伤达 46%。MD. Anderson 癌症中心的 Chang 等提出将肿瘤距离椎体 1 cm 以内,或距离臂丛神经、食管、心脏、大血管等重要脏器 2 cm 以内定义为中心型肺癌,作为高剂量分割的"禁飞区"。因而早期的研究主要集中在周围型肺癌,认为 SBRT 的使用在远离胸壁的周围型肺癌病灶中更为合适。

然而,近期的一些研究显示中等剂量分割模式的 SBRT 对于中央型肺癌安全有效。荷兰 VU 大学给予 37 例早期中央型肺癌患者 7.5 Gy×8 f 的方案,3 级以上不良反应为 10.8%,3 年总生存率达 64.3%,甚至好于同期治疗的周围型肺癌(51.1%)。而 MD. Anderson 癌症中心 Chang 等更提出在合适的正常组织限量条件下给予中央型肺癌 50 Gy/4 f 或 70 Gy/10 f 的 SABR 是安全有效的,实现了在"禁飞区"的 SBRT 治疗。Chang 对中央型肺癌 SBRT 的相关文献进行系统综述,认为如果正常组织的剂量体积限量不超过表 1-5 中的要求,可给予 45 ~ 50 Gy/4 f 或 50 ~ 60 Gy/5 f 的方案;更加保守的情况下,可以给予 60 Gy/8 f 或 70 Gy/10 f 的方案(MLD 为肺平均受量)。由此可见,中心型肺癌不是 SABR 的绝对禁忌,可在综合考虑肿瘤大小、分割剂量、总剂量、照射间隔时间及危险器官受照剂量等因素的前提下谨慎应用 SABR。但需注意的是,当肿瘤直接侵犯食管、大血管、主支气管等纵隔关键器官时,则是 SABR 治疗的禁忌。附图 2 是 SBRT 治疗早期中央型 NSCLC 的病例。正在进行的 JROSG10-1 和 RTOG0813 的 I 期临床研究,分别从总剂量 7.5 Gy×8＝60 Gy 和 10 Gy×5＝50 Gy 开始。通过剂量爬坡研究,探索 SBRT 治疗早期中央型非小细胞肺癌的最大耐受放疗剂量。

表 1-5　中央型肺癌不同 SASR 分割方案的正常组织限量

| 肺 | 50 Gy/4 f | | 70 Gy/10 f | | 50～60 Gy/5 f(RTOG0813) | |
|---|---|---|---|---|---|---|
| | 体积 | 最大剂量 | 体积 | 最大剂量 | 体积 | 最大剂量 |
| 全肺 | $MLD \leq 6$ Gy<br>$V_5 \leq 30\%$<br>$V_{10} \leq 17\%$<br>$V_{20} \leq 12\%$<br>$V_{30} \leq 7\%$ | | $MLD \leq 9$ Gy<br>$V_{40} \leq 7\%$ | | $V_{12.5} \leq 1\,500$ cm$^3$<br>$V_{13.5} \leq 1\,000$ cm$^3$ | |
| 肺 | $MLD \leq 10$ Gy<br>$V_{10} \leq 35\%$<br>$V_{20} \leq 25\%$<br>$V_{30} \leq 15\%$ | | | | | |
| 气管 | $V_{35} \leq 1$ cm$^3$ | | $V_{40} \leq 1$ cm$^3$ | $D_{max} < 60$ Gy | $V_{18} \leq 4$ cm$^3$ | $D_{max} < 105\%$ PTV |
| 支气管树 | $V_{35} \leq 1$ cm$^3$ | $D_{max} < 38$ Gy | $V_{50} \leq 1$ cm$^3$ | $D_{max} < 60$ Gy | $V_{18} \leq 4$ cm$^3$ | $D_{max} < 105\%$ PTV |
| 肺门大血管 | $V_{40} \leq 1$ cm$^3$ | $D_{max} < 56$ Gy | $V_{50} \leq 1$ cm$^3$ | $D_{max} < 75$ Gy | | |
| 其他胸腔大血管 | $V_{40} \leq 1$ cm$^3$ | $D_{max} < 56$ Gy | $V_{50} \leq 1$ cm$^3$ | $D_{max} < 75$ Gy | $V_{47} \leq 10$ cm$^3$ | $D_{max} < 105\%$ PTV |
| 食管 | $V_{30} \leq 1$ cm$^3$ | $D_{max} < 35$ Gy | $V_{40} \leq 1$ cm$^3$ | $D_{max} < 50$ Gy | $V_{27.5} \leq 5$ cm$^3$ | $D_{max} < 5\%$ PTV |
| 心脏/心包 | $V_{40} \leq 1$ cm$^3$<br>$V_{20} \leq 5$ cm$^3$ | $D_{max} < 45$ Gy | $V_{45} \leq 1$ cm$^3$ | $D_{max} < 60$ Gy | $V_{32} \leq 15$ cm$^3$ | $D_{max} < 105\%$ PTV |
| 臂丛 | $V_{30} \leq 0.2$ cm$^3$ | $D_{max} < 35$ Gy | $V_{50} \leq 0.2$ cm$^3$ | $D_{max} < 55$ Gy | $V_{30} \leq 3$ cm$^3$ | $D_{max} < 32$ Gy |
| 脊髓 | $V_{20} \leq 1$ cm$^3$ | $D_{max} < 25$ Gy | $V_{35} \leq 1$ cm$^3$ | $D_{max} < 40$ Gy | $V_{22.5} \leq 0.25$ cm$^3$<br>$V_{13.5} \leq 0.5$ cm$^3$ | $D_{max} < 30$ Gy |

3)SABR 治疗的失败模式 SABR 治疗早期 NSCLC 能够获得高达 90% 的局部控制。荷兰 UV 大学的一项大样本回顾性分析显示,676 例纳入分析的早期 NSCLC,中位随访 32.9 个月,18%(124 例)出现肿瘤进展,5 年局部、区域和远处失败率分别为 10.5%(95% CI 为 6.4～14.6)、12.7%(95% CI 为 8.4～17.0)和 19.9%(95% CI 为 14.9～24.6)。

远处转移是 SBRT 治疗早期不能手术的 NSCLC 的主要失败模式,发生率为 20% ~ 30%,上述荷兰研究中 124 例进展的患者中有 66%(82 例)为远处转移。因此全身辅助治疗或生物治疗引起了许多研究者的兴趣。四川大学一项研究显示,接受含铂方案辅助化疗的 $T_{1-3}N_0M_0$ 的 NSCLC 较单纯 SBRT 治疗的患者可提高生存(5 年 46% *vs* 31.5%)。多项研究发现远处转移的发生率与原发肿瘤的大小相关。Dosoretz 等报道肿瘤直径<3 cm 的 3 年转移率为 8%,而肿瘤直径为 3 ~ 5 cm 的转移率为 27%,直径>5 cm 的转移率为 50%。CALGB9633 是一项比较ⅠB 期 NSCLC 是否辅助化疗的Ⅲ期随机对照研究,结果显示化疗与未化疗组的总生存期(OS)和无病生存期(DFS)都无显著差别;进一步的亚组分析显示在≥4 cm 的肿瘤中,辅助化疗组具有显著延长的 OS 和 DFS;而在肿瘤最大径<4 cm 的亚组中,辅助化疗未能带来任何生存优势。基于现有研究,目前尚不能确定辅助治疗在ⅠB 期 NSCLC 中的价值。NCCN 指南目前以 2B 类的证据推荐对于高危的ⅠB ~Ⅲ期患者考虑术后辅助化疗,对于不能手术的 NSCLC,高危因素主要是指肿瘤>4 cm。

区域淋巴结失败也是 SABR 治疗后的早期 NSCLC 的另一失败模式。准确分期,尤其是淋巴结的准确分期是制定 SBRT 治疗方案的重要因素。PET-CT 是目前诊断Ⅰ期 NSCLC 准确率较高的无创诊断手段。Cerfolio 等回顾性分析了行手术治疗的 721 例临床Ⅰ期[正电子发射计算机体层成像(PET-CT 及 CT 分期)]NSCLC 患者的临床病理资料,显示 PET 诊断Ⅰ期 NSCLC 的敏感度、特异度、阳性预测值、阴性预测值和准确率分别为 80%、81%、56%、93% 和 81%。中国医学科学院肿瘤医院对 PET-CT 在 $T_{1-2}N_0$ 期 NSCLC 淋巴结分期中的价值进行了系统综述,诊断的假阴性率为 13%。虽然通过 PET-CT 诊断为临床 $N_0$ 的Ⅰ期 NSCLC 隐匿性淋巴结转移的发生率为 6% ~ 18%,但 Meta 分析显示,SBRT 治疗早期 NSCLC 的研究中,区域失败率多数<10%。这可能与局部淋巴结在治疗过程中也接受了一定剂量的附带照射有关,也有文献认为可能是与原发灶的消融效应有关。另有临床资料显示:不进行预防性淋巴结照射与预防性淋巴结照射相比,没有降低局部控制率,区域淋巴结复发不到 5%。因而目前对于明确诊断的早期 NSCLC 仍推荐 SABR,尚不建议进行淋巴结预防照射。

4)SBRT 治疗相关毒性及正常组织剂量-体积参数由于 SBRT 理想的肿瘤控制率,其应用越来越广泛,如何在不影响治疗效果的基础上尽可能降低治疗后毒副反应的发生是目前临床医生关注的重点。近年来报道相对较多的毒副反应主要是放射性肺炎、胸壁损伤、放射性神经病变、中央大气道损伤、食管炎、血管损伤等。

Ⅰ.放射性肺炎:放射性肺炎是最受关注的毒性反应。文献报道 SBRT 治疗后发生需进行临床干预的放射性肺炎为 0 ~ 29%。但由于靶区小、受照正常肺组织少,三级以上的放射性肺炎较少。尽管如此,3 ~ 5 级肺炎的报道率可高达 20%。放射性肺炎发生最重要的相关因素为平均肺受量(MLD),其次为 $V_5$ 和 $V_{20}$。肿瘤的解剖位置也与放射性肺炎的发生相关,肿瘤位于下叶肺更易发生放射性肺炎,可能与下叶肺对肺功能的影响更大,以及呼吸动度有关。另外,有报道认为靶区大小和靶区适形度也是放射性肺炎的预测因素。除了剂量学因素,患者自身因素与放射性肺炎的相关性也是研究关注的热点。但研究发现Ⅲ ~ Ⅳ级 COPD 的患者使用合适的剂量分割方案,3 级以上放射性肺炎的发生率仅 1.3%。另有研究显示肺气肿与放射性肺炎的发生无关。值得一提的是,有研究显示吸烟与放射性肺炎的发生呈负相关,可能与吸烟抑制射线诱导的炎症反应、上调谷胱甘肽水平以及阻断肺的氧化性损伤相关。

Ⅱ.胸壁毒性:慢性胸痛和肋骨骨折是 SBRT 治疗距胸壁较近的周围型肺癌需特别注意的晚期并发症。Meta 分析的数据显示 SBRT 治疗后胸壁疼痛的发生率为 18.67%,95% CI 为 13.77% ~ 24.11%。年轻、吸烟和肥胖是目前报道与慢性胸痛有关的因素。SBRT 后肋骨骨折的发生还与小体积/高剂量照射相关,胸壁 D8 cc>54 Gy 时,骨折发生率显著增加[8.1% vs 32.6%(2~3 级)]。Meta 分析的肋骨骨折的发生率为 12.45%,95% CI 为 7.28% ~ 20.47%。接受>30 G 照射的胸壁体积($V_{30}$)是胸壁疼痛和肋骨骨折的最佳预测因子,美国弗吉尼亚大学放疗科建议尽可能将胸壁的 $V_3$ 限制在<30 $mm^3$,以减少胸壁毒性反应的发生,如果超过 35 $mm^3$ 则发生严重胸痛或肋骨骨折的风险可达 30%。

Ⅲ.臂丛神经损伤:臂丛损伤多见于肺尖癌,印第安纳大学观察了 276 例接受 SBRT 治疗(中位剂量 57 Gy/3 次)的肺尖癌患者,臂丛神经病变的发生率为 13%(36/276)。放射性臂丛神经损伤的剂量学研究较少,但均显示出阈效应。Forquer 等发现臂丛受量超过 26 Gy(3~4 次)的 2 年神经病变风险明显高于≤26 Gy 组(46% vs 8%,P=0.04)。Chang 等同样发现 50 Gy/4 次的方案治疗的中央型肺癌中,臂丛病变都发生在臂丛最大受量> 35 Gy 或者 $V_{30}$>0.2 $cm^3$ 者。

Ⅳ.中央大气道损伤:中央型肺癌(距离肺门和主支气管 2 cm 以内)邻近纵隔组织,不良反应发生率较高,特别是采用较高剂量(20 ~ 22 Gy×3 次)时。其中大气道的损伤主要表现为气管狭窄、肺不张、气道坏死、气管支气管瘘。常规分割放疗的资料显示≥ 73.6 Gy 的高剂量照射后 3 个月即可出现主支气管狭窄。目前关于 SBRT 相关的大气道损伤研究资料很少,小样本回顾性分析报道中央型肺癌给予(40~60) Gy/(3~4)次的治疗约 89%(8/9)的患者发生气道狭窄。Karlsson K 等对 SBRT 致肺不张的发生及剂量-效应关系进行了分析,74 例患者肺不张发生率为 24.3%。其发生与支气管高量点的剂量相关,发生肺不张的患者支气管树 0.1 mL 体积接受的中位剂量的 EQD2 为 210 Gy。Timmerman 等提出 60 Gy/3 次的治疗方案不适合肿瘤位于中央气管 2 cm 以内的患者。

Ⅴ.食管损伤:SBRT 造成的食管损伤主放疗于中央型肺癌,可呈轻度食管炎至食管狭窄、穿孔、气管食管瘘等程度不一的毒性表现。食管接受高量的体积($V_d$)是食管毒性的剂量学相关因素,Palma 等分析发现 $V_{60}$ 是三维适形放射治疗(3D-CRT)或强调放射治疗(IMRT)中放射性食管炎的最佳预测因素,每升高 10%,相对风险为 1.33 倍。有研究设定了食管剂量学的安全阈值,单次 $D_{5cc}$ 限于 14.5 Gy,$D_{2cc}$≤15 Gy,$D_{max}$≤19 Gy。

Ⅵ.大血管损伤:虽然大血管被认为是抗拒的组织,但 SBRT 的高剂量仍可致严重的血管损伤,尤其是动脉损伤,可能导致咯血、主动脉破裂大出血、主动脉瘤等。MDACC 对主动脉毒性的剂量学分析显示,5 级主动脉损伤总发生率为 5.7%,其中 0.1 $cm^3$ 主动脉接受的最大剂量≥120.0 Gy 的患者明显高于<120 Gy 组(25% vs 0,P=0.047)。

为了减少和预防这些急性和慢性毒副作用,对 SBRT 治疗的 NSCLC 患者需要更加严格的质量控制。除了需合理选择适应证,全面评估肿瘤和器官功能状况,采用立体定向、适形调强放疗、图像引导等技术的精确放疗,可有效减少正常组织的受量,预防这些毒性反应的发生。另一重要方法是改变 SBRT 方案的分割剂量模式。Lagerwaard 等报道,采用"风险调整"方案,中央型 NSCLC 的生物等效剂量限制在 105 Gy 以内,仅观察到轻微的近期不良反应,其中疲倦(32%)、恶心(10%)和胸痛(8%)等是最常见的近期不良反应;晚期不良反应发生率很低,仅 6 例(3%)发生 Ⅱ 级以上放射性肺炎。确定理想的 SBRT 方案是临床研究的热门课题,RTOG 牵头的两项临床试验(RTOG0813、RTOG0915)正在进行中。

因为 SBRT 技术治疗肺癌长期的临床资料有限,所以目前剂量-体积参数是根据经典的临床试验的剂量规定在常规分割和相对生物学效应(RBE)计算方式的基础上得出的。表 1-6 为根据重要的临床研究中几种经典剂量分割方案推荐的正常组织限量的总结。NCCN 根据 RTOG0618、RTOG0813、RTOG0915 也给出了不同分割模式下的剂量限值的建议。MD Anderson 癌症中心对于早期 NSCLC 给予计划靶体积(PTV)50 Gy/4 f 的处方剂量,危及器官的剂量-体积参数建议如下。肺:$V_{20} < 20\%$;食管:40 Gy < 1 cm$^3$,36 Gy < 10 cm$^3$;气管:40 Gy < 1 cm$^3$,36 Gy < 10 cm$^3$;主支气管:48 Gy < 1 cm$^3$,40 Gy < 10 cm$^3$;心脏:48 Gy < 1 cm$^3$,40 Gy < 10 cm$^3$;臂丛神经及大血管:48 Gy < 1 cm$^2$,40 Gy < 10 cm$^3$;脊髓:$D_{max} < 25$ Gy。

对于曾接受过放疗的患者,需要对以前的治疗计划进行评估,尤其是重要器官剂量分布,并依据生物等效剂量做出临床判断。

表 1-6　不同 SBRT 方案的正常组织剂量限制推荐

| 危及器官 | 1 次(RTOG0915) | 3 次(RTOG0236/0618) | 4 次(RTOG0915) | 5 次(RTOG0813) |
|---|---|---|---|---|
| 脊髓 | $D_{max} \leq 14$ Gy<br>$V_{10} \leq 0.35$ cc<br>$V_7 \leq 1.2$ cc | $D_{max} \leq 18$ Gy(6 Gy/f) | $D_{max} \leq 26$ Gy(6.5 Gy/fx)<br>$V_{20.8} \leq 0.35$ cc(5.2 Gy/fx)<br>$V_{13.6} \leq 1.2$ cc(3.4 Gy/fx) | $D_{max} \leq 30$ Gy(6 Gy/fx)<br>$V_{22.5} \leq 0.25$ cc(4.5 Gy/fx)<br>$V_{13.5} \leq 0.5$ cc(2.7 Gy/fx) |
| 肺 | $V_{20} \leq 10\%$<br>$V_7 \leq 1\,500$ cc<br>$V_{7.4} \leq 1\,000$ cc | $V_{20} \leq 10\%$ | $V_{20} \leq 10\%$<br>$V_{11.6} \leq 1\,500$ cc(2.9 Gy/f)<br>$V_{12.4} \leq 1\,000$ cc(3.1 Gy/f) | $V_{20} \leq 10\%$<br>$V_{12.5} \leq 1\,500$ cc(2.5 Gy/f)<br>$V_{13.5} \leq 1\,000$ cc(2.7 Gy/f) |
| 食管 | $D_{max} \leq 15.4$ Gy<br>$V_{11.9} \leq 5$ cc | $D_{max} \leq 27$ Gy(9 Gy/f) | $D_{max} \leq 30$ Gy(7.5 Gy/f)<br>$V_{18.8} \leq 5$ cc(4.7 Gy/f) | $D_{max} < 105\%$ 处方剂量<br>$V_{27.5} \leq 5$ cc(5.5 Gy/f) |
| 臂丛 | $D_{max} \leq 17.5$ Gy<br>$V_{14} \leq 3$ cc | $D_{max} \leq 24$ Gy(8 Gy/f) | $D_{max} \leq 27.2$ Gy(6.8 Gy/f)<br>$V_{23.6} \leq 3$ cc(5.9 Gy/f) | $D_{max} \leq 32$ Gy(6.4 Gy/f)<br>$V_{30} \leq 3$ cc(6 Gy/f) |
| 心脏 | $D_{max} \leq 22$ Gy<br>$V_{16} \leq 15$ cc | $D_{max} \leq 30$ Gy(10 Gy/f) | $D_{max} < 34$ Gy(8.5 Gy/f)<br>$V_{28} \leq 15$ cc(7 Gy/f) | $D_{max} < 105\%$ 处方剂量<br>$V_{32} \leq 15$ cc(6.4 Gy/f) |

续表 1-6

| 危及器官 | 1 次（RTOG0915） | 3 次（RTOG0236/0618） | 4 次（RTOG0915） | 5 次（RTOG0813） |
|---|---|---|---|---|
| 大血管 | $D_{max}\leqslant37$ Gy<br>$V_{31}\leqslant10$ cc | | $D_{max}\leqslant49$ Gy（12.25 Gy/f）<br>$V_{43}\leqslant10$ cc（10.75 Gy/f） | $D_{max}<105\%$ 处方剂量<br>$V_{47}\leqslant10$ cc（9.4 Gy/f） |
| 气管/<br>支气管 | $D_{max}\leqslant20.2$ Gy<br>$V_{10.5}\leqslant4$ cc | $D_{max}\leqslant30$ Gy（10 Gy/f） | $D_{max}\leqslant34.8$ Gy（8.7 Gy/f）<br>$V_{15.6}\leqslant4$ cc（3.9 Gy/f） | $D_{max}<105\%$ 处方剂量<br>$V_{18}\leqslant4$ cc（3.6 Gy/f） |
| 肋骨 | $D_{max}\leqslant30$ Gy<br>$V_{22}\leqslant1$ cc | $D_{max}\leqslant30$ Gy（10 Gy/f） | $D_{max}\leqslant40$ Gy（10 Gy/f）<br>$V_{32}\leqslant1$ cc（8 Gy/f） | |
| 皮肤 | $\leqslant26$ Gy<br>$V_{23}\leqslant10$ cc | $\leqslant24$ Gy（8 Gy/f） | $D_{max}\leqslant36$ Gy<br>$V_{33.2}\leqslant10$ cc（8.3 Gy/f） | $\leqslant32$ Gy（6.4 Gy/f）<br>$V_{30}\leqslant10$ cc（6 Gy/f） |

2. 可手术的早期 NSCLC　SBRT 能否替代手术尚存争议,但现有的回顾性分析和Ⅱ期前瞻性单臂研究显示 SBRT 用于可耐受手术的Ⅰ期 NSCLC 可取得近似手术的生存结果。美国威廉博蒙特医院 Grills 等回顾性对比了 SBRT（58 例）和楔形切除（69 例）治疗Ⅰ期 NSCLC 的疗效,显示两种治疗远处转移率和无病生存率相同,而且 SABR 组显示有更低的局部和区域复发的趋势,虽然统计学无显著差异。Crabtree 等对临床Ⅰ期 NSCLC 患者接受 SBRT（76 例）和手术（463 例）治疗进行了比较研究。对 57 例高危手术患者和57 例 SBRT 治疗患者的倾向评分配比分析结果显示,3 年局部无复发率（88% 和 90%）、无病生存率（77% 和 86%）以及总生存率（54% 和 38%）的差异均无统计学意义（均 $P>$ 0.05）。

JCOGO403 是第一个评价 SBRT 在ⅠA 期可耐受手术的 NSCLC 患者中治疗效果的前瞻性Ⅱ期临床试验。共入组 65 例,中位年龄 79 岁,包括 40 例腺癌,21 例鳞癌和 4 例其他病理类型,等中心剂量给予 48 Gy/4 次。3 年总生存 76%,无进展生存 69%,3 级毒性仅 6 例。另一项Ⅱ期临床研究 RTOG0618 在 2013 年美国临床肿瘤学会（ASCO）会议上汇报了其中期结果,26 例 $T_2N_0M_0$ 期可手术的 NSCLC 纳入分析,SBRT 治疗后 2 年无进展生存期（PFS）率和 2 年 OS 率分别为 65.4% 和 84.4%,无 4~5 级治疗毒性。

大规模人群研究目前有两项,一项为荷兰北部省对 75 岁以上的肿瘤登记患者接受手术和 SBRT 治疗进行比较,基线校正后两组长期生存无统计学差异,而治疗 30 d 内死亡率手术组明显较高（8.3% vs 1.7%）。另一项来自监测,流行病学及预后（SEER）数据库对 65 岁以上患者 SBRT 治疗和楔形切除或肺叶切除的比较。SBRT 组短期死亡率低（<1% vs 4%）,配对分析显示 SBRT 和肺叶切除患者总生存和肿瘤专项生存相似。近期一项 Meta 分析对纳入的 23 个研究的 7 071 例手术患者和 27 个研究中 4 850 例 SBRT 治疗患者经年龄和可耐受手术比例的校正后进行比较,显示 3 330 例可耐受手术的 NSCLC 接受 SBRT 治疗与手术组相比 OS 和 DFS 均无明显差异。

目前,共开展了 3 项Ⅲ期头对头随机对照研究,包括荷兰医学中心的 ROSEL 研究〔NCT00687986〕、MD. Anderson 癌症中心发起的 STARS 研究〔NCT00840749〕和

ACOSOGZ4099 研究［NCT01336894］，但由于入组缓慢，均已提前关闭。令人振奋的是，2015 年 6 月来自 MD. Anderson 的最新报道，汇总分析了 ROSEL 和 STARS 两项对比 SBRT 和手术在可手术 I 期 NSCLC 作用的随机研究，3 年总生存率 SBRT 组和手术组分别是 95% 和 79%（HR＝0.14，P＝0.037）。3 年无复发生存率 SBRT 组手术组分别是 86% 和 80%［风险比（HR）＝0.69，P＝0.54］。为 SBRT 作为可手术 I 期 NSCLC 的治疗选择提供了依据。但由于样本量小，统计效力尚有一定欠缺。目前美国和英国正准备开展更大样本的 III 期研究（VALOR 和 SABRTooth）对比 SBRT 和手术的差异。II 期临床研究 POSITIVE/RTOG3502 也正在进行中。

3. 术后辅助放疗  从早期患者的失败模式上看，I 期 NSCLC 手术切除后胸内复发率达 6%～28%，II 期患者胸内复发率为 9%～35%。但目前的荟萃分析和大宗回顾性分析结果显示术后放疗虽然降低了早期 NSCLC 局部区域复发率，但无生存优势，甚至是有害的。1998 年 PORT Meta-analysis Trialists Group 发表的探索非小细胞肺癌术后放疗作用的荟萃分析包含了 9 个随机分组研究，结果显示术后放疗降低生存率（P＝0.001），术后放疗组的 2 年绝对总生存率下降了 7%。2010 年更新了数据的荟萃分析结果也显示了相似的结果。进一步的亚组分析显示，对于 I、II 期的患者，术后放疗是有害的。但该荟萃分析存在多个缺陷，包括纳入分析的研究中许多自 20 世纪 60 年代以来的研究，当时并没有明确的临床分期；多数患者接受的是剂量分布不均匀的 $^{60}Co$ 放疗设备的治疗；放疗剂量具有很大异质性，主要为二维治疗技术；数据分析中缺乏术后放疗具体时机的选择；而且分析中也包括了部分未发表的资料。Lally 等分析了美国 SEER 数据库中的 7 465 例 AJCC 第 6 版分期为 II 和 III 期行根治手术治疗的非小细胞肺癌患者。亚组分析显示，术后放疗降低了术后 $N_0$ 和 $N_1$ 患者的生存（P＝0.043 5 和 P＝0.019 6）。ANITA 研究的亚组分析中也显示对于术后 $N_0$ 和 $N_1$ 组，术后化疗联合放疗组比单纯化疗组生存低。除了前述的技术方面局限性，术后放疗可能引起的心肺毒性是开展辅助放疗的另一顾虑。Machtay 等报道 PORT 后伴发疾病相关死亡率（dead of intercurrent disease，DID）为 13.5%，与人群数据的 10% 无统计学差异，但发生率与肿瘤剂量相关，>54 Gy 组的患者，DID 可达 17%。

随着时代的变化，放疗和化疗都取得了长足的进步和发展，新的三维适形或调强放疗技术的应用，显著降低了治疗相关毒性反应。一些探索性研究尝试将新的放疗技术应用于局部复发的高危人群，评估是否能够带来局部控制和整体生存的改善。但目前该方面的研究较少，高危复发因素结果报道不一，未达成共识；亦缺少设计较好的正在进行的前瞻性研究，是未来 NSCLC 辅助治疗研究的一个方向。

4. $T_3N_0$ 的肺上沟瘤的放射治疗  肺上沟瘤是一类发生率较低的特殊类型的肿瘤，占所有肺癌的不到 5%。往往伴有邻近结构，如臂丛、脊柱、纵隔、胸膜或肋骨的直接受侵，分期通常为 $T_{3-4}$。许多回顾性研究和小样本前瞻性研究认为，单一治疗手段疗效差，同步放化疗联合手术切除是可切除肺上沟瘤的首选治疗，术前放疗通常采用 45 Gy 常规分割方式，$R_0$ 切除率为 76%～97%，5 年生存率为 38%～56%。MD Anderson 的一项 II 期前瞻性研究还报道了手术联合辅助放化疗的综合治疗模式。术后放疗采用超分割治疗模式,切缘阴性者剂量给予 60 Gy,切缘阳性给予 64.8 Gy,5 年生存率可达 50%。

对于不可手术切除的肺上沟瘤,同步放化疗仍考虑为标准治疗。根治性放疗剂量给予常规分割 60 ~ 74 Gy。早期的研究显示,放疗可获得较好的局部控制。一项研究报道了 32 例行根治性放疗的肺上沟瘤,91% 的患者疼痛缓解,75% 的 Horner 综合征症状改善。继而小样本研究显示加入同步化疗可提高局部控制率和生存率。荷兰的一项研究中,49 例 Ⅱ、Ⅲ 期肺上沟瘤患者给予 66 Gy 放疗联合顺铂同步化疗,有 19 例患者转为可切除,其病理完全缓解(pCR)率达 53%,5 年生存率为 18%,接受手术者为 33%。

在 AJCC 第 7 版分期中,对于同一肺叶内多发肿瘤结节不伴淋巴结转移的病变 ($T_3N_0M_0$) 也被划为 ⅡB 期。但目前尚无针对 $T_3N_0M_0$ 期肿瘤的研究报道。结合既往报道中该部分患者的数据,目前认为对于该期病变,首选手术切除,主要为肺叶切除,R0 切除后给予辅助化疗,非 R0 切除后需行术后放化疗以改善局部控制率。

### (二)局部晚期非小细胞肺癌的放射治疗

局部晚期非小细胞肺癌(locally advanced non-small cell lung cancer,LANSCLC)约占全部 NSCLC 的 1/3,是异质性很大的一组疾病。7 版 AJCC 分期 ⅢA 包括 $T_3N_1M_0$;$T_{1~3}$ $N_3M_0$;$T_4N_{0~1}$,ⅢB 包括 $T_{1~3}N_3M_0$、$T_4N_2M_0$ 等。LA-NSCLC 从治疗上首先分为可手术和不可手术两组,临床治疗强调是多学科综合性治疗。对于 ⅢA 期的患者:中位生存时间(MST)约为 14 个月,5 年总生存率为 19%;ⅢB 期的患者 MST 约为 10 个月,5 年 OS 率为 7%。而病理分期为 ⅢA 期的患者:MST 约为 22 个月,5 年 OS 为 24%;ⅢB 期的患者 MST 约为 13 个月,5 年 OS 率为 9%。

1. 不可手术局部晚期非小细胞肺癌的放射治疗 放射治疗是不可手术局部晚期 NSCLC 的主要治疗手段。早期研究显示单纯放射治疗可以提高生存率并对大部分病例起到姑息性治疗的作用,而近年来晚期肺癌的化疗已取得长足的进展,多项随机分组临床研究显示化疗的加入能够进一步提高局部晚期 NSCLC 的生存率,因此放射治疗与化疗的综合治疗是目前局部晚期 NSCLC 的主要治疗策略,而同步放化疗已成为局部晚期 NSCLC 的标准治疗。

放射治疗的作用早在放化综合治疗策略确立之前,单纯根治性胸部放疗(definitive thoracicradiotherapy,TRT)已被认为是不能手术的局部晚期非小细胞肺癌的主要治疗手段,其疗效明显优于最佳支持治疗,中位生存时间约 10 个月,5 年生存率为 5%。尽管近年来化疗在已有远处转移的非小细胞肺癌中得了令人瞩目的进展,然而单纯化疗对不能手术的局部晚期非小细胞肺癌疗效非常有限。Kubota 等报道一组对于不能手术的局部晚期 NSCLC 患者的 Ⅲ 期临床研究结果显示,单纯化疗的疗效明显差于放化疗综合治疗,2 年生存率为 9%,3 年生存率仅为 3%。因此,目前局部晚期非小细胞肺癌患者的治疗方案应由肿瘤内科和肿瘤放疗科医师联合决定。单纯化疗的病例仅限于因肿瘤体积大、肺受照射体积大、患者肺功能差等因素放射治疗医师认为不宜放疗的患者。而对于一般情况差、合并严重内科疾病、明显的体重减轻肿瘤内科认为不宜化疗的患者应考虑行胸部放疗。

（1）根治性放疗的剂量和分割：非小细胞肺癌肿瘤细胞对 X 射线照射呈中等程度敏感，并具有显著的剂量–效应关系。RTOG–7310 是评价照射剂量影响局部晚期 NSCLC 疗效的Ⅲ期随机对照研究，比较单纯放疗、常规分割条件下照射剂量为 40 Gy、50 Gy 和 60 Gy 的疗效，高剂量组的局部控制率明显优于低剂量组（52%、62% 和 73%），各组中位生存时间相似（10.6 个月、9.5 个月和 10.8 个月），因此 60 Gy/30 次成为目前局部晚期非小细胞肺癌的标准放射治疗方案。

当放化疗相结合时，最佳照射剂量又是多少呢？Ⅰ期剂量递增研究证明，74 Gy 是每周卡铂/紫杉醇方案（PC）同步化疗时的最大耐受剂量。随后进行的 GALGB30105 和 RTOG1107 两项观察 74 Gy 同步 PC 方案化疗疗效的Ⅱ期研究，分别报道了 24.3 个月和 25.9 个月的中位生存时间，结果非常令人满意。RTOG0617 是在此基础上进行的 2×2 随机对照Ⅲ期临床研究，研究分为 4 组，分别对比高剂量（74 Gy/37 次）和标准剂量（60 Gy/30 次）、同步 PC 方案化疗/西妥昔单抗（C225）的疗效。入组标准包括Ⅲ期 NSCLC、Zubrod 状态评分 0～1 分、肺功能可耐受放化疗、没有锁骨上或对侧肺门淋巴结转移；患者 1∶1∶1∶1 随机分为标准剂量组（60 Gy 放疗同步 PC 方案化疗）、高剂量组（74 Gy 放疗同步 PC 方案化疗）、标准剂量靶向治疗组（60 Gy 放疗同步 PC 方案化疗加 C225）、高剂量靶向治疗组（74 Gy 放疗同步 PC 方案化疗）。2007—2011 年，各组分别入组 166 例、121 例、147 例和 110 例。接受 60 Gy 照射的患者中位生存时间为 28.7 个月（95% CI 为 24.1～36.9），明显优于 74 Gy 照射组的 20.3 个月（95% CI 为 17.7～25.0，$P = 0.004$）；而接受靶向治疗的患者中位生存时间为 25.0 个月（95% CI 为 20.2～30.5），与无 C225 治疗的患者无显著性差异（24.0 个月，95% CI 为 19.8～28.6，$P = 0.29$）。不同放疗剂量组 3 级及以上毒性两组间无显著性差异，但 74 Gy 组治疗相关死亡 8 例，高于 60 Gy 组（3 例）。该研究说明：在目前放射治疗的技术条件和靶区定义下，74 Gy 的高剂量并未优于 60 Gy，并且很可能疗效更差，因此 60 Gy 仍是同步放化疗时的标准剂量。

在剂量分割方面，一些研究尝试超分割方案和加速分割方案，前者指 1 d 两次或 3 次照射，每次照射剂量低于 2 Gy，但总治疗时间不变；而后者指总剂量和每次治疗剂量不变，缩短总治疗时间的分割方案。目前尚无研究显示超分割可以使非小细胞肺癌患者获益。两项前瞻性Ⅱ期研究探索了在现代精确放射治疗技术下单次剂量大于 2 Gy 的大分割方案与含铂化疗方案同步治疗局部晚期非小细胞肺癌的可能。分次剂量为 2.50～2.75 Gy，并取得了不错的疗效：中位生存时间均达到 20 个月，但尚需要进一步Ⅲ期随机对照研究加以检验。

（2）序贯放化疗：由于对不可手术的局部晚期非小细胞肺癌单纯放射治疗结果并不能令人满意，自 20 世纪 80 年代人们开始探讨化疗与放疗相结合的治疗策略是否可以显著提高患者的生存，最初的研究从序贯放化疗开始。CALGB 8433 研究将 155 例患者随机分为 2 周期长春碱（vinblastine）/顺铂（cisplatin）后加 60 Gy 放疗的序贯放化疗组和单纯 60 Gy 放射治疗两组，序贯放化疗组的中位生存时间为 13.8 个月，1、2、3、5 年生存率分别为 55%、26%、23% 和 17%；明显长于单纯放射治疗组（中位生存时间为 9.7 个月，1、2、3、5 年生存率分别为 40%、13%、11% 和 6%，$P = 0.006\ 6$）。之后进一步进行了相似方案的Ⅲ期随机对照研究 RTOG88-08(ECOG4588)。该研究包括 452 例Ⅲ期 NSCLC 患者,并得到了与 CALGB8433 研究相似的结论,即诱导化疗+放射治疗的综合治疗策略与单纯放射治疗相比,可以显著延长患者的生存:中位生存期从 11.4 个月延长至 13.2 个月,5 年生存率从 5% 延长至 8%(P=0.04)。1996 年发表了一项基于单个患者资料的荟萃分析,总共纳入了 52 项研究 9 387 例患者,其中 3 033 例比较的是单纯放疗与放化疗综合治疗;结果显示化疗的加入显著延长了生存时间(HR=0.90,P=0.006),死亡风险下降 10%,2 年绝对获益 3%,5 年绝对获益 2%。该获益大部分得益于局部复发的下降,而非得益于远处转移的控制。与不含顺铂的化疗方案相比,含顺铂的化疗方案可以显著延长生存时间(HR=0.87,P=0.005),死亡风险下降 13%,2 年绝对获益 4%,5 年绝对获益 2%。上述随机对照研究和荟萃分析证明:对于不可手术的局部晚期非小细胞肺癌,序贯放化疗的疗效显著优于单纯放射治疗。

(3)同步放化疗:RTOG9410 是较早发表的对比同步放化疗和序贯放化疗的随机Ⅲ期临床研究。该研究设计将患者随机分为 3 组。①序贯放化疗(SEQ):顺铂 100 mg/m², 第 1 天;长春碱 5 mg/m² 每周 1 次连用 5 周,放射治疗在第 50 天开始,剂量 63 Gy/34 次(1.8 Gy×25 次后再照射 2 Gy×9 f)。②同步放化疗常规分割组(CON-QD):放、化疗的方案和剂量同①,但放疗从化疗第 1 天开始。③同步放化疗超分割组(CON-BID):顺铂 50 mg/m², 第 1、8、29、36 天,VP-16 50 mg,bid(第 1、2 周和第 5、6 周),放射治疗在治疗第 1 天开始,总量 69.6 Gy,1.2 Gy 每日 2 次。从 1994 年到 1998 年,共有来自 153 个中心的 610 名患者入组,其中序贯放化疗组 203 人、同步放化疗组 204 人、同步放化疗超分割组 203 人;中位随访时间 11 年。3 组的中位生存时间分别为 14.6、17.0 和 15.6 个月,同步放化疗组的 5 年生存率为 16%(95% CI 为 11% ~22%),明显高于序贯放化疗组 10%(95% CI 为 7% ~15%)。同步放化疗组的 3 ~5 级非血液学毒性明显增高(主要是 3 级及以上放射性食管炎),而晚期毒性在两组并没有显著性差异。

目前共有 5 项Ⅲ期随机分组研究和 2 项荟萃分析,将局部晚期 NSCLC 同步放化疗与序贯放化疗的疗效进行对比。从表 1-7 中可以看到,这 5 项大宗的随机对照研究的放疗剂量为 56 ~66 Gy,虽然采用的同步化疗方案并不统一,包括 MVP(长春新碱、顺铂、丝裂霉素)、PVbl(长春碱、顺铂)、EP(足叶乙苷、顺铂)、PVr(长春瑞滨、顺铂)和 TCb(紫杉醇、卡铂)等,但均显示同步放化疗与序贯放化疗相比可以显著提高生存:在同步放化疗组中位生存时间 16.3 ~18.7 个月,而在序贯放化疗组是 12.9 ~14.6 个月。毒副作用方面:同步放化疗最常见的急性副作用为血液学毒性、放射性食管炎和放射性肺炎。同步放化疗组出现急性食管炎的比率显著高于序贯放化疗组。

表1-7　局部晚期 NSCLC 同步放化疗对比序贯放化疗的 Ⅲ 期随机分组研究结果

| 研究组（入组时间） | 病例数 | 分组 | 放疗总剂量/放疗次数 | MST/月 | OS/% | P |
|---|---|---|---|---|---|---|
| WJLCG（1992—1994） | 314 | MVP–RT | 56/28 | 16.5 | 15.8(5 y) | |
| | | MVP×2→RT | | 13.3 | 8.9(5 y) | |
| RTOG9410（1994—1998） | 407 | PVbl–RT | 63/34 | 17.0 | 16(5 y) | 0.046 |
| | | PVbl×2→RT | | 14.6 | 10(5 y) | |
| GLOT–GFPC NPC95–10（1996—2000） | 205 | EP–RT→PVr×3 | 66/33 | 16.3 | 20.7(4 y) | |
| | | PVr×3→RT | | 14.5 | 18.6(4 y) | |
| Czech study（未知） | 102 | PVr×1→PVr–RT | 60/30 | 16.6 | 18.6(3 y) | |
| | | PVr×3→RT | | 12.9 | 9.5(3 y) | |
| CTRT99/97（1997—2003） | 214 | TCb×2→TCb–RT | 60/30 | 18.7 | NR | |
| | | TCb×2→RT | | 14.1 | | |

此外同步放化疗对局部晚期 NSCLC 治疗究竟有何价值？2010 年发表的 2 个荟萃分析对这个问题进行了探讨。O'Rourke N 等对 6 个不可手术局部晚期 NSCLC 同步放化疗随机对照研究进行了荟萃分析（$n=1\ 024$），结果显示与序贯放化疗相比，同步放化疗可以显著延长生存（HR = 0.74；95% CI 为 0.62～0.89）、2 年总生存率提高 10%。Auperin A 对 6 个随机研究中的 1205 例不可手术局部晚期 NSCLC 的单个患者资料进行荟萃分析，得到了相似的结论：同步放化疗可以显著改善生存（HR = 0.84；95% CI 为 0.74～0.95），3 年生存率提高 5.7%（序贯放化疗组 18.1%，同步放化疗组 23.8%），5 年生存率提高 4.5%（序贯放化疗组 10.6%，同步放化疗组 15.1%）；并且显著降低局部区域复发（HR = 0.79，95% CI 为 0.62～0.95），3 年局部区域复发率下降 6.0%（序贯放化疗组 34.1%，同步放化疗组 28.1%），5 年局部区域复发率下降 6.1%（序贯放化疗组 35.0%，同步放化疗 28.9%）。但远处转移率两组无显著性差别（HR = 1.04，95% CI 为 0.86～1.25，$P=0.69$），提示与序贯放化疗相似，同步放化疗改善生存的作用机制主要也是降低局部区域复发。在毒副作用方面，与单纯放疗相比，同步放化疗治疗显著增加治疗相关急性毒副反应。一项系统回顾对 19 项随机对照研究进行了汇总分析，结果显示：对比单纯放疗，同步放化疗的治疗相关死亡风险略高，但未达到统计学显著性差异（RR = 1.38，95% CI 为 0.51～3.72）；3 级及以上急性食管炎（RR = 1.76，95% CI 为 1.34～2.31）、中性粒细胞下降（RR = 3.53，95% CI 为 1.84～6.77）和贫血（RR = 4.17，95% CI 为 1.13～15.35）的发生风险均显著性增高，而放射性肺炎等其他毒副反应未达统计学差异。对比同步放化疗与序贯放化疗，治疗相关死亡风险分别为 4% 和 2%，无统计学差异（RR = 2.02，95% CI 为 0.90～4.52）；3 级及以上急性食管炎的发生风险显著性增高（RR = 4.96，95% CI 为 2.17～11.37），血液系统及放射性肺炎等其他毒副反应未达统计学差异。

同步放化疗方案的选择,目前推荐铂类为主的双药方案,最常用的是 EP 方案(顺铂 50 mg/m$^2$,d1、d8、d29、d36;VP-1 650 mg/m$^2$ d1 ~ d5、d29 ~ d33)和 PC(泰素 50 mg/m$^2$,卡铂 AUC=2)每周方案。前者较早应用于肺癌同步放化疗中,多项研究均显示 EP 联合同步放疗较序贯放化疗可延长患者生存期,并且更为方便、经济;而后者十余年来在晚期肺癌的单纯化疗方面取得了令人满意的效果,在美国同步放化疗中较为常用,并被认为耐受性更好。二者孰优孰劣,目前尚无IV期随机对照研究加以直接对比。中国医学科学院肿瘤医院 2012 年发表的唯一一项前瞻性II期随机对照研究,共入组 65 人,随机分为 EP 组和 PC 组,均给予 60 Cy/30 次的放疗。结果显示:3 年总生存率 EP 组明显优于 PC 组(33.1% $vs$ 13%,$P=0.04$),EP 组的 3、4 级中性粒细胞下降发生率略高于 PC 组(78.1% $vs$ 51.5%,$P=0.05$),而 PC 组的 2 级及以上放射性肺炎发生率略高(48.5% $vs$ 25%,$P=0.09$)。另一项 2015 年发表的基于美国退伍军人健康管理局资料的大宗病例回顾性研究,通过对 1842 例局部晚期 NSCLC 患者进行比较,多因素 Cox 回归结果显示 EP 和 PC 方案二者的生存获益相当,但 EP 方案的毒性更大。由于该研究是一项回顾性队列分析,存在以下局限性。首先在生存结果方面,虽然经过统计学校正后 PC 和 EP 方案的疗效相当,但在全体人群的生存分析中,EP 方案的中位生存为 17.3 个月,明显优于 PC 全组(14.6 个月,$HR=0.88$;95% CI 为 0.79 ~ 0.99,$P=0.020$ 9)。其次目前普遍认为 PC 方案的放射性肺炎发生率较 EP 方案更高,但该文献并没有将其纳入毒性评价范畴。基于上述原因,尚不能据此对同步放化疗的最佳化疗方案做出定论,迫切需要一项或多项大规模前瞻性的III期临床研究加以头对头比较,以提供高级别的循证医学证据指导临床实践。

培美曲塞(pemetrexed,pem)是一种新型化疗药物,其作用机制为多靶点抗叶酸。在IV期 NSCLC 治疗的研究中,培美曲塞联合顺铂较既往标准化疗方案能够进一步延长非鳞癌的生存期,而且具有较低的不良反应,使其成为治疗晚期非鳞癌的非小细胞肺癌的首选化疗方案之一。PROCLAIM 研究是一项多中心III期随机对照研究,入组标准为不可手术局部晚期的非鳞癌的非小细胞肺癌,接受 66 Gy/33 次的胸部放疗联合培美曲塞联合顺铂方案(Pem 500 mg/m$^2$+Cis 75 mg/m$^2$,21 d 为 1 个周期)或 EP 方案同步化疗,巩固化疗方案实验组为单药培美曲塞 2 个周期,对照组为 EP、PC、NP 方案 2 个周期。2015 年 ASCO 大会上发布的最新结果显示:555 人接受了治疗,Pem 组 283 例,对照组 272 例,两组的中位生存时间分别为 26.8 个月和 25.0 个月,结果无统计学差异(HR=0.98,95% CI 为 0.79 ~ 1.20,$P=0.831$);中位 PFS 分别为 11.4 个月和 9.8 个月,无明显性差异($P=0.130$)。但培美曲塞加顺铂组的 3、4 级毒性反应发生率明显低于对照组(64% $vs$ 76.8%,$P=0.001$),具体见表 1-8。该研究结果显示:与 EP 方案项相比,培美曲塞联合顺铂的同步放化疗方案并不能进一步改善患者的生存,但毒副作用明显减轻。总之,对于不可手术的局部晚期非小细胞肺癌,同步放化疗可以显著延长总生存率,主要降低了局部复发率;同步放化疗时 3 级及以上放射性食管炎等急性并发症增加,但远期并发症和治疗相关死亡率并无显著性影响。

表1-8　PROCLAIM研究

| 分组 | 中位OS/月 | $P$ | 中位PFS/月 | $P$ | 3/4级总毒性反应 | 3/4级粒细胞下降 | 3/4级肺炎 | 3/4级食管炎 |
|---|---|---|---|---|---|---|---|---|
| Pem组($n=283$) | 26.8 | 0.831 | 11.4 | 0.13 | 64.0% | 24.4% | 1.8% | 15.5% |
| 对照组($n=272$) | 25.0 | | 9.8 | | 76.8% | 44.5% | 2.6% | 20.6% |

（4）诱导化疗和巩固化疗：尽管放化疗综合治疗可显著降低肿瘤的局部复发率,发生远处转移的患者比率依然高达35%～40%,并且从肿瘤内科的角度认为在同步放化疗中仅仅接受两个周期的化疗作为全身治疗,其治疗强度可能不足。因此有人提出在同步放化疗前给予诱导化疗或其后给予巩固化疗是否可以进一步延长生存,取得更好的结果；但令人遗憾的是,目前已报道的各项Ⅱ、Ⅲ期临床研究结果均未能提供有力的支持证据。

在诱导化疗方面,目前有两个随机分组研究发表。CALGB39801是一项Ⅲ期随机对照临床研究,同步放化疗组接受66 Gy/33次的胸部放疗同步泰素/卡铂每周化疗(泰素50 mg/m$^2$,卡铂AUC=2),诱导化疗组在同步放化疗前给予2个周期泰素/卡铂的诱导化疗,剂量泰素200 mg/m$^2$,卡铂AUC=6,21 d为1个周期。可分析病例同步放化疗组161例、诱导化疗组170例,有效率分别为66%和62%,中位生存时间分别为12个月和14个月,2年生存率分别为29%和31%,3年生存率分别为19%和23%,均无显著性差异。在毒副作用方面,诱导化疗增加了中性粒细胞减少的发生和总的最大毒性,但并未增加放疗相关毒性。另外一项Ⅱ期研究-LAMP研究将257例患者随机分为三组：同步放化疗组($n=91$)、诱导化疗组($n=74$)和巩固化疗组($n=92$)。诱导化疗方案与CALGB39801研究一致,放疗方案为63 Gy/34次。同样,该研究未证明诱导化疗可以进一步改善生存,两组的中位生存时间分别为13.0个月和12.7个月。因此目前尚无证据表明诱导化疗对局部晚期非小细胞肺癌患者有益；其应用主要限于病变体积大、发生放疗相关毒性风险较高的患者。如果这些患者进行诱导化疗有效、病变明显缩小,则可以进一步进行根治性的同步放化疗。

在巩固化疗方面,最初发表的S9504单臂Ⅱ期研究结果令人鼓舞：该研究采用PE/RT→泰索帝(D)巩固化疗；PE方案：顺铂50 mg/m$^2$,d1、d8、d29、d36；VP-1 650 mg/m$^2$d1～d5、d29～d33；放疗第1天开始,总剂量61 Gy；单药泰索帝巩固化疗,75～100 mg/m$^2$d1,21 d为1个周期,连续3个周期。共纳入83例患者,中位无进展生存时间16个月,中位生存时间26个月,1、2、3年生存率分别为76%、54%和37%,明显高于同期进行的S9019研究结果。而后者采用的是PE/RT→3个周期PE巩固化疗,中位生存时间仅为15个月,1、2、3年生存率分别为58%、34%和17%。在此基础上进行了S0023Ⅲ期随机对照研究,包括3个部分：PE方案同步放化疗,泰索帝巩固化疗和吉非替尼维持治疗,由于吉非替尼在非选择人群中的阴性研究结果,该研究提前关闭。根据574例完成同步放化疗达巩固化疗阶段、263例到达维持治疗阶段的患者资料,维持治疗病例的中位生存似乎重复了S9504的结果,显示PE方案同步放化疗后单药泰索帝巩固化疗在局部晚期非小细胞肺癌中取得较为满意的临床疗效(中位生存时间安慰剂组达 35 个月,吉非替尼组 27 个月),而吉非替尼维持治疗并未提高患者生存。HOG LUNG01-24 是第一项直接比较巩固化疗是否获益的 Ⅲ 期随机对照研究,入组条件包括不可手术的 Ⅲ 期 NSCLC、ECOG0-1 分、FEV-1>1 升等,根据 PS 评分、分期和同步放化疗疗效进行分层随机,同步放化疗方案:PE 方案:顺铂 50 mg/m², d1、d8、d29、d36;VP-1 650 mg/m² d1 ~ d5、d29 ~ d33;放疗 59.4 Gy/(1.8 Gy·33 f);随机接受 3 个周期泰素单药巩固化疗(75 mg/m² 21 d 为 1 个周期,n=73)或观察(n=74);主要研究终点为总生存时间,次要研究终点为 PFS 和毒性。巩固化疗与观察两组的生存无差别(21.2 个月 vs 23.2 个月,P=0.88),而前者治疗相关毒性明显增加。2014 年 ASCO 公布了另一项韩国多中心 Ⅲ 期随机对照研究,比较多西他赛+顺铂巩固化疗的疗效。治疗方案:同步化疗多西他赛 20 mg/m² 和顺铂 20 mg/m² 每周方案,同步 66 Gy/33 次胸部放疗,巩固化疗组接受 3 个周期多西他赛和顺铂 35 mg/m² dl、8 d、3 周方案。主要研究终点为 PFS,次要研究终点包括总生存时间、有效率、失败模式和毒副作用。共有 419 人完成同步放化疗,其中巩固化疗组 208 例、观察组 211 例。两组无论在 PFS(8.0 个月 vs 9.1 个月,P=0.38)和总生存时间上(20.6 个月 vs 21.2 个月,P=0.48)均无差异。综上所述,对于不可手术的局部晚期非小细胞肺癌,巩固化疗并不能提高总生存率,因此目前尚不能作为标准治疗加以推荐。

(5)放疗联合靶向治疗:实验观察到表皮生长因子受体(EGFR)高表达的肿瘤侵袭性强、对细胞毒性药物及射线呈抵抗状态,EGFR 在 DNA 损伤修复活化、抑凋亡以及放射治疗后肿瘤细胞再增殖中发挥着重要作用。放疗本身能够激活 EGFR 信号途径,EGFR 自身磷酸化水平增高,导致 EGFR 活化以及下游分子通路激活,同时研究显示 EGFR 表达与分期晚和放疗后预后差密切相关。因此,理论上 EGFR-TKI 联合放疗可以协同抑制肿瘤细胞的生长。并且在临床前研究中观察到 EGFR 抑制剂具有放疗增敏的作用。

CALGB 的一项随机对照 Ⅱ 期研究,一组接收 70 Gy 放疗同步培美曲塞和卡铂化疗,而另一组在此基础上在联合西妥昔单抗靶向治疗,两组 18 个月的总生存率分别为 58% 和 54%,并显示西妥昔联合放化疗具有很好的耐性。RTOG0324 研究观察 PC 方案同步放化疗联合西妥昔单抗靶向治疗的疗效,放疗剂量为 63 Gy,中位生存时间为 22.7 个月,2 年总生存为 49.3%。RTOG0617 研究是在此基础上进行的 Ⅲ 期随机对照研究,对比不同放疗剂量作用的同时,还观察了同步 PC 方案化疗+/-西妥昔单抗(C225)的疗效。有(无)西妥昔单抗治疗两组的中位生存分别是 25.0 个月(95% CI 为 20.2 ~ 30.5)和 24.0 个月(95% CI 为 19.8 ~ 28.6),两组没有显著性差异(P=0.29)。西妥昔单抗治疗组 3 级及以上毒副作用(86% vs 70%,P<0.000 1)及治疗相关死亡(10 vs 5)均明显高于对照组。说明西妥昔单抗联合同步放化疗未能进一步提高疗效,反而显著增加了毒副作用。

另一类广泛应用的 EGFR 抑制剂是小分子 EGFR-络氨酸激酶抑制剂(EGFR-TKI),代表药物有吉非替尼、厄罗替尼、艾克替尼等。目前已有多项 Ⅲ 期随机对照研究证明 EGFR-TKI 是具有 EGFR 基因 19 和 21 号外显子突变的晚期 NSCLC 的一线标准治疗,有效率高达 70% 左右,明显优于化疗,并且具有较低的毒副作用。但对于未携带敏感突变的患者,EGFR-TKI 类药物的有效率仅 10% 以下,治疗效果明显差于化疗。目前 SWOG0023、CALEB30106 临床研究已表明:LA-NSCLC 非选择人群中放化疗或放化疗同步 EGFR-TKI 后 EGFR-TKI 用于维持并未能为患者带来生存获益,甚至可能是有害的;而关于 EGFR-TKI 类药物联合单纯放疗的研究均为回顾性研究或小样本前瞻性研究,Komaki 报道 46 例Ⅲ期 NSCLC,采用周一卡铂+紫杉醇,周二至周日序贯厄洛替尼联合 RT;之后卡铂+紫杉醇巩固化疗 2 周期,MST 达到 34.1 个月。Niho 报道 38 例Ⅲ期 NSCLC,采用长春瑞滨联合顺铂诱导化疗 2 个周期,序贯吉非替尼 2 周后,再吉非替尼联合 RT,MST 为 28.5 个月,2 年总生存率达 65.4%。尚缺少有针对药物敏感突变人群、与标准治疗模式(同步放化疗)进行比较的前瞻性随机研究数据报道。

2. 放射治疗技术　目前国内外对于局部晚期 NSCLC 的胸部放射治疗主要采取现代精确放射治疗技术,包括三维适形放射治疗技术(3D-CRT)和调强放射治疗技术(IMRT)。肺癌的放射治疗技术和计划设计主要存在以下难点:①精确的靶区确认存在困难;②肺、食管、心脏、脊髓等剂量限制性器官;③胸廓外轮廓不规则;④靶区内组织密度不均一(肺、骨等);⑤需要不规则野计算;⑥器官运动幅度大(呼吸运动、心脏和血管的搏动)。自 20 世纪 90 年代以来,随着计算机技术的应用,3D-CRT 技术在肺癌的放射治疗中被广泛应用,与常规技术相比,3D-CRT 准确性明显提高,可以使肿瘤组织得到更高照射剂量和更均匀的照射,同时能够显著降低靶区周围正常组织的受照剂量,降低并发症的发生率,提高了治疗比。

作为更加精准的放射治疗技术,IMRT 在靶区剂量分布和降低周围危及器官的高剂量照射体积等方面较 3D-CRT 存在明显优势;但其在肺癌治疗中的应用一直存在争论,主要集中在肿瘤呼吸动度的影响以及肺低剂量受照体积增加两个方面。由于 IMRT 在技术上具有先进性,目前已不太可能进行头对头的大规模前瞻性随机对照研究比较 IMRT 与 3D-CRT 治疗局部晚期非小细胞肺癌的效果差异;探讨 IMRT 是否能使 LA-NSCLC 患者进一步获益的临床证据主要来自以下 3 个层面。

(1)单中心回顾性数据:MD Anderson 肿瘤中心回顾性分析 1999—2006 年在该中心接受同步放化疗的局部晚期非小细胞肺癌患者共 496 例,其中 91 例接收 IMRT 技术治疗、318 例接受 3D-CRT 技术治疗,两组中位随访时间分别为 1.3 年和 2.1 年,结果显示:两组肺的平均受照剂量相似,但 IMRT 组的 $V_{20}$ 明显低于 3D-CRT 组(34.4% $vs$ 37%,$P=0.0013$),$V_5$ 明显高于 3D-CRT 组(64.5% $vs$ 54.9%,$P<0.0005$);IMRT 组的中位生存时间为 1.4 年,优于 3D-CRT 组(MST=0.85 年);3 级及以上放射性肺炎发生率明显低于 3D-CRT 组($P=0.017$)。另一组来自美国 Memorial Sloan-Kettering 肿瘤中心的回顾性分析结果也证明尽管接受 IMRT 组患者的肿瘤偏大、分期偏晚,IMRT 组仍然获得了较好的疗效:2 年局部控制率和总生存率均为 58%,中位生存时间为 25 个月,3 级及以上急性肺损伤的发生率为 11%。

(2)大规模群体数据回顾性分析结果:两项研究回顾性分析了美国 SEER、Medicare 数据库中局部晚期非小细胞肺癌患者的治疗资料,结果显示 IMRT 与 3D-CRT 两组的生存及治疗相关毒副作用无显著性差异,但需要指出的是 SEER 数据库中对于毒性的纪录不够详细准确。

（3）局部晚期非小细胞肺癌同步放化疗大样本前瞻性研究的亚组分析结果:近期结束的多中心随机对照Ⅲ期临床研究——RTOG0617,全部862例患者中有404例(46.9%)接受IMRT治疗。2013年ASTRO大会上报道了该研究的患者生活质量分析结果显示:IMRT组的生活质量明显优于3D-CRT组。此外,从计划制定的技术层面,IMRT由于采取计算机自动计算的逆向优化方法,尤其对于复杂的病例,其计划完成的时间和质量都明显优于3D-CRT。需要强调的是:肺癌的IMRT计划与头颈部肿瘤、前列腺等有所不同,更加强调的是寻找靶区适形度与肺受照剂量的最佳平衡点,这是由于适形度越好意味着所需照射野的增加,从而使得肺低剂量照射体积(如 $V_5$ )明显增加,而后者被认为与放射性肺炎的发生密切相关。

3D-CRT和IMRT的精确性有赖于对靶区、呼吸动度及摆位误差的准确定义,因此需要结合PET-CT等先进影像学诊断工具、4D-CT模拟定位、图像引导放射治疗(IGRT)等技术为基础,并遵守严格的流程和规范,具体如下。

1)临床准备阶段应利用一切临床信息以准确合理实施3D-CRT/IMRT。常用的影像学检查包括胸部CT、MRI、B超、全身PET-CT等。其中CT应用广泛;当骨与软组织受侵时可考虑MRI;PET-CT是代谢影像,在确定病变范围尤其是纵隔淋巴结的分期和远处转移方面具有一定的优势。其他重要的检查如支气管镜、纵隔镜和腔内超声。支气管镜可以明确气管受侵的情况,从而为病变分期和确定靶区提供可靠依据;经支气管镜腔内超声(endobronchial ultrasonography,EBUS)近年来得以广泛开展,其适应证包括气管、支气管黏膜下病灶;气管、支气管狭窄;表面黏膜正常而疑有管壁或管外浸润性病变者;周围支气管小结节病灶;纵隔内病变,包括肿大淋巴结等的鉴别;纵隔、气管、支气管病变需穿刺定位者等;纵隔镜目前在国内还不普及,可以准确鉴定纵隔淋巴结转移情况,但存在盲区。

2)4D-CT扫描及靶区定义

Ⅰ.患者的体位与固定肺癌放疗常用体位为仰卧位,双手抱肘上举过顶,使用不同固定装置。目前国内常用的体位固定装置主要有3种:水解塑料成形技术、真空袋成形技术和液体混合发泡成形技术,国外尚有丁字架及肺板等固定装置。总体应遵循两个原则:患者的舒适性好和体位重复性强。

Ⅱ.普通CT模拟定位机和4D-CT模拟定位机:放疗专用CT模拟定位机除了普通CT的功能外具有以下两个特点:①大孔径,满足放疗定位的各种特殊扫描体位要求;②带有放射治疗专用的激光定位系统及图像软件系统。扫描层厚常用5 mm,若病灶小可采用2~3 mm层厚。推荐定位CT扫描时行静脉增强,McGibney等发现使用静脉增强CT勾画GTV与无增强相比可减少22%~34%的肿瘤区(GTV)体积,而增强CT对计划系统运算没有明显影响。4D-CT模拟定位技术:不但具有精确的空间及密度分辨能力,而且具有时相提取能力;因此能够准确提供胸部肿瘤随呼吸运动的空间运动特征。目前在CT模拟机上实现4D-CT的一般过程是:在图像采集时利用呼吸监测系统监测患者的呼吸,该检测系统与CT模拟定位机相连,同步采集CT图像和呼吸信号,使采集到的每层 CT 图像都关联有其在呼吸周期中所处的时间信息(即相位),然后按相位分别对所有 CT 图像重新进行分组和三维重建,各时相的三维图像构成一个随时间变化的三维图像序列,即 4D-CT。Liu 等报道通过 4D-CT 检测到超过 50% 的 NSCLC 肿瘤移动度大于 5 mm,11% 的大于 1 cm(最大移动度 4 cm),下肺膈肌附近的肿瘤动度最大。

Ⅲ.靶区定义及勾画 根据 ICRU50 及 ICRU60 号报告,GTV、临床靶区(CTV)、PTV 和 ITV 分别定义为:GTV 指肿瘤的临床病灶,为诊断手段能够诊断出的、可见的、具有一定形状和大小的恶性病变范围,包括转移淋巴结和其他转移病灶;CTV 指 GTV 基础上包括周围亚临床病灶可能侵犯的范围和淋巴引流区;ITV 指人体内部运动所致的 CTV 体积和形状变化的范围;PTV 指包括 CTV、TTV、摆位误差、系统误差及治疗中靶位置和靶体积变化等因素以后的照射范围。

GTV:包括原发灶和淋巴结。肺内病变在肺窗(窗宽 1 600,窗位-600)中勾画,纵隔病变在纵隔窗(窗宽 400,窗位 20)勾画。对纵隔淋巴结勾画应根据改良 Narnuke 纵隔淋巴结分区图。CT 纵隔淋巴结短径≥10 mm 通常被作为纵隔淋巴结转移的标准,阳性淋巴结均勾画入 GTV。PET-CT 有助于更加准确地勾画 GTV,尤其对于准确定义纵隔淋巴结转移范围及有肺不张和胸膜浸润的患者。对于阻塞性肺不张的患者,研究表明 PET-CT 可以明显减小靶区范围,应根据 PET-CT 图像在 GTV 的勾画中除外不张的肺组织;如无条件行 PET-CT 检查,MRI 也有助于判断肺不张的范围。经过一段时间的治疗,肺重新张开,肿瘤可能移位,此时需重新定位、勾画靶区。

CTV:Giroud 等通过对 70 例手术标本进行研究后发现:肺腺癌的平均微小浸润距离是 2.69 mm,鳞癌是 1.48 mm;外放 8 mm 可以包全 95% 以上的腺癌微小浸润灶,外放 6 mm 可以有 95% 以上的鳞癌微小浸润灶。来自手术切缘的研究表明:鳞癌向近端支气管浸润的最大距离为 3 cm,腺癌为 2 cm,1.5 cm 的支气管切缘可以保证 93% 的 NSCIC 患者切缘阴性,该标准同样适用于放疗。除非有明确的外侵证据,CTV 的勾画不应超过椎体、大血管等解剖边界。淋巴结不做预防性淋巴结照射(elective node irradiation,ENI)。在临床实际工作中不宜教条,应在提高肿瘤剂量与降低正常组织剂量之间取得一个较好的平衡,如果患者肺功能很差,或者 CTV 体积较大,需要在使肿瘤获得良好的剂量分布同时考虑放射毒性,必要时可以考虑修改 CTV 或制定局部同步加量计划。

ITV:是 ICRU62 号报告针对运动时间问题特别提出的概念,指由于运动而致 CTV 体积和形状变化的范围。临床上可以通过以下 3 种方法生成 ITV:①4D-CT,可以三维状态下观察肿瘤的运动情况,图像质量高。②普通模拟机上测定肿瘤运动范围。③分别进行吸气末和呼气末屏气快速 CT 扫描测定肿瘤运动范围。

PTV:基本等于 CTV 加上运动加摆位误差。肺癌的运动主要包括呼吸运动及心血管搏动,前者尤为重要,研究显示呼吸运动没有规律,头脚方向的肿瘤位移大于前后及左右方向的位移,下叶大于上叶,纵隔淋巴结的呼吸移动均值明显小于原发灶,并且与之无明显关联。PTV 应该在 ITV 基础上形成,如果已行 4D-CT 模拟定位获得比较准确的 ITV,外放摆位误差即可形成 PTV,即最终照射靶区,则 PTV 只需外放。目前临床常用的减少呼吸影响的技术包括:①网罩固定可以有限的减少呼吸幅度;②呼吸训练法;③腹部压迫法;④深吸气屏气法;⑤呼吸门控技术;⑥靶区自动追踪技术。这些方法有的比较简单但作用有限,有的部分患者无法耐受,有的操作复杂价格不菲。目前通常认为如果肿瘤移动度较大(>1 cm)建议采取屏气或呼吸门控等措施以尽可能地限制呼吸、提高治疗的准确程度。在摆位误差方面,由于受机器设备、人员训练及质控状况等多因素影响各个治疗中心的数据是不一样的,建议各中心均应测量得到自己的误差值。目前减少摆位误差的方法主要分为在线校正(online correction)和离线校正(off-line correction)两大类。前者以图像引导放射治疗(image guided radiation therapy,IGRT)为代表,是近年来发展并应用的先进放疗技术;通过直线加速器机载锥形束CT(cone beam CT,CBCT)在治疗前进行扫描,重建三维容积图像后同计划CT图像进行配准对比,显示患者实际治疗体位同定位体位之间的位置偏差,并予以在线调整,应用4D-CT定位和IGRT技术对肺癌患者进行精确放疗时,PTV边界建议外放0.3~0.5 cm。离线校正主要通过每个患者治疗时采用电子射野影像系统(EPID)多次拍摄验证片,计算出误差的均值并予以校正。在图像比较的过程中,前后位置重复性较好的参考标志是胸壁和气管,而侧位方向上则为椎体和胸骨。

3)计划制定与评估:3D-CRT/IMRT治疗计划完成后需要进行评估,包括对靶区剂量的评估和危及器官(OAR)剂量评估两个方面,剂量体积直方图(DVH图)是基本工具,显示了PTV等靶区和重要危机器官的剂量分布,但不能提供剂量曲线的三维空间分布。对靶区应尽可能提高靶区适形度,并兼顾剂量均匀度及冷热点分布,要求至少95%的PTV达到处方剂量,剂量均匀度在95%~107%,临床工作中因肿瘤体积或位置等原因有时很难兼顾,需要临床医师根据经验决定;并且计划的评估应由医生与物理师共同完成,因为一个从放射物理学角度合格的计划从临床医学和生物学角度未必满意。

需要的注意限量的正常组织包括肺、食管、脊髓、心脏等(表1-8)。放射性肺炎是重要的剂量限制性毒性,肺 $V_{20}$、$V_{30}$、平均肺剂量(MLD)、$V_5$ 等DVH参数与放射性肺炎发生明显相关,因为同步放化疗较序贯放化疗增加放射性肺炎发生的风险,因此对 $V_{20}$ 的限制需要更为严格。

表1-8 局部晚期非小细胞肺癌放射治疗重要危及器官的剂量限定

| 危及器官 | 单纯放疗 | 同步放化疗 | 术后放疗 |
|---|---|---|---|
| 脊髓 | 45 Gy | 45 Gy | 45 Gy |
| 肺 | $V_{20}<30\%$ | $V_{20}<28\%$ | 肺叶切除 $V_{20}<20\%$<br>全肺切除 $V_{20}<10\%$ |
| 心 | $V_{30}<40\%$,$V_{40}<30\%$ | $V_{30}<40\%$,$V_{40}<30\%$ | $V_{30}<40\%$,$V_{40}<30\%$ |
| 食管 | $V_{50}<50\%$ | $V_{50}<50\%$ | $V_{50}<50\%$ |
| 肝 | $V_{30}<30\%$ | | $V_{30}<30\%$ |
| 肾 | $V_{20}<40\%$ | | $V_{20}<40\%$ |

放射性食管炎是另一重要的剂量限制性毒性,目前普遍认为接受较高剂量(50~60 Gy)照射的食管体积($V_{50}$)与二级以上放射性食管炎的发生密切相关,还需要尽可能避免靶区内的高量点落在食管上。

脊髓受照剂量不应超过 45 Gy,大分割照射时应根据公式计算脊髓受照生物等效剂量(BED),原则上脊髓剂量上限应为 40 Gy。

靶区勾画病历分享:患者男性,59 岁,因咳嗽伴血痰 2 个月,行胸部 CT 检查发现右肺上下叶见一软组织肿块,跨叶间裂分布,长径 3.1 cm,右肺门及纵隔见数个肿大淋巴结。活检病理提示鳞癌。两肺门及纵隔 4R,4L,7 区淋巴结肿大。诊断为右肺鳞癌,两肺门及纵隔淋巴结转移 $cT_{2a}N_3M_0$。靶区勾画及 DVH 图详见附图 3。

### (三)Ⅳ期非小细胞肺癌的治疗

据美国国立综合癌症网络数据库报告,1998—2006 年间Ⅳ期 NSCLC 占所有初诊 NSCLC 的比例逐渐上升,至 2006 年已达到近 40%。常见转移部位包括脑、骨、肝、肺等,根据尸检结果报告,NSCLC 的常见转移部位及比例见表 1-9。目前Ⅳ期 NSCLC 的治疗仍以包括化疗和靶向治疗在内的全身治疗为主;对于转移灶数目有限的寡转移可考虑联合根治性局部治疗手段;对于广泛转移的患者,可通过局部姑息性治疗手段改善症状及患者生活质量。

表 1-9 NSCLC 的常见转移部位及比例

| 转移部位 | 鳞癌 | 腺癌 | 小细胞癌 | 未分化癌 |
|---|---|---|---|---|
| 淋巴结 | 137(54%) | 163(85%) | 135(76%) | 42(75%) |
| 肝脏 | 58(23%) | 122(64%) | 67(38%) | 26(47%) |
| 肾上腺 | 54(21%) | 84(44%) | 69(39%) | 17(30%) |
| 骨 | 59(23%) | 75(39%) | 53(30%) | 23(41%) |
| 脑 | 26(17%) | 45(42%) | 30(24%) | 13(39%) |
| 肾 | 39(15%) | 28(15%) | 24(14%) | 11(20%) |
| 胰腺 | 9(4%) | 46(24%) | 25(14%) | 3(5%) |
| 肺 | 31(2%) | 13(7%) | 15(8%) | 8(14%) |
| 胸膜 | 18(7%) | 12(11%) | 9(5%) | 3(5%) |
| 总计(n) | 255 | 191 | 179 | 56 |

1. 全身化疗  全身系统治疗是Ⅳ期 NSCLC 的主要和首选治疗手段。大量随机对照研究证据已经证实,对于 PS = 0~2 分的患者,相较最佳支持治疗(best supportive care, BSC),系统化疗能够延长生存、改善症状及生活质量。Cochrane 数据库公布的最新一版比较化疗与 BSC 的荟萃分析包含了 16 项Ⅲ期随机对照研究(randomized controlled trial,RCT)共 2 714 例患者。研究结果显示:相较 BSC,化疗组相对死亡风险降低 23%

（$HR=0.77$，$95\%$ CI 为 $0.71\sim0.83$，$P<0.000\ 1$），1 年生存率提高 $9\%$（$20\%$ $vs$ $29\%$），中位生存时间延长 1.5 个月（4.5 个月 $vs$ 6 个月）。

　　基于铂类的双药联合方案是目前晚期 NSCLC 的首选方案推荐。顺铂（DDP）或卡铂（CBP）已被证实与下列药物联用有效：紫杉醇、多西他赛、吉西他滨、依托泊苷、长春瑞、长春新碱、培美曲塞或脂质体紫杉醇。在顺铂和卡铂的选择上，Cochrane 数据库 2013 年发布了 1 项包括 10 项随机对照研究的荟萃分析。结果显示在与第三代化疗药物（紫杉醇、多西他赛、吉西他滨、长春瑞滨、伊立替康）联合应用的前提下，DDP 组和 CBP 组的总生存时间无差别（$HR=1.00$，$95\%$ CI 为 $0.51\sim1.97$），基于 DDP 的方案通常具有更高的疾病缓解率（$RR=0.88$；$95\%$ CI 为 $0.79\sim0.99$）。但当与紫杉醇或者吉西他滨联用时，CBP 组和 DDP 组的疾病缓解率相似。二者的治疗相关毒性具有明显差别，DDP 的消化道反应相对更高，CBP 的血小板减少和神经毒性更为明显。两种铂类在Ⅲ/Ⅳ级贫血、中性粒细胞减少、脱发或肾毒性上并无显著差别。化疗方案的选择主要基于组织学类型、患者一般情况及基础疾病。非鳞癌且不具有或无法进行 EGFR 突变或者 ALK 重排检测的患者中，顺铂/培美曲塞是首选方案。在鳞癌中，顺铂/吉西他滨方案优于顺铂/培美曲塞；卡铂/紫杉醇以及顺铂/长春瑞滨也为 NSCLC 的首选化疗药物推荐；但含培美曲塞和贝伐单抗方案目前不推荐用于鳞癌。整体而言，目前铂类双药联合化疗方案的疗效为：总有效率为 $25\%\sim35\%$；至肿瘤进展时间（time to tumor progression，TTP）为 $4\sim6$ 个月；中位生存时间为 $8\sim10$ 个月，1 年生存率为 $30\%\sim40\%$；2 年生存率为 $10\%\sim15\%$。

　　对于无 EGFR 基因突变或 ALK 重排、PS$=0\sim1$ 且近期无出血史的非鳞癌，在标准双药化疗基础上可加用贝伐单抗。Ⅲ期随机对照研究 ECOG4599 比较了 PC（紫杉醇+卡铂）双药方案化疗对比 PC 联合贝伐单抗治疗复发或转移性 NSCLC 的临床结果，显示贝伐单抗组的肿瘤缓解率（$35\%$ $vs$ $15\%$）、无进展生存时间（6.2 个月 $vs$ 4.5 个月）和总生存时间（12.3 个月 $vs$ 10.3 个月）都显著优于单纯化疗组，但治疗相关死亡高于单纯化疗组，其中包括 5 例患者死于肺出血。因此任何有出血倾向、出血史或者血小板减少倾向的患者，不推荐联合使用贝伐单抗。

　　2. 靶向治疗　对于具有特定驱动基因改变的Ⅳ期 NSCLC，靶向治疗是全身治疗的另一重要选择。目前，已获批准的靶向药物都是针对非鳞癌；对于病理类型为单纯鳞癌的患者，尚无靶向治疗药物推荐。EGFR 酪氨酸激酶抑制剂（tyrosine kinase inhibitor，TKI）是最早获批的 NSCLC 靶向药物。根据 NCCN 指南推荐，对所有腺癌患者都应进行 EGFR 突变及 ALK 基因重排检测；在不吸烟或诊断标本较少（非手术标本，有可能为混有鳞癌成分，而非纯鳞癌）的鳞癌中或者混合类型的 NSCLC 中，也可以考虑进行 EGFR 或 ALK 基因检测。TKI 敏感相关 EGFR 基因突变具有种族特异性，在亚裔腺癌人群中，EGFR 基因突变率可高达 $50\%$，而在高加索人种中约占 $10\%$。KRAS 基因突变提示 NSCLC 患者对 TKI 耐药，同时也是预后因素，KRAS 突变阳性患者预后差。EGFR20 外显子的 T790M 突变与 TKI 获得性耐药有关，$50\%$ 接受 TKI 治疗后耐药的患者具有 T790M 突变。目前已经开发出多种基因突变筛查试剂盒，能够检测包括 EGFR 在内的超过 50 个位点的突变。但这些基于多重 PCR 的试剂盒无法检测基因重排。目前 ALK 基因重排检测主要采用荧光原位杂交(fluo-rescence in situ hybridization,FISH)方法,也可采用免疫组织化学(immu-nohistochemistry,IHC)方法进行检测,如果阳性,采用 FISH 进一步确认。二代测序技术(Next-generation sequencing,NGS)则能够同时检测基因突变和重排。

EGFR-TKI 厄洛替尼(erlotinib)、吉非替尼(gefitinib)或阿法替尼(afatinib)已被推荐作为具有 TKI 敏感相关 *EGFR* 基因突变患者的一线治疗方案。众多Ⅲ期研究结果显示在该类选择性人群中,相较标准一线化疗,TKI 组的治疗耐受性更好,患者生活质量更高,且显著延长了 PFS,但尚未显示 OS 优势,可能与疾病进展后应用 TKI 进行二线治疗有关。

NSCLC 整体人群中有 2%～7% 表现为 *ALK* 基因重排,与 *EGFR* 突变人群具有相似的临床特点,即腺癌,非吸烟或少吸烟;在这部分选择性人群中,ALK 阳性人群约占 30%。*EGFR* 基因突变和 *ALK* 基因重排同时出现在同一患者的概率小于 1%。克唑替尼(crizotinib)是 ALK、ROS1、MET 的酪氨酸激酶抑制剂。在具有相关基因改变的选择性人群中,客观缓解率可高达 60%。近期发表的一项Ⅲ期随机对照研究比较了克唑替尼与培美曲塞/顺铂或卡铂在 ALK 阳性 NSCLC 人群中的临床疗效。结果显示克唑替尼和培美曲塞组的 PFS 分别为 10.9 个月和 7.0 个月,客观缓解率分别为 74% 和 45%,1 年生存率分别为 84% 和 79%。两种药物具有不同的治疗不良反应表现,整体而言克唑替尼组的肺部症状改善更显著,生活质量更高。基于该研究,克唑替尼被推荐为 ALK 阳性患者的一线用药。

对肿瘤组织没有特定基因改变的 NSCLC 患者,不推荐应用靶向药物作为一线或二线治疗。研究结果显示 EGFR 野生型 NSCLC 患者接受一线 EGFR-TKI 治疗,相较标准一线化疗,死亡风险增加 18%～20%,肿瘤进展风险增加 50%～185%。在 *EGFR* 突变状态不明的 NSCLC 中,相较于 GP 一线化疗+厄洛替尼二线治疗组,厄洛替尼一线治疗+GP 二线治疗组的死亡风险增加 24%。在二线治疗中,多项研究结果显示,在 *EGFR* 突变不明的 NSCLC 中,EGFR-TKI 治疗组的 PFS 显著差于标准二线化疗组,因此也不推荐 TKI 直接作为 *EGFR* 野生型或突变状态不明的 NSCLC 的二线治疗。我国自主研发的 EGFR-TKI 艾克替尼(凯美纳),经Ⅲ期对照研究证实,可作为一线治疗后失败后 NSCLC 的二线治疗,取得与吉非替尼相似的 PFS,且治疗相关毒性更低,在我国目前推荐作为具有 *EGFR* 突变 NSCLC 的二线治疗方案。色瑞替尼(ceritinib)是抑制 ALK 的另外一种口服 TKI,还能够抑制 IGF-1,但不能抑制 MET。近期研究显示,既往克唑替尼治疗失败后患者应用色瑞替尼,缓解率为 56%,中位 PFS 为 7 个月。基于此研究,色瑞替尼被美国食品药品监督管理局(FDA)批准用于克唑替尼治疗后无效或进展的 ALK 阳性的转移性 NSCLC。

3. 局部治疗  在全身治疗的基础上,Ⅳ期 NSCLC 的治疗有时也需要联合局部治疗手段,如手术、放疗、射频、介入治疗等,以达到姑息性或根治性治疗的目的。

(1)转移灶根治性局部治疗相对适应证:一般情况好,预期生存时间>6 个月,转移灶有限(如寡转移),预计原发灶可控或已控。目前肺癌颅内寡转移的根治性局部治疗已被作为标准推荐治疗,其他部位寡转移的局部治疗尚处研究阶段,在 NCCN 指南中多为 2B 类证据。

寡转移的概念于 1999 年由 Hellman 和 Weichselbaum 提出,描述了可能存在的一个介于局部病变和广泛转移之间的中间状态,即有限数目的转移灶和转移部位,通常被界定为转移灶数目≤5个;设想在原发灶可控的前提下,有可能通过局部治疗手段对包括转移灶在内的所有病灶进行清除,以达到长期生存乃至治愈的效果。根据转移发生的时间,可将转移分为同期发生转移和异时发生转移。同期发生转移指与原发灶同时确诊的转移灶,即初诊Ⅳ期病变或治疗后短期即发生的转移(通常指治疗后结束后≤6个月内);异时发生转移指初诊的非Ⅳ期病变,在治疗后维持无进展状态一定时间后(通常6个月以上)发生的远处转移,可以同时伴或不伴有原发灶的进展。随着影像技术的发展,尤其是PET-CT的应用,使传统影像手段诊断的Ⅰ~Ⅲ期NSCLC中检出了19%的隐匿转移,大部分病例为寡转移。

除了全身治疗,在原发灶可控的基础上,采用局部治疗手段如手术切除或放射治疗对转移灶给予根治为目的的积极治疗是目前对NSCLC寡转移的主要治疗推荐。这种寡转移的局部治疗可以在全身治疗后应用以巩固疗效;也可以在全身治疗前进行,旨在通过局部治疗来减小肿瘤负荷,提高肿瘤控制,并进一步增加化疗敏感性。早期的寡转移治疗研究主要集中在针对颅内寡转移和肾上腺转移,对转移灶给予根治为目的的积极治疗。迄今为止,颅内寡转移的根治性治疗已经形成了包括手术、SABR、SRS等根治性局部治疗手段的完整体系,已有多项Ⅲ期随机对照研究以及荟萃分析证实了颅内病灶根治性局部治疗能够带来生存获益,并可能更好地保留认知功能。

然而在NSCLC中,是否真正存在寡转移这样一个中间状态并不明确,而转移灶数目是否为判断寡转移状态的唯一标准亦不明确。Ashworth等通过检索1985—2012年MEDLINE,EMBASE和会议摘要,针对接受局部根治性治疗的寡转移NSCLC进行了一项系统综述分析。局部根治性治疗手段包括手术切除、SABR、SRS或外照射EQD2≥50 Gy。转移发生时间未予限制,既包括了同期发生寡转移,也包括了异时发生寡转移。最终49项临床研究符合纳入标准,其中大部分研究是回顾性病例分析,另有1项前瞻性病例报告,1项前瞻性Ⅱ期单臂临床研究,无随机对照研究。系统综述结果显示纳入分析的82%患者原发灶已控,60%的患者为单纯颅内转移。各项研究报告的生存时间具有很大异质性,1年生存率为15%~100%,2年生存率为18%~90%,5年生存率为8.3%~86.0%,中位OS为5.9~52.0个月,中位至肿瘤进展时间为4.5~23.7个月。多因素分析显示原发灶接受根治性治疗、局部N分期较早和无病生存时间至少6~12个月是预后良好的预测因素。这项系统综述的结果提示虽然研究对象都为接受局部根治性治疗的寡转移NSCLC,其预后生存也存在很大差别,但的确有长期生存者存在。因此,当务之急是如何确认这些真正具有中间状态预后的患者,给予局部根治性治疗,从而达到非转移性NSCLC的生存结果。

病例分享:患者,女,56岁,左肺腺癌 $cT_1N_3M_1$(肾上腺M)Ⅳ期,基因检测全阴性。行AP化疗4周期后胸部病灶缩小。右侧肾上腺转移灶较前增大,给予右肾上腺转移灶SBRT,PTV剂量为8 Gy×3 f,见附图4。

(2)原发灶根治性局部放疗:随着3D-CRT、IMRT、SABR以及微创手术技术的发展,寡转移NSCLC的胸内原发灶进行根治性局部治疗也开始得以尝试。关于胸部放疗,现有研究多为回顾性,只有若干小样本Ⅱ期前瞻性研究和两项基于回顾数据的配对病例分析;尚无Ⅲ期随机对照研究发表。表1-10列出了2000年以后发表的部分有关Ⅳ期NSCLC接受胸部局部放疗的研究报告结果,显示在±全身治疗基础上,寡转移NSCLC接受胸部局部根治性放疗±转移灶局部治疗,中位生存时间为10~27个月,3年生存率为10.0%~62.5%,中位PFS为6.6~16.0个月;从数值上明显优于前述全身化疗的结果;而且部分研究还报告了长期生存结果,5年生存率可达21%。

表1-10　寡转移(包括同期和异时)NSCLC胸部放疗后的临床疗效

| 作者(年份) | 研究设计 | 病例数(转移灶数) | 剂量/Gy(中位) | 中位OS/月 | 2年OS率 | 3年OS率 | 5年OS率 | 中位PFS/月 |
|---|---|---|---|---|---|---|---|---|
| Iyengar(2014#) | 前瞻 | 24(52) | 27~33 Gy/3 f<br>35~40 Gy/5 f<br>19~20 Gy/1 f | 20.4 | NA | NA | NA | 14.7 |
| Collen(2014*√) | 前瞻 | 26(48) | 50 Gy/10 f | 23 | 67%(1y) | NA | NA | 11.2 |
| Gray(2014#) | 回顾 | 66(1~4) | 根治性切除或>45 Gy放化疗 | 26.4 | 54% | 29% | NA | NA |
| Sheu(2014) | 回顾 | 69(1~3) | 根治性切除或放疗 | 27.1 | NA | NA | NA | 11.3 |
| Parikh(2014) | 回顾 | 53(1~5) | 45~70(60) | 19 | NA | NA | NA | NA |
| Su(2013) | 前瞻 | 201(312) | 30~72(63) | 10 | 16.4% | 9.6% | NA | NA |
| Griffioen(2013) | 回顾 | 61(74) | 58.2±9.5 | 13.5 | 38% | NA | NA | 6.6 |
| Lopez Guerra(2012) | 回顾 | 78(103) | 45~74(63) | NA | 32% | 25% | NA | NA |
| Hasselle(2012) | 回顾 | 25(62) | 64.6(37.6~73.9)* | 22.7 | 52.9%(1.5 y) | NA | NA | 7.6 |
| De Ruysscher(2012) | 前瞻 | 39(45) | (62.3±10.1)/(35.9±8.4)f | 13.5 | 23.3% | 17.5% | NA | 12.1 |
| Chang(2011) | 回顾 | 23(52) | 40~50/16~20 f | 未达到 | 82.5% | 62.5% | NA | 16 |
| Flannery(2008#) | 回顾 | 26(26) | 45~68.4(61.2) | 26.4 | NA | NA | 34.6% | NA |
| Khan(2006) | 回顾 | 23(26) | 60(同步放化疗)<br>40(术前放疗) | 20 | NA | NA | NA | 12 |

注:RT.放疗;OS.总生存时间;PFS.无进展时间;NA.结果未给出;#.所有病灶都采用SABR治疗。√.包括小部分异时发生寡转移患者。

　　近期发表的一项Ⅱ期前瞻性临床研究,24例一线化疗失败后的寡转移(≤6个转移灶)NSCLC,对原发灶和所有转移灶都给予SABR治疗,同步厄洛替尼靶向治疗直至病变进展。24例患者中13例进行了 *EGFR* 突变检测,但无突变阳性者。全组患者中位随访11.6个月,随访9个月内未见复发病灶;中位PFS为14.7个月,中位OS为20.4个月。这组 *EGFR* 基因突变状态不明或野生型的患者中,厄洛替尼同步SABR治疗寡转移NSCLC获得了非常可观的临床疗效,而这部分生存结果主要考虑为来自对局部病灶给予高剂量局部放疗可能带来临床获益。目前,一项Ⅱ期前瞻性临床研究SABR-COMET正在进行中,采用SABR治疗包括原发灶在内的所有病灶对比传统全身化疗在寡转移

NSCLC 中的临床疗效。采用意向性评分法(propensity score,PS),两项回顾性研究评估了是否接受胸部放疗对寡转移 NSCLC 的生存影响;在非 PS 校正的情况下,胸部放疗是长期生存的独立预测因素;经 PS 校正后,两项研究结果都仍然显示胸部放疗组的 OS 和 PFS 显著优于未行胸部放疗组。另有一项基于患者具体资料的荟萃分析。入组标准包括:1985—2012 年公开发表或者会议报告的原发灶和转移灶都接收根治性局部治疗(手术切除、EBRT 剂量 BED ≥ 60 Gy、SBRT)的寡转移 NSCLC,包括同时或异时寡转移。共 757 例患者纳入分析,在不考虑 M 分期的前提下,2/3 患者的局部分期为 I ~ II 期,1/3 为 III 期;84% 患者的原发灶接受手术根治性切除,16% 接受根治为目的的放疗;63% 患者的转移灶接受手术切除,37% 接受局部放疗。整体中位总生存时间(OS)为 26 个月,1、2、5 和 8 年生存率分别为 70.2%、51.1%、29.4% 和 23.4%;中位无进展生存时间(PFS)为 11 个月,1、2、5 年 PFS 率分别为 45.7%、25.6% 和 13.1%。多因素分析结果显示:非同期诊断寡转移、$N_0$、腺癌与总生存时间延长有关;原发灶手术切除、无肺内转移、无脑转移是 PF 延长的相关因素。

尽管上述研究中生存结果非常令人鼓舞,但基于小样本前瞻性单臂研究和回顾性研究的局限性,局部手段根治性治疗转移性 NSCLC 中的证据尚不充足(2B),仍需前瞻性 III 期随机对照研究的证实。迄今为止,在美国国立卫生研究院(National Institutes of Health,NIH)的 Clinical Trial 网站登记的临床研究中,有两项关于转移性 IV 期 NSCLC 胸部放疗的 III 期随机对照研究,包括一项来自中国的研究(OITROL,NCTO2076477),拟比较同步放化疗+巩固化疗 2 周期 vs 新辅助化疗 2 周期+同步放化疗治疗 IV 期寡转移 NSCLC,以评估放射治疗的最佳介入时间,拟入组 420 例患者,目前正在入组患者;一项来自英国的研究(SARON NCTO2417662),拟比较传统双药化疗±原发灶外照射及转移灶 SABR 的临床疗效,主要研究终点为总生存时间,拟入组 340 例患者,目前尚未开始入组患者。

(3)姑息性胸部放疗适应证:不考虑远期效应,目的为减轻症状,改善生活质量。

2012 年国际姑息性放疗和症状控制工作组发布了第三版胸部姑息性放疗专家共识。姑息性治疗方案设计和实施前需要全面考虑患者的一般情况、症状、肿瘤分期、肺功能、治疗体积、体重下降情况及患者意愿等。目前无统一的姑息性治疗剂量推荐。最新的一项纳入 13 项随机对照研究的荟萃分析结果显示,高剂量姑息性胸部放疗(≥ 35 Gy/10 f)能够带来生存获益(1 年生存率:27% vs 22%,$P = 0.002$),更高的症状缓解率(77% vs 65%,$P = 0.002$),同时伴有更高的放射性食管炎发生率。此共识推荐对于一般情况较好的患者,可给予相对较高剂量的放疗,如等效为 30 Gy/10 f 甚至更高剂量,也许能够带来小的生存获益。对于一般情况欠佳,以缓解症状为目的的患者,建议给予大分割短程放疗(如 1 ~ 2 f),达到改善症状、不增加治疗毒性、简单方便且不增加治疗机器的压力。近距离治疗可作为接受胸部外照射放疗后气道内复发或缓解阻塞性肺炎症状的治疗手段,可行腔内近距离照射,剂量参考点黏膜下 1.5 cm,照射 1 次 Dt 10 ~ 15 Gy,但不推荐作为姑息性胸部放疗的常规或首选治疗方式。不推荐在姑息性胸放的同时给予同步化疗。

4. 胸内复发性 NSCLC 的治疗

（1）术后复发的放射治疗对于术后局部区域复发的 NSCLC，可行再次手术切除和外照射放疗。既往研究报告显示,术后局部复发的 NSCLC 中仅有不到 2% 的患者接受了再次根治性切除,放射治疗是更为常见的治疗手段。密歇根大学的一项回顾性研究比较了 12 年间在该中心接受治疗的术后胸内复发与初诊的 NSCIC 的生存时间结果显示两组患者的中位生存时间分别为 19.8 个月和 12.2 个月,5 年生存率分别为 14.8% 和 11.0%（$P=0.037$）；对于初诊和复发后再分期的 I ～ III 期亚组患者,两组 5 年总生存率和 PFS 都没有显著差别,两组的中位 PFS 分别为 13.8 个月和 12.6 个月,5 年 PFS 率分别为 8.9% 和 9.7%。该研究提示对术后复发的 NSCLC 患者给予相对积极的治疗,有可能取得与初治 NSCLC 同样的临床疗效。术后胸内复发放疗的相关研究结果见表 1-11 关于术后复发 NSCLC 的放疗靶区设计,建议参考术后辅助放疗及局部晚期 NSCLC 放疗的靶区设计;建议根据不同的治疗目的进行适当的剂量调整。

表 1-11　术后胸内复发放疗的相关研究结果

| 作者（年份） | 病例数 | 初治至复发时间/月 | 复发部位 | 放疗剂量 | 2 年 OS 率 | 5 年 OS 率 | MS/月 | 疾病缓解率 | 症状缓解率 | 失败模式 |
|---|---|---|---|---|---|---|---|---|---|---|
| Shaw（1992） | 37 | NA | 33 例肺内、肺门、纵隔或锁骨上淋巴结复发;4 例胸壁复发 | 40/10 f, 分段治疗 | 30% | 4% | 13.7 | 50% | NA | 46% 局部复发,32% 远处转移,18% 局部复发 + 远处转移 |
| Curran（1992） | 37 | 13 | 25 例淋巴结, 4 例胸壁/胸腔,8 例支气管残端 | 56 Gy | 22% | NA | 12[&] | NA | NA | NA |
| Leung（1995） | 45 | 16 | 10 例单纯支气管残端复发,35 例淋巴结或者肺内 +/- 支气管残端复发 | 17 例 60 Gy /6 周;28 例 20 ～ 36 Gy/ 5 ～ 12 f | 27% | NA | 10 | NA | NA | NA |
| Kagami（1998） | 32 | 18 | 10 例支气管残端,14 例残端 + 纵隔或锁上淋巴结,8 例淋巴结 | 47.5 ～ 65 Gy /2.5 Gy | 28.1% | 12.5% | 14[@] | 25% CR 40.6% PR | 89% | 46.9% 单纯不复发,18.8% 单纯远处转移,18.8% 同时局部复发 + 远处转移,15.6% 无进展 |

续表 1-11

| 作者<br>(年份) | 病例数 | 初治至复发时间/月 | 复发部位 | 放疗剂量 | 2 年 OS 率 | 5 年 OS 率 | MS/月 | 疾病缓解率 | 症状缓解率 | 失败模式 |
|---|---|---|---|---|---|---|---|---|---|---|
| Jeremi<br>(1999) | 61 | 14 | 19 例支气管残端,27 淋巴结,8 例胸壁/胸膜,7 例支气管残端+淋巴结 | 根治目的 55~60 Gy/26~30 f 姑息目的 30/10 f | 28%,根治目的 36% 姑息目的 11% | 9.8%,根治目的 14%,姑息目的 0 | 13[&],根治目的 18%,姑息目的 7% | NA | 根治目的 72%,姑息目的 42% | 局部复发:根治目的 50%,姑息目的 74%,远处转移率无差别 |
| Foo<br>(2005) | 55 | NA | 13 例支气管残端,11 例胸壁,6 例纵隔,5 例肺门,1 例锁骨上淋巴结,16 例多发部位复发 | 根治目的:40~66 Gy;姑息目的:16~60 Gy | 24% | NA | 11.5[&],根治目的 26%,姑息目的 10.5% | NA | 55% | NA |
| Tada<br>(2005[#]) | 31 | NA | 7 例支气管残端,20 例区域淋巴结,3 例胸壁,1 例胸壁+淋巴结 | 60 Gy/30 f | 30% | 15%<br>(4 y) | 14% | 87% | NA | 15 例局部区域复发 +/-远处转移,7 例远处转移 |

注:#. 肺切除术后;NA. 数据未提供;MS. 中位生存时间;PR. 部分缓解;&. 自复发后生存时间;@. 自手术后生存时间。

(2)放疗后胸内复发的二次放疗:对于既往接受过胸部放疗的患者,胸部二次放疗不是绝对禁忌。如果首次治疗后,正常组织的受照剂量就已经达到或超出了最大耐受剂量,而二次放疗又不可避免地照射同一器官或者部位,那么短期内无疑是无法进行二次放疗的;但对于那些在首次治疗中正常组织的受照体积或者剂量未达到最大耐受剂量,经过一段时间间隔后器官功能有可能部分或者全部恢复。因此二次放疗执行之前必须严格衡量正常组织可能的损伤程度与再次治疗可能带来的获益之间的关系。表 1-12 列出了采用 3D-CRT 技术进行肺部二次放疗的研究结果,显示经过谨慎选择病例后,可以获得较好的生存,且无严重治疗相关毒性的发生。中国医学科学院肿瘤医院一项回顾性研究分析了 30 例肺部放疗后胸内复发 NSCLC 接受 3D-CRT 或 IMRT 的临床结果。两次放疗的中位间隔时间为 12.5 个月(2~42 个月),二次放疗后的中位总生存时间、无进展生存时间和无局部进展时间分别为 16.9 个月、6.1 个月和 14.6 个月;1、2、3 年 OS 率分别为 59.3%、37.0% 和 24.7%;1、2、3 年 PFS 率分别为 33.9%、7.5%、7.5%;症状改善率为 70%;治疗相关毒性主要为 1~2 级,只有 1 例患者发生 3 级放射性食管炎,无 4~

5 级毒性发生。

表 1-12　3D-CRT 肺部二次放疗研究结果

| 作者<br>(年份) | 病例数 | 两次放疗<br>间隔/月 | 首次放疗<br>剂量/Gy | 二次放疗<br>剂量/Gy | 中位生存<br>时间/月 | OS 率 | 症状<br>改善 | 治疗毒性 |
|---|---|---|---|---|---|---|---|---|
| Wu KL<br>(2003) | 23 | 13(6~42) | 66(30~78) | 51(46~60) | 14(2~37) | 1 年 59%,<br>2 年 21% | NS | G$_{1~2}$肺炎(22%)<br>G$_2$肺纤维化(17%)<br>G$_3$肺纤维化(9%)<br>G$_{1~2}$食管炎(9%) |
| Poltinnikov<br>IM(2005) | 17 | 13(2~39) | 52(50~66) | 32(4~42) | 5.5(2.5~<br>30.0) | NS | 85% | G$_2$肺炎(6%)<br>G$_2$食管炎(24%) |
| Wang YJ<br>(2006) | 27 | 18(NS) | 57.4(NS) | 50(NS) | 20(NS) | 1 年,73.8%<br>2 年,25.4% | 79.1% | G$_2$肺炎(7.4%)<br>G$_3$肺炎(11.1%)<br>G$_2$肺纤维化(11.1%) |
| Ohguri T<br>(2012) | 33 | 7.9(1.1~<br>28.2) | 70(30~85) | 50(29~70) | 18.1(NS) | 1 年,63%<br>3 年,45% | 94% | G$_2$肺炎(6%)<br>G$_2$皮炎(15%) |
| Kruser TJ<br>(2013) | 37 | 18.6(NS) | 57(30.0~<br>80.5) | 30(12~60) | 5.1(0.5~<br>42.0) | 1 年,24%<br>2 年,12% | 75% | G$_2$肺炎(3%)<br>G$_3$肺炎(5%)<br>G$_2$食管炎(10%) |

注:NS. 数据未提供。

### (四)非小细胞肺癌的术后放射治疗

临床诊断的非小细胞肺癌(NSCLC)中,仅 20% 的病例能够行根治性手术切除。近半个多世纪以来,虽然外科技术和手术器械日臻完善,但是 NSCLC 术后患者总的 5 年生存率长期徘徊在 15%~45%。术后失败的主要原因是局部复发和(或)远处转移,需要综合放化疗进一步改善疗效。以铂类为基础的辅助化疗或新辅助化疗能够显著提高ⅠB 期以上 NSCLC 患者的长期生存,因此辅助化疗目前已经成为术后的标准治疗推荐。为提高局部控制率和生存率,放射治疗被长期广泛应用于 NSCLC 的术后治疗。但是 1998 年柳叶刀杂志发表的荟萃分析显示,如果对术后患者不加以选择,术后放疗反而显著降低了患者的总生存率。其后非小细胞肺癌的术后放疗应用比例明显下降。但是随着放疗技术的不断进步,NSCLC 术后放射治疗的作用重新引起大家的关注。

1. 术后放疗的作用和适应证

(1)N$_0$、N$_1$或Ⅰ~Ⅱ期 NSCLC 术后放疗的价值:术后放疗的目的是降低局部区域复发率和改善总生存率。关于 NSCLC 术后放疗的随机分组研究较多并且一直都在进行,但是其对总生存率的影响却一直备受争议。1998 年柳叶刀杂志发表了术后放疗荟萃分析研究组的结果。该荟萃分析包括了 1965—1995 年全球 9 组非小细胞肺癌术后放射治疗的随机分组研究,共 2 128 例患者,其中手术+放射治疗 1 056 例、单纯手术 1 072 例、中位随诊时间 3.9 年。结果显示术后放射治疗生存率不但没能提高反而显著降低,死亡风险升高了 21%($HR = 1.21$,95% CI 为 $1.08 \sim 1.34$,$P = 0.001$),术后放疗组 2 年生存率绝对值下降 7%(4 组分别为 48% 和 55%),2 年无复发生存率分别为 46% 和 50%($P = 0.018$)。进一步的分层分析显示:术后放射治疗对生存率降低主要影响的是 I 期、II 期($P = 0.0005$)和 $N_0$、$N_1$($P = 0.016$)患者,而对 III 期和 $N_2$ 患者的生存影响不大。此项荟萃分析发表后、NSCLC 术后放疗的应用显著下降。但是需要注意的是,此项荟萃分析研究存在很多不足之处。例如纳入的随机分组研究年代早、时间跨度长、变异大;入组患者分期与目前比不完善,手术及淋巴结分期信息不完善可能导致两组不均衡;低危患者比例高($N_0$ 多,$N_2$ 少);放疗设备较为陈旧、$^{60}Co$ 设备治疗的疗效差;放疗技术落后;如单野照射、侧野照射、后野挡脊髓等;剂量分割不合理:大分割(毒性大、疗效差)、高剂量(60 Gy)等;不同研究间样本量差异大;辅助化疗未普及,远处转移死亡率高,掩盖局部治疗带来的好处等。

2006 年 Lally 等为了评价 NSCLC 根治术后放疗的价值,从美国 SEER 数据库筛选了 1988—2002 年接受肺叶或全肺切除术、确诊为 II、III 期 NSCLC 患者 7 465 例,为了避免围术期死亡的影响,研究排除了手术后 4 个月内死亡的患者。结果也显示 PORT 显著降低了全组患者的总生存率(3 年 OS 率:41% $vs$ 47%;$P < 0.0001$),亚组分析也显示,PORT 组与对照组相比显著降低了 $N_0$(5 年 OS 率:31% $vs$ 41%;$HR = 1.176$;$P < 0.0001$)及 $N_1$ 患者(5 年 OS 率:30% $vs$ 34%;$HR = 1.097$;$P = 0.0006$)的总生存率。Corso 等新近发表了迄今最大一组回顾性病例对照研究,包括美国国家癌症数据库(NCDB)1998—2006 年间 30 552 例 II ~ III A 期行 $R_0$ 切除的 NSCLC 患者,其中 3430 例(11.2%)接受了 PORT,结果同样显示:PORT 组于对照组相比显著降低了病理 $N_0$ 患者(37.7% $vs$ 48%,$P < 0.001$)和 $N_1$ 患者(34.8% $vs$ 39.4%,$P < 0.001$)的 5 年总生存率。Urban 等对 SEER 数据库 1998—2009 年手术切除的 6551 例 $pN_1$ 患者的分析也显示,PORT 不能改善 pN1,患者的总生存率($HR = 1.06$,$P = 0.2$)(表 1-13)。

表 1-13　采用直线加速器或 3D-CRT/IMRT 技术的 PORT 大宗病例研究

| 作者(年份) | 研究类型 | 入组时间 | 入组条件 | 入组人数 | 5 年 OS | | | 死亡风险比 | |
|---|---|---|---|---|---|---|---|---|---|
| | | | | | PORT | 对照组 | $P$ | HR(或 RR) | $P$ |
| Lally(2006) | 病例对照 SEER 数据库 | 1988—2002 | II ~ III 期;肺叶或全肺切除 | 7 465 | $N_0$:31% | 41% | <0.0001 | $N_0$:1.176 | 0.045 |
| | | | | | $N_1$:30% | 34% | 0.0006 | $N_1$:1.097 | 0.0196 |
| | | | | | $N_2$:27% | 20% | 0.0036 | $N_2$:0.855 | 0.0077 |
| Wisnivesky (2012) | 病例对照 SEER 数据库 | 1992—2005 | III ~ $N_2$;≥65 岁 | 1 307 | NA | NA | NA | 1.11 | 0.30 |
| Urban(2013) | 病例对照 SEER 数据库 | 1998—2009 | $N_{1 \sim 2}$ | 11 324 | NA | NA | NA | $N_1$:1.06 | 0.2 |
| | | | | | | | | $N_1$:0.9 | 0.026 |

表 1-13　采用直线加速器或 3D-CRT/IMRT 技术的 PORT 大宗病例研究

| 作者(年份) | 研究类型 | 入组时间 | 入组条件 | 入组人数 | 5 年 OS | | | 死亡风险比 | |
| --- | --- | --- | --- | --- | --- | --- | --- | --- | --- |
| | | | | | PORT | 对照组 | $P$ | HR(或 RR) | $P$ |
| Billiet(2014) | Ⅲ期,随机分组研究荟萃分析 | 1965— | Ⅰ~Ⅲ期 | 2 387 | NA | NA | NA | 钴机:2.26 | 0.02 |
| | | | | | | | | 钴机和加速器:1.13 | 0.25 |
| | | | | | | | | 加速器:0.76 | 0.02 |
| Patel(2014) | 荟萃分析 | NA | $N_2$;使用直线加速器;前瞻或回顾研究 | 2 728 | NA | NA | NA | 0.77 | 0.02 |
| Corso(2015) | 病例对照NCDB 数据库 | 1998—2006 | Ⅱ~ⅢA期;肺叶或全肺切除 | 16 482 | $N_0$:48% | 37.7% | 0.009 | $N_0$ | NA |
| | | | | | $N_1$:34.8% | 39.4% | <0.001 | $N_1$:1.14 | <0.05 |
| | | | | | $N_2$:34.1% | 27.8% | <0.001 | $N_2$:0.82 | <0.05 |
| Mikell(2015) | 病例对照NCDB 数据库 | 2004—2006 | $pN_2$;完全切除;接受化疗 | 2 115 | 39.8% | 34.7% | 0.048 | 0.87 | 0.026 |
| Robinson(2015) | 病例对照NCDB 数据库 | 2006—2010 | $pN_2$;完全切除;接受化疗 | 4 483 | 39.3% | 34.8% | 0.014 | 0.888 | 0.029 |

注:NA. 数据未提供。

也有个别研究结论与上述研究不同。2002 年意大利 Trodella 等对 104 例Ⅰ期非小细胞肺癌进行术后放疗的随机对照临床研究,可评价病例 98 例。手术为 ≥肺叶切除加肺门、同侧纵隔淋巴结清扫术;放射治疗技术:采用前野和后斜野照射,靶区包括支气管残端,同侧肺门,照射剂量 50.4 Gy,1.8 Gy/次。两组局部复发率分别为 2.2% 和 23%,5 年无复发生存率(DFS 率)为 71% 和 60%($P=0.039$)、5 年总生存率为 67% 和 58%($P=0.048$)。术后放疗组中仅 6 例出现 1 级急性毒性反应。该研究结果显示Ⅰ期非小细胞肺癌术后放射治疗能够提高局部控制率,能够改善总生存率和无病生存率。治疗相关毒性可以耐受。

综合上述研究,目前总体的临床证据显示Ⅰ~Ⅱ期和 $N_{0\sim1}$ 期非小细胞肺癌术后放射治疗对总生存率有负向影响,在根治性切除后特别是化疗后不建议进行术后放疗。尽管有个别研究认为Ⅰ期 NSCLC 术后放疗可改善生存,但是因为病例数少等原因结论未被广泛采纳,不过研究结果也提醒我们在早期病例中寻找局部和区域复发的高危患者可能是将来研究的重要方向之一。

(2)ⅢA~$N_2$ 期 NSCLC 术后放疗的价值可切除ⅢA~$N_2$ 非小细胞肺癌是异质性较大的一组疾病,5 年生存率为 7%~34%。目前已证实辅助化疗可以提高该类患者的生存率,但是化疗后局部区域复发率仍然高达40%。术后放疗能够显著降低患者的局部区域复发率,但是对生存的影响目前仍不确定。1998年柳叶刀杂志发表的一项荟萃分析显示,术后放疗显著降低了可切除非小细胞肺癌患者的总生存率,但是亚组分析显示术后放疗只影响 Ⅰ ~ Ⅱ 期和 $N_{0-1}$ 期患者的生存,对 Ⅲ 期和 $pN_2$ 患者生存没有显著影响,在2005年更新的荟萃分析的结论与前述基本一致。

1)采用直线加速器或 3D-CRT/IMRT 技术的 PORT 大宗病例分析。术后放疗影响患者生存的主要原因是陈旧的放疗设备和技术导致的严重的心肺毒性。近年来随着放疗设备的巨大进步,直线加速器早已取代 $^{60}Co$ 治疗机,以三维适形放疗和调强放疗为代表的新的放疗技术逐渐普及,放疗副作用显著降低,因此 ⅢA ~ $N_2$ 期非小细胞肺癌术后放疗的价值再次引起学界的关注。基于美国 SEER 数据库 1988—2002 年 7 465 例患者的回顾性研究显示,术后放疗对 $N_{0-1}$ 期患者无益,但是可以显著改善 $N_2$ 期患者的总生存率(HR=0.855,P=0.008)和无病生存率(HR=0.850,P=0.013),$N_2$ 期患者的 5 年总生存率绝对值提高了 7%(27% vs 20%,P=0.0036)。Billiet 等对 1965 年以后采用 $^{60}Co$ 治疗机和(或)直线加速器治疗的临床 Ⅲ 期研究进行荟萃分析,其中有总生存数据报道的包括 11 组研究 2 387 例 Ⅰ ~ Ⅲ 期患者,结果显示采用 $^{60}Co$ 治疗机的 PORT 显著降低了患者的 OS(RR=2.26,P=0.02),包含 $^{60}Co$ 治疗机和直线加速器两种治疗手段的 PORT 对总生存没有显著影响(RR=1.13,P=0.25),只采用直线加速器的 PORT 则显著改善了患者的 OS(RR=0.02,P=0.02)。Patel 等对术后采用直线加速器治疗 Ⅲ ~ $N_2$ 的临床研究进行荟萃分析,其中包括 3 组前瞻性研究和 8 组回顾性研究共 2 728 例患者,结果显示 PORT 显著改善了 $N_2$ 患者的 OS(HR=0.77,P=0.020)和无局部区域复发生存(HR=0.77,P=0.020),同样肯定了采用直线加速器进行术后放疗的价值。21 世纪初以来,以三维适形和调强放疗为代表的精确放疗技术广泛应用于肺癌的治疗,进一步降低了心脏损伤等非肿瘤死亡率,重新评价 3D-CRT/IMRT 技术条件下 Ⅲ ~ $N_2$ 非小细胞肺癌 PORT 的价值势在必行。Corso 等对 NCDB 1998—2006 年间 Ⅱ ~ Ⅲ 期 R0 切除的 NSCLC 进行回顾性病例对照研究,其中 $pN_2$ 期患者 6979 例,结果显示 PORT 组和对照组 5 年总生存率分别为 34.1% 和 27.8%(P<0.001),PORT 使生存率绝对值提高了 6.3%。Urban 等对 SEER 数据库 1998—2009 年手术切除的 4 773 例 $pN_2$,患者的分析显示,PORT 组的死亡风险显著降低(HR=0.9.P=0.026),结论与上述研究一致。在辅助化疗已经成为淋巴结转移 NSCLC 根治性切除术后的标准推荐的前提下,Mikell 等针对 NCDB 2004—2006 年间接受化疗的 2 115 例 PN2 患者进行 PORT 的作用分析,结果 PORT 显著改善了患者的总生存,两组中位生存期分别为 42 个月和 38 个月,5 年 OS 率分别为 39.8% 和 34.7%(P=0.048),多因素分析也显示 PORT 是显著改善生存的独立预后因素(HR=0.87,P=0.026)。在此研究基础上,Robinson 等对 NCDB 2006—2010 年间接受化疗的 $pN_2$ 期 NSCLC 进行分析,结果同样显示 PORT 显著提高了中位生存(45.2 个月 vs 40.7 个月)和 5 年 OS 率(39.3% vs 34.8%,P=0.014),而且多因素分析显示 PORT 是独立的预后因素(HR=0.888,P=0.029)。上述多个回顾性大样本研究均认为 PORT 可以改善 Ⅲ ~ $N_2$ 期 NSCLC 患者的总生存,但是老年患者因为合并症多、对放疗耐受性差,接受 PORT 是否也

能同样获益还需要进一步的研究。Wisnivesky 等对 1992—2005 年 SEER 数据库中 ≥ 65 岁、接受根治性切除的 $pN_2$ 期 NSCLC 患者进行分析，其中术后放疗组 710 例，对照组 597 例。PORT 与对照组相比年龄更小、经济情况更好，其他临床特性两组具有可比性。结果 PORT 未能改善老年患者的总生存，$HR = 1.11(P = 0.30)$，作者建议对 $N_2$ 期 NSCLC 患者开展 PORT 的随机分组研究。

2) 中国医学科学院肿瘤医院及国内其他医院针对 NSCLC 术后放疗的系列临床研究：与国外相比，中国医学科学院肿瘤医院放疗科与胸外科密切协作，较早就对可切除非小细胞肺癌术后放疗进行了系统和深入的研究。汪楣教授 1994 年在国内率先发表了 $pN^+$ 的 NSCLC 患者 PORT 随机分组研究的中期总结，结果显示术后放疗不能改善 $pN_+$ 可切除非小细胞肺癌患者的总生存率和无复发生存率，该结果被 1998 年柳叶刀杂志发表的荟萃分析采用。冯勤付教授于 2000 年发表了该随机分组研究的最终结果，研究包括 1982—1995 年入组的 365 例患者，入组条件为行根治性切除的 $pN_{1\sim2}$，非小细胞肺癌患者，≤65 岁。结果可供分析的病例 296 例，S+R 134 例，单纯手术 162 例，两组 5 年总生存率分别为 42.9% 和 40.5%（$P = 0.56$），5 年无病生存率为 42.9% 和 38.2%（$P = 0.28$）。对 $T_{3\sim4}N_1M_0$ 病例，术后放射治疗显示具有提高生存率和无病生存率的趋势，但未达到统计学意义水平（$P = 0.092$，$P = 0.057$）。术后放疗能明显降低胸腔内复发率（12.7% $vs$ 33.2%，$P<0.01$）。该研究由于开展较早，采用的是包括 $^{60}Co$ 机在内的传统放疗技术。为了进一步评价采用直线加速器和 3D-CRT 技术条件下术后放疗的真实价值，王绿化教授 2011 年发表的回顾性研究包括该院 2003—2005 年 221 例手术完全切除的 ⅢA ~ $N_2$ 非小细胞肺癌患者，其中 96 例接受术后放疗（41 例采用适形放疗）。结果显示术后放疗显著改善患者的总生存（$P = 0.046$）和无病生存（$P = 0.09$）（表 1-14），同时还能显著提高患者的局部区域无复发生存率（$P = 0.025$）和无远处转移生存率（$P = 0.001$）；单因素和多因素分析都证实术后放疗是改善患者预后的显著相关因素；死亡原因分析显示，PORT 组和对照组的非肿瘤死亡率分别为 7.3% 和 8.0%（$P>0.05$），采用当代放疗技术的 PORT 没有增加患者的非肿瘤死亡率。当然，研究也发现可切除 ⅢA ~ $N_2$ 非小细胞肺癌是异质性较大的一组疾病，并非所有 ⅢA ~ $N_2$ 期患者都能从术后放疗中获益。为了不断完善个体化治疗，下一步的工作将着重分析术后放疗对不同亚组患者的作用，分析和寻找可能从术后放疗中获益的临床预测因素，并以此为基础筛选出高危患者接受术后放疗，同时使低危患者避免过度治疗。中国医学科学院肿瘤医院对术后放疗引起的放射性肺损伤进行的分析显示，辅助化疗和 $V_{20}>20\%$ 是引起肺损伤的高危因素，同时有以上两项因素，仅有一项因素和没有上述因素的患者 PORT 后放射性肺损伤的发生率分别为 27.3%、9.7% 和 0（$P = 0.032$）。更为重要的是，为了进一步明确术后放疗对可切除 ⅢA ~ $N_2$ 非小细胞肺癌的治疗价值，中国医学科学院肿瘤医院放疗科牵头组织和启动了大规模的全国多中心随机对照 Ⅲ 期临床研究，目前课题进展顺利。该随机研究结果将进一步丰富可切除 ⅢA ~ $N_2$ 非小细胞肺癌术后放疗的临床证据，促进和完善肺癌的个体化治疗。

表 1-14 我国 NSCLC 根治术后采用直线加速器和(或)3D-CRT 技术的 PORT 的主要研究

| 作者(年份) | 研究类型 | 入组时间 | 入组人数 | 入组条件 | 放疗技术 | 放疗剂量 | 5 年 OS 率 | | |
| --- | --- | --- | --- | --- | --- | --- | --- | --- | --- |
| | | | | | | | PORT | 对照组 | $P$ |
| 袁智勇(2009) | 回顾性病例对照 | 2000—2005 | 359 | 根治性手术,$pN_2$ | 直线加速器,2D-RT | 50 Gy | 29% | 24% | 0.047 |
| 卢铀(2010) | 回顾性病例对照 | 1998—2005 | 183 | 根治性手术,$pN_2$,接受术后化疗 | 直线加速器,3D-CRT | 50 Gy | 30.5% | 14.4% | 0.007 |
| 王绿化(2011) | 回顾性病例对照 | 2003—2005 | 221 | 根治性手术,$pT_{1-3}N_2$ | 直线加速器, 2D-RT 或 3D-CRT | 60 Gy | 36.6% | 30.6% | 0.046 |
| 傅小龙(2015) | 回顾性病例对照 | 2005—2012 | 357 | 根治性手术,$pT_{1-3}N_2$ | 直线加速器,3D-CRT | 50.4 Gy | 57.5% | 35.1% | 0.003 |

在直线加速器和(或)3D-CRT 技术用于 NSCLC 根治术后放疗的条件下,除了中国医学科学院肿瘤医院的上述研究外,国内还有部分医院也进行了 PORT 的回顾性研究。天津市肿瘤医院袁智勇等采用传统 2DRT 进行 NSCLC 根治术后放疗,放疗组和对照组分别为 104 和 207 例 $pN_2$ 患者,结果 PORT 显著改善 NSCLC 的总生存率(29% vs 24%;$P=0.047$),亚组分析显示肿瘤直径>3 cm、多站淋巴结转移的 pN 患者可以从术后放疗中获益。华西医院卢铀等采用 3D-CRT 进行术后放疗的研究,所有患者均接受了辅助化疗,PORT 和对照组分别 104 和 79 例患者,结果 PORT 显著提高了患者的 5 年 OS 率(30.5% vs 14.4%;$P=0.007$)和 5 年 DFS 率(22.2% vs 9.3%;$P=0.003$)。傅小龙等新近报道了上海市肿瘤医院采用 3D-CRT 技术的 PORT 结果,放疗组和对照组分别 70 和 287 例ⅢA~$N_2$ 期患者,结果 PORT 显著改善了患者的总生存率(57.5% vs 35.1%;$P=0.003$)和 LRFS(91.9% vs 66.4%;$P<0.01$),中位生存期提高了 3.1 个月(34.3 个月 vs 31.2 个月)。从回顾性研究总体看来,国内结果和国外报道保持一致,认为 $pN_2$ 期 NSCLC 根治术后进行放疗能够提高总生存,但是这一结果还需要大规模的随机分组研究证实。

3)ⅢA~$N_2$ 非小细胞肺癌根治术后化疗后采用 3D-CRT/IMRT 技术 PORT 的Ⅲ期随机分组研究。在传统两维放射治疗年代,关于 NSCLC 根治术后 PORT 的随机分组研究较多,1998 年术后放疗荟萃分析研究组对 1965—1995 年全球 9 组 PORT 随机分组研究进行荟萃分析,结果显示如果不加选择地对 NSCLC 术后患者进行 PORT,生存率不但没能提高反而显著降低。但是因为所纳入的研究年代较早,采用的放疗技术落后或剂量不合理,加之辅助化疗未普及,研究结果受到质疑;而且该研究的亚组分析显示,术后放射治疗对生存率降低主要影响的是Ⅰ~Ⅲ期和 $N_0$、$N_1$ 患者,对Ⅲ期和 $N_2$ 患者的生存没有降低。

目前 NSCLC 术后放疗研究的热点人群是ⅢA～$N_2$患者。在辅助化疗和 3D-CRT/IMRT 技术广泛采用的年代,多组大规模回顾性病例对照研究均显示 PORT 能够改善ⅢA～$N_2$患者的总生存,但是仍缺乏前瞻性Ⅲ期随机分组研究的结果。目前国内外针对根治术后化疗后ⅢA～$N_2$患者采用 3D-CRT/IMRT 的随机分组研究主要有 3 组。美国 1998—2000 年开展了 CALGB9734 随机分组研究,入组条件为根治性切除的 pⅢA～$N_2$非小细胞肺癌,术后接受 2～4 周期 PC 方案辅助化疗后,随机分入 PORT 组和观察组,放疗采用 3D-CRT 技术,50 Gy/25 次。预期入组 480 例患者,但是实际上仅完成 37 例,放疗组和对照组患者 1 年的生存率(74% vs 72%)和无复发生存率均无显著性差异,研究因入组缓慢而失败。欧洲自 2007 年启动了大规模的随机对照Ⅲ期临床研究(LungART),研究采用三维适形放疗技术,预计样本量为 700 例,预期到 2017 年完成入组,然而到目前为止尚未看到该研究的后继报道,充分说明这项随机分组研究的开展工作举步维艰。中国医学科学院肿瘤医院放疗科牵头组织和启动了"术后 $N_2$(ⅢA 期)非小细胞肺癌术后化疗后三维精确放射治疗多中心随机对照Ⅲ期临床研究",研究针对根治性切除ⅢA～$N_2$非小细胞肺癌患者,术后进行 4 个周期的含铂方案化疗,辅助化疗结束后进行全面复查,未出现肿瘤复发者随即进入 PORT 组和观察组。术后放疗采用三维适形或简化调强技术,靶区主要包括同侧肺门(残端)、同侧纵隔和隆突下区,总剂量 50 Gy/25 次。该课题从 2009 年启动,目前课题进展顺利,已经完成入组 260 例,目前正在进行阶段性数据分析。该随机研究结果将进一步丰富可切除ⅢA～$N_2$非小细胞肺癌术后放疗的临床证据,促进和完善肺癌的个体化治疗。

4)术后切缘阳性 NSCLC 的治疗。NSCLC 术后切缘阳性分为显微镜下切缘阳性(R1 切除)和大体肿瘤残存(R2 切除),是预后不良的重要因素。近期 Hancock 等对 NCDB 数据库 2003—2006 期间 54 512 例 pⅠ～Ⅲ期的 NSCLC 分析显示,3 102 例患者(5.7%)切缘阳性,1 688 例(3.1%)为 R1 切除;与完全切除患者相比,R1 切除患者的预后显著降低,两组 5 年 OS 率分别为 pⅠ期(62% vs 37%:$P < 0.000\ 1$),Ⅱ期(41% vs 29%:$P < 0.000\ 1$),Ⅲ期(33% vs 19%;$P < 0.000\ 1$)。

术后切缘阳性 NSCLC 的治疗一般参照相应分期 NSCLC 的初治原则,但是更加强调或偏重放射治疗尤其是放化疗的参与。2015 年美国 NCCN 指南对于切缘阳性的患者建议为:ⅠA 期患者建议再次手术切除或放疗;ⅠB～ⅢA(N0)患者手术或放疗,然后加或不加辅助化疗;ⅡA(N1)～ⅡB 患者手术+化疗或同步放化疗;ⅢA 期患者一般建议同步放化疗。新近发表的两篇基于美国 NCDB 数据库的大样本回顾性分析也证实了切缘阳性 NSCLC 术后放疗的作用:Hancock 等对 1 688 例 R1 切除 NSCLC 的分析显示,各期患者术后采用放疗+化疗与单纯手术组相比显著改善总生存,两组 5 年 OS 率分别为 pⅠ期(44% vs 35%;$P = 0.05$),Ⅱ期(33% vs 21%;$P = 0.001\ 3$),Ⅲ期(30% vs 12%;$P < 0.000\ 1$),而术后单纯放疗或单纯化疗的作用相对较弱。Wang 等对 2003—2011 年 NCDB 数据库 3 395 例切缘阳性的 $pN_{0～2}$,Ⅱ～Ⅲ期 NSCLC 进行术后放疗作用分析,其中 R1 切除 1 892 例(55.7%),R2 切除 129 例(3.8%),还有 1 374 例(40.5%)仅记录为肿瘤残

留,共有 1 207 例(35.6%)接受术后放疗(55~74 Gy);多因素分析显示术后放疗显著改善生存(HR=0.8,95% CI 为 0.70~0.92,P<0.01),亚组分析显示所有淋巴结分期的患者均能从术后放疗中获益:其中 $N_0$、$N_1$ 和 $N_2$ 患者术后放疗死亡风险比(HR)分别为 0.67(P=0.010)、0.79(P=0.038)和 0.73(P=0.020)。

2. 术后放疗靶区和剂量

(1)术后放疗靶区:作为术后预防治疗,NSCLC 的术后放疗靶区主要包括术后局部区域复发的高危区域,但是受到手术技巧、肿瘤切除和淋巴结清扫范围甚至化疗的影响,目前对照射的具体部位还没有统一的认识。

Miles 等通过对已发表的多组 NSCLC 术后放疗研究的综合分析显示,PORT 毒副作用导致的死亡率与射野大小的三次方呈比例,提示适当缩小射野,仅照射术后复发的高位区域有利于提高 PORT 的治疗比。杜克大学 Kelsey 等对 61 例根治性切除、局部区域复发为首次复发的 NSCLC 的研究显示,最常见的局部复发部位为手术残端(44%);右上肺癌术后复发常见部位依次为 4R、手术残端;右中肺为 7、4R、2R;右下叶为同侧肺门、4R;左上肺为手术残端、同侧肺门、5 区;左下肺为 7 区;右肺癌术后复发主要局限于同侧肺门、同侧纵隔,左肺癌则更多出现对侧纵隔复发。波兰针对 151 例 $pN_2$ 患者 PORT 进行回顾性分析,CTV 限制在支气管残端和转移淋巴结区以及淋巴结转移风险超过 10%的区域,后者一般包括同侧肺门、7 区、同侧 4 区、3A 区(主动脉弓上缘)以及 5 区(左肺癌时)。结果 5 年局部区域复发率为 19.4%,CTV 边缘及外部复发率仅为 2%。傅小龙等对 250 例 $pT_{1\sim3}N_2$ 期、未接受 PORT 的 NSCLC 进行回顾性分析,并把复发位置与常规采用的 CTV 进行比对;其常规 CTV 包括左肺癌 CTV 包括支气管残端和 2R、2L、4R、4L、5、6、7、10L 和 11L 区;右肺癌 CTV 包括支气管残端和 2R、4R、7、10R 和 11R;结果 173 例(69.2%)复发,首次复发部位发生在局部区域部位 54 例,其中 48 例(89%)位于假定的常规 CTV 内,6 例(11%)同时有假定 CTV 之内和之外的复发;54 例局部区域复发共 112 个复发病灶中,104 个病灶(93%)位于假定的 CTV 范围内;左肺癌最常见的局部区域复发部位依次为 4R、7、4L、6、10L 和 5 区,右肺癌依次为 2R、10R、4R 和 7 区,结果显示了该院 CTV 设置的合理性。LungART 研究组在其前期研究中请 17 名胸部放疗专家分别对 $pN_2$ 期 NSCLC 患者进行 PORT 的靶区勾画,结果对于肺叶切除和全肺切除患者的 CTV 体积分别为 90.2 cc(36.2~678.4 cc)和 115.5 cc(48.5~712.1 cc),不同勾画专家之间的差异高达数倍;如果用 Lung ART 研究规定的标准对上述专家进行统一培训,则肺叶切除和全肺切除患者的 CTV 体积分别为 91.3 cc(60.0~112.4 cc)和 93.3 cc(78.3~125.3 cc),不同勾画者之间的差异显著减少。研究提示 NSCLC 术后放疗除了要根据患者的术后复发规律确定合理的放疗靶区,在确定靶区后对放疗医生进行靶区勾画的规范化培训也是非常有必要的。

目前在 3D-CRT/IMRT 技术条件下,各大肿瘤中心进行 NSCLC 的 PORT 的 CTV 的范围不尽相同。美国 CALGB9734 随机分组研究 CTV 包括同侧肺门、全纵隔和锁骨上区。欧洲 LungART 研究采用的 CTV 包括支气管残端、同侧肺门、肿瘤可能侵及的纵隔胸膜、转移的淋巴结区以及不相邻的转移淋巴结之间的淋巴引流区域;CTV 常规包括 7 区和同侧 4 区,左肺癌还包括 5 区和 6 区,一般还包括转移淋巴结头脚方向相邻的淋巴结区。中国医学科学院肿瘤医院目前 PORT 采用的 CTV 主要包括同侧肺门(包括支气管残端)、隆突下和同侧纵隔附图 5 中患者为男性,50 岁。左肺下叶腺癌行左肺下叶切除术+纵隔淋巴结清扫术后。术后病理:中低分化腺癌,大小 2.2 cm×1.8 cm×1.0 cm,累及脏层胸膜,淋巴结转移性癌(5/20;上叶动脉旁淋巴结 4/4,隆突下淋巴结 1/2)。术后放疗 CTV 包括左侧肺门(包括支气管残端)、隆突下和左侧纵隔(不包括锁骨上区);放疗剂量为 50 Gy/25 次,$V_{20}$ 为 17%,双肺平均剂量 10 Gy。

(2)术后放疗剂量:术后放疗剂量是影响放疗疗效的重要因素。1998 年发表的术后放疗荟萃分析显示 PORT 降低了患者的总生存率,其中一个重要因素就是采用了过高的放疗剂量(60 Gy)或较大的分割剂量(毒性大、疗效差)等。Pennsyvania 大学对 202 例接受 PORT 的 NSCLC 患者进行回顾性分析,中位随访 5.3 年,放疗中位剂量 55 Gy,全组患者并发症死亡率 12%,类似于配对人群的 10%,但是如果按照放疗剂量进行分组,剂量<54 Gy 者并发症死亡率仅为 2%,而≥54 Gy 者并发症死亡率高达 17%,提示术后放疗不应给予过高的剂量。土耳其对 1994—2004 年 98 例接受 PORT 的 NSCLC 患者的回顾性分析显示,放疗剂量是总生存率的独立预后因素,剂量<54 Gy 和≥54 Gy 组 5 年 OS 率分别为 64% 和 20%($P = 0.007$),其中左肺肿瘤患者放疗剂量与患者死亡率正相关($P = 0.05$),提示术后放疗剂量不应该超过 54 Gy。Corso 等对 NCDB 1998—2006 年 Ⅱ ~ Ⅲ A 期 R0 切除的 30 552 例 NSCLC 进行回顾性病例对照研究,其中 3 430 例患者接受 PORT,$pN_2$ 期患者 6 979 例,结果显示接受手术、化疗和 PORT 的患者中 45 ~ 54 Gy 组、55 ~ 60 Gy 组和>60 Gy 组 5 年总生存率分别为 41.0%、32.7% 和 26.6%($P<0.001$),差异非常显著;对于 $pN_2$ 患者,PORT 45 ~ 54 Gy 组、>54 Gy 组和未放疗组 5 年总生存率分别为 38.0%、27.6% 和 27.8%,45 ~ 54 Gy 组生存率显著高于其他组($P<0.001$),而>54 Gy 组和未放疗组没有显著差异($P = 0.784$)。多因素分析也显示,45 ~ 54 Gy 的 PORT 是总生存的独立预后因素($HR = 0.85$,95% CI 为 0.76 ~ 0.94,$P<0.001$)。

目前在 3D-CRT/IMRT 技术条件下开展的 NSCLC 的 PORT 的随机分组研究采用的剂量基本保持在 50 ~ 54 Gy,1.8 ~ 2.0 Gy/次。其中美国 CALGB9734 研究和中国医学科学院肿瘤医院目前正在开展的随机分组研究均采用 50 Gy/25 次剂量分割方案,欧洲 LungART 研究采用 54 Gy/27 次剂量分割方案。

总之,目前对于 Ⅰ ~ Ⅱ期或 $pN_{0~1}$ 的 NSCLC 在根治术后不推荐术后放疗;ⅢA ~ N$_2$ 期病例单纯手术后或辅助化疗后复发率和死亡率仍较高,近年来大宗病例的回顾性分析显示,采用当代技术的 PORT 可能改善 pⅢA ~ N$_2$ 患者的生存,但是结论仍需要目前的Ⅲ期随机分组研究证实。PORT 应采用 3D-CRT/IMRT 等当代的放疗技术,CTV 包括支气管残端和纵隔淋巴复发的高危区域;照射剂量推荐常规分割 50 ~ 54 Gy,1.8 ~ 2.0 Gy/次。而对于切缘阳性的 T$_4$ 或 N$_{1~2}$ 患者或有肿瘤大体残留的患者则应该参照局部晚期 NSCLC 给予同步放化疗。

## 四、老年非小细胞肺癌治疗策略

得益于肿瘤医学的快速发展,肺癌生存期有了明显的延长,逐渐成了老年病、慢性

病。老年人由于器官结构的功能退化,全身应激性降低,合并多种基础疾病等特点,导致
>65 岁老年患者群体最佳治疗仍然悬而未定。老年 NSCLC 治疗策略应更符合个体化治疗
原则,统筹安排,综合治疗,力争最佳疗效并充分满足老年人生理、心理及社会经济需求。

## (一)靶向治疗

**1. *EGFR* 基因突变**　IPASS,IFUM,EURTAC 和 OPTIMAL 这 4 项一代 TKI(吉非替尼
和厄洛替尼)大型临床研究中囊括了部分年龄大于 65 岁的老年患者(23% ~50% 的总体
患者)。亚组分析显示,老年组患者(>65 岁)似乎更加获益,该亚组显示了更低的危险比
(HR)。对老年人群进行的回顾性分析显示,吉非替尼总体上耐受性良好,肝功能异常和
皮疹是常见的不良反应。相较于吉非替尼,厄洛替尼在老年患者当中存在更高的毒
性,因此常常需要减量。服用厄洛替尼的 53 例患者药代动力学分析结果显示,老年患者
组(年龄>75 岁)血浆药物浓度较年轻患者组显著增高,平均为 1.5 ~2.0 倍。所以,适当
的剂量是控制药物不良反应的关键,而专门探索老年人群药物最佳剂量的临床研究值得
推荐。阿法替尼是针对 EGFR、HER-2 和 ErbB4 的不可逆二代 TKI。多项研究亚组分析
显示,*EGFR*19 外显子缺失的患者在无进展生存期(PFS)和总生存期(OS)上皆有获益。
3/4 级的不良反应出现在近半数的老年患者当中,腹泻、皮疹为最常见的不良反应。奥希
替尼是一个同时针对存在一代 TKI 耐药后 *T790M* 突变的三代 TKI,提示奥希替尼对于
*EGFR* 突变阳性晚期 NSCLC 患者,不管是一线还是二线治疗,不同年龄组都可以延长
OS,而一线使用奥希替尼则会获得最大的生存获益。不同年龄组的毒副反应发生率相
当,腹泻和皮疹是最常见的不良反应,3/4 级毒性反应发生率较低。

**2. *ALK* 基因突变**　PROFILE1007 和 PROFILE1014 研究显示了克唑替尼较化疗在一
线和二线的优势。不同年龄亚组 PFS 均显示了获益。与第一代 EGFR-TKI 一样,老年患
者组的 HR 似乎比年轻患者组更低。主要的 3/4 级的毒性表现为转氨酶的升高、胃肠道
反应,毒性反应在老年患者组未见明显增加。色瑞替尼为二代 ALK 抑制剂,其同时也包
括对 *IGF*-1R、*InsR* 和 *ROS*1 位点突变的抑制。

靶向治疗与化疗相比显著提高了患者的生活质量、延长了无疾病进展生存。此类药
物口服便捷,毒性可控,大多数老年患者耐受良好,因此相关的临床研究纳入了部分老年
患者。临床中如有驱动基因阳性,靶向治疗可为首选治疗方案。

## (二)化疗

**1. 单药和双药**　ELVIS 试验是第一个专门评估老年 NSCLC 患者的前瞻性Ⅲ期临床
试验。结果显示,相对于最佳支持治疗,长春瑞滨单药治疗组显示了生存获益(28 周 *vs*
21 周)。培美曲塞是一种抗叶酸制剂,通过破坏细胞内叶酸依赖性的正常代谢过程,抑制
细胞复制,从而抑制肿瘤的生长。由于其不良反应较小,故对于老年患者是一个较好的
选择。培美曲塞 *vs* 多西他赛单药二线方案临床研究显示老年患者组中生存获益的非劣
效性(9.5 个月 *vs* 7.7 个月)(HR=0.86;95% CI 为 0.53 ~1.42),且耐受性更佳。

一项在 1 052 例患者当中进行的卡铂联合每周一次白蛋白结合型紫杉醇 *vs* 卡铂联

合 3 周 1 次脂质体紫杉醇在一线 NSCLC 患者Ⅲ期临床研究结果显示,白蛋白结合型紫杉醇组较脂质体紫杉醇组客观缓解率(ORR)提高(33% vs 25%),且不良反应发生率降低。亚组分析显示,对于年龄≥70 岁的患者组,白蛋白结合型紫杉醇组较脂质体紫杉醇组 OS 也得到改善(19.9 个月 vs 10.4 个月 P=0.009)。这一数据促使了一项专门针对老年人群应用白蛋白结合型紫杉醇的Ⅳ期随机研究。针对年龄≥70 岁局部进展期或转移性 NSCLC 患者随机 1:1 分配为 A 组:卡铂+白紫每周方案或 B 组:卡铂+白紫连续 3 周休 1 周方案。结果显示 B 组 ORR 优于 A 组[40.3% vs 23.9%(P=0.037)],PFS 也得到延长[7.0 个月 vs 3.9 个月(HR=0.49,95% CI 为 0.30~0.79;P=0.003)]。两组之间 OS 未见明显差异(16.2 个月 vs 15.2 个月,HR=0.76,95% CI 为 0.46~1.26;P=0.292),与既往研究比较显示应用白蛋白结合型紫杉醇 OS 也明显获益。

对两项Ⅲ期临床研究(MILES-3、MILES-4)的分析显示,对于 PS 评分 0~1 分,年龄≥70 岁老年患者,含有顺铂的治疗方案较单药显示了更高的治疗应答率,该结果已在 2017 年美国临床肿瘤学大会上得到公布,联合顺铂治疗组较单药组 PFS 延长,但 OS 无明显差异;此外,联合治疗组毒性、发热、中性粒细胞减少和身体不适的不良反应发生率也较单药组高。顺铂联合治疗组药代动力学在老年组和年轻组件进行比较结果相似。虽然仍然缺乏强烈建议老年人积极应用顺铂的证据,但鉴于相关结果显示的治疗效果,对于此类老年患者,包含顺铂的方案仍然被推荐。IFCT-0501 研究比较了卡铂/培美曲塞组与单药长春瑞滨或吉西他滨在年龄>70 岁患者中的疗效与不良反应。双药组不良反应高于单药组,但可耐受。双药组中位 OS 较单药组明显延长(10.3 个月 vs 6.2 个月)(HR=0.64,95% CI 为 0.52~0.78,P<0.000 1)。亚组分析在>80 岁的患者当中仍然观察到 OS 的获益(HR=0.53,95% CI 为 0.36~0.80)。多项临床试验探索最佳的联合治疗方案。针对东亚人群的随机对照临床研究荟萃分析显示,卡铂/培美曲塞较其他含铂双药组显著改善 ORR(32.8% vs 7.5%),OS 未见明显延长,治疗相关的 3/4 级不良反应也明显低于其他含铂双药组。对于驱动基因阴性的非小细胞肺癌,目前 ASCO/欧洲肿瘤内科学会(ESMO)指南不论年龄仍推荐含铂双药化疗,而对于那些 PS 评分较低的患者,单药治疗是首选。

2. 维持化疗 维持化疗在 NSCLC 整体患者治疗当中的作用已经得到证实,但在老年人群的中的作用尚未得到证实。最近 1 项包含 5 项随机对照临床研究的荟萃分析显示,培美曲塞单药维持治疗在老年患者中显示了生存获益。PARAMOUNT 研究同样显示铂类化疗后应用培美曲塞维持治疗显示出生存获益。该研究共纳入 92 例>70 岁的老年患者,亚组分析显示,PFS 获得了延长(HR=0.35,95% CI 为 0.20~0.63),但是未观察到 OS 的获益,不良反应发生率与总体人群比较未见明显差异。一项包含了 34 名老年非鳞非小细胞患者的单臂Ⅱ期临床试验(卡铂/培美曲塞化疗后培美曲塞维持治疗)显示老年组患者 PFS 为 5.7 个月和 OS 为 20.5 个月,与整体人群比较未见差异。

(三)免疫治疗

1. 单药免疫治疗 CheckMate171 是一项针对≥2 线鳞癌患者应用 Nivolumab 的Ⅱ期

临床研究,用于探索≥70 岁老年人和 PS 评分为 2 分患者疗效及安全性,279/809（34.5%）患者年龄≥70 岁。初步分析显示,老年患者组 OS 与整体人群无明显差异[11.2 个月（≥70 岁）vs 9.9 个月（<70 岁）]。治疗相关的不良反应发生率与总体人群相当[38/279（14%）vs 95/809（12%）]。CheckMate017 和 CheckMate057 为 nivolumab 对照多西他赛治疗晚期 NSCLC 的 2 项Ⅲ期临床试验,分别针对二线鳞癌和非鳞癌患者。CheckMate017 亚组分析显示 65～74 岁年龄组与<65 岁年龄组之间存在相似的生存获益,>75 岁年龄组未观察到明显获益。由于老年组样本数量相对偏少对结果的影响,并不能完全判定免疫组无明显疗效。CheckMate057 亚组分析显示不同年龄组相似的 OS 获益,65～74 岁年龄组 PFS 获益优于>75 岁年龄组和<65 岁年龄组。CheckMate153 是一项探索 Nivolumab 治疗最佳持续时间Ⅲ/Ⅳ期试验,既往接受治疗的患者随机接受 Nivolumab 治疗 1 年,直到进展/不可接受的毒性/撤回同意为止。544/1 375（40%）患者年龄≥70 岁,初步分析显示<70 岁年龄组与≥70 岁年龄组比较 OS 为 9.4 个月（95% CI 为8.3～10.9）vs 10.3 个月（95% CI 为 8.3～11.6）,治疗相关的 3/4 级不良反应发生率为 73/544（13%）vs 90/830（11%）,未有明显差异。因不良反应导致的治疗中断发生率在所有年龄组中相当（3%<70 岁,4%≥70 岁）。

Keynote-024 研究中,在 PD-L1 TPS≥50%,未合并 EGFR/ALK 阳性的晚期 NSCLC 一线治疗中,Pembrolizumab 优于化疗。该研究的主要研究终点为 PFS,亚组分析结果提示≥65 岁患者组优于<65 岁组[HR=0.45（95% CI 为 0.29～0.70）vs HR=0.61（95% CI 为 0.40～0.92）]。KEYNOTE-010 为一项关于比较在经治的 PD-L1 表达阳性的晚期非小细胞肺癌患者中,单药 pembrolizumab 与单药多西他赛的疗效及安全性的研究,亚组分析显示对于年龄≥65 岁老年患者显示 OS、PFS 与<60 岁患者存在类似的获益。

2. 联合免疫治疗　CheckMate-227 是一项开放、随机Ⅲ期临床试验,对比含铂双药化疗与 nivolumab 或 nivolumab+ipilimumab 或 nivolumab+铂类双联化疗在未经化疗的晚期或复发性 NSCLC 患者的疗效及安全性。2 220 例患者随机分为铂类双联化疗组、nivolumab 组、nivolumab+ipilimumab 组及 nivolumab+铂类双联化疗组,其中 nivolumab 3 mg/kg,每 2 周 1 次;ipilimumab 1 mg/kg,每 6 周 1 次,铂类双联化疗药物包括顺铂、吉西他滨、培美曲塞和紫杉醇。亚组分析显示联合免疫治疗与化疗相比,PFS 在 65≥岁患者的 HR 为 0.62（95% CI 为 0.40～0.97）,尽管没有<65 岁人群 HR=0.51（95% CI 为 0.34～0.77）显著,但仍然显示了较强的抗肿瘤活性。Ⅲ期 OAK 研究阿特珠单抗（atezolizumab）与多西他赛二线治疗晚期 NSCLC]中,≥65 岁老年患者可从免疫治疗中获益（HR=0.66,95% CI 为 0.52～0.83）,而<65 岁并不受益（HR=0.88,95% CI 为 0.64～1.00）。Ⅲ期 Impower131 研究（阿特珠单抗联合卡铂和白蛋白紫杉醇一线治疗晚期鳞状 NSCLC）中,75～84 岁患者组,65～74 岁患者组及<65 岁患者组均更受益于免疫治疗联合组,且 HR 依次增大[0.51（0.30～0.84）;0.66（0.51～0.87）;0.77（0.61～0.99）]。KEYNOTE-189 是免疫检查点抑制剂联合化疗用于晚期 NSCLC 一线治疗的Ⅲ期研究。共计有来自 118 个中心的 616 例患者满足条件入组并进行随机化,其中帕博利珠单抗+化疗（pemb 组）410 例;安慰剂+化疗（安慰剂组）206 例。304/616（49.4%）患者≥

65 岁,中期分析结果显示,帕博利珠单抗+化疗组各个年龄组均观察到 OS 获益,≥65 岁患者组和<65 岁 OS 的 HR = 0.64(95% CI:0.43 ~ 0.95) vs HR = 0.43(95% CI:0.31 ~ 0.61),PFS 并不受益(HR = 0.55 ~ 1.02)。而 Keynote407 研究显示,≥65 岁患者 OS 并不受益于派姆单抗联合化疗方案(HR = 0.51 ~ 1.07)。Keynote227 研究[纳武单抗联合伊匹单抗(ipilimumab)对比铂类双联化疗一线治疗晚期 NSCLC]中,≥65 岁患者 PFS 边缘受益(HR = 0.40 ~ 0.97),而≥75 岁患者并不受益于免疫联合治疗(HR = 0.14 ~ 1.30)。Impower150 研究结果类似:与单独贝伐单抗联合标准化疗比,加入阿特珠单抗方案可使 65 ~ 74 岁患者 PFS 获益,而≥75 岁患者并不受益。因此虽然多项研究结果尚不一致,但整体上对于一般状态较好(PS = 0 ~ 1)的老年患者,免疫检查点抑制剂的治疗可发挥一定疗效,而这种获益情况似乎并没有扩展到>75 岁患者中。

虽然免疫检查点抑制剂的免疫相关不良事件发生率高于常规细胞毒性药物,但导致患者一般状态变差的不良反应(如厌食、胃肠道反应、骨髓功能抑制)的发生率却较低,因此,免疫检查点抑制剂被认为对老年患者是安全的。对于 PS = 0 ~ 1 分,肿瘤负荷较小及较少的基础合并疾病的老年 NSCLC 患者,可根据 PDL-1 情况给予免疫检查点抑制剂单药治疗或联合化疗。

### (四)中医中药治疗

现代中医肿瘤医家多认为肺癌病机特点是正虚邪实,正虚常见阴虚和气阴两虚,邪实常见为痰瘀和瘀毒互结,临床中应以扶助正气、益气养阴为主,结合化痰散结、祛瘀解毒。在肺癌早期,气滞、瘀毒、痰瘀较为明显,所以应当以祛邪为主,扶正为辅;在肺癌中期,因为耗伤气阴、邪盛正虚,所以需要扶正兼顾祛邪;在肺癌后期时,肿瘤负荷较重,脏腑衰败,更需扶正固本,提振胃气。中医药治疗老年肺癌的研究同样存在数量匮乏、质量不高的问题,但是临床中应用中医治疗的患者多是年龄偏高或体质较差,所以普通肺癌患者的治疗经验和临床研究对老年肺癌患者同样有借鉴作用。

1. 专方治疗　临床研究显示中医药治疗干预持续时间与老年 NSCLC 患者预后呈正相关。一项对 600 例老年 NSCLC 患者的生存分析结果显示中医药治疗干预持续时间≤12 个月的相对危险度是>36 个月的 11.771 倍,>12 个月且≤24 个月的相对危险度是>3 个月的 9.748 倍,>24 个月且≤36 个月的相对危险度是>36 个月的 3.680 倍,表明中医药治疗干预持续时间既是老年 NSCLC 患者的预后影响因素,也是预后独立保护因素。中医药治疗是改善老年肺癌患者预后的主要手段之一。封佳莉等回顾性分析 874 例接受中医药治疗的晚期 NSCLC 患者的临床资料,中位生存时间(MST)为 24.0 个月,1 年生存率为 75.0% ,2 年生存率为 49.0% ,3 年生存率为 33.0% ,5 年生存率为 16.0% 。

2. 中成药治疗　石星等研究证实香菇多糖治疗肺癌的有效率能达到 48.5% ,香菇多糖辅助化疗治疗晚期 NSCLC 提高了机体抗病的免疫功能,改善了患者的生存时间和生活质量,并能减轻化疗毒性作用。申红丽等的荟萃分析对 9 项研究共 788 例晚期 NSCLC 患者进行统计分析,认为 β-榄香烯联合含铂类化疗方案治疗晚期 NSCLC 较单纯含铂类化疗方案具有更好的疗效(RR = 1.55,$P<0.01$,95% CI 为 1.33 ~ 1.81)。在不良反应方

面,榄香烯与含铂类化疗方案联用时骨髓抑制的发生率明显降低,消化道反应、肝肾损害、静脉炎的发生率与单纯含铂类化疗方案治疗无明显差异。该研究认为榄香烯注射液联合铂类化疗方案可以有效对抗肿瘤病灶,且不会因为药物间相互作用产生新的不良反应。夏玉婷等对716例晚期NSCLC患者进行预后分析亦发现,辨证论治汤剂结合口服中成药和(或)中药静脉制剂等多渠道中医药治疗可降低患者的死亡风险,延长生存期,使患者获益。可见,辨证与辨病相结合的多种方式中医药综合治疗是老年NSCLC患者较好的治疗选择。

3. 中西医结合治疗　张培彤等采用中西医2种评价疗效的方法来评价肺瘤平膏对中晚期非小细胞肺癌化疗患者的疗效。结果表明中医药对中晚期NSCLC患者治疗的临床疗效评价与WHO实体瘤疗效评估标准相比更能体现出肿瘤治疗的中医优势与特色,从而进一步证明肺瘤平膏在中晚期NSCLC治疗方面具有增效减毒功效。程晔等通过研究136例进行射频消融术的非小细胞肺癌患者,结果发现,射频消融术联合扶正消瘤方(由太子参、川贝母、杏仁、鱼腥草等组成)在改善患者咳嗽、气短、神疲乏力、胃纳差、失眠等方面具有优势($P<0.05$)。同时,能够降低患者术后胸痛、胸腔积液、咯血、发热、消化道不良反应发生率($P<0.05$)。射频消融术联用扶正消瘤方患者1年生存率优于单纯射频消融术治疗($P<0.05$)。

4. 中医维持治疗　王学谦等报道中医综合治疗方案维持治疗晚期NSCLC的多中心、大样本、前瞻性队列研究,249例患者均在化疗2~4个周期后疗效评价疾病稳定以上进入维持阶段,根据患者意愿入组。对照组选择化疗维持方案,方案依据NCCN指南推荐。治疗组选择中医综合治疗方案,依据辨证与辨病相结合原则,使用辨证汤药、中药注射液和中成药。其中若选择中药注射液,要求根据证型选择少于2种;若不使用中药注射液,则选择中成药不少于2种。入组249例患者中229例患者出现PFS终点事件(91.97%),其中治疗组114例,中位PFS为152 d;对照组115例,中位PFS为161 d,两组PFS比较差异无统计学意义($P>0.05$)。两组中共134患者死亡,其中治疗组62例,中位OS为593 d;对照组72例,中位OS为518 d。两组OS比较差异无统计学意义($P>0.05$)。治疗组治疗后各时间点生活质量评分均较治疗前升高($P<0.05$),且较同时间对照组生活质量评分均升高($P<0.01$)。研究者认为中医综合治疗方案维持治疗NSCLC的疗效与现代医学化疗维持在延长生存时间方面作用相当,且中医综合治疗方案具有高生活质量、低不良反应的优势。

近年来,非小细胞肺癌的治疗取得了重大进展,然而针对老年人的标准化疗方案仍在单药和联合化疗之间摇摆不定。靶向治疗由于其良好的耐受性,目前似乎适用于所有患者。免疫治疗在非高龄的老年人群中似乎是可耐受和有效的治疗。除了年龄因素之外,体力活动评分、肿瘤负荷及合并的基础疾病等因素影响了老年NSCLC患者治疗的选择。在国内,患者本人对自身患病知晓和家属对患者的支持程度也对治疗选择产生了很大的影响。因此,中医中药在老年NSCLC治疗中发挥了不可替代的作用,临床上多采用辨证与辨病结合、专方与成药结合、中药与西药结合,在疾病的不同时期个体化治疗,更适合高龄体能状态不佳的患者的治疗。尽管老年患者患者比例较大,由于一直缺乏专门的临床试验研究,目前仍缺乏数据来指导这些患者的最佳治疗,对老年 NSCLC 患者的管理仍然具有挑战性。

## 五、肺癌放疗与免疫治疗的实践与展望

近几年肿瘤学界,特别是肺癌领域最热门的话题当属免疫治疗。无论是 Keynote189 研究还是 Keynote407 研究都证实,在肺癌中免疫检查点抑制剂获益人群 PFS 明显延长,但同时,免疫检查点抑制剂有效的人群很少。2012 年《新英格兰医学杂志》发表的一篇文章中,免疫治疗联合传统放疗产生免疫远隔效应的个案报道引起肿瘤学界强烈关注。所谓远隔效应即局部放疗所引起的放射靶区外的肿瘤病灶退缩。其机制包括促进肿瘤抗原释放、促进肿瘤抗原递呈、与免疫抑制剂协同作用诱导 TILs(肿瘤浸润淋巴细胞)的产生、增加肿瘤细胞对免疫介导细胞死亡的易感性等。2017 年公布的 Pacific 研究结果将免疫治疗在非小细胞肺癌的适应证从晚期扩展到了局部晚期。同年发表在《柳叶刀·肿瘤学》杂志上的 Keynote001 二次分析结果提示,放疗增强免疫应答可能存在记忆效应,但记忆效应产生机制、时间窗等问题目前尚不清楚。随着近年来 PEMBRO-RT 研究及我们团队的多项工作的发表,放疗联合免疫治疗(immunotherapy combinedwith radiotherapy,iRT)的各种细节日渐成熟。在临床工作中,iRT 参与到肺癌的全程治疗。但 iRT 需要进一步的优化和梳理。接下来,本文就 iRT 的原理、在肺癌临床水平的验证及 iRT 中放疗和免疫治疗细节的探索进行讨论。

### (一)免疫治疗发展迅速,但有效率低

肿瘤免疫治疗被认为是近几年来癌症治疗领域最成功的方法之一。2013 的 *Science* 杂志将肿瘤免疫治疗列为当年的十大科学突破之首。2016—2017 年,肿瘤免疫治疗两度被美国临床肿瘤学会评选为年度首要进展。肿瘤免疫治疗实际上主要分为两大类:一种是把肿瘤的特征"告诉"免疫细胞,让它们去定位,并杀伤肿瘤细胞,这种疗法是一般的肿瘤免疫疗法;另一种是解除肿瘤对免疫的耐受/屏蔽作用,让免疫细胞重新认识肿瘤细胞,对肿瘤产生攻击,这种疗法就是免疫检查点抑制剂疗法(immune checkpoint inhibitor,ICB)。2018 年,Honjo 和 Allison 教授分别因为对免疫检查点分子细胞毒性 T 淋巴细胞相关抗原 4(CTLA-4)和 PD-1 的研究工作,获得了诺贝尔生理学或医学奖。CTLA-4 和 PD-1 都是活化 T 细胞表面表达的免疫检查点分子,具有向 T 细胞转导活化抑制信号的功能,是机体调节免疫应答和建立对自身抗原免疫耐受的重要"刹车"分子。在肿瘤组织微环境中,肿瘤细胞可以通过表达相应配体的方式,启动 T 细胞表面的 PD-1 和 CTLA-4 分子的免疫抑制作用,导致肿瘤组织中浸润的 T 细胞失能,从而使肿瘤细胞逃避免疫系统的监视和清除。通过应用抗 CTLA-4 和抗 PD-1/PD-L1 分子的单抗药物,可以解除肿瘤组织对 T 细胞功能的抑制,从而发挥治疗肿瘤的作用。目前,这两种免疫检查点的抑制性单抗药物均已上市,并取得了良好的治疗效果,抗癌谱也在不断地扩大。自 2018 年以来,有多项针对 ICB 的 Ⅱ期/Ⅲ期临床研究被报道,Keynote407 研究发现 PD-1 单抗的加入能显著提高晚期肺鳞癌的疗效(标准治疗为卡铂联合紫杉醇),并于

2018 年 10 月被美国药监局批准用于该类患者的一线治疗；同时，Keynote189 研究证实，同样是加入 PD-1 单抗，对于晚期非鳞肺癌患者的疗效也有显著的提升，再次刷新了该类患者的临床一线治疗方案。同时，还有多项大型研究，如 Impower150、Impower133 和 Keynote158 研究，均证实了免疫治疗的优势。

虽然 ICB 近些年来发展迅速，但不得不面对的问题是，治疗响应率不高。就最成功的 PD-1 单抗而言，除了几种高响应率的疾病：霍奇金淋巴瘤（87%），黑色素瘤（40% ~ 70%）和高 MSI 肿瘤（53%）；其他瘤种的响应率都不能令人满意。比如，非小细胞肺癌（20%），头颈部肿瘤（15%），肾癌（25%）。那为什么响应率不高呢？学术界目前有两个主流观点：①一些肿瘤属于"免疫荒漠"状态，即没有足够的肿瘤相关抗原的释放来"点燃"ICB 激活抗肿瘤免疫力的作用；②并没有筛选出 ICB 治疗的优势人群，即合适的疗效预测标志物。如何克服 ICB 的治疗抵抗，进一步提高疗效就是一个棘手的问题。

### （二）放疗联合免疫潜力无限

在过去的一个世纪中，放疗一直是肿瘤治疗的重要手段。约 60% 的恶性肿瘤初诊患者需要接受放疗，常与化疗联合应用。对于晚期肿瘤患者，放疗也是缓解症状、提高生存质量的常用姑息性治疗手段。随着放疗技术的改进，放疗剂量和分割模式得到优化，肿瘤患者的预后得到不断改善。以调强放射治疗为例，通过调整射线对肿瘤三维结构更好的适应性，可提高肿瘤靶区的放射剂量，同时降低对周围正常组织的照射，从而将早期、晚期副反应降到最低。近年来，随着图像引导放疗（image-guided radiotherapy，IGRT）和立体定向放射外科（stereotacticradiosurgery，SRS）的发展，放疗在治疗前甚至治疗中与成像技术结合，进一步提高了对肿瘤靶区的定位精确度。这也使得治疗时可以单次给予靶区更高放疗剂量（即低分割放疗），同时减少对周围正常组织和器官的损害。

传统理论认为电离辐射主要通过损伤 DNA 从而杀伤肿瘤细胞。然而，放疗通过肿瘤细胞外基质控制肿瘤生长的作用也逐渐受到重视，据此，放疗除局部杀伤肿瘤外，还能控制射野外的远处转移病灶。1953 年，Mole 提出"远隔效应"来描述放疗对射野外病灶的系统作用。迄今为止，在肾细胞癌、黑色素瘤、肝细胞癌及其他类型肿瘤均有相关报道。小鼠肿瘤模型的研究证实，远隔效应由免疫机制调节，因其具有肿瘤特异性，不能发生在免疫缺陷的小鼠上，而激活抗原递呈细胞（antigen-presenting cell，APC）可增强远隔效应。临床实践发现，局部免疫效应细胞可部分介导由 SRS 所致的疾病稳定或缓解。因此，目前学术界逐渐意识到，小鼠的抗肿瘤免疫效应是影响放疗疗效的关键因素，在人类中可能亦是如此。例如，在纤维肉瘤同系小鼠的模型研究中发现，在免疫正常小鼠中，30 Gy 的放射治疗可以使 50% 的肿瘤达到局部控制，而在 T 细胞缺陷小鼠则需要64.5 Gy。此外，免疫缺陷小鼠更易发生远处转移。类似地，对接受术前放疗的局限性肉瘤患者，放疗后肿瘤内免疫相关基因表达的上调可能预示更好的肿瘤局部控制和总生存期。对放疗免疫效应机制的深刻理解将有助于设计理想的放疗联合免疫治疗的方案。

放疗的免疫调节作用为肿瘤治疗开辟了新的思路，即最大程度地杀伤局部肿瘤的同时杀伤远处转移病灶。然而，如何设计有效的联合治疗方案，仍有相当多的工作需要做。

### （三）iRT 参与了肺癌的全程管理

肺癌，特别是非小细胞肺癌是全球癌症死亡率最高的肿瘤。多数患者确诊时已发生转移，但即使经过全身治疗，NSCLC 的病情仍进展迅速。针对这部分晚期患者，既往的一线治疗为传统化疗，但随着靶向治疗、免疫治疗近些年的快速发展，化疗的基石地位已几乎被靶向治疗、免疫治疗取代。但是，免疫治疗的疗效个体差异很大，虽然部分患者对该治疗响应显著且持久，但仍有大部分患者在治疗之初便发生了先天性耐药，或者在治疗介入后很快便发生了继发性耐药。研究报道显示，在晚期 NSCLC 中，仅 17% ~21% 的患者对免疫治疗有反应。因此，如何扩大免疫治疗的响应谱，使更多的患者从中受益，是目前亟须解决的临床问题。

近年来，联合治疗越来越多地受到认可，特别是以免疫为中心的联合治疗，比如免疫联合化疗、免疫联合靶向、免疫联合放疗和其他治疗，而在这其中，免疫联合放疗的组合方式格外引人注目。虽然在既往研究中，除了姑息性放疗外，放疗在晚期 NSCLC 中尚无使用指征，但结合文献，这类患者使用放疗有以下 4 个理论基础：①放疗已被证明可提高寡转移性（仅有少数转移灶）晚期 NSCLC 患者的生存率；②放疗会增加抗原的释放和递呈，促进抗肿瘤免疫反应，从而杀死肿瘤（微）转移灶；③放疗可调节肿瘤微环境，增加细胞毒性 T 淋巴细胞的浸润，这是抗肿瘤免疫反应的关键；④放疗会通过重塑肿瘤微环境而降低免疫治疗抵抗。

2017 年，*Cell* 杂志一篇研究发现，在早期的肿瘤微环境中、免疫细胞的组成及功能已发生改变。这表示，早期患者应用放疗联合免疫是有理论依据的。基于这样的背景，国际上已经启动了多项早期肺癌 SBRT 治疗联合免疫治疗的研究。在局部晚期的这一人群中，最著名的研究为一项 Pacific 研究。该研究证实，对于不可切除的局部晚期 NSCLC 患者来讲，同步放化疗后利用 PDL1 进行巩固，会显著提高患者的生存，该研究弥补了近20 年来该部分患者巩固治疗空缺的现状。而对于晚期的 NSCLC，尽管有大量的临床前研究的数据，但放疗是否能提高免疫治疗在该部分患者中的疗效尚未可知。目前，只有两项针对这个问题的临床研究，一项是来自荷兰国立癌症研究所的 PEMBRO-RT 研究（2 期临床研究），另一项是来自于美国 MD Anderson 癌症中心的 1/2 期临床研究。荷兰的 PEMBRO-RT 随机试验表明，与单独使用 PD-1 单抗相比，PD-1 单抗联合 SBRT 有提高其缓解率的趋势（$P=0.07$），尤其在 PD-L1 阴性患者中。在另一项 MD Anderson 癌症中心（MDACC）的随机对照试验中，虽然 SBRT 和传统放疗的生存率在总体人群中未发现差异（$n=80$），但研究结果提示，SBRT 可改善治疗反应率和无进展生存期。虽然二者都发现放疗有增强免疫治疗疗效的趋势，但受制于较少的样本量，并未得到有统计学差异的阳性结果。因此，我们对这两项临床试验进行了汇总分析，以更好地评估临床终点。在本研究中，146 例患者纳入最终的分析，76 例患者只接受了 PD-1 单抗，72 例患者接受了 PD-1 单抗联合放疗（iRT）。联合组中，放射野外的 ARR 为 41.7%，而 PD-1 单抗单药组为 19.7%（$P=0.004$）；同时，关于放射野外的 ACR，联合组为 65.2%，PD-1 单抗单药组为 43.4%（$P=0.0087$）。中位 PFS 为 9.0 个月 *vs* 4.4 个月（$P=0.026$）；中位 OS 为

19.2 个月 *vs* 8.7 个月（HR = 0.66; P = 0.006）。针对不同放疗模式的亚组分析显示，24 Gy/3 f 联合 PD-1 单抗组的 ARR 为 47.2%，50 Gy/4 f 联合 PD-1 单抗组的 ARR 为 56.2%，二者均优于 PD-1 单抗单药组（P<0.05）；传统分割组（45 Gy/15 f）的有效率仅为 20%，同 PD-1 单抗单药组无统计学差异。基于以上发现，我们提出：在晚期非小细胞肺癌当中，相对于免疫单药组（PD-1 单抗），放疗联合免疫（iRT）显著提高疗效并延长生存，被证实是一种有效的治疗模式。但也不可否认，iRT 的有效率仅为 41.7%，仍需要进一步的优化。

### （四）优化放疗，利用低剂量放疗增强 iRT 的疗效

近来免疫治疗的突破，包括 ICB、表达新的 TCR 或嵌合抗原受体的过继性嵌合抗原受体修饰的 T 细胞（CAR-T）治疗，证实了肿瘤免疫治疗具有良好的临床前景。然而，并非所有的患者都能从免疫治疗中获益，部分原因可能是肿瘤微环境不利于 T 细胞植入。血管屏障、细胞因子的缺乏、基质免疫抑制性因子等因素可能在抑制 T 细胞浸润和发挥功能中起重要作用。放疗可维持肿瘤免疫原性炎症反应机制以促进 T 细胞浸润。小鼠模型的最新研究表明，单次低剂量照射（low dose irradiation, LDI）（即 0.5 ~ 2.0 Gy）可重塑肿瘤微环境，包括 M1 巨噬细胞极化。而诱生型一氧化氮合酶阳性（inducible nitric oxide synthase-positive, iNOS+）M1 巨噬细胞可产生趋化因子招募效应 T 细胞，引起肿瘤血管正常化及炎症反应，发生 T 细胞浸润。LDI 介导的巨噬细胞重塑带来的临床获益在一项接受过 LDI 新辅助治疗胰腺癌患者的回顾性研究中得到验证。对于胰腺癌，LDI 可显著提高 iNOS+巨噬细胞和 CD8⁺T 细胞的比例，并减小肿瘤血管的平均直径（可能是血管正常化反应）。相反，基于人群的研究发现，炎性病灶 LDI 可抑制炎性反应，正如在良性炎症或自身免疫 T 细胞引起的退行性疾病患者中观察到的那样，LDI（单次剂量≤1 Gy）具有抗炎作用。因此，需进一步开展临床研究比较不同的低剂量放疗对肿瘤微环境的影响，来证实小鼠模型的发现，并确立能够重塑人肿瘤内巨噬细胞和提高 T 细胞浸润的最佳 LDI 剂量范围。

尽管小鼠实验和临床案例表明相对高剂量的大分割放疗可触发原位疫苗效应和远隔效应，目前尚无直接证据表明 LDI 也能引发相同效应。然而，现已证实 LDI 可以重塑肿瘤微环境，并在缺乏肿瘤浸润性 CD8⁺T 细胞的患者中有利于 T 细胞归巢。在上述联合免疫检查点阻断剂治疗中，LDI 可能在诱导 T 细胞归巢的准备阶段发挥重要作用。接下来的临床试验需聚焦比较不同 LDI 联合免疫检查点阻断剂的疗效。将来，这一策略可能作为对其他治疗包括免疫检查点抑制剂抵抗肿瘤患者的姑息选择，即利用 LDI 重塑肿瘤微环境诱导新的抗肿瘤反应。最终，高剂量 SBRT 治疗少许转移病灶以触发原位疫苗效应，结合 LDI 照射其他的转移病灶以促进 T 细胞攻击作用，从而达到远隔效应的最大化。

LDI 相关的放射生物学数据也支持低剂量放疗具有其他的协同作用。采用实时动态显微成像技术的研究证实，0.1 ~ 0.5 Gy 的 X 射线也可杀伤部分肿瘤细胞，这一现象称为放疗超敏。放疗超敏剂量范围内的 LDI 联合化疗的一些临床研究获得了较好的高肿瘤控制率，部分原因是 LDI 能提高肿瘤细胞的化疗敏感性。这些临床研究均显示 LDI 良好

的耐受性,即便在全腹部 LDI 的情况下(0.6 Gy 单次剂量,每日 2 次,每周 2 d,持续 6 周),与传统化疗相比亦无额外毒性。因此,针对肿瘤的 LDI 可与全身化疗联用,也可进一步发展与免疫原性化疗的联合,为化学免疫治疗的联合提供免疫原性化疗的基石。

低剂量全身照射(total body irradiation, TBI)可促进多种免疫效应,包括 NK 细胞、巨噬细胞激活和 T 细胞增殖。小鼠实验表明,0.075 Gy TBI 可促进 APC 的成熟,同时 LDI 后早期会出现 CD28 上调和 CTLA-4 下调。总剂量 1 Gy 的 LDI(以较慢的剂量率释放)也被证实可激活固有免疫反应。另外,多项研究表明小鼠模型接受 TBI(0.15~0.20 Gy)后肿瘤控制率提高。因此,对需接受大体积放疗的患者,LDI 结合免疫治疗是可以选择的方案。

较高剂量的 TBI 已被用于获取淋巴细胞耗竭状态,以提高过继性 T 细胞进入肿瘤组织。开创性研究采用前黑素体蛋白 1(premelanosome protein 1, Pmel-1)小鼠模型,将糖蛋白 100 修饰过的特异性 T 细胞过继到 B16 黑色素瘤小鼠体内,研究表明通过在过继转移前应用单剂量 TBI 促进 T 细胞进入肿瘤组织提高疗效,可增加骨髓抑制和淋巴细胞耗竭强度,骨髓抑制稳定剂量为 9 Gy。其他应用乳腺珠蛋白 A2 特异性 CD8$^+$T 细胞或抗原受体转导 T 细胞识别血管内皮生长因子受体 2(VEGFR-2)的小鼠实验也证实了在过继 T 细胞转移前使用 TBI 的价值。Paulos 等人进一步证实,在淋巴细胞先天缺失型小鼠中,TBI 预处理可产生对过继性 T 细胞类似的促进效果,该效应与消化道黏膜屏障的放射性损伤、肠道菌群迁入肠系膜淋巴结及微生物 TLR4 受体(如脂多糖)激活固有免疫系统有关。TBI 在人体过继 T 细胞治疗中的价值在一项关于转移性恶性黑色素瘤的前瞻性临床研究得到验证,入组患者接受环磷酰胺和氟达拉滨化疗联合 2 Gy 或 12 Gy TBI 放疗后,输注 TILs 和高剂量 IL-2。TBI 联合化疗的患者也接受 CD34$^+$造血干细胞支持治疗。接受 2 Gy 或 12 Gy TBI 患者的客观缓解率分别为 52% 和 72%,而未接受 TBI 的反应率为 49%。在另一项随机临床试验中,100 例转移性黑色素瘤患者在接受 TILs 输入治疗前,随机分配至接受非骨髓耗竭型化疗联合或不联合 1.2 Gy TBI 组。主要研究终点临床缓解率,两组均为 24%,总生存期(38.2 vs 36.6 个月,P = 0.71)亦相近。重要的是,有 27% 接受 TBI 治疗患者出现血栓性微血管病变(一种放疗特有的不良反应)。因此,非骨髓耗竭型化疗似乎可提供足够的淋巴耗竭状态以促进有效的过继性 T 细胞治疗,而不需要额外的 TBI。

既往的观念认为,晚期恶性肿瘤是无法被完全治愈的。但近些年来兴起的肿瘤免疫治疗似乎让我们看到了新希望,部分应用免疫治疗的晚期肿瘤患者获得了长期疗效,甚至于肿瘤会完全消失。而进一步的研究发现,应用放射治疗,特别是立体定向放射治疗(SBRT)同时联合应用免疫治疗会很大程度上增进免疫治疗疗效。一个有趣的现象是,当应用 SBRT 联合免疫治疗时,未接受放疗的局部病灶的疗效会显著升高。这一现象被称为放射远隔效应,是 1953 年由 R. H. Mole 教授最先提出的,其具体的含义是:放射线将肿瘤细胞杀死,将其转变为"肿瘤原位疫苗",激活全身的免疫原性,激活放射远隔效应,即放射治疗中只照射了一个病灶,但最后发现不仅照射的病灶得到控制,而且没有照射的病灶也得到控制。然而,在临床实践中,远隔效应非常罕见,而且与之相关的因素学术界仍未有统一的共识。

临床前研究表明,LDI虽然本身不具有杀死肿瘤细胞的作用,但可以激活和刺激免疫细胞并调节肿瘤微环境,从而促进免疫治疗的疗效。我们近期完成了一项利用SBRT联合伊匹姆单抗(ipilizumab)治疗晚期恶性肿瘤的临床试验,分析数据后发现,暴露于低剂量散射线的肿瘤(由于它们接近SBRT靶向肿瘤)比远离靶向肿瘤的病灶更容易对治疗响应。从这些观察结果中,我们提出了假说,是否低剂量的放射治疗会改变肿瘤的微环境,从而促进免疫治疗的疗效呢? 基于此,我们开发了一个新的治疗模式,联合高剂量辐射和LDI以促进全身免疫治疗的疗效:在该模型中,高剂量辐射增加抗原释放和呈递,促进免疫细胞活化,而LDI促进免疫细胞浸润到远隔肿瘤的基质和瘤床。

### (五)优化免疫,利用SHP-2抑制剂增强iRT的疗效并克服PD-1耐药

对于不可切除的局部晚期的NSCLC,根治性同步放化疗是当前的标准治疗方式。然而,一旦出现远处转移(非寡转移),治疗模式会发生根本性的变化:治疗目的会从根治性治疗转变为姑息性治疗。近年来,免疫治疗(免疫检查点抑制剂,ICB)的出现改变了晚期NSCLC的治疗模式,特别是PD-1/PD-L1抑制剂。然而,在晚期NSCLC当中,只有大约20%的患者会对ICB有效。为了提高疗效,我们发现,放射治疗,特别是SBRT,会通过杀死肿瘤细胞释放肿瘤相关性抗原,激活细胞毒性T淋巴细胞(cytotoxic T lymphocytes,CTLs)并使其归巢并浸润到肿瘤微环境中。虽然前面介绍了利用放射治疗能显著提高PD-1单抗在晚期NSCLC中的疗效,但仍然有超过一半的患者未能从该治疗模式中获益。因此,如何优化放疗联合免疫,进一步增强抗肿瘤效果及克服免疫治疗的耐药势在必行。

为了探索免疫治疗耐药的背后机制,我们同美国MD安德森实验室合作研发了一种PD-1耐药的344_SQ非小细胞肺癌耐药细胞系。我们发现,放射治疗通过上调干扰素β(interferon-beta,IFN-β)和主要组织相融复合物(major histocompatibility complex class I,MHC-I)来克服PD-1耐药。放疗虽然会使免疫治疗的疗效翻倍,但联合治疗的疗效也仅为40%左右。那如何进一步优化放疗联合免疫的疗效呢? 我们想到放疗对于免疫的作用不仅有正向的一面,还有负向的一面,比如说,放射治疗会升高M2型巨噬细胞/髓样抑制细胞(MDSC)/和调节性T细胞(Treg)细胞,而这些亚型都会负性调控抗肿瘤的免疫原性。

SHP-2是一个结构和功能相对保守但普遍表达的酪氨酸磷酸酶。过去的许多研究报道,SHP-2是一个可以激活RAS-ERK通路来促进肿瘤细胞存活和增殖的癌基因。在肺癌当中。有研究报道,SHP-2在*KRAS*突变和*ALK*重排的NSCLC中表达升高。同时,在免疫细胞中,SHP-2同样会表达,例如,在T淋巴细胞中,SHP-2是一个可以抑制T淋巴细胞活性的PD-1信号通路下游的胞内的小分子。在髓源性细胞和自然杀伤细胞(natural kill cells,NK cells),SHP-2会降低干扰素γ(IFN-γ)介导的转录激活蛋白1(signal transducer andactivator of transcription,STAT1)的磷酸化,从而抑制抗肿瘤的免疫原性。既往的研究也发现,联用PD-1抑制剂和SHP-2抑制剂会进一步激活抗肿瘤的免疫原性并提高免疫治疗的疗效。

基于以上的证据,我们认为,在 SBRT 联合 PD-1/PD-L1 的基础上,SHP-2 抑制剂的加入会进一步克服免疫治疗耐药并提高免疫治疗的响应率。鉴于此,我们提出科学假说,在我们前期已经研发的 PD-1 耐药的移植瘤模型中,三联治疗(放射治疗,SHP-2 抑制剂和 PD-L1 抑制剂)会进一步提高抗肿瘤效应。

## (六)结论

放疗的免疫调节作用在临床前和临床研究已被广泛报道,远隔效应的报道证实放疗可触发免疫相关的抗肿瘤反应。放疗可释放肿瘤抗原,并激活免疫调节相关信号通路,促进肿瘤抗原递呈、启动肿瘤特异性细胞毒性 T 细胞,并促进 T 细胞进入肿瘤组织内并发挥功能。联合治疗方案可加强放疗的免疫调节效应,提高免疫功能。放疗、化疗和免疫治疗之间的协同效应支持开展进一步的临床试验加以验证。新型放疗技术使高剂量放射线精准照射肿瘤组织,同时可保护正常组织避免不良反应,使放疗成为免疫治疗的合适补充。然而,仍需进一步研究确定适宜的放疗剂量/分割方案以更好地协同免疫治疗,确定免疫原性化疗方案的类型、剂量和用药时间,确定适合与放化疗联合的免疫调节剂的类型及用药时间。需要遵循相似的原则评估粒子放疗(包括质子放疗)和通过抗体或受体配体靶向杀伤肿瘤的放射性核素在的免疫调节效应及联合方案的中作用。放疗联合免疫治疗未来可期,也期待利用放射免疫能造福更多的肺癌患者。

# 第三节　小细胞肺癌的治疗

## 一、SCLC 的初始治疗

### (一)局限期 SCLC 的初始治疗

1. $T_{1\sim2}$,$N_0$ 适合手术的患者　Ⅰ级推荐:①肺叶切除术+肺门、纵隔淋巴结清扫术(2A 类);②术后 $N_0$ 的患者:辅助化疗:依托泊苷+顺铂(2A 类)或者依托泊苷+卡铂(2A 类);③术后 $N_1$ 的患者辅助化疗±纵隔淋巴结放疗(2A 类);④术后 $N_2$ 的患者辅助化疗+纵隔放疗(2A 类)。Ⅱ级推荐:预防性脑放疗(1 类)。

2. $T_{1\sim2}$,$N_0$ 不适合手术患者或者不愿意手术患者　Ⅰ级推荐:立体定向放射治疗(SBRT/SABR)后化疗(2A 类)。化疗+同步/序贯放疗(1 类)。Ⅱ级推荐:CR 或 PR 的患者:预防性脑放疗(1 类)。

3. 超过 $T_{1\sim2}$,$N_0$

(1)PS=0~2。Ⅰ级推荐:化疗+同步/序贯放疗(1 类);化疗方案,依托泊苷+顺铂(1 类)、依托泊苷+卡铂(1 类)。Ⅱ级推荐,CR 或 PR 的患者,预防性脑放疗(1 类)。

(2)PS=3~4(由 SCLC 所致)。Ⅰ级推荐:化疗±放疗;化疗方案,依托泊苷[顺铂(2A 类)]、依托泊苷[卡铂(2A 类)]。Ⅱ级推荐:CR 或 PR 的患者:预防性脑放疗(1 类)。

（3）PS=3~4（非 SCLC 所致）。Ⅰ级推荐：最佳支持治疗。

---

**附：局限期 SCLC 的初始治疗方案**

1. EP 方案+同步/序贯放疗　顺铂：75 mg/m²，静脉输注，d1；依托泊苷：100 mg/m²，静脉输注，d1~d3；每 3~4 周重复，4~6 个周期。

在第一或第二周期开始同步放疗。胸部放疗：45 Gy，1.5 Gy，每天 2 次/3 周或 60~70 Gy/1.8~2.0 Gy/每天 1 次/6~8 周。

2. EP 方案+同步/序贯放疗　顺铂：60 mg/m²，静脉输注，d1；依托泊苷：120 mg/m²，静脉输注，d1~d3；每 3~4 周重复，4~6 个周期。

在第一或第二周期开始同步放疗。胸部放疗：45 Gy，1.5 Gy，每天 2 次/3 周或 60~70 Gy/1.8~2.0 Gy/每天 1 次/6~8 周。

3. EP 方案　顺铂：25 mg/m²，静脉输注，d1~d3；依托泊苷：100 mg/m²，静脉输注，d1~d3；每 3 周重复。

4. EC 方案　卡铂：AUC=5~6，静脉输注，d1；依托泊苷：100 mg/m²，静脉输注，d1~d3 每 3 周重复。SBRT/SABR：50~60 Gy/5 f。PCI 方案：25 Gy/2.5 Gy/10 f。

---

## （二）广泛期 SCLC 的初始治疗

1. 无局部症状且无脑转移

（1）PS=0~2、PS=3~4（由 SCLC 所致）。Ⅰ级推荐：①化疗+免疫治疗，阿替利珠单抗+依托泊苷+卡铂 4 周期后阿替利珠单抗维持治疗（优选，1A 类），度伐利尤单抗+依托泊苷+卡铂或顺铂 4 周期后度伐利尤单抗维持治疗（优选，1A 类）。②化疗，依托泊苷+顺铂（1 类），依托泊苷+卡铂（1 类），伊立替康+顺铂（1 类），伊立替康+卡铂（1 类）。Ⅱ级推荐：①依托泊苷+洛铂（2A 类）。②CR 或 PR 的患者，胸部放疗（2A 类）；预防性脑放疗（2A 类）。④曲拉西利或 G-CSF（含铂化疗±免疫检查点抑制剂前预防应用）（2A 类）。Ⅲ级推荐：斯鲁利单抗+依托泊苷+卡铂 4 周期后斯鲁利单抗维持治疗（1A 类）。

（2）PS=3~4（非 SCIC 所致）：最佳支持治疗。

2. 有局部症状

（1）上腔静脉综合征。Ⅰ级推荐：①临床症状严重者，放疗+化疗（2A 类）；②临床症状较轻者，化疗+放疗（2A 类）。Ⅱ级推荐：CR 或 PR 的患者，预防性脑放疗（2A 类）。

脊髓压迫症：局部放疗控制压迫症状+EP/EC/IP/IC 方案化疗（2A 类）。

（2）骨转移：①EP/EC/IP/IC 方案化疗+局部姑息外照射放疗（2A 类）；②有骨折高危患者可采取骨科固定。

3. 伴脑转移

（1）无症状。Ⅰ级推荐：先阿替利珠单抗+EC 方案，后全脑放疗（1A 类）或先度伐利尤单抗+EP/EC 方案，后全脑放疗（1A 类）或先 EP/EC/IP/IC 方案，后全脑放疗（2A 类）。

Ⅱ级推荐:①CR 或 PR 的患者:胸部放疗(2A 类);②曲拉西利或 G-CSF(含铂化疗±免疫检查点抑制剂前预防应用)(2A 类)。Ⅲ级推荐:先斯鲁利单抗+EC 方案,后全脑放疗(1A 类)。

(2)有症状。Ⅰ级推荐:先全脑放疗,症状稳定后阿替利珠单抗+EC 方案(1A 类)或先全脑放疗,后度伐利尤单抗+EP/EC 方案(1A 类)或先全脑放疗,症状稳定后 EP/EC/IP/IC 方案(2A 类)。Ⅱ级推荐:CR 或 PR 的患者,胸部放疗(2A 类)。

**附:广泛期 SCLC 常用的一线治疗方案**

1. EC+阿替利珠单抗方案　输注顺序:阿替利珠单抗,继之卡铂,之后依托泊苷。阿替利珠单抗 1 200 mg 静脉输注 d1(首次输注时间至少持续 60 min,如耐受性良好,随后的输注时间至少持续 30 min);卡铂 AUC＝5 静脉输注 d1;依托泊苷 100 mg/m²,静脉输注 d1～d3;每 3 周重复,共 4 个周期。4 周期后阿替利珠单抗 1 200 mg 维持治疗,每 3 周重复,直至疾病进展或毒性不可耐受。

2. EP+度伐利尤单抗方案　输注顺序:度伐利尤单抗,继之顺铂,之后依托泊苷。度伐利尤单抗 1 500 mg,静脉输注 d1(输注时间 60 min);顺铂 75～80 mg/m²,静脉输注 d1;依托泊苷 80～100 mg/m²,静脉输注 d1～d3;每 3 周重复,共 4 个周期。4 周期后度伐利尤单抗 1 500 mg 维持治疗,每 4 周重复,直至疾病进展或毒性不可耐受。

3. EC+度伐利尤单抗方案　输注顺序:度伐利尤单抗、继之卡铂、之后依托泊苷。度伐利尤单抗 1 500 mg 静脉输注 d1(输注时间 60 min);卡铂 AUC＝5～6 静脉输注 d1;依托泊苷 80～100 mg/m²,静脉输注 d1～d3;每 3 周重复、共 4 个周期。4 个周期后度伐利尤单抗 1 500 mg 维持治疗,每 4 周重复,直至疾病进展或毒性不可耐受。

4. EP 方案　依托泊苷 100 mg/m²,静脉输注 d1～d3;顺铂 75 mg/m²,静脉输注 d1;每 3 周重复,共 4～6 个周期。

5. EP 方案　依托泊苷 80 mg/m²,静脉输注 d1～d3;顺铂 80 mg/m²,静脉输注 d1;每 3 周重复,共 4～6 个周期。

6. EP 方案　依托泊苷 100 mg/m²,静脉输注 d1～d3;顺铂 25 mg/m²,静脉输注 d1～d3;每 3 周重复,共 4～6 个周期。

7. EC 方案　依托泊苷 100 mg/m²,静脉输注 d1～d3;卡铂 AUC＝5～6,静脉输注 d1;每 3 周重复,共 4～6 个周期。

8. EL 方案　依托泊苷 100 mg/m²,静脉输注 d1～d3;洛铂 30 mg/m²,静脉输注 d1;每 3 周重复,共 4～6 个周期。

9. IP 方案　伊立替康 60 mg/m²,静脉输注 d1、d8、d15;顺铂 60 mg/m²,静脉输注 d1;每 4 周重复,共 4～6 个周期。

10. IP 方案　伊立替康 65 mg/m²，静脉输注 d1、d8；顺铂 30 mg/m²，静脉输注 d1、d8；每 3 周重复，共 4~6 个周期。

11. IC 方案　伊立替康 50 mg/m²，静脉输注 d1、d8、d15；卡铂 AUC=5 静脉输注 d1；每 4 周重复，共 4~6 个周期。

12. EC+斯鲁利单抗方案　输注顺序：斯鲁利单抗，继之卡铂，之后依托泊苷。斯鲁利单抗 4.5 mg/kg 静脉输注 d1（首次输注时间至少持续 60 min，如耐受性良好，随后的输注时间至少持续 30 min）；卡铂 AUC=5 静脉输注 d1（最高剂量不超过 750 mg）；依托泊苷 100 mg/m²，静脉输注 d1~d3；每 3 周重复，共 4 个周期。4 个周期后斯鲁利单抗 4.5 mg/kg 维持治疗，每 3 周重复，直至疾病进展或毒性不可耐受。

## 二、复发 SCLC 的治疗

### （一）小细胞肺癌的二线治疗

1. ≤6 个月复发　Ⅰ级推荐：①拓扑替康（1 类），②参加临床试验。Ⅱ级推荐：伊立替康（2A 类），紫杉醇（2A 类），多西他赛（2A 类），吉西他滨（2A 类），口服依托泊苷（2A 类），长春瑞滨（2A 类），替莫唑胺（2A 类），曲拉西利或 G-CSF（拓扑替康前预防应用）（2A 类）。Ⅲ级推荐：苯达莫司汀（2B 类）。

2. >6 个月复发：选用原方案*。

注：*不适用于一线应用免疫靶向药物治疗的患者，对于使用 Atezolizumab 或 Durvalumab 维持治疗>6 个月后复发的患者，建议再次使用卡铂+依托泊苷或顺铂+依托泊苷。

### （二）小细胞肺癌的三线及以上治疗

PS=0~2 推荐治疗方法如下。

Ⅰ级推荐：安罗替尼（2A 类）

Ⅱ级推荐：参加临床试验，纳武利尤单抗（2A 类）；帕博利珠单抗（2A 类）。

**附：复发 SCLC 常用的治疗方案**

拓扑替康：1.25 mg/m² 静脉输注，d1~d5，每 3 周重复。或 2.3 mg/m² 口服给药，每日 1 次，d1~d5，每 3 周重复。

安罗替尼：12 mg 口服给药，每日 1 次，d1~d14，每 3 周重复。

纳武利尤单抗：240 mg 静脉输注（输注时间超过 30 min），d1，每 2 周重复，直至疾病进展或毒性不可耐受。

帕博利珠单抗：200 mg 静脉输注（输注时间超过 30 min），d1，每 3 周重复，直至疾病进展、毒性不可耐受或 24 个月。

## 三、复合型 SCLC 的治疗

复合型 SCLC 局限期、广泛期。Ⅰ级推荐及Ⅱ级推荐:治疗方案参照纯 SCLCb。Ⅲ级推荐:①治疗后病灶缩小者,建议进行多学科团队讨论,临床判断可完全切除者,可考虑手术治疗(3 类)。②合并腺癌成分的 C-SCLC,建议进行基因检测,伴有驱动基因突变者,可考虑靶向治疗(3 类)。③治疗耐药后鼓励重复活检(3 类)。④鼓励参加临床试验。

注:①复合型 SCLC(combined small-cell lung cancer,C-SCLC),即 SCLC 中混合其他不同病理类型,如 NSCLC、变异体或至少含有 10% 的大细胞癌成分。②纯 SCLC(pure small cell lung cancer,P-SCLC),即不混合有 NSCLC 成分的 SCLC。

## 四、转化性小细胞肺癌的治疗

风险预测:Ⅲ级推荐:检测血清 NSE、pro-GRP(3 类)。

治疗:系统快速进展。Ⅱ级推荐:标准的 SCLC 化疗方案(3 类)。

局部缓慢进展或系统缓慢进展:Ⅲ级推荐,标准的 SCLC 化疗方案后继续原 EGFR-TKI+局部治疗(3 类)。

## 五、放疗并发症的处理

### (一)放射性肺损伤

RTOG 分级处理方法如下。

0 级:无异常。Ⅰ级推荐:嘱患者注意个人起居卫生,勿感冒。

1 级:轻度干咳或活动时呼吸困难。Ⅰ级推荐:观察,嘱患者注意个人起居卫生,勿感冒。

2 级:持续咳嗽需要麻醉性镇咳药/轻度活动时呼吸困难,但无静息时呼吸困难。Ⅰ级推荐:无发热,密切观察(可考虑对症治疗+抗生素);有发热,CT 上有急性渗出性改变者或有中性粒细胞比例升高者,对症治疗+抗生素(可考虑糖皮质激素)。Ⅱ级推荐:酌情痰检排除病原体感染,定期进行自我症状监测,复查血氧饱和度和复诊,跟踪症状变化、胸部体检、重复血氧饱和度及胸部 CT。

3 级:剧烈咳嗽,麻醉性镇咳药无效或静息时呼吸困难/临床或影像学有急性肺炎证据/需间断性吸氧,有时需激素治疗。Ⅰ级推荐:糖皮质激素+抗生素+对症治疗,必要时吸氧。Ⅱ级推荐:按需进行血培养、痰培养等病原学检查;监测主诉变化和体格检查、血氧饱和度(静止和活动状态下);及时复查胸部 CT、血液检查、肺功能。Ⅲ级推荐:行支气管镜或支气管镜肺泡灌洗。

4 级:严重呼吸功能不全或需持续吸氧或者辅助通气。Ⅰ级推荐:糖皮质激素+抗生素+对症治疗+机械通气支持。Ⅱ级推荐:按需进行血培养、痰培养等病原学检查;监测血氧饱和度及胸部 CT。Ⅲ级推荐:行支气管镜或支气管镜肺泡灌洗。

（二）放射性食管炎

0级:无症状。

1级:轻度吞咽困难或吞咽疼痛,需用表面麻醉药、非麻醉药镇痛或进半流质饮食。Ⅰ级推荐:改变饮食,可以使用氢氧化铝、氢氧化镁及含铝制剂的混悬液。

2级:中度吞咽困难或吞咽疼痛,需麻醉药镇痛或进流质饮食。Ⅰ级推荐:应用以利多卡因、制霉菌素、糖皮质激素及庆大霉素为基础的混合液;质子泵抑制剂可以减轻胸骨后烧灼感;钙通道阻滞剂可以缓解痉挛;发现细菌及真菌念珠菌感染,口服制霉菌素和氟康唑治疗。Ⅱ级推荐:酌情进行食管造影等检查。

3级:重度吞咽困难或吞咽疼痛,伴脱水或体重下降大于15%,需鼻胃饲或静脉输液补充营养。Ⅰ级推荐:应用以利多卡因、制霉菌素、糖皮质激素及庆大霉素为基础的混合液;质子泵抑制剂可以减轻胸骨后烧灼感;钙通道阻滞剂可以缓解痉挛;发现细菌及真菌念珠菌感染,口服制霉菌素和氟康唑治疗。Ⅱ级推荐:酌情进行食管造影等检查。

4级:完全梗阻,溃疡、穿孔或瘘管形成。Ⅰ级推荐:应用以利多卡因、制霉菌素、糖皮质激素及庆大霉素为基础的混合液;质子泵抑制剂可以减轻胸骨后烧灼感;钙通道阻滞剂可以缓解痉挛;发现细菌及真菌念珠菌感染,口服制霉菌素和氟康唑治疗。Ⅱ级推荐:请消化内科等科室会诊,考虑食管支架介入治疗。

（三）放射性心脏损伤

0级:无症状。Ⅰ级推荐:治疗前推荐检查心电图(ECG)和检测脑利尿钠肽(BNP)、心梗标志物(肌酸激酶和肌钙蛋白);轻度异常者治疗期间密切随访。

1级:无症状但有客观心电图变化证据;或心包异常,无其他心脏病证据。Ⅰ级推荐:治疗前推荐检查ECG和检测BNP、心肌梗死标志物(肌酸激酶和肌钙蛋白);轻度异常者治疗期间密切随访,必要时心内科会诊。

2级:有症状,伴心电图改变和影像学上充血性心力衰竭的表现,或心包疾病,无须特殊治疗。Ⅰ级推荐:暂停放疗,请心内科积极处置基础疾病(心力衰竭、心房颤动等);主动控制心脏疾病相关因素(包括高血压、高脂血症、吸烟和糖尿病等)。

3级:充血性心力衰竭,心绞痛,心包疾病,对治疗有效。Ⅰ级推荐:立即停止放疗,请心内科会诊;完善ECG检查、心肌损伤标志物(肌酸激酶和肌钙蛋白)、炎性标志物[C反应蛋白(CRP)、白细胞计数(WBC)];心脏彩超或MRI检查;心电监护;对症吸氧、营养心肌、强心、小剂量激素、利尿、镇痛、心包穿刺等。

4级:充血性心力衰竭,心绞痛,心包疾病,心律失常,对非手术治疗无效。Ⅰ级推荐:立即停止放疗,请心内科会诊;完善ECG检查、心肌损伤标志物(肌酸激酶和肌钙蛋白)、炎性标志物(CRP、WBC等);心脏彩超或MRI检查;心电监护;对症吸氧、营养心肌、强心、小剂量激素、利尿、镇痛、心包穿刺等。

（四）放射性皮肤损伤

RTOG分级如下。

0级:皮肤无变化。Ⅰ级推荐:做好宣传教育,穿宽松衣服,保持多汗处干燥。

1级:滤泡样暗色红斑或脱发,干性脱皮,出汗减少。

2级:触痛性或鲜色红斑,片状湿性脱皮或中度水肿。

3级:皮肤皱褶以外部位的融合性湿性脱皮,凹陷性水肿。

4级:溃疡,出血及坏死。Ⅰ级推荐:做好宣传教育,穿宽松衣服,保持多汗处干燥。

无溃疡者:可考虑乳膏类外用,如喜疗妥、硫糖铝软膏、比亚芬乳膏,涂抹照射野局部。每天2~3次(放疗前2h和放疗后半小时禁用),每次用温水毛巾轻轻蘸洗局部,然后涂上药膏,轻轻按摩以利于皮肤吸收。

皮肤破溃者:暂停放疗,可持续呋喃西林液湿敷,再予重组人表皮生长因子衍生物(金因肽)每4~6h喷涂创面1次。注意伤口消毒及换药。

### (五)放射性口咽黏膜炎

0级:无症状。Ⅰ级推荐:嘱患者注意口腔卫生。

1级:充血/可有轻度疼痛,无须镇痛药。

2级:片状黏膜炎或有炎性血清血液分泌物,或有中度疼痛,需镇痛药。

3级:融合的纤维性黏膜炎/可伴重度疼痛,需麻醉药。

4级:溃疡、出血、坏死。Ⅰ级推荐:保持口腔清洁;表皮生长因子(如金因肽)可促进黏膜修复;合并感染时可考虑使用抗菌药物;必要时使用镇痛药;注意营养支持治疗。Ⅱ级推荐:应用苄达明漱口水预防放射性口腔黏膜炎。

## 六、随访

### (一)局限期

第1~2年每3个月随访1次,第3年每6个月随访1次,3年以上每年随访1次。

Ⅰ级推荐:病史,体格检查;胸部、腹部、盆腔增强CT,头颅增强MRI(第1年每3~4个月1次,第2年每6个月1次),全身骨扫描(每6个月~1年1次),颈部及锁骨上淋巴结彩超;吸烟情况评估(鼓励患者戒烟)。

Ⅱ级推荐:胸部、腹部、盆腔平扫CT,头颅增强CT,血常规、血生化(肝功能、肾功能、电解质),外周血肿瘤标记物(包括NSE和pro-GRP)。

### (二)广泛期

第1年每2个月随访1次,第2~3年每3~4个月随访1次,第4~5年每6个月随访1次,5年以上每年随访1次。

Ⅰ级推荐:病史,体格检查;胸部、腹部、盆腔增强CT,头颅增强MRI(脑转移患者每2个月1次,无脑转移患者每3~6个月1次),局部CT或MRI检查(骨转移患者),全身骨扫描(每6个月~1年1次),颈部及锁骨上淋巴结彩超;吸烟情况评估(鼓励患者戒烟)。

Ⅱ级推荐:胸部、腹部、盆腔平扫 CT,头颅增强 CT,血常规、血生化(肝功能、肾功能、电解质),外周血肿瘤标记物(包括 NSE 和 pro-GRP)。

注:症状恶化或新发症状者,即时随访。头颅检查首选头颅增强 MRI,不适合 MRI 者可行头颅增强 CT 检查。血液学检查适合有临床指征者。

## 七、小细胞肺癌的放疗

### (一)靶区设定原则

有关最佳放疗靶区设定仍有争论。以往的放疗野为原发肿瘤,同侧肺门淋巴结及相应纵隔淋巴结,未受累的锁骨上淋巴结则不给予放疗。现在倾向于将肿瘤和受累的淋巴结作为放疗靶区给予较高的剂量,而不扩展放射野,主要认为这有可能降低放疗并发症,对于同步化放疗的患者更为显著。放疗靶区原发病灶的设定是依照化疗后病变范围制定 GTV,纵隔及肺门淋巴结转移靶区按化疗前受累淋巴结区域勾画,包全受累的淋巴结区,仅作部分高危区淋巴结预防。如一开始第一周期行同步放化疗,那么靶区设定按原发病灶及受累淋巴结进行累及野勾画。目前不做对侧肺门和双侧锁骨上区预防照射。研究显示依照化疗后的肿瘤病灶靶区制定放疗野是适合的,肿瘤的复发率无差异,可以减轻毒副反应而不降低疗效。建议采用三维适形放疗、调强放疗。以期提高疗效,减轻毒副反应。

### (二)放疗技术及靶区设定

1. CT 模拟定位首先要考虑肿瘤活动度

(1)先模拟机下定位:确定治疗靶区的大致中心,观察呼吸活动度,确定 ITV。

(2)CT 定位:①上叶癌或肺上沟癌用头颈肩罩,其余用胸部体罩。②扫描范围:环甲膜到第 2 腰椎,包括可评价的正常器官,如全肺等(锁骨上转移者,上界达下颌骨),部分患者如孤立病灶、下叶或病变活动度大者建议 4DCT 定位。

2. 靶区勾画　勾画靶区,包括 GTV、GTV-nd、CTV、PTV。医生勾画正常组织,包括脊髓、双肺、心脏、肝脏、双肾、食管及可评价的正常器官(包全正常组织如心脏、肺及脊髓等)。肺内病变在肺窗上勾画,纵隔病变在纵隔窗上勾画,GTV 要包括病变毛刺。

(1)大体靶区(GTV):定位 CT 影像上可见的大体肿瘤范围或气管镜下所见病灶,包括原发病灶和肺门纵隔转移的淋巴结。如行诱导化疗后,原发灶按化疗后的病灶勾画,转移淋巴结按疗前的受累区域勾画(附图6)。

(2)临床靶区(CTV):GTV 外扩 5 mm(同步放化疗)或 8 mm(化疗后),疗前受累区域转移淋巴结外扩 5 mm。术后放疗的患者照射纵隔及肺门淋巴引流区如中央型病变包括残端瘤床。

(3)计划靶区(PTV):ITV+CTV+摆位误差(三维外扩 5 mm)。应根据各单位实际测量情况确定,中国医学科学院肿瘤医院采用三维外扩 5 mm。

(4)脑预防照射(PCI):全脑水平对穿照射,射野建议颅骨外放 1 cm,技术为整体挡铅或 MLC。建议采用三维 CT 模拟定位,做二维计划进行全脑预防照射。评价晶体及正常组织保护区域及剂量线分布(附图 7)。

3. 照射技术及治疗计划

(1)照射技术:胸部靶区建议采用三维适形或调强放疗技术。脑预防建议三维 CT 定位,二维计划实施。

(2)剂量与分次:胸部处方剂量按照 95% PTV 剂量给予 Dt 60 ~ 70 Gy/30 ~ 35 f,如有条件可以进行 Dt 45 Gy/3 周(1.5 Gy,每日 2 次)。术后放疗的患者给予 Dt 50 ~ 54 Gy/25 ~ 27 f。PCI 建议化放疗全部治疗结束后 1 个月内进行。PCI 剂量推荐:全脑 Dt 25 Gy/10 f。

4. 放疗计划评估 治疗计划完成后应由医师与物理师共同评价放疗计划,包括对靶区剂量的评价及正常组织受量的评估。除根据剂量体积直方图(DVH)观察靶区及正常组织受量外,还需检查每个层面剂量曲线的分布,及时调整不适宜的热点和冷点。

对于靶区要求至少 95% PTV 达到处方剂量,PTV 剂量范围为 93% ~ 107%,PTV 接受 <93% 的处方剂量的体积<3%,PTV 接受>110% 的处方剂量的体积<20%,PTV 外不出现 >110% 的处方剂量。由于实际操作中因肿瘤体积、剂量及正常组织等原因有时难以取舍,临床医师根据经验,综合利弊后制订出最适合患者的治疗计划。

5. 正常组织限制剂量 见表 1-15。

表 1-15 正常组织限制剂量

| 部位 | 单纯放疗 | 同步放化疗 | 术后放疗 |
|---|---|---|---|
| 脊髓 | 45 Gy | 45 Gy | 45 Gy |
| 肺 | $V_{20} < 30\%$ | $V_{20} < 28\%$ | 肺叶切除 $V_{20} < 20\%$<br>全肺切除 $V_{20} < 10\%$ |
| 心脏 | $V_{30} < 40\%$<br>$V_{40} < 30\%$ | $V_{30} < 40\%$<br>$V_{40} < 30\%$ | $V_{30} < 40\%$<br>$V_{40} < 30\%$ |
| 食管 | $V_{50} < 50\%$ | $V_{50} < 50\%$ | $V_{50} < 50\%$ |
| 肝 | $V_{30} < 30\%$ | | |
| 肾 | $V_{20} < 40\%$ | | |

6. 同步放化疗药物及剂量 推荐 EP 方案,剂量与内科化疗剂量相同。局限期推荐同步放化疗或 1 ~ 2 个周期诱导化疗后同步放化疗。一般情况差者可行序贯放化疗。

(三)局限期小细胞肺癌的放疗

放化疗联合在提高生存率方面明显优于单独化疗。因此,局限期小细胞肺癌的治疗是以化疗为基础,配合胸部放射治疗的综合治疗。目前随着更多有效的化疗药物的出现和肿瘤内科学的发展,全身治疗在控制亚临床转移灶方面取得了显著疗效,随着小细胞肺癌患者的生存期得到延长，局部失败变得非常重要，更需要有效的方法来降低局部复发的危险性。许多学者进行了大量的临床试验，以求找到最佳的放射剂量、放射范围、次数以及开始照射时间。

1. 照射剂量 50%～60%以上的患者化疗后通常会出现胸部复发，给予胸部照射显得尤为重要。通常的放射剂量为45～50 Gy，但是对于更高剂量的放疗目前还没有一项前瞻性的随机试验可以评价。因此，胸部放疗的最佳剂量仍存在争议。早期加拿大癌症中心的研究显示，168例经交替及序贯化疗3个周期的患者，分别给予37.5 Gy/（15 f·3周）（HD）与25 Gy/（10 f·2周）（SD）两组，完全缓解率SD组为65%，HD组为69%。中位局部病变无进展时间两组分别为SD组38周和HD组49周（$P=0.05$），显示随着放射剂量增加提高了胸部无进展的生存率。MCH分析70—80年代收治的154例局限期小细胞肺癌，放射治疗剂量从1974—1977年30～40 Gy至1978—1986年提高到44～52 Gy。分析照射剂量与局部复发率的关系，50 Gy、45 Gy、40 Gy、35 Gy、30 Gy组的2.5年局部和区域失败率分别为37%、39%、49%、79%、84%。50 Gy组与35 Gy组比较，$P<0.05$。该研究结果显示局部控制率随剂量增加而提高的趋势。美国东部肿瘤协作组Intergroup0096的一项临床试验，对417例局限期小细胞肺癌进行了随机分组治疗。所有病例均接受了4个周期的EP方案化疗，并于化疗第一周期即开始总剂量为45 Gy同期胸腔放射。超分割组处方剂量45 Gy/1.5 Gy，每日2次，对照组处方剂量45 Gy/1.8 Gy，每日1次。结果超分割组和对照组中位生存期分别为23个月及19个月，更高的5年生存率（26% vs 16%）和更低的局部复发率（36% vs 52%），但3级以上急性放射性食管炎的发生率明显上升（27% vs 11%），晚期肺毒性两组无明显差异。据此研究显示如条件允许，建议对一般情况较好的局限期SCLC患者行超分割放疗。

该试验结果未说明较高剂量的常规放射与超分割放射疗效是否相同。目前欧美多个肿瘤协作组已研究提高常规放射总剂量是否可获得与每日2次超分割放疗相同疗效的随机临床试验。目前对最佳剂量临床上尚无有力的证据和明确的答案，2016年欧洲肿瘤协作组CONVERT研究发表的Ⅲ期随机对照结果，常规分割和超分割组的生存无统计学差异，2年OS率分别为51%和56%。期待RTOGO538结果。SCLC因对放疗较敏感，过去曾认为胸部放疗总剂量不需超过50 Gy。而在Intergroup0096研究中，对照组行45 Gy/1.8 Gy，每天1次后胸内失败率高达75%，提高胸部放疗剂量可能改善局部控制并影响总生存。RTOG9712研究的结果认为局限期小细胞肺癌患者同步放化疗时放疗的MTD为61.2 Gy，CALGB39808研究和CALGB30002研究结果表明同步放化疗中胸部常规分割放疗的处方剂量可达70 Gy，NCCN指南推荐在常规分割下将胸部放疗的剂量提升至60～70 Gy。

2. 放射治疗次数 多年来临床上开展了对提高局部治疗强度的研究（改变剂量分割）。加速超分割照射技术正适合应用于SCLC，因其细胞增殖快。理论上应用加速超分割照射能够提高治疗增益。根据一些Ⅱ期临床结果，同期放化疗合并超分割放疗，中位生存期在18～27个月，2年生存率在19%～60%，局部控制率为32%～91%，显示出了较好的前景。Intergroup trial 0096通过东部肿瘤协作组（ECOG）与RTOG的研究，417例局限期小细胞癌随机分为超分割治疗组（HFX），分别给予总剂量 Dt 45 Gy/（30 f·3 周）（1.5 Gy，每日 2 次，间隔 4~6 h）与常规分割治疗组（Standard-RT），每天照射 1 次 Dt 45 Gy/（1.8 Gy·5 周）。两组均在治疗的第 1 天同时应用 EP 方案化疗，化疗共 4 个周期。全部病例均随诊 5 年以上。显示超分割与常规放疗合并同期化疗，其中位生存期 20 个月，2 年无进展生存率 40%。HFX 组生存率高于单次放疗组，毒性反应主要为骨髓抑制和食管炎，尚可耐受（表 1-16）。

表 1-16　超分割和常规分割治疗的结果（IntergroupTrial 0096）

| 项目 | 每天 1.8 Gy | 每天 1.5 Gy | $P$ |
| --- | --- | --- | --- |
| 病例数 | 206 | 211 | |
| 中位生存期/月 | 19 | 23 | |
| 2 年生存率 | 41% | 47% | |
| 5 年生存率 | 16% | 26% | 0.04 |
| 无复发生存率 | 24% | 29% | 0.10 |
| 局部失败率 | 52% | 36% | 0.06 |
| 局部+远处转移失败率 | 23% | 6% | 0.005 |
| 3 级食管炎 | 11% | 27% | <0.001 |

3. 放疗靶区勾画原则　胸部放疗的范围是按化疗前还是化疗后的靶体积照射一直有争议。但在部分问题上已取得了共识：如果第一周期开始同步放化疗，那么就按原发病灶的大小勾画 GTV，纵隔淋巴结或肺门淋巴结按受累的淋巴结区勾画 GTV-nd；如果诱导化疗后的病变，原发病灶靶区应依照化疗后的病灶勾画，纵隔淋巴结靶区按照化疗前受侵淋巴结区域勾画。目前较少的前瞻性研究和几项回顾性研究显示，依照化疗前的肿瘤范围与化疗后的肿瘤范围制定放疗靶区，肿瘤的复发率无差异。

根据 Arriagada、Kies 及 Mayo Clinic 的研究，按照化疗后的照射体积不影响肿瘤的局部控制率。Liengs 等回顾性分析 Mayo Clinic 治疗的 59 例局限期 SCLC 治疗失败原因与治疗体积的关系，诱导化疗前肿瘤体积设计照射野 28 例，诱导化疗后肿瘤体积照射野 31 例。全组 19 例出现胸腔内复发为最早复发部位，化疗前肿瘤体积照射组 9/28，化疗后肿瘤体积照射组为 10/31。复发部位均为野内复发。笔者认为按照化疗后肿瘤体积照射不增加照射野边缘失败和放射野外胸腔失败。Kies 等报道了对 SCLC 照射体积的随机对照研究结果，也是一项早期关于照射体积的随机对照研究。将化疗后的患者随机分为大野照射（化疗前体积）和小野照射（化疗后体积），可分析病例 191 例。远期生存率和复发形式两组无明显差别（表 1-17、表 1-18）。同时发现按化疗前体积照射比化疗后体积照射的并发症及正常组织损伤要明显增加。

表 1-17 照射体积与生存期和缓解期

| 组别 | 病例数 | 中位生存期/周 | 缓解期/周 |
|---|---|---|---|
| 大野照射 | 93 | 51 | 31 |
| 小野照射 | 98 | 46 | 30 |
| $P$ | | 0.73 | 0.32 |

表 1-18 照射体积与严重并发症

| 项目 | 大野照射 | | | 小野照射 | | |
|---|---|---|---|---|---|---|
| | S | LT | F | S | LT | F |
| 食管炎 | 1 | 0 | 0 | 2 | 0 | 0 |
| 放射性肺炎 | 4 | 0 | 1 | 2 | 1 | 0 |
| 血小板计数 | 2 | 1 | 0 | 0 | 0 | 0 |
| 白细胞计数 | 32 | 15 | 2 | 27 | 7 | 1 |

注:S. 严重的(severe);LT. 威胁生命的(life threatening);F. 致死性的(fatal)。

Lichter 等综述了局限期小细胞肺癌的照射剂量和照射体积,提出降低照射体积不但不影响治疗结果,重要的是,降低照射体积可以更好地提高照射剂量。对侧肺门和锁骨上区的预防照射对局部控制率和生存率均无帮助。有关最佳放疗靶区的争论主要集中在两点,一是如何选择靶区,过去标准的放疗野是包括原发肿瘤至外缘 1.0～1.5 cm,同侧肺门淋巴结及相应纵隔淋巴结,未受累的锁骨上淋巴结则不给予放疗。现在倾向于将肿瘤和受累的淋巴结作为放疗靶区给予较高的剂量,而不扩展放射野,主要认为这有可能降低放疗并发症,对于同步化放疗的患者更为显著。二是放疗靶区是依照化疗前的病灶制定还是依照化疗后的病灶制定,目前缺乏这方面的前瞻性研究,几项回顾性研究显示,依照化疗前的肿瘤与化疗后的肿瘤制定放疗靶区,肿瘤的复发率无差异。这些研究表明,依照化疗后的肿瘤病灶靶区制定放疗野是适合的,可以减轻毒副反应而不降低疗效。三维适形放疗、调强放疗正处于研究中,以期提高疗效,减轻毒副反应。

治疗推荐:局限期患者宜采用同期放化疗的治疗模式。化疗方案推荐 4～6 个周期的顺铂联合 VP16 方案;累及野放疗应于第一或第二个化疗周期起使用;放疗方案可采用超分割放疗(单次分割剂量 1.5 Gy,每日 2 次,总剂量 45 Gy),但也可使用较高剂量的常规分割剂量(1.8～2.0 Gy,总剂量 60 Gy)。经这种联合方案治疗可获>80% 的完全缓解率,提高中位生存期及 5 年无瘤存活率。

国内中山肿瘤医院的随机研究,85 例局限期患者诱导化疗 2 周期后随机分为化疗前及化疗后靶区照射组,两组间局部失败率无明显差异(28.6% *vs* 31.6%)。NCCTG 关于放疗分割模式的随机对照研究入组患者均依照化疗后病灶射野,90 例局部失败患者中仅7 人发生野外复发。采用三维适形和调强技术是否可仅照射转移淋巴结目前仅有部分小样本单臂研究,尚无定论。荷兰一项Ⅱ期临床研究中仅照射 CT 表现异常的淋巴结,孤立淋巴结复发率为 5%;另一项Ⅱ期临床研究中,其孤立淋巴结复发率为 11%,高于预期。而采用 PET-CT 确定靶区的一项包含 60 例患者Ⅱ期临床研究中孤立淋巴结复发率仅 3%。由于目前证据数量及效力不足,建议进行累及野靶区勾画即可,仅注意部分高位区域淋巴结预防。

4.放化疗的结合模式和放疗介入时间 胸部放射治疗的时机这个问题曾存在过争议。针对何时开始胸部放疗这一论题展开的临床试验结果不一,尤其在未使用化疗方案的情况下。1987 年由美国癌症和白血病组(CALGB)发表的临床试验结果显示,在以 CAV 为基础的化疗完成后开始胸腔放射较同期放化疗略具优势。然而,3 项应用 EP 化疗方案的随机试验却证实同期放化疗的疗效显著优于序贯放疗。因此,当局限期小细胞肺癌应用以 PDD 为基础的化疗方案时,胸腔放疗应于化疗的早期开始。

综合放疗和化疗联合应用有 3 种方式:①序贯治疗;②交替治疗;③放疗化疗同时进行。同期放化疗的优势在于制定的靶区范围更加准确;缩短总治疗时间;治疗强度提高及放疗和化疗的协同作用。缺点是治疗毒性增加,主要是放射性食管炎和骨髓抑制,有时影响患者进入下一个治疗过程及难于评价肿瘤对化疗的反应。随着 PE 方案作为 SCLC 的标准化疗方案的应用,多数临床研究认为 PE 方案化疗同时合并放射治疗是可以耐受的,并被广泛接受。

Muray 对放疗和化疗联合应用的时间间隔与治疗疗效的关系进行了荟萃分析。虽然该项荟萃分析不是为特定的时间-顺序治疗模式设计的,也不能明确具体一种模式的优越之处,并且许多研究中涉及不同的综合治疗模式(如早期交替治疗与后期的序贯治疗),但其结果仍具有重要的参考价值,见表 1-19。

表 1-19 放疗和化疗间隔时间的荟萃分析

| 间隔时间/周 | 平均间隔时间/周 | 病例数 | 3 年无进展生存率/% |
|---|---|---|---|
| 0 ~ 2 | 0 | 426 | 18.9 |
| 3 ~ 5 | 4 | 304 | 22.2 |
| 6 ~ 10 | 9 | 376 | 14.1 |
| 11 ~ 19 | 17 | 453 | 12.7 |
| ≥20 | 20 | 388 | 13 |
| 从不 | n/a | 493 | 6.7 |

目前有超过 7 个放射治疗时间和顺序的Ⅲ期临床研究。Murray 等报道了加拿大国立肿瘤研究所(NCIC)的随机对照研究,比较早放射治疗(化疗开始后的第 3 周进行)和晚放射治疗(化疗开始后的第 15 周进行)对预后的影响,化疗采用 CAV/EP 交替。虽然两组的局部控制率相同(55%),远期疗效早放射治疗组优于晚放射治疗组,3 年、5 年、7 年生存率分别为 26%、22%、16% 和 19%、13%、9%($P=0.013$)。

Jeremic 等报道的研究结果,103 例患者随机分为早放疗组和晚放疗组,放疗同时合并 EP 方案化疗分别在第 1 天和第 42 天开始,放疗给予 54 Gy/(36 次·4 周)(1.5 Gy,每日 2 次)。早放疗组优于晚放疗组,局部复发率分别为 42% 和 65%;5 年生存率分别为 30% 和 15%。

JCOG9104 研究对比了同步放化疗与序贯放化疗之间的疗效,患者均接受 45 Gy/1.5 Gy 每日两次胸部放疗及 EP 方案化疗,结果显示同步放化疗有提高治疗有效率的趋势,延长患者的中位生存期(19 个月 vs 26 个月),并提高 5 年生存率(27% vs 16%),但 3 级以上血液学毒性明显增多(88% vs 54%)。目前推荐对一般情况较好的局限期患者行同步放化疗。

根据现有临床研究证据,有关放射治疗的时间顺序可总结为以下几点:①放射治疗提高局限期 SCLC 的生存率与治疗的时机有关,即与化疗结合的时间关系。②在同时放化疗的模式中,虽然放射治疗的最佳时间尚不确定,加拿大、日本和南斯拉夫的研究证据支持在治疗疗程的早期给予放疗。③没有证据支持在化疗全部结束以后才开始放射治疗。④对一些特殊的临床情况,如肿瘤巨大,合并肺功能损害,阻塞性肺不张,2 个周期化疗后进行放疗是合理的。这样易于明确病变范围,缩小照射体积,患者能够耐受和完成放疗。

当放疗早给予并且与化疗同时应用,化疗药物的同步化与放射的共同作用,不仅放射非常敏感的细胞,那些放射不太敏感的或高度增殖的细胞同样将被杀灭。Murry 提出在同时放化疗中,放疗的最佳时间应该是在化疗开始后的 6 周以内给予。超过上述时间肿瘤加速再增殖将会增加,产生治疗抗拒的细胞克隆。早放疗指放疗在化疗的第一周期或第二周期开始,此治疗方法在北美的许多研究中心和多中心临床研究中已被采纳作为标准治疗方案。总的来说,胸腔放疗越早越好;同步放化疗优于序贯治疗;超分割放疗优于常规分割放疗,最佳剂量及容积需要在以后的试验中证实。

多项随机研究及大样本荟萃分析对比治疗早期开始放疗与晚期开始放疗对疗效的影响。SpiroSG 报告的荟萃分析结果显示采用以铂类为基础的化疗方案的患者明显从早放疗中获益(相对危险度=1.30),而不含铂化疗方案的患者早晚放疗生存无明显差异。De Ruysscher 的荟萃分析结果表明同步放化疗患者 30 d 内完成放疗能明显提高 2 年和 5 年生存率,但治疗毒性发生率明显高于晚放疗组。该作者在另一项荟萃分析中提出 SER 概念,定义为从化疗开始至放疗结束的时间,SER ≤30 d 的患者总生存率更高,且 SER 与局控率存在相关性;但短 SER 与严重放射性食管炎的发生率呈高相关。2012 年韩国的临床Ⅲ期研究,入组 219 例患者。EP 方案从第一周期化疗开始放疗及第三周期开始放疗比较,Dt 52.5/(25 f·5 周)+PCI,中位生存时间 24.1 个月 vs 26.8 个月,PFS 为 12.2 vs 12.1,CR 为 36% vs 38%,食管炎为 45% 及 37%。化疗、放疗综合治疗是局限期小细胞肺癌的基本治疗模式,同期化放疗在国内外已被广泛接受。推荐同时化疗/放疗的治疗策略,若采用序贯化放疗,建议诱导化疗以 2 个周期为宜。已经有研究结果显示,延迟放疗开始时间降低治疗疗效。

### （四）广泛期小细胞肺癌的放疗

小细胞肺癌在肺癌中占 15% ~ 20%，近年来欧美国家发病率呈下降趋势，60% ~ 70% 的患者在初诊时即为广泛期病变。未经治疗的广泛期患者中位生存期仅 2 ~ 4 个月。目前以 4 ~ 6 周期含铂类药物化疗为主要治疗模式，然而预后很差，标准方案化疗 4 ~ 6 周期有效率 60% ~ 80%，1 年内大约 80% 以上的患者病情复发，中位生存期仅 9 ~ 10 个月。5 年生存率 2% 左右。广泛期患者脑转移多见约达 50% 以上，是影响患者生存及生活质量的重要因素之一。近年来国内外研究表明，全身治疗中加入局部治疗手段如胸部放疗、全脑预防照射可能改善预后。

由于过去研究方向主要针对全身治疗手段。然而 20 余年的研究结果显示，无论应用高剂量化疗、增加巩固化疗周期数、新药的应用及靶向治疗等均无法改善广泛期患者的预后。2007 年发表于新英格兰的一项 Ⅲ 期临床随机对照研究，对 286 例化疗有效的广泛期患者随机分为脑预防照射（PCI）组及对照组，结果表明行 PCI 可显著降低 1 年脑转移的发生率（14.6% vs 40.4%）并显著提高 1 年生存率（27.1% vs 13.3%）。虽缺乏其他针对性研究证据的支持，PCI 已被 NCCN 指南推荐作为广泛期小细胞肺癌标准治疗的一部分。

广泛期小细胞肺癌患者经全身化疗后大部分可缓解，然而 1 年内超过 80% 患者会发生局部区域失败，严重影响患者长期生存和生活质量。进行胸部放疗理论上可减少局部失败，同时有可能改善长期生存。90 年代进行的几项广泛期 SCLC 胸部放疗随机对照可能受样本量有限、化疗方案为非含铂类药物方案等因素影响，研究结果不尽相同，因此胸部放疗并未广泛应用。近年来国内外一些回顾性研究在局部放疗的研究上有一定进展。2009 年美国一项大宗的回顾性预后因素分析研究显示，进行胸部放疗的广泛期小细胞肺癌患者总生存率、中位生存期均较未行放疗者好。陈东福等于 2006 年回顾分析 180 例广泛期小细胞肺癌患者，加入放疗与单化疗相比，2 年生存率明显提高（19.7% vs 7.8%），中位生存时间延长了 5 个月（11 个月 vs 6 个月）。2011 年 Zhu 等回顾分析了广泛期小细胞肺癌化疗后加入胸部放疗，结果也表明治疗中包含胸部放疗者 2、5 年生存率高于单纯化疗者（36.0% vs 16.9%，10.1% vs 4.6%）。2016 年张文珏等分析了 130 例 IMRT 治疗广泛期病变的疗效，此研究针对化疗有效的患者进行胸部放疗，结果显示中位生存 18 个月，1、2 年生存率分别为 72.3%、38.3%。1999 年 Jeremic 等报道了单中心随机对照研究，采用目前标准的 PE 化疗方案，109 例 3 个周期化疗后有效的广泛期小细胞肺癌随机分为试验组和对照组，试验组行加速超分割同期低剂量 CE 方案化疗，对照组行 2 个周期 PE 方案化疗。试验组 1、2 年生存率分别为 65%、38%，1 年局部无复发生存率 80%；对照组 1、2 年生存率分别为 46%、28%，1 年局部无复发生存率 60%。2012 年报告的一组小样本前瞻性研究结果表明对化疗有反应的广泛期患者，胸部放疗可降低有临床症状的局部失败发生率。加拿大一项小样本前瞻性研究认为行胸部放疗能改善广泛期患者有症状局部失败率，另一项国外回顾分析认为胸部放疗可改善广泛期小细胞肺癌患者 LC 率。我院进行的 Ⅱ 期小样本非对照前瞻研究，对 4 ~ 6 个周期化疗后化疗有效的广泛期患者行 PCI 和计划性胸部放疗的安全性和有效性研究,共入组 30 例患者,1 年生存率 71%,本组获得了理想的生存获益。与 Jeremic 等研究结果相当;进一步肯定对经选择、预后较好的广泛期小细胞肺癌患者积极进行原发灶放疗可提高局部控制,并改善长期生存。根据国内外有关广泛期患者预后因素分析研究结果,卡氏评分≥80、不吸烟、≥4 个周期化疗、较高社会经济地位、女性、亚裔为改善预后的因素。

广泛期小细胞肺癌进展迅速,目前国外正在进行的相关研究采取的胸部放疗处方剂量多为短程大分割,如 45 Gy 分 15 次、40 Gy 分 10 次或 30 Gy 分 10 次。因缺乏类似设计的前瞻性研究结果,不良反应报道较少。欧美正在进行两项随机研究对照研究拟进一步明确胸部放疗在广泛期 SCLC 治疗中的作用。其中荷兰 CREST 研究的中期结果显示胸部放疗可改善化疗有效广泛期 SCLC 的中位无进展生存时间,1 年生存率无明显差别(33% vs 28%,P=0.066),但 2 年生存率放疗组显著提高(13% vs 3%,P=0.004)。张文珏的回顾性文章患者中位生存期 18 个月,1、2 年生存率明显高于荷兰研究,除存在病例选择差异外,放疗剂量差异可能也是本组患者预后较好原因。目前国外正在进行的 RTOGO937 与 CREST 研究拟采用随机对照研究进一步阐明胸部放疗在广泛期小细胞肺癌中的作用。

由于局限期 SCLC 研究结果认为胸部放疗剂量提高可改差 LC 及预后,NCCN 指南推荐胸部放疗剂量尽可能达到 60~70 Gy。广泛期 SCLC 胸部放疗因研究较少,应用相对较少,尚无针对放疗剂量的研究。部分国外治疗中心建议行短程、稍大分割放疗,如 CREST 随机对照研究采用 30 Gy 分 10 次;加拿大研究采用 40 Gy 分 15 次。本次研究根据既往临床经验,绝大部分患者采用了安全性较高的常规分割放疗。将患者根据 LQ 模型标准化后进行剂量分析,结果提示在一定范围内提升胸部放疗剂量可改善患者 PFS 率,也能提高生存率。说明对部分广泛期 SCLC 患者,相对积极的胸部放疗对延缓疾病进展、提高长期生存有积极作用。其中仅有 11 例胸部放疗 EQD2 剂量未达 50 Gy,而国外研究采用的剂量分割 EQD2 值多<50 Gy,这可能是本组患者预后较好的原因。

广泛期 SCLC 靶区勾画无针对性研究,多依照局限期 SCLC 的靶区制定原则。本研究中所有患者 GTV 均依照疗后影像学资料显示的病灶勾画,并参考化疗前淋巴结侵犯范围勾画 CTV,不做预防性淋巴结区照射。依照本研究的结果及经验,患者首次治疗失败及累计治疗失败部位均以远处失败为主,局部失败中 84.6% 为单纯靶区内复发,单纯靶区外复发仅占 7.7%,表明无必要对目前的靶区范围进一步扩大。加拿大研究中仅将化疗后残存病灶外扩一定安全界作为照射靶区,而未包括初诊时累及的淋巴结引流区。该研究发生于靶区外累积局部区域失败率达 21.8%,提示治疗前存在的转移淋巴结在化疗后达到影像学 CR 区域仍可能潜伏亚临床病灶,仅照射残存病灶靶区涵盖不足。

目前对于广泛期小细胞肺癌仍应以化疗为主,积极寻找和探索更新更好的化疗药物和方案,提高患者疗效及生存率,应根据患者的具体情况,予以局部放疗,如原发灶及纵隔淋巴结、脑转移、骨转移及严重的上腔静脉压迫征的患者。所有经根治性化疗或联合放化疗后达部分或完全缓解的患者,考虑接受预防性全脑放射治疗。脑转移的全脑放疗通常给予 Dt 30~40 Gy/[(10~15) f·(2~3)周],预防性全脑放射治疗给予 Dt 25 Gy/

(10 f·2 周)。对于骨转移放射治疗:给予 Dt 30 Gy/(10 f·2 周)。上腔静脉压迫征可结合原发病灶给予姑息性减轻症状或足量放疗。对部分广泛期小细胞肺癌化疗后达部分或完全缓解的有效患者,全身状态良好者对局部病变进行放疗,给予 Dt 50 ~ 60 Gy/[(25 ~ 30) f·(5 ~ 6 周)]。

### (五)全脑预防照射

小细胞肺癌脑转移发生率高,约有 10% 以上的患者初诊时已有脑转移,诊疗过程中为 40% ~ 50%,存活 2 年的患者有 60% ~ 70% 出现脑转移,而尸检时脑转移灶发现率可高达 80%,且随患者存活时间延长风险不断增高。由于血脑屏障的作用,标准化疗的剂量很难使颅内达到有效的药物浓度,且化疗有效的患者脑转移率并未下降。因此预防性全脑放疗在预防脑转移的治疗中承担了更为重要的作用。

一直以来全脑放疗(WBRT)是脑转移的标准治疗,可有效缓解症状,提高肺癌治愈率,改善生存。Aupérin 等包括 7 个随机对照研究的 Meta 分析显示,全脑预防照射(prophylactic cranial irradiation,PCI)可显著降低放化疗后达 CR 的局限期 SCLC 脑转移发生率(59% vs 33%),提高 3 年生存率达 5.4%(15.3% vs 20.7%),且延长无病生存期。另一项 Meert 荟萃分析 12 项随机研究,其中化疗后 CR 的局限期患者行 PCI 能够改善生存,降低脑转移的发生率,也得到了相似的结果。那么广泛期小细胞肺癌脑转移发生率明显高于局限期,因其预后差,进展迅速,既往认为广泛期患者无必要行全脑预防照射。2007 年发表一项 EORTC 的多中心Ⅲ期随机对照研究,结果表明 PCI 可使治疗有效的广泛期 SCLC 患者,PCI 可降低 1 年有症状脑转移的发生率(40.4% vs 14.6%)并提高 1 年总生存率(27.1% vs 13.3%)。NCCN 指南对广泛期小细胞肺癌初始治疗后获得 CR 及 PR 的患者推荐全脑预防照射。目前 PCI 已成为治疗有效的 SCLC 标准治疗方案,NCCN 指南推荐的 PCI 处方剂量为 Dt 25 Gy/(2.5 Gy·10 f)。关于行 PCI 的理想时机目前尚无定论,共识为应避免与化疗同时进行,以免增加毒性,2017 年柳叶刀杂志发表了日本的一项Ⅲ期研究,广泛期行 PCI 及观察组比较,结果显示 PCI 组并没有明显获益。今后还需要进一步研究。建议放化疗全部治疗结束后行脑 MRI 检查,如未发生脑转移建议一个月内进行脑预防治疗为佳。

Auperin 荟萃研究的亚组分析结果提示更高剂量的 PCI 可能进一步降低脑转移风险,但对总生存无明显影响。2009 年发表的联合多中心随机对照研究共入组了 720 例患者,随机分为常规剂量组[25 Gy/(2.5 Gy·10 f)]和高剂量组[36 Gy/(2 Gy·18 f)],高剂量组部分采用超分割[36 Gy/(1.5 Gy·24 f),每日 2 次]。未发现常规剂量组与高剂量组患者的在脑转移发生率上的差异,高剂量组出现 2 年生存率的降低(42% vs 37%,P = 0.05)以及 3 年内的神经毒性增加。RTOG0212 研究将化疗后 CR 的患者随机分为常规剂量组、高剂量组。高剂量组再次随机分为常规分割组和高剂量超分割组。高剂量未降低脑转移风险,患者神经毒性增加,超分割未能起到降低神经毒性的作用。除剂量外,年龄、大分割照射(单次剂量 ≥ 3 Gy)和同步化疗的患者更易出现神经精神的改变。

全脑放疗后出现的神经系统症状,可分为急性、亚急性及晚期放射性反应。急性反应发生在放疗中的几周内,主要表现为在放疗中与脑水肿相关的头痛、恶心呕吐及神经受损症状。亚急性反应是指放疗结束后 1~6 个月内的神经症状,主要为困倦、短期记忆受损及神经脱髓鞘症状,产生类似于 Lhermitte 征的症状。晚期放射性反应发生在放疗 6 个月以后,包括智力下降、记忆下降、性格改变等。Slotman 等对 286 名广泛期小细胞肺癌患者行 PCI 后的健康相关生活质量(health-related quality of life,HRQOL)及治疗后症状进行了随访分析,结果显示治疗后 6 个月的 HRQOL 从治疗后基线的 93.7% 降到 60%,6 周时的情感功能及 3 个月时的认知功能下降最明显。近年研究还发现 PCI 后对长期生存患者的认知功能会产生影响,多数患者放疗半年后认知功能及记忆能力明显下降。所以 PCI 引起的晚期神经不良反应日渐被人们重视。研究表明 WBRT 损伤了海马回的神经干细胞,进而影响海马回功能及脑组织修复,是引起记忆力减退等认知功能障碍的主要因素。随着放疗技术发展,尤其是 IMRT 等先进放疗技术的推广应用,放疗范围成功避让出海马回以保护神经干细胞的想法成为可能。

海马回主要的功能是形成新的记忆,并参与学习的过程,对于神经功能及记忆学习功能有重要的维持及修复作用。已有多项研究报道海马回及邻近范围转移发生率较低(1.1%~3.3%)。动物及临床试验均表明放疗可损伤海马回功能,有回顾分析显示双侧海马回接受 EQD2<7.3 Gy 的照射可不造成明显功能损害。保护海马回的全脑放疗是否可改善神经功能损害是近年研究的方向。RTOGO933 研究进行了初步的探索、入组 113 例患者,结果与历史对照相比,HVLT-R DR 和 QOL 评分改善明显。进一步研究发现全脑放疗后损伤海马回是引起语言记忆力减退等认知功能障碍的主要原因。在欧美国家,近年来开展了在全脑放疗时对海马回区进行保护的研究,目的是改善患者的认知功能,通过采用 IMRT 或容积旋转调强放射治疗技术(VMAT)技术,初步研究了保护海马回区的全脑照射的可行性。对于 Tomotherapy 技术的探索不多。国外对于保护海马回区的全脑照射,主要集中在放疗所知对认知功能的毒性的探索和保护海马回区全脑照射的可行性方面。

海马回区躲避的放疗技术,海马回的解剖位置位于侧脑室外侧,颞叶腹内侧方,部位深在,过去常规放疗技术难以实现对海马回的减量保护。由于精确放疗技术手段的发展,其技术可以躲避海马回区域,进而使该区剂量降低,而不影响患者认知功能,实现海马回区域的保护(附图 8)。

中国医学科学院肿瘤医院前期研究显示接受保护海马回治疗后,患者近期不良反应有所改善,6 个月时未出现认知功能下降,同时无海马回区的转移;但由于样本量较小及随访时间较短,仍在开展后续临床研究。目前全球多个中心仍在开展该方面的Ⅲ期临床试验。PCI 推荐用于初始治疗后获得完全和部分缓解的局限期患者,对于伴有多种合并症及 PS 评分差或有精神功能受损的患者不推荐 PCI 治疗。总之,PCI 能降低脑转移发生率,提高生存率,改善生活质量。当然,单独的作用也是有限的,只有很好地控制原发病灶,对于提高生存时间才有意义。如条件允许,PCI 照射时进行海马回保护的螺旋断层放射治疗系统(TOMO)放疗技术。在现有的放疗技术中,HT、常规 IMRT、质子 IMRT、VMAT

等技术得出了相似结论,均可有效降低海马回区放疗剂量,其中以 HT 技术最优。对患者能否通过保护海马回、降低神经功能损伤,进而从中受益仍需今后临床研究来证实。

## 八、小细胞肺癌新药治疗探索

以复杂难懂的肿瘤发生发展机制,短暂的生存期和治疗进展微乎其微著称的肿瘤界的顽疾——小细胞肺癌经历了 30 余年的沉寂,随着免疫治疗、小分子抗血管治疗的进展,迎来了 SCLC 一线、三线及以上治疗的突破。随着新药的不断发展,生物信息学的进步,检测手段日新月异的更迭,SCLC 的研究继续向前推进,免疫治疗和小分子抗血管药物新的探索方向,新型的化疗药物,PARP 抑制剂、Aurora 激酶抑制剂、B 淋巴细胞 2(BCL-2)抑制剂、LSD1 抑制剂将为 SCLC 带来更多治疗选择;分子分型的探索,肿瘤进展机制和肿瘤微环境的研究,让 SCLC 的精准治疗充满希望。

### (一)小细胞肺癌免疫治疗

自从 2018 年 Nivolumab 凭借 checkmate032 研究打破 SCLC 治疗沉寂,成为首个 SCLC≥三线治疗选择以来,pembrolizumab 也依据 keynote028 和 keynote158 的汇集分析数据成为 SCLC≥三线治疗的又一生力军。Impower133 研究作为广泛期 SCLC 一线治疗里程碑式研究,改写了顺铂/卡铂联合依托泊苷 30 年稳居广泛期 SCLC 一线标准治疗地位的历史,而 CASPIAN 研究中 durvalumab 联合化疗以史上系统治疗最长的 OS 数据,也获得广泛期 SCLC 一线治疗适应证。形成了两个 PD-1 抑制剂和两个 PD-L1 抑制剂分别引领 SCLC 后线和一线治疗的新格局。免疫治疗依旧是 SCLC 研究炙手可热的领域,新的研究结果纷纷呈现。广泛期 SCLC 免疫一线治疗的研究热度持续不减,今年 ASCO 会议上 KEYNOTE-604,ECOG-ACRINEA5161 研究(nivolumab),CASPIAN 研究更新的 OS 结果和 durvalumab + tremelimumab + 化疗四药治疗组的数据备受瞩目。ECOG-ACRINEA5161 研究是 nivolumab+标准化疗(铂类/依托泊苷) vs 标准化疗一线治疗广泛期 SCLC 的 II 期研究,研究根据性别和乳酸脱氢酶是否高于正常进行分层,该研究的主要终点为 PFS,次要终点为 OS、ORR 和严重不良事件(AE)的情况。从 2018 年 5 月开始到 2018 年 12 月,来自美国的研究中心,共 160 例患者,145 例适合的患者接受了治疗,在接受治疗的患者中,nivolumab 联合化疗组和化疗组中位的 PFS 分别为 5.5 个月和 4.7 个月(HR=0.68,$P$=0.047),达到了该研究的主要终点。nivolumab 联合化疗组和化疗组中位的 OS 分别为 11.3 个月和 9.3 个月(HR=0.73,$P$=0.14),两组患者的 OS 没有显著的统计学差异,ORR 分别为 52.29% 和 47.71%。这项研究的 AE 情况,治疗相关的 3/4 级 AE 在 nivolumab 联合化疗组和化疗组分别为 77% 和 62%,两组患者因 AE 导致治疗中断的分别为 6.21% 和 2.07%。目前,10 例患者仍然在进行 nivolumab 维持治疗,两组患者中与治疗无关的致死性 AE 相似,分别为 9 例和 7 例。研究认为,nivolumab 联合标准化疗改善了广泛期 SCLC 一线治疗的 PFS,nivolumab 联合标准化疗的毒性是可以耐受的,而且是容易管理的。

Keynote604 研究与 IMpower133 研究相似,是一项随机双盲安慰剂对照的 3 期研究,比较的是 pembrolizumab 联合标准化疗(卡铂或者顺铂/依托泊苷)与安慰剂联合标准化疗一线治疗广泛期 SCLC 的疗效和安全性。这项研究纳入的是新诊断的未进行系统治疗的 ECOG 评分 0 ~ 1 分Ⅳ期小期细胞肺癌患者,脑转移的患者在入组之前需要已经完成脑部放疗至少 14 d,而且神经系统症状要稳定至少 7 d。研究按照顺铂 *vs* 卡铂,ECOG 为 0 *vs* 1,乳酸脱氢酶高于正常值还是低于正常值进行分层。完成 4 个周期治疗获得 CR 和 PR 的患者研究者决定是否接受 PCI 治疗。患者提供肿瘤组织标本进行 PD-L1 检测,本研究采用的是 22C3 抗体,这项研究对 PD-L1 阳性的定义是联合阳性得分≥1,联合阳性评分是指 PD-L1 阳性细胞(肿瘤细胞,淋巴细胞和巨噬细胞)与肿瘤细胞总数之比×100。研究的主要终点为 PFS 和 OS,次要终点包括 ORR,缓解持续时间(DOR),AE 的情况。这项研究中 453 位患者被随机化,pembrolizumab 联合化疗组为 228 例,安慰剂联合化疗组为 225 例,pembrolizumab 联合化疗和安慰剂联合化疗组分别有 223 例和 222 例接受了至少 1 剂研究治疗。从患者的基线特征看,患者在年龄、性别、ECOG 评分、吸烟状态、乳酸脱氢酶水平、肝转移的情况是均衡的,pembrolizumab 联合化疗组脑转移患者占 14.5% 和化疗组分占 9.8%。pembrolizumab 联合化疗组 PDL1 联合评分≥1 的 38.6%,化疗组占 43.1%。这项研究进行了 2 次中期分析。第二次中期分析时,在意向治疗人群中,pembrolizumab 联合化疗组和化疗组中位的 PFS 分别为 4.5 个月和 4.3 个月,HR = 0.75,P = 0.002 3,达到了预设的单边的 P = 0.004 8;在最终分析时,pembrolizumab 联合化疗组和化疗组中位的 PFS 分别为 4.8 个月和 4.3 个月,HR = 0.75,中位的 OS 分别为 10.8 和 9.7 个月,HR = 0.80,P = 0.0164,但是最终的 OS 没有满足预设的 P = 0.0128。两组患者 12 个月的 OS 率分别为 45.1% 和 39.6%,24 个月的 OS 率为 22.5% 和 11.2%,pembrolizumab 联合化疗组在 OS 率方面具有优势。在 ORR 方面,pembrolizumab 联合化疗组和化疗组分别为 70.6% 和 61.8%,DOR 分别为 4.2 个月和 3.7 个月。从安全性看,治疗导致的任何级别的 AE,pembrolizumab 联合化疗组与化疗组分别为 100% 和 99.6%,3 ~ 4 级不良反应是 76.7% *vs* 74.9%,5 级的 AE 两组分别为 6.3% *vs* 5.4%,pembrolizumab 联合化疗组和化疗组因 AE 导致治疗终止的分别为 14.8% *vs* 6.3%。需要治疗的免疫相关的所有级别的 AE,pembrolizumab 联合化疗组和化疗组分别为 24.7% 和 10.3%,其中 3/4 级的分别为 7.2% 和 1.3%。研究认为:pembrolizumab 联合化疗显著改善了一线治疗广泛期 SCLC 的 PFS,尽管与化疗相比,pembrolizumab 联合化疗一线治疗 ES-SCLC 的 OS 没有获得的预测的统计学差异,但是从 OS 的风险比来看是有获益趋势的。

今年 ASCO 会议上 CASPIAN 研究更新最终的 OS 结果。2019 年世界肺癌大会公布结果时,OS 的成熟度为 63%,本次 ASCO 会议,数据截至 2020 年 1 月 27 日,中位随访 25.1 个月,OS 的成熟度为 82%。最新的结果显示 D+EP 组,EP 组中位 OS 分别 12.9 个月和 10.5 个月,HR = 0.75,P = 0.003 2,D+EP 组 12 个月和 24 个月的 OS 率分别为 52.8% 和 22.2%,EP 组 OS 率分别为 39.3% 和 14.4%,可以看到 D+EP 治疗能够为 ES-SCLC 带来持续的 OS 获益。更新的 PFS,D+EP 组和 EP 组分别分为 5.1 个月和 5.4 个月,D+EP 组 12 个月和 24 个月的 PFS 率分别为 17.9% 和 11.0%,EP 组分别为 5.3%

和 2.9%。本次会议同时发布了 D+T+EP vs EP 的数据:D+T+EP 组和 EP 组中位的 OS 分别为 10.4 个月和 10.5 个月,D+T+EP 治疗并没有优于化疗 HR=0.82,P=0.045 1(预设 P≤0.041 8),但是在 12 个月和 24 个月的 OS 率方面 D+T+EP 组分别为 43.8% 和 23.4%,EP 组分别为 39.3% 和 14.4%,D+T+EP 治疗在 12 个月和 24 个月的 OS 率方面是优于 EP 治疗的。D+T+EP 方案和 EP 方案治疗中位的 PFS 分别为 4.9 个月和 5.4 个月,12 个月的 PFS 率,D+T+EP 方案在数值上更高,两组分别为 16.9% 和 5.3%(HR=0.84,95% CI 为 0.70~1.01)。从毒性看,D+EP、D+T+EP 和 EP 组中,所有级别的 AE 率分别为 98.1%,99.2% 和 97%,3/4 级的 AE 率分别为 62.3%、70.3% 和 62.8%,因 AE 而停药的患者比例为 10.2%、21.4%、9.4%,因 AE 导致死亡的患者比例为 4.9%、10.2%、5.6%,需要治疗的免疫相关 AE 分别为 20.0%、36.1% 和 2.6%。研究认为:与 EP 相比,D+EP 能够为 ES-SCLC 持续的 OS 获益,进一步巩固了 D+化疗作为 ES-SCLC 一线治疗的新标准,然而在 D+EP 的基础上增加 tremelimumab 并没有带来额外的生存获益,反而增加了毒性。

随着新的免疫一线治疗广泛期 SCLC 的数据的公布,PD-L1 抑制剂和 PD-1 抑制剂一线治疗 ES-SCLC 呈现冰火两重天的局面,Atezolizumab 联合化疗,Durvalumab 联合化疗一线治疗的新标准的地位依然稳固,但 keynote604 研究的结果确实也让广泛期 SCLC 一线免疫治疗掀起波澜也引发了关于 SCLC 免疫一线治疗如何进行的思考。

从目前的广泛期 SCLC 一线免疫治疗的几项研究中看到,研究人群,研究设计,治疗周期,研究药物,后续治疗方面的细微差异与几项研究没有获得一致的结果有关。然而我们从这几项研究的 OS 曲线也看到,免疫联合化疗的优势在 6 个月内并未显现,而免疫治疗在 1 年,2 年 OS 率的改善是得益于免疫维持治疗的作用还是免疫治疗持久的疗效?从 CheckMate451 研究中并没有看到免疫维持治疗带来 OS 的获益,当前筛选出能够从免疫治疗中获益的人群更为至关重要。目前的几项研究已经开始了这方面的探索,PD-L1 表达和 TMB 是免疫治疗常探索两个标志物,SCLC 中 PD-L1 的表达(无论是肿瘤细胞的还是肿瘤细胞、免疫细胞联合的)都不能预测免疫联合化疗一线治疗 SCLC 的疗效,TMB 也同样未能预测 SCLC 免疫联合化疗的疗效,在包括 SCLC 队列的一项 KEYNOTE028 研究发现 T 细胞炎症基因表达谱能够预测免疫治疗疗效,在今年 ASCO 上一项来自埃默里大学的研究对 61 例 SCLC 和类癌进行了 RNA 测序分析,按照转录因子的 SCLC 分型,发现 T 细胞炎症基因表达谱富集在 Y 亚型中,而且在 Y 亚型有显著的 T 细胞受体重排,提示 Y 亚型的 SCLC 可能是免疫治疗获益的患者。

另外在广泛期 SCLC 免疫一线治疗也需要探索新的更高效的治疗模式。最近一项研究通过对 SCLC 患者的新鲜肿瘤组织标本和基因工程鼠模型的分析发现,SCLC 肿瘤组织中浸润的 NK 细胞的浸润显著减少,而且 NK 细胞浸润减少显著地促进了 SCLC 的转移。通过促进 IL-5,抑制 TGF-β 信号活化 NK 细胞,增加免疫细胞浸润,增加 DC 细胞数量,而且与抗 PD-1 抑制剂联合可以发挥协同作用,延长鼠模型的生存时间,减少 SCLC 鼠模型的转移。这项研究提示在 SCLC 的免疫治疗中活化 NK 细胞是充满前景的治疗策略。例如 TGF-β 抑制剂,靶向 TGF-β 和 PD-L1 的双特异性抗体 M7824,阻断 $CD8^+T$ 和

NK 细胞上抑制性受体 NKG2A 的药物是值得在 SCLC 进行探索。

T 细胞免疫球蛋白和免疫受体酪氨酸抑制基序结构域（TIGIT）是另一免疫检查点，TIGIT 在 CD4$^+$T 细胞，效应 CD8$^+$T 细胞和 NK 细胞中高表达，CD155 表达在肿瘤细胞表面，是 TIGIT 的配体，NK 和 T 细胞表面的 TIGIT 结合，它们对肿瘤细胞的杀伤作用就会被抑制。CD155 也与 CD226 结合，CD226 下游信号发挥免疫活化功能，CD155 与 TIGIT 的亲和力更强，从而减弱 CD226 的下游信号活性，PD-1 信号抑制 CD226 的磷酸化，使 CD226 信号受到抑制，同时抑制 PD-1 信号途径和 TIGIT 信号途径发挥协同作用 TIGIT 抑制剂联合+PD-L1+化疗。目前在广泛期 SCLC 一项 Tiragolumab+Atezolizumab+CE *vs* Placebo+Atezolizumab+CE 一线治疗的随机双盲安慰剂对照Ⅲ期研究正在进行。SCLC 中免疫与分子靶向药物的联合也是研究的热点，SCLC 中内源性 DNA 损伤是由 DDR 进行修复的，抑制 DDR 导致细胞质 DNA 释放，通过第二信使活化 STING 信号促进炎症相关基因转录表达（IFN-β，IL-5，10 表达），T 细胞募集以及增加肿瘤细胞 PD-L1 的表达，DDR 抑制剂与 PD-1/PD-L1 抑制剂联合与同样也发挥协同作用。在 Olaparib 联合 durvalumab 治疗多瘤种的Ⅱ期 basket 研究中包含了 SCLC 队列，初步的结果发现，在非选择人群中免疫联合 PARP 抑制剂并未给 SCLC 带来更多的惊喜，但是在 1 例存在 *BRCA*1 突变的患者中获得了 CR 的疗效。既往研究中也发现，PARP 抑制剂治疗 SCLC 需要选择人群，哪些标志物能够更准确地预测免疫联合 PARP 抑制剂的疗效还需探索。另外研究还发现 MYC 抑制剂能够促进 MYC 蛋白降解，加速 MYC/MAX 异二聚体瓦解，使 T 细胞、CD8$^+$T，CD4$^+$T，B 细胞，树突细胞，NK 细胞浸润增加，下调 Treg 细胞，PD-L1 表达上调，肿瘤生长抑制，MYC 抑制剂联合免疫治疗也将是潜在发挥协同作用。此外是联合针对免疫微环境或免疫调节某一成分或某一环节的药物，比如联合 OX40 激动剂，LAG-3 抑制剂等治疗在 SCLC 也是改善 SCLC 患者生存的策略。

免疫治疗与抗血管治疗联合实现对肿瘤微环境的双重调节。在 SCLC 鼠模型中 anti-VEGF/anti-PD-L1 联合治疗有更显著的肿瘤缓解和控制，能够改善生存。在今年的 AACR 会议上公布了卡瑞利珠单抗联合阿帕替尼治疗广泛期 SCLC 二线的多中心、两阶段Ⅱ期研究，研究剂量探索阶段纳入 18 例患者，根据安全性和初步疗效选择卡瑞利珠单抗剂 200 mg，阿帕替尼 375 mg 连续口服作为扩增剂量，扩增阶段纳入 41 例患者。总体患者、敏感复发患者、耐药复发患者的 ORR 分别为 33.9%、35% 和 33.3%；PFS 分别为 3.6 个月、3.6 个月和 2.7 个月；OS 分别为 8.4 个月、9.6 个月和 8.0 个月；常见的≥3 级毒性是高血压和手足综合征。这项研究是首次针对 SCLC 进行了的免疫联合抗血管治疗的探索，研究发现卡瑞利珠单抗联合阿帕替尼治疗对铂类治疗复发的 SCLC 具有良好的抗肿瘤活性，敏感复发和耐药复发患者均可获益，而且免疫联合抗血管药物治疗的毒性可以接受。

随着免疫治疗为广泛期 SCLC 和复发 SCLC 带来新的治疗选择，局限期 SCLC 的免疫治疗也开始了探索，在局限期 SCLC 放化疗后的巩固免疫治疗以及放化疗同步免疫治疗的研究正在进行，这些研究可能成为未来改变局限期 SCLC 治疗格局的基础。

### (二)抗血管治疗在 SCLC 的探索

虽然免疫治疗建立了为 SCLC 三线及后线治疗标准,但是 nivolumab 和 pembrolizumab 在中国尚未在 SCLC 获得适应证。安罗替尼是我国自主研发的小分子多靶点抗血管药物,在多靶点抗血管药物中安罗替尼对 VEGFR-2 抑制活性较强,而且对血小板衍生生长因子受体(PDGFR)和 FGFR 通路同样具有强烈的抑制作用,同时对介导多条信号通路的 c-kit 也表现出现较强抑制作用,体外研究证实安罗替尼对 SCLC 细胞系有较好的抑制作用。

ALTER1202 研究是一项安罗替尼治疗三线及三线以上 SCLC 的随机,双盲、安慰剂对照、多中心的Ⅱ期研究,研究的主要终点为 PFS。由国内 11 家研究中心共同参完成,研究纳入 120 例患者,安罗替尼治疗组 81 例,安慰剂治疗组 38 例。2018 年世界肺癌大会(WCLC)首次公布结果,研究发现安罗替尼组中位 PFS 是 4.1 个月,安慰剂组是 0.7 个月,与安慰剂相比,安罗替尼能显著延缓三线及后线 SCLC 的疾病进展,够降低 81% 的疾病进展风险。在 PFS 亚组分析中,几乎所有的亚组都能从安罗替尼治疗中的 PFS 的改善。治疗相关毒性中 3 级以上的毒性中最常见的是高血压,但通过降压药物容易控制和管理。基于这样的结果,2019 年 9 月 NMPA 批准安罗替尼三线治疗小细胞肺癌的适应证,这也是我国首个获批的 SCLC 三线治疗药物。在 2019 年的 ESMO 上这项研究更新了 OS 结果,截至 2019 年 4 月 4 日 OS 的成熟度达 78.2%,安罗替尼与安慰剂治疗三线及以上 SCLC 的 OS 分别为 7.3 个月和 4.9 个月,安罗替尼能够降低 47% 的死亡风险,而且在 6 个月和 12 个月的 OS 率方面安罗替尼显著优于安慰剂治疗。更新的 OS 进一步证实安罗替尼能够使三线及以上治疗的 SCLC 获得 OS 的改善。此外,2019 年 WCLC 上还公布了这些研究的两个重要亚组数据。一个是脑转移亚组的结果,研究发现即使是存在脑转移的经多线的治疗的 SCLC 患者也有从安罗替尼治疗中获益的趋势,两组中位的 PFS 分别为 3.8 个月和 0.8 个月,中位的 OS 分别为 6.1 个月和 2.6 个月,同样脑转移患者接受安罗替尼治疗有更好的疾病控制率,两组分别为 71.4% 和 11.1%;另一个亚组是既往接受胸部化疗的患者,安罗替尼组有 46 例患者,安慰剂组有 22 例患者纳入了分析。研发发现安罗替尼和安慰剂组治疗中位的 PFS 分别为 5.49 个月和 0.69 个月,安罗替尼显著优于安慰剂组。中位的 OS 分别为 9.49 个月和 4.89 个月,同样也有 OS 获益的趋势。同时也看到,在既往接受胸部放疗的患者中,接受安慰剂治疗的 PFS 和 OS 与总体人群的 PFS 和 OS 相似,而接受安罗替尼治疗的患者中位 PFS 和 OS 在数值上超过了总体数据。提示在 SCLC 患者中综合治疗的重要性。在疾病控制率(DCR)方面同样是安罗替尼更具优势,两组 DCR 分别为 73.9% 和 9.09%。2020 版的小细胞肺癌诊疗指南中将安罗替尼作为 SCLC 三线及以上治疗的Ⅰ级推荐。目前 SCLC 三线及以上治疗中 ALTER1202 研究是唯一一项与安慰剂对照的获取阳性结果的多中心研究,尤其是填补了我国 SCLC 三线及后线治疗的空白,成为中国 SCLC 后线治疗触手可及的治疗选择。

安罗替尼在 SCLC 领域的研究也正在从后线向一线,从单药向联合治疗进行更深入的探索。今年 ASCO 会议上报告了一项安罗替尼联合化疗一线治疗广泛期 SCLC 的Ⅱ期研究,纳入 27 例患者,初步的结果看到安罗替尼联合化疗具有良好的耐受性,中位的 PFS 达到 9.61 个月,ORR 为 77.78%,免疫联合抗血管治疗是 SCLC 充满前景的治疗策略。安罗替尼联合安罗替尼联合 PD-L1 抑制剂 TQB2450 治疗实体瘤的ⅠB 期剂量探索研究目前已经入组结束。这项研究中纳入了 6 例的经治的 SCLC 患者,3 例患者获得 PR。目前安罗替尼+PD-L1 抑制剂 TQB2450 联合化疗一线治疗 SCLC 的随机Ⅲ期研究正在进行,期待这项研究能够为 ES-SCLC 建立更高效的一线治疗模式。

### (三)化疗新药 Lurbinectedin(PM01183)

自 1996 年 FDA 批准拓扑替康作为 SCLC 二线治疗的标准治疗选择以来,研究者一直在尝试新的药物包括第三代化疗药物、靶向药物,乃至免疫治疗,但迄今没有其他药物能够撼动其二线治疗地位。Lurbinectedin 是一种新型的化疗药物,是海鞘素的衍生物,发挥 RNA 聚合酶Ⅱ抑制剂的作用,与 DNA 小沟共价连接形成加合物,导致 DNA 双链断裂,Lurbinectedin 使 EWS-FLI1 发生核再分配,导致启动子失活,影响致癌基因的转录,诱导凋亡,另外 Lurbinectedin 能够抑制 CCL2、CXCL8、VEGF 的产生,损害单核细胞的黏附和迁移。在临床前的研究中 Lurbinectedin 多铂类耐药的肿瘤具有良好的抗肿瘤活性,而且 RNA 聚合酶Ⅱ在 SCLC 呈高度活化状态是非常治疗靶点。Lurbinectedin 在 SCLC 中进行探索。

一项单臂开放标签的 Lurbinectedin 单药治疗多种实体瘤Ⅱ期多中心篮子研究包含了 SCLC 队列,研究的主要终点研究者评估的 ORR。这项研究中纳入了既往接受一线治疗的 SCLC 患者 105 例,其中中位无化疗间隔<90 d 的 45 例(43%),中位无化疗间隔≥90 d 的 60 例(57%),中位随访 17.1 个月。无化疗间隔<90 d 和中位无化疗间隔≥90 d 患者的 ORR 分别为 35.2%、22.2%、40.5%,DCR 分别为 68.6%、51.1% 和 81.7%。中位的 PFS 分别为 3.5 个月(95% CI 为 2.6 ~ 4.3)、2.6 个月(95% CI 为 1.3 ~ 3.9)和 4.6 个月(95% CI 为 2.8 ~ 6.5);中位的 OS 分别为 9.3 个月(95% CI 为 6.3 ~ 11.8)、5.0 个月(95% CI 为 4.1 ~ 6.3)和 11.9 个月(95% CI 为 9.7 ~ 16.2)。在安全性方面,最常见的 3/4 级毒性包括贫血 9 例(9%),白细胞减少 30 例(29%),中性粒细胞减少 48 例(46%),血小板下降 7 例(7%),粒缺性发热 5 例(5%)。可见在疗效方面,Lurbinectedin 在总体人群的 ORR 优于既往拓扑替康二线治疗 SCLC 几项研究 Meta 分析中 ORR 为 17% 的结果,与拓扑替康Ⅲ期研究中血液毒性的数据相比,Lurbinectedin 血液学毒性相对较低,容易管理,基于这项研究的结果,2020 年 6 月 15 日 FDA 批准 Lurbinectedin 用于二线治疗既往含铂化疗进展后的广泛期 SCLC 患者,成为第二个获批小细胞肺癌二线治疗的药物。目前 Lurbinectedin 联合多柔比星与环磷酰胺、多柔比星+长春新碱或拓扑替康的比较治疗一线含铂化疗失败的小细胞肺癌患者Ⅲ期研究已经完成入组,期待这项研究能够为 SCLC 二线治疗带来新的标准治疗选择。

### (四)PARP 抑制剂

PARP 是 DNA 损伤应答过程中的关键酶,能够检测和标记 DNA 单链损伤,募集相关的蛋白和 DNA 修复酶参与修复 DNA 损伤。当 PARP 功能异常时,损伤的单链 DNA 未能及时修复,并不断累积,导致发生双链 DNA 断裂。如果此时也存在双链 DNA 修复异常,将导致细胞死亡。研究发现 SCLC 中 PARP 蛋白高表达,临床前研究发现 SCLC 细胞系对 PARP 抑制剂非常敏感。PARP 抑制剂在 SCLC 中的研究包括单药和联合治疗。在一项 Talazoparib 治疗实体瘤的 I 期研究中纳入了 23 例复发的 SCLC 患者,有 2 例患者获得 PR,4 例患者疾病稳定(SD),临床获益率达 26%,中位的 PFS 是 11.1 周。而在另一项 SCLC 的伞状研究中包含了 Olaparib 治疗存在同源重组缺陷的复发 SCLC 队列,共有 9 例患者接受 Olaparib 单药治疗,8 例患者可评价疗效,其中有 2 例患者获得了 SD。从这两项研究中看到,PARP 抑制剂单药治疗 SCLC 的疗效非常有限,通过联合策略增加 PARP 抑制剂的疗效也在 SCLC 中进行了探索。在 SCLC 动物模型中发现替莫唑胺联合 PARP 抑制剂优于单药。一项替莫唑胺联合 Veliparib 或者安慰剂治疗复发 SCLC 的 II 期研究中纳入了 104 例患者,研究的主要终点是 4 个月的无进展生存 PFS。在总体人群中,替莫唑胺联合 Veliparib 或者安慰剂在 4 个月的 PFS 率,中位 PFS 和 OS 都没有显著差异。这项研究深入分析了 SLFN11 的表达情况与疗效的相关性,发现 Veliparib 联合替莫唑胺组,与 SLFN11 免疫组化阳性患者有更长的 PFS(5.7 $vs$ 3.6 个月,$P = 0.009$)和 OS(12.2 $vs$ 7.5 个月,$P = 0.014$),替莫唑胺联合安慰剂治疗的疗效与 SLFN11 表达情况无相关性,提示 SLFN11 表达可能是 SCLC 患者能够从 PARP 抑制剂治疗中获益的标志物。而在另一项 Olaparib 联合替莫唑胺治疗复发 SCLC 的 I / II 期研究,纳入了 50 例,ORR 为 41.7%(20/48),PFS 和 OS 分别为 4.2 个月和 8.5 个月。从初步的结果中看到 Olaparib 联合替莫唑胺具有良好的疗效,这项研究同时进行了标志物的探索,发现对 Olaparib 联合替莫唑胺治疗敏感的患者炎症相关基因 $CEACAM1$、$TNFSF10$ 和 $TGIF1$ 在表达水平显著升高。两项研究中发现的能够预测 SCLC 中 PAPR 抑制剂联合化疗疗效的标志物并不同,可能与两项研究设计和治疗策略的差异有关,也提示 SCLC 中 PARP 抑制剂治疗疗效的预测标志物还需要更多的探索。

除了在复发 SCLC,PARP 抑制剂也在 SCLC 一线治疗中进行了探索。Veliparib 或者安慰剂联合顺铂/依托泊苷一线治疗广泛期 SCLC 的随机 II 期研究纳入了 128 例患者,研究发现在总体人群中,在标准化疗的基础上增加 Veliparib 并没有给患者带来 PFS 和 OS 的改善,进一步的亚组分析中发现男性且 LDH 高于正常的患者接受 Veliparib 联合标准化疗可以获得 PFS 的改善。但目前对于这部分患者能够从 Veliparib 联合标准化疗中获益缺少合理的分子机制的解释,从现有的研究看 PARP 抑制剂治疗 SCLC 需要在选择人群中进行,但还有些大量的研究去明晰 SCLC 中 PARP 抑制剂疗效预测标志物。

### (五)Aurora 激酶抑制剂

Aurora 激酶是有丝分裂的关键调节因子,其异常表达与基因组不稳定密切相关。Aurora-A 能够抑制 MYCN 的降解,而 MYC 家族基因能够直接上调 Aurora 激酶的表达。动物模型发现存在 MYC 异常的 SCLC 对 Aurora 激酶抑制治疗更敏感。Aurora 激酶抑制剂 Danusertib 治疗多种实体瘤的 2 期研究中纳入 ≥ 二线治疗 SCLC 患者 18 例,2 例患者获得 PR，Danusertib 在经治 SCLC 见到初步的抗肿瘤活性。Alisertib 是一种选择性 Aurora-A 抑制剂，单药对复发 SCLC 的 ORR 为 21%，中位的 PFS 为 2.1 个月。Alisertib 在复发 SCLC 初步的结果令人鼓舞，临床前的研究发现 Alisertib 与紫杉醇发挥协同作用。在此基础上开展了一项 Alisertib 联合紫杉醇或者安慰剂联合紫杉醇二线治疗 SCLC 的 II 期研究，共纳入 178 例患者。Alisertib 联合紫杉醇治疗组和安慰剂联合紫杉醇治疗组中位的 PFS 分别为 3.32 个月和 2.17 个月，两组没有显著的差异（$P = 0.113$），而在耐药复发患者中两组的 PFS 分别为 2.86 个月和 1.68 个月，Alisertib 联合紫杉醇能够显著改善耐药复发 SCLC 的 PFS（$P = 0.037$）。Alisertib 联合紫杉醇与安慰剂联合紫杉醇在 OS 上没有显著差异。在这项研究中进行了标志物探索性分析，发现 c-Myc 免疫组化阳性表达患者接受 Alisertib 联合紫杉醇获得 PFS 显著改善，基于 ctDNA 的 NGS 分析发现存在细胞周期调节相关基因异常（*CDK*6，*Rbl*1，*Rbl*2，*RB*1）的患者接受 Alisertib 联合紫杉醇治疗能够显著改善 PFS 和 OS，这与 alisertib 作为有丝分裂抑制剂扰乱细胞周期进程的作用机制相一致。存在 c-Myc 异常的患者常常对化疗缺失应答，这也可能是在这项 2 期研究中耐药复发患者接受 alisertib 联合紫杉醇治疗有更好的 PFS 的原因。最近在临床前研究中，通过筛选也发现在不同瘤种的多种细胞系中 RB1 和 AURK 表现出一种合成的致死关系。提示 *RB*1 缺失会导致纺锤体组装检查点的过度活跃，*RB*1 缺失的肿瘤可能是 AURK 治疗的靶点。

## （六）BCL-2 抑制剂

凋亡途径异常与肿瘤发生发展密切相关。BCL-2 家族蛋白是重要的凋亡调节蛋白，包括发挥抗凋亡作用的蛋白：BCL-2，BCL-XL，BCL-W，MCL-1；发挥促凋亡作用的蛋白：Bax，Bak，Bid，Bim。研究发现 55% ~90% 的 SCLC 存在 BCL-2 异常表达，而且 BCL-2 高表达、Bax 低表达、BCL-2/Bax>1 的患者预后不良。BCL-2 家族蛋白是 SCLC 潜在的治疗靶点。靶向 BCL-2 家族的药物在 SCLC 的研究在早期探索阶段，存在明显的血液学毒性需，而且 BCL-2 抑制剂单药或者联合化疗非常有限，提示 BCL-2 抑制剂在 SCLC 需要在选择人群中开展研究。有研究发现 BCL-2 是 SCLC 发生发展相关的转录因子 ASCL1 下游的靶基因，细胞系和动物模型研究发现，相对于 ASCL-1/BCL-2 的肺癌，ASCL+1/BCL+2 的肺癌对 BCL-2 抑制剂更敏感，提示 ASCL1 和 BCL-2 表达可以用来作为接受 BCL-2 抑制剂治疗的筛选标志物。另外研究发现在诱导凋亡方面，不同的 SCLC 细胞依赖不同的 BCL-2 家族蛋白，比如：DMS53 细胞系为嗜 BCL-2 的细胞，DMS53 细胞系中 BCL-2/BCL-2+BCL-XL+MCL-1 的值增高，敲除 BCL-2，诱导细胞凋亡；嗜 BCL-XL 的细胞：H2171，SW1271 细胞系中 BCL-XL/BCL-2+BCL-XL+MCL-1 的值增高，敲除 BCL-XL，诱导细胞凋亡；嗜 MCL-1 的细胞：H82，DMS114 细胞系中 MCL-1/BCL-2+BCL-XL+MCL-1 的值增高，敲除 MCL-1，诱导细胞凋亡；而 H196，H446 细胞敲除 BCL-2，BCL-XL，MCL-1 任何一种，都不能诱导细胞凋亡，可见 BCL-2 抑制剂治疗 SCLC 需要根据 SCLC 对 BCL-2 家族蛋白的成瘾性选择治疗策略，BCL-2，BCL-XL，MCL-1 的表达情况可能是潜在的筛选标志物。

### (七)靶向表观遗传学的治疗

表观遗传学异常是肿瘤发生和发展的中心环节,影响治疗应答。表观遗传学改变在 SCLC 中同样发挥重要作用,基因组分析发现,10% ~28% 的 SCLC 存在组蛋白甲基化和(或)组蛋白乙酰化基因相关基因的异常。LSD1 是一种组蛋白去甲基化酶,通常存在于转录抑制复合物中,参与 H3K4 的脱甲基作用,LSD1 通过调节 H3K4 和 H3K27 甲基化的平衡,来维持胚胎干细胞的多能干分化潜能。在 SCLC 中,LSD1 抑制剂影响转录抑制复合物的形成,进而改变与神经内分泌相关基因的转录。临床前研究发现,SCLC 细胞系中 LSD1 抑制剂能够改变 ASCL1 的表达,诱导 SCLC 细胞的凋亡。研究发现,部分 SCLC 对 LSD1 抑制剂的治疗敏感,LSD1 抑制剂的敏感性与 DNA 低甲基化状态相关,提示通过分析基因组甲基化状态能够预测 SCLC 对 LSD1 抑制剂的敏感性。另外研究发现在 LSD1 抑制剂敏感的 SCLC 细胞中,LSD1 治疗使 NOTCH 信号活化,致癌基因 ASCL1 下调,SCLC 动物模型也证实 LSD1 抑制剂通过调节 NOTCH - ASCL1 轴,抑制剂 SCLC 的增殖和生长,同时还发现 ASCL1 表达可能是 LSD1 抑制剂治疗潜在的预测标志物,LSD1 抑制剂可能成为针对 Notch 这个 SCLC 发生发展关键信号通路的又一充满前景的挑战。

长期以来小细胞肺癌作为均质性疾病不加区分的进行治疗,然而形态学和转录组的研究已经揭示小细胞肺癌是异质性的疾病。最近根据与 SCLC 发生发展密切相关的 4 个关键的转录因子(ASCL1,NEUROD1,POU2 F3,YAP1)表达的差异,将 SCLC 分为 4 种亚型,即 ASCL1 high 的 SCLC-A 亚型,NEUROD1 high 的 SCLC-D 亚型,POU2 F3 high 的 SCLC-P 亚型和 YAP1 high 的 SCLC-Y 亚型。研究者也发现 A 亚型(BCL-2 高表达)的 SCLC 对 BCL-2 抑制剂更敏感,N 亚型(cMYC 高表达)的 SCLC 对 Aurora 激酶治疗最敏感,P 亚型(SLFN11 高表达)对 PARP 抑制剂治疗非常敏感,而对于 3 种蛋白都不表达的 SCLC-I 亚型则高表达 HLA1 和 INF-γ 应答相关基因,免疫检查点蛋白(PD-L1)以及 STING 效应因子(CXCL10,CCL5)等。另外,最近的研究发现 SCLC 不同亚型之间具有可塑性,MYC 驱动 PNEC 起源的 SCLC 从 SCLC-A 向 SCLC-N,SCLC-Y 分子亚组的转化。提示在治疗过程中需要根据 SCLC 的亚型的动态改变动调整治疗策略,此外根据各个亚型分子标志物选择治疗策略时评估肿瘤的异质性和预测肿瘤进化的动态走向至关重要,对于在转录水平动态进展的肿瘤,细胞毒性化疗,联合策略以及针对进化方向的治疗可能是更有效的治疗策略。

## 九、非小细胞肺癌 EGFR-TKI 耐药在小细胞肺癌转化的研究进展

近年来,由于分子靶向药物对存在突变基因的肿瘤细胞存在精准性和敏感性,分子靶向治疗已成为存在基因突变的非小细胞肺癌(non-small cell lung cancer, NSCLC)的一线治疗。在使用表皮生长因子受体络氨酸酶激酶抑制剂(EGFR-TKI)治疗存在 EGFR 基因突变的患者中,不仅延长了患者的无进展生存期,而且提高了患者的生活质量。但是,EGFR-TKI 耐药几乎是不可避免的,中位无进展生存期仅为 11 个月。在明确继发 EGFR T790M 突变和 c-Met 扩增等是获得性耐药的重要机制之后,2013 年 NCCN 指南明

确指出 NSCLC 转化为小细胞肺癌（SCLC）是 EGFR-TKI 耐药机制之一。近年来，关于 EGFR-TKI 治疗后发生小细胞肺癌转化的研究报道日渐增多，但其发生机制、临床特点及处理策略等尚无定论，本文就其研究现状进行综述。

## （一）NSCLC 发生 SCLC 转化的流行病学和临床特点

2006 年 Zakowski 等首次报道了 1 例女性不吸烟晚期肺腺癌患者经厄洛替尼治疗后发生小细胞肺癌转化，之后出现了更多 NSCLC 转化为 SCLC 引起 EGFR-TKI 耐药的报道。目前已有几个小规模研究对接受 EGFR-TKI 治疗后产生获得性耐药的 NSCLC 患者再次进行活检，结果发现其中发生小细胞肺癌转化的病例分别为 2/66、3/106 和 5/37，因此推测小细胞肺癌转化率为 2% ~ 14%。在临床工作中小细胞肺癌转化的病例并不多见，部分原因可能是多数耐药后病例未能行二次活检，未发现病理类型的转化，更确切的发生率尚需大规模的研究数据进一步验证。

大部分小细胞肺癌转化发生于 TKI 治疗后的 10 个月 ~ 3 年，达到或超过了 TKI 的中位 PFS 时间，即 NSCLC 患者可从 TKI 治疗中明显获益；也有个别病例的小细胞肺癌转化发生于 TKI（吉非替尼）治疗后的 2 个月。Ferrer 等报道了 48 例 NSCLC 发生 SCLC 转化病例，转化的中位时间为开始 TKI 治疗后 16 个月，其中位总生存期为 28 个月，发生 SCLC 转化后的中位生存期为 10 个月。Marcoux 等报道了 67 例患者 NSCLC 发生 SCLC 转化病例，转化的中位时间为 17.8 个月，但最早可在 2 个月后观察到，最晚可在 5 年后观察到。中位总生存期为 31.5 个月，SCLC 转化后的中位生存期为 10.9 个月。

目前临床病理明确靶向耐药后转化型小细胞肺癌患者数量有限，尚不能明确哪些临床特点可促使肺腺癌向小细胞肺癌转化。

## （二）NSCLC 发生 SCLC 转化的发生机制

NSCLC 发生 EGFR-TKI 耐药转化为 SCLC 的发生机制尚不明确，目前主要有肿瘤异质性和 NSCLC 转化为 SCLC 两种假说。

1. 肿瘤异质性假说　在 EGFR-TKI 治疗前，肿瘤组织中可能同时存在 NSCLC 和 SCLC 细胞两种成分，但病理组织学活检只找到 NSCLC 成分，在 EGFR-TKI 对 NSCLC 起效的过程中，SCLC 的成分逐渐显现出来，并占据主导地位。目前针对这种假说尚有争议。支持者认为穿刺活检标本仅取材部分肿瘤组织，基于部分组织的病理诊断具有局限性，不能全面反映整体肿瘤组织的情况，有 NSCLC 和 SCLC 细胞两种成分同时存在的可能性。Mangum 等报道，同时含有 NSCLC 和 SCLC 细胞成分的异质性肿瘤在穿刺活检标本及手术切除标本中，分别占 1.0% ~ 3.2%、9% ~ 26% 的比例。由于 EGFR-TKI 治疗后二次活检的病理组织学和基因检测结果绝大多数是通过穿刺活检标本而非手术切除标本获得，因此这些病理学综合信息受到限制，由此可能造成抽样误差。然而，反对者认为，这种假说是错误的。EGFR-TKI 对携带 *EGFR* 敏感突变的 NSCLC 治疗有效且疗效显著，患者无进展生存期可达 1 年甚至数年。SCLC 的生物学行为特点为进展迅速、临床症状明显，若肿瘤早期就含有 SCLC 成分，在治疗过程中将会出现明显的临床症状如刺激性咳嗽、呼吸困难等,并发生早期转移。

2. NSCLC 转化为 SCLC 假说　在肿瘤干细胞增殖分化的某个阶段,肿瘤干细胞先向 NSCLC 细胞定向分化,在 NSCLC 细胞增殖发展的过程中,接受某些外界压力,如 EGFR-TKI,转化为 SCLC。有一些学者支持该观点。Sequist 等认为,由于转化的 SCLC 细胞仍然携带原有 *EGFR* 基因敏感突变,故可以证明 SCLC 并非新发,而是由原有 NSCLC 细胞转化而来。*EGFR* 基因突变既可以存在于 NSCLC 细胞,又可以存在于 SCLC 细胞,进一步提示了含有 *EGFR* 基因突变的肿瘤干细胞的存在,该肿瘤干细胞可能为 EGFR-TKI 耐药的起源。

上述两种假说之间具有一定关联。根据转化时间节点不同,可将转化的机制分为 "同时性假说" 和 "异时性假说",即 "肿瘤异质性假说" 和 "NSCLC 转化为 SCLC 假说"。前者发生的转化时间节点为使用 EGFR-TKI 治疗之前,后者发生的转化时间节点为使用 EGFR-TKI 治疗之后。

### (三)NSCLC 发生 SCLC 转化的基因学特征

虽然越来越多的 SCLC 转化作为 EGFR-TKI 耐药机制的案例被报道出来,但其分子机制仍然未知。许多研究已发现一些与 SCLC 转化相关甚至起到重要作用的分子事件。

1. *RB*1 基因缺失　*RB*1 基因在细胞周期 G1 期起调控作用,原发 SCLC 中 *RB*1 基因突变率很高,Peifer 等研究报道,原发性 SCLC 中 *RB*1 基因的突变率为 66%,而 Rudin 等的研究中,其突变率为 31%。*EGFR* 突变耐药转化的 SCLC 细胞,100% 存在 *RB*1 基因缺失。SCLC 转化前的 NSCLC 及 SCLC 转化后仍存在的 NSCLC 成分均不存在这种基因改变,提示 *RB*1 基因缺失在 SCLC 转化中扮演重要角色。研究发现单独敲除 *RB*1 基因并未引起 *EGFR* 基因突变细胞向神经内分泌方向分化,证明 SCLC 转化不仅仅依赖于 *RB*1 基因的缺失。同时,*RB*1 基因缺失的腺癌细胞的存在,进一步证明了仅有 *RB*1 基因的缺失对 SCLC 转化是不够的。

2. *P*53 基因失活　*P*53 基因为抑癌基因,若 *P*53 基因失活,将失去其对细胞生长、凋亡和 DNA 修复的正常调控作用,对肿瘤形成起重要作用。研究证明靶向干涉神经内分泌细胞的 P53 基因和 RB1 基因会导致 SCLC 的发生,靶向断裂肺泡 Ⅱ 型细胞的 *P*53 基因和 RB1 基因也会导致 SCLC 的发生,这不仅进一步证明了肺泡 Ⅱ 型细胞可作为 SCLC 的起源细胞,而且证明了 *P*53 基因和 *RB*1 基因在 SCLC 转化中扮演着重要角色。

*RB*1 和 *TP*53 的同时失活在肺腺癌发生的概率为 5%,与靶向治疗后转化为小细胞肺癌的概率类似。Lee 等研究了 21 名 *EGFR* 突变、经治疗后转化为小细胞癌的晚期肺腺癌患者,并对其中 4 名患者不同时期的不同病灶进行基因检测。研究发现小细胞和腺癌细胞的基因分化早在初次靶向药治疗之前就发生了,这些患者在仍为腺癌时期就同时存在 *RB*1 和 *TP*53 基因的完全失活。该研究发现,*RB*1 和 *TP*53 同时突变的肺腺癌患者较没有突变的患者病理转化为小细胞肺癌的概率增加 42.8 倍。

3. *PTEN* 基因突变　*PTEN* 基因为抑癌基因,作用为负性调控 PI3K-AKT 通路,起到促进凋亡和抗增殖的作用。在研究肺腺癌经吉非替尼治疗后发生 SCLC 转化并转移至肝脏的案例中,发生 SCLC 转化的肿瘤组织中发现 *PTEN M264I* 基因突变,仍为腺癌成分的肿瘤组织中未发现该基因突变,此突变在腺癌中极少见,据此可以推测其在 SCLC 转化中具有一定作用。

4. *PIK3CA* 基因突变 PI3K/AKT 信号通路是重要的抗凋亡通路,而且与新生血管的生成有关。EGFR 与其配体结合后,引起自身磷酸化和二聚体化,激活 PI3K/AKT 下游信号通路,并产生一系列磷酸化效应,这些效应蛋白共同促进肿瘤细胞的生长和蛋白质合成。Sequist 曾报道 SCLC 转化伴有 *PIK3CA* 基因突变的案例,提示 PIK3-AKT 通路的激活可能参与 SCLC 的转化。

### (四)NSCLC 发生 SCLC 转化后的治疗策略

小细胞肺癌转化后的病灶中,EGFR mRNA 及蛋白表达水平均明显降低,这意味着转化的小细胞肺癌的细胞增殖与存活并不依赖于 EGFR 信号通路,这也可能是患者发生 EGFR-TKI 获得性耐药的原因之一。临床上,EGFR-TKI 治疗后出现疾病进展,通常被认为是患者不能从靶向治疗中继续获益的标志。因此,多个报道中,患者均在出现小细胞肺癌转化后停用 EGFR-TKI。

转化后的 SCLC 与传统 SCLC 的分子机制及临床生物学行为特征相似,使用经典 SCLC 化疗方案"顺铂/卡铂+依托泊苷"治疗转化的 SCLC,大部分可获得较高的反应率。Ferrer 等报道了 48 例 NSCLC 发生 SCLC 转化病例,均接受了含铂双药的化疗,其客观反应率为 45%。Marcoux 等报道了 67 例患者 NSCLC 发生 SCLC 转化病例,SCLC 转化后 82% 的患者使用铂依托泊苷治疗,临床有效率为 54%。此外,32% 的患者接受了含紫杉醇的治疗方案,50% 的患者出现肿瘤退缩。因为在经典的 SCLC 中,紫杉醇治疗的反应率通常在 20%~30%。研究者认为紫杉烷在 *EGFR* 突变转化的 SCLC 中可能更敏感,同时可能残存的 NSCLC 克隆也对紫杉醇有良好的反应。

小细胞癌的转化多为部分性,即除了转化的小细胞癌成分外,初始的腺癌成分仍可能潜在保留。因此,小细胞肺癌转化参与 EGFR-TKI 获得性耐药的机制比较复杂,除了小细胞癌成分本身对 EGFR-TKI 耐药外,并存的腺癌成分也可以因为出现 *T790M* 基因再突变等机制而对 EGFR-TKI 耐药。由此可见,小细胞肺癌转化的治疗策略可能需要针对转化后的小细胞肺癌和残存的 NSCLC 两种成分,涉及多种机制。

此前已有数个个案报道发现转化后的小细胞肺癌对 PD-1 抑制剂无应答。Marcoux 等报道的 67 例患者 NSCLC 发生 SCLC 转化病例中,接受免疫治疗的 17 名患者均无应答,这反映了在经典的 *EGFR* 突变腺癌中免疫治疗的活性较差,表明这些肿瘤在生物学上更接近于 *EGFR* 突变腺癌的亲代。目前 PD-1 抑制剂在小细胞肺癌中的临床研究数据大部分为阴性结果,而 PD-L1 抑制剂 Atezolizumab 联合 EP 方案和 Durvalumab 联合 EP 方案对比单纯化疗延长了患者的生存期,因此将来可以尝试 PD-L1 抑制剂用于转化后的小细胞肺癌的治疗。

小细胞肺癌转化是 NSCLC 发生 EGFR-TKI 获得性耐药的机制之一。对 EGFR-TKI 治疗后疾病进展的患者,应尽可能多部位、动态的组织形态学结合分子生物学的检测,以明确获得性耐药产生的原因。目前,小细胞肺癌转化的分子机制尚不明确,尚无公认的诊疗指南,期待以后有更多、更精确的研究和治疗信息来提供循证医学证据。

## 十、小细胞肺癌的驱动基因研究及相关标志物

小细胞肺癌(small cell lung cancer,SCLC)约占肺癌的 15%,是一种低分化高度恶性的肿瘤,具有部分神经内分泌特征,且生长迅速,侵袭力强,转移发生早,预后差。虽然相较于其他病理类型的肺癌,小细胞肺癌对放射治疗及化疗高度敏感,但大部分患者会在 1 年内出现疾病进展,广泛期患者 5 年生存率仅为 1%～2%。近几年来,小细胞肺癌的治疗取得了一定的进展,在原先一线 EP 方案/二线 Topotecan 标准治疗的基础上,将阿替利珠单抗联合卡铂/依托泊苷治疗方案纳入了广泛期患者的一线治疗,安罗替尼纳入三线及以上患者的治疗,但总体上小细胞肺癌的治疗选择仍极为有限,因此寻找小细胞肺癌的驱动基因,发现其潜在治疗靶点及生物标志物以改善预后具有重要的临床意义。而随着生物技术如全基因组测序技术的发展,为寻找小细胞肺癌药物治疗的靶标及生物标志物提供了可能性。

### (一)小细胞肺癌病理及分子特征

2015 年 WHO 更新了肺神经内分泌肿瘤的分类,包括 3 个主要组织学分类:小细胞癌、大细胞神经内分泌癌和肺类癌。小细胞肺癌镜下呈现密集排列的小细胞,伴有神经内分泌特征,细胞质少、分散的细颗粒核染色质、核仁不明显,并伴有广泛坏死、有丝分裂计数高、Ki-67 增殖指数高。部分小细胞肺癌合并有其他病理类型,其中约 16% 的小细胞肺癌合并了大细胞癌成分,约 9% 合并了腺癌,约 3% 合并了鳞状细胞癌。绝大部分小细胞肺癌表达神经内分泌相关标志物,约有 10% 的小细胞肺癌不表达。

小细胞肺癌的遗传分子变异复杂,基因变异通常是合并存在的,并不相互排斥。常见的变异包括 TP53 和 RB1 基因的同时失活,NOTCH 通路的失活,以及 MYC 家族基因拷贝数增加等。

1. TP53 与 RB1 基因失活  有研究表明,约 90% 的小细胞肺癌发生 TP53 失活突变,约 65% 发生 RB1 失活突变,而 Julie George 等对 108 例小细胞肺癌标本进行全基因组测序分析表明,TP53 和 RB1 分别有 100% 和 93% 的等位基因缺失,说明 TP53 和 RB1 失活突变是小细胞肺癌常见的高频变异。其中,TP53 的突变影响关键 DNA 结合域功能,而 RB1 经常发生复杂的基因组易位。转录组测序证实,RB1 突变多发生在外显子-内含子连接处,从而导致异常剪接事件发生。同时,基因工程小鼠模型研究发现,与单独 TP53 和 RB1 失活的小鼠相比,TP53、RB1 和 Rbl2 同时失活的小鼠发生小细胞肺癌的潜伏期短,提示 Rbl2 是小细胞肺癌中的另一个辅助肿瘤抑制因子。值得注意的是,虽然在鼠肺癌模型中 TP53 和 RB1 双等位基因缺失足以诱导小细胞肺癌表型,然而,TP53 和 RB1 双等位基因缺失合并肺癌组织类型转化或治疗复发后组织类型的转化也时有发生,因此推测,小细胞癌可能不仅以原发或复合肿瘤的形式出现,还可能以继发的形式出现,如非小细胞肺癌治疗后的复发。

2. *NOTCH* 抑癌基因　NOTCH1 是最常见的 NOTCH 受体家族成员,其编码一种相对分子质量为 300 kDa 的跨膜蛋白受体,受体的胞内区(notch intracellular domain,NICD)是 Notch 的活化区域。当受体配体结合时,Notch1 受体经复合物切割后,释放其胞内段的活性 NICD 并入核。与在非小细胞肺癌中作为癌基因不同的是,NOTCH 在小细胞肺癌中是抑癌基因,可负向调节神经内分泌肿瘤的分化。110 例小细胞肺癌样本的全基因组测序结果显示,约 25% 的样本中 Notch 家族基因存在失活突变。研究表明约 77%(53/69)小细胞肺癌表达神经内分泌标志物,如嗜铬颗粒 A(chromogranin A,CHGA),胃泌激素释放肽(gastrin releasing peptide,GRP),DLK1(一种 Notch 信号的非典型抑制剂)和 ASCL1(一种神经内分泌细胞的癌基因,其表达可被活化的 Notch 信号所抑制),其中 DLK1 和 ASCL1 高表达的小细胞肺癌中 NOTCH 通路活性较低,而在小细胞肺癌细胞中过表达 N2ICD 可上调 Hes1 的表达,调节 ASCL1 转录从而降低神经内分泌标志物 ASCL1 的表达。在临床前小细胞肺癌小鼠模型中,NOTCH 信号的激活可显著抑制肿瘤的形成并延长生存期,从而提示 NOTCH 是小细胞肺癌的抑癌基因和神经内分泌分化的主要调控因子。另一重要分子 DLL3,其是 NOTCH 配体之一。在正常生理过程中,DLL3 通过与 NOTCH 和 DLL1 的相互作用分别将其重新定位到晚期溶酶体或高尔基体进而抑制 NOTCH 信号通路的传导。然而在小细胞肺癌和大细胞神经内分泌癌中,DLL3 高度上调并在细胞表面异常表达,因此推测 DLL3 可能与神经内分泌的表型相关,并有望作为 SCLC 治疗的靶点。如靶向 DLL3 的抗体-药物偶联物 Rovalpituzumabtesirine(ROVA-T),其在复发难治性小细胞肺癌的 I 期临床试验中已显示出较好的抗肿瘤活性,目前相关的Ⅲ期临床试验正在进行当中。

3. MYC 扩增　MYC 家族及其基因编码产物主要参与细胞增殖、分化及程序性死亡的调节,其扩增在多种肿瘤的形成过程中发挥重要作用。MYC 家族转录因子主要包括 CMyc、L-Myc 和 N-Myc,20% ~ 40% 小细胞肺癌存在 MYC 的扩增或过表达。作为其中常见的遗传变异,抑制 MYC 的表达可能成为靶向治疗小细胞肺癌的有效手段,主要包括抑制 MYC 的转录或翻译,MYC 去稳定化,阻断 MYC/MAX 复合物形成等。机制研究发现 MYC 可与 DNMT3a 和 MIZ1 相互作用,导致 BCL2 启动子甲基化,使 BCL2 蛋白表达下降,从而在表观遗传上抑制 BCL2 转录。同时 MYC 激活增强了 DNA 损伤和细胞凋亡信号,并与 BH3 凋亡的启动和 MCL1 依赖性的凋亡增加有关,为 MYC 扩增阳性小细胞肺癌对 DNA 损伤检查点抑制剂(如 CHK1 抑制剂)治疗敏感提供了理论依据。此外,Aurora 激酶是 MYC 扩增的关键激酶,用 MYC 驱动的基因工程小鼠模型和小细胞肺癌细胞系进行药物敏感性筛选,与具有 L-Myc 和 N-Myc 扩增的小细胞肺癌相比,C-Myc 扩增的小细胞肺癌对 Aurora 激酶抑制剂更为敏感。与单独化疗相比,化疗联合 Aurora 激酶抑制剂可显著提高 C-Myc 扩增小细胞肺癌患者的肿瘤局控率并延长生存期。

4. 其他分子通路　90% 以上的小细胞肺癌可观察到 3 号染色体短臂的等位基因缺失,是小细胞肺癌发病过程中最常见和最早的事件之一。Meijun Du 在对 24 例小细胞肺癌患者血浆循环肿瘤 DNA(circulating tumor DNA,ctDNA)进行全基因组测序时,观察到广泛的体细胞基因拷贝数改变和突变。除了位于 17p13 的 *TP53*,13q14.2 的 *RB*1,8q24

的 *MYC* 之外,还包括位于 3p14 的 *FHIT*,3p21.3 的 *RASSF1*,10q23 的 *PTEN* 变异等。

    *FHIT* 位于 3p14.2,是一种腺苷 5′,5-P1P4-四磷酸水解酶(diadenosine 5′,5-P1P4-tetraphosphate hydrolase)。尽管 FHIT 信号传导的具体分子通路尚不清楚,但 FHIT 底物可能作为信号传导分子参与不依赖 TP53 的细胞凋亡和细胞周期调控。在肺癌中,*FHIT* 的表达可诱导肺癌细胞的凋亡并抑制肿瘤形成,但 FHIT 在 50% ~ 70% 的肺癌中是失活的。Rohr 等在探讨 FHIT 表达对小细胞肺癌患者生存及预后影响的研究中,回顾性分析了 225 例小细胞肺癌患者 FHIT 的表达,结果显示 FHIT 在 61.8% 的小细胞肺癌中表达,与 FHIT 阳性患者相比,FHIT 缺失的患者中位生存显著缩短[$(210\pm18)$d *vs* $(157\pm18)$d,$P=0.0061$]。此外,研究显示瘤内 FHIT 阳性肿瘤细胞比例与生存相关,FHIT 阳性细胞<25% 的患者的生存期较短[$(155\pm21)$d],而 FHIT 阳性细胞≥25% 患者的生存期则显著延长[$(217\pm19)$d,$P=0.0016$],即 FHIT 阳性表达及表达量与小细胞肺癌患者的预后呈正相关性。

    *RASSF1* 位于 3p21.3,R Dammann 等鉴定了 RASSF1 三个转录本(A,B 和 C),转录本 A 和转录本 C 在所有正常组织中均有表达,但转录本 A 在所有小细胞肺癌细胞系及 79% 的小细胞肺癌中均缺失,其表达缺失与 RASSF1ACPG 岛启动子序列甲基化相关。体内研究显示在裸鼠肺癌细胞中表达转录本 A 可降低肿瘤形成,抑制肿瘤生长,进一步提示 RASSF1A 对小细胞肺癌的潜在抑制作用。小细胞肺癌是一种侵袭性的神经内分泌肿瘤,多项研究表明 NFIB 几乎在所有人类转移性高级别神经内分泌肺肿瘤中均过表达,进而促进小细胞肺癌转移。NFIB 在典型的小细胞肺癌基因工程小鼠中存在基因扩增,过表达 NFIB 可打开染色质并促进促转移神经元基因程序从而加速肿瘤的形成和转移。最近的研究表明,转移性肿瘤细胞具有更多神经元而非神经内分泌特征,并表现出类似轴突的突起,敲低突触形成相关基因可降低转移能力,从而提示了阻断小细胞肺癌转移的潜在新途径。

    自 2012 年美国国家癌症研究所将小细胞肺癌定义为难治性肿瘤后,对其靶向及免疫治疗也开始了新的探索。但因目前研究发现小细胞肺癌中常见的驱动基因突变多为功能缺失类型,包括肿瘤抑制基因 *TP53* 和 *RB*1,以及无靶向方案的 *MYC* 基因,靶向治疗方案仍需进一步探索。结合基因组学分析及临床前研究结果,已有多个信号通路及靶点被纳入了小细胞肺癌的药物研究,包括细胞表面和胞内信号通路两大类。细胞表面信号通路可分为:①与细胞增殖、侵袭、血管生成相关的酪氨酸激酶受体,包括 FAK、RET、FGFR1、VEGFR;②调节神经内分泌分化的表面因子,包括 DLL3、CD56;③肿瘤免疫调节因子和肿瘤疫苗,包括 Fuc-GM1、PD-L1、CTLA-4、MHC1。胞内信号通路可分为:①代谢及凋亡调控相关蛋白,包括 PIK3CA、mTOR、BCL2、MCL1;②细胞周期及 DNA 损伤修复调控蛋白,包括 AuroraA/B、PLK1、WEE1、CHK1、多腺苷二磷酸核糖聚合酶抑制剂-1(PARP1);③生长发育信号通路,包括 ASCL1、NEUROD1;④转录调节因子,包括 CDK7、MYC;⑤表观遗传调控因子,包括 EZH2、LSD1、MLL2、HDAC、BET。目前针对 BCL 家族、CHK1、PARP、DLL3、mTOR 等靶点的靶向药物已进入临床试验当中。

### (二)生物标志物研究进展

1. 靶向治疗及化疗相关生物标志物研究进展 针对目前小细胞肺癌的靶向治疗研究,如 DNA 损伤通路、细胞周期通路、神经内分泌调控通路,已有部分治疗相关生物标志物报道。小细胞肺癌中 DNA 损伤修复蛋白高表达,虽易发生放疗耐受,但同时提供了靶向治疗的可能,目前靶向 DNA 损伤修复通路的 PARP 抑制剂成了小细胞肺癌靶向治疗研究的热点之一。有多项研究显示,SLFN11 是 PARP 抑制剂的敏感性标志物,通过评估治疗前 SLFN11 的表达可预测 PARP 抑制剂的治疗效果。MYC 的扩增或高表达在小细胞肺癌中常见,且研究发现 MYC 的表达与 CHK1 抑制剂和 Aurora 抑制剂的敏感性相关。靶向 NOTCH 信号通路抑制性配体 DLL3 的 ROVA-T 药物也可通过评估 DLL3 的表达预估治疗效果。

在表观遗传学方面,研究者通过检测肿瘤特异性基因甲基化发现,小细胞肺癌中神经细胞相关转录因子(包括 NEUROD1、HAND1、ZNF423 和 REST)结合位点甲基化水平升高,DNA 甲基化使其相应的基因结合位点功能失活,可能促进神经内分泌细胞的分化缺陷,从而增强肿瘤祖细胞向小细胞肺癌转化的能力。同时研究发现小细胞肺癌中存在特异的高甲基化基因,包括 *GALNTL*1、*MIR*-615、*AMBRA*1、*ZNF*672、*DMRTA*2,这些独特的基因变异或可作为小细胞肺癌潜在的早期检测指标或治疗靶点。

此外,小细胞肺癌耐药是临床非常棘手的问题,耐药标志物的鉴定可用于监测治疗进展及提供更优的用药指导。有研究对 17 例小细胞肺癌淋巴结转移样本进行了耐药相关蛋白检测,发现多药耐药蛋白 P-gp、MRP1 蛋白的表达与化疗抵抗及肿瘤转移相关。采用 *Mycl*-、*Nfib*-驱动基因突变的转基因小鼠对原发小细胞肺癌的转录组及蛋白质组进行分析,结果发现 CDH1 及药物代谢酶高表达的肿瘤组织对顺铂原发耐药,提示 CDH1 蛋白及相关药物代谢酶可作为铂类耐药的标志物。

值得注意的是,既往研究发现 5% ~ 15% 的非小细胞肺癌在 EGFR-TKI 治疗耐药后,在形态学上表现为小细胞肺癌特性转化,同时保留了 *EGFR* 敏感突变,并对小细胞肺癌标准化疗方案有效,但其机制尚未阐明。2015 年 Matthew 等在探讨耐药小细胞肺癌转化机制及基因表达谱特征时发现,EGFR-TKI 耐药后转化的小细胞肺癌与原发性小细胞肺癌在基因表达上的相似性,表现为 *EGFR* 基因表达下调及 *TP*53 及 *RB*1 表达的缺失,神经内分泌标志物的增加。随后 June 等研究显示,EGFR-TKI 耐药的肺腺癌和小细胞肺癌基因组图谱共享一个共同的克隆起源,并显示出分支进化。其中,所有发生小细胞肺癌转化的病例中,*EGFR* 突变以及 *TP*53 和 *RB*1 双重失活都是发生在进化早期,而获得性的耐药突变和其他驱动基因改变(例如,*MYC*、*PIK3CA*、*PTEN*、*ARID*1A)是进化分支的晚期事件。上述研究提示克服 EGFR-TKI 耐药后小细胞肺癌转化可能还需要借鉴经典的小细胞肺癌研究数据,包括经典小细胞肺癌标本的全基因组测序和更多的对潜在基因靶点的验证。

2. 免疫治疗相关生物标志物研究进展 PD-L1 表达在非小细胞肺癌中已被证明与免疫检查点抑制剂疗效相关,但在小细胞肺癌中两者的相关性至今未明确。在

Checkmate032 临床试验中,肿瘤 PDL1>1% 的阳性样本仅有17%,且亚组分析发现 PD-L1 表达与对纳武单抗的疗效无关。这可能与在小细胞肺癌中 PD-L1 表达量相对较低以及临床进展较快有关。但在 Keynote028 多中心研究中,小细胞肺癌中肿瘤细胞及免疫细胞 PDL1(>1%)阳性率约为31.7%,将 PD-L1 阳性且经标准治疗失败的患者纳入帕博利珠单抗治疗,客观疾病控制率明显优于拓扑替康,提示 PD-L1 的联合阳性分数(Combined positive score,CPS)可能是小细胞肺癌患者免疫治疗的标志物。

在多个瘤种中,肿瘤突变负荷(Tumor mutation burden,TMB)对免疫治疗疗效显示出较好的预测作用。Checkmate032 研究数据虽未见纳武单抗治疗有效率与 PD-L1 表达关联,但 TMB 水平(低<143,中143~247,高≥248)却与患者的 PFS 和 OS 相关。在接受纳武单抗治疗的患者中,TMB 越高,PFS 和 OS 越长。而与之相反的,在 IMpower133 中 TMB(低<10/Mb,高>10/Mb)的差异与 PFS 或 OS 获益并不相关。研究结果的差异可能与小细胞肺癌样本的来源、截断值的大小及治疗方式,测序分析的差异相关。由此可见,TMB 在小细胞肺癌患者免疫治疗的疗效预测作用尚需更多的探索和验证。

3. 其他生物标志物研究进展　因小细胞肺癌临床标本获取难度大,限制了分子特征分析及生物标志物评估在该瘤种中的进展,因此寻找易获得的且能反映肿瘤病理情况的生物学样本对于小细胞肺癌的研究意义重大。鉴于血液中的循环肿瘤细胞(circulating tumor cell,CTC)、循环肿瘤 DNA(circulating tumor DNA,ctDNA)来源于肿瘤,且易获取,故液体活检样本在肿瘤辅助诊断及疗效评估中具有很大的优势。一项 Meta 研究汇总了440 名小细胞肺癌患者的 CTC 研究数据,分析结果显示每7.5 mL 的血液中含≥2 个 CTC 患者的总生存及无进展生存期显著降低。但因检测 CTC 的方法不同,各研究得到的预后相关阈值也有差异,有研究报道以 8 个或 10 个 CTC/7.5 mL 血液作为预后指标阈值。另有研究显示小细胞肺癌患者中 CTC 个数的增加与肿瘤分期及转移呈正相关,而在治疗过程中 CTC 数量的减少与预后良好相关。一项对 27 例小细胞肺癌患者 ctDNA 的测序分析发现,85% 的患者样本中含有肿瘤相关突变,其中 70% 样本包含有 TP53 突变,部分治疗应答相关的肿瘤分子变异也可在 cfDNA 中检测到。由此可见,利用液体活检进行小细胞肺癌患者的动态监测在临床具有较大的应用潜力。

(三)总结

尽管小细胞肺癌驱动基因及生物标志物的研究方面取得了一定进展,但目前针对小细胞肺癌治疗的手段仍十分有限,其生物学机制及治疗尚存在很多瓶颈及值得探讨的问题,包括:①小细胞肺癌潜在的起源细胞是什么? 对疾病的自然进程有何影响? ②小细胞肺癌原发及继发组织病理表型的形成及转化是由遗传背景、细胞起源分化还是其他多种因素共同驱动的? ③在早期诊断,疗效预测,复发转移,预后指标方面,不同的生物标志物,尤其是液体活检的作用尚需进一步探索和验证。④如何优化和提高免疫治疗在小细胞肺癌中的疗效? 小细胞肺癌免疫治疗的人群选择和疗效预测的最佳标志物是什么? 而随着研究的进一步深入,相信对小细胞肺癌分子机制的认识将会更好地转化为临床有效的治疗手段,从而使更多的患者得到临床获益。

# 第四节 护理措施

## 一、外科护理措施

### (一)术前护理

1. 评估及观察

(1)了解患者的健康史和既往史,有无吸烟史;注意了解女性患者的月经史;服用抗凝药物的患者,需注意评估其用药和停药情况;注意评估患者的整体营养状况。

(2)观察患者是否有咳嗽咳痰的情况,以及痰的颜色、性质、量及伴随症状。

(3)了解患者术前胸片及 CT、纤维支气管镜、动脉血气分析、肺功能等检查结果,评估重要器官的功能,了解手术耐受性。

(4)了解患者的心理状况;了解患者家属对患者的关心与支持情况及患者家庭对手术经费的承受能力。

2. 护理措施

(1)指导并劝说患者戒烟,吸烟会刺激气管、支气管和肺组织,增加分泌物,导致支气管上皮纤毛活动减弱或丧失,痰液难以咳出,引起肺部感染。术前患者至少戒烟 14 d 以上。

(2)口腔是呼吸道的门户,患者应早晚刷牙,注意口腔卫生,并注意预防感冒。术前应积极控制肺部炎症,遵医嘱给予抗生素、雾化吸入治疗。

(3)术前指导患者进行呼吸功能锻炼,练习正确的咳嗽咳痰方法:患者坐位,双脚着地,身体稍前倾,双手环抱一个枕头,协助患者轻轻按住伤口,进行数次深而缓慢的腹式呼吸,深吸气末屏气,然后缩唇,缓慢呼气,在深吸一口气后屏气 3 ~ 5 s,身体前倾,从胸腔进行 2 ~ 3 次短促有力咳嗽,张口咳出痰液,咳嗽时收缩腹肌,或用自己的手按压上腹部,帮助咳嗽。以减少患者术后因方法不当导致疼痛,从而不能进行有效咳嗽咳痰的情况,有效防止术后并发症的发生。

(4)术前加强营养,鼓励患者进食高蛋白、高热量,富含维生素,容易消化的食物,提高免疫力,增强手术耐受力。

(5)讲解有关手术的相关知识,消除患者及家属的顾虑和心理负担。

(6)按手术要求做好术前的各项准备。术前一日遵医嘱做好药物过敏试验,阳性者报告医生,并在病历上做好记录,床头做好标识;术前一日做血型和交叉配血准备,根据情况准备足够的血量,按手术部位要求备皮,包括剪除胸毛和腋毛,预防切口感染;手术前晚进行普通灌肠一次,以防术中患者麻醉后肛门括约肌松弛,大便排出,增加手术污染的机会;手术当日清晨留置尿管。

(7)提供安静、舒适的环境,保证充足的休息和睡眠。入睡困难者,睡前给予镇静催眠药物,并观察患者睡眠情况。

3. 健康指导及功能锻炼

（1）指导患者术前必须戒烟2周以上，以防术后肺部感染和肺不张的发生。

（2）指导正确的呼吸方法：指导患者进行缩唇呼吸，缩唇呼吸在增加 $CO_2$ 排出量的同时增加吸气量，缓解患者病情，改善肺功能。患者坐或站位时，指导其练习胸式呼吸；平卧时，指导其练习腹式深呼吸，每日2～4次，每次15～20 min，腹式深呼吸可减轻术后切口疼痛，有利于术后康复。

（3）术后患者需卧床1～2 d，手术前3 d训练床上大小便。

（4）术前一日晚10时后禁食，术前4～6 h禁饮，以防因麻醉或手术过程中的呕吐而引起窒息或导致吸入性肺炎。

（5）做好个人卫生：术前一晚洗头、洗澡、剪指甲（去指甲油）、剃须，做好手术标识；手术当日早晨更换病员服，去除饰物、义齿、眼镜等，排空大小便，需要留置导尿管的患者洗净会阴部；肌内注射术前用药后静卧休息，等待进入手术室。

（二）术后护理

1. 评估及观察

（1）严密观察患者意识、生命体征、血氧饱和度的变化情况。

（2）严密观察手术切口敷料及胸腔闭式引流管引流情况。

（3）胸部手术后卧位对有效引流至关重要，应评估患者卧位是否适当。

（4）观察患者的输液量和速度，观察患者的尿量，准确记录24 h出入量，评估出入总量是否平衡。

2. 护理措施

（1）患者术后回病房，转换病床时注意动作要轻、稳，防止各种引流管脱落。胸腔引流管夹闭，引流瓶由专人负责，严防拽脱。

（2）一旦患者移至病床，立即给氧，连接心电监护。术后2～3 h，每15～30 min测量呼吸、脉搏和血压1次；生命体征稳定后，每1 h测量1次。保持呼吸道通畅，常规给予氧气吸入2～4 L/min，持续24～48 h，维持 $SpO_2 \geq 95\%$。术后回病房后，定时观察呼吸并呼喊患者，防止麻醉副作用引起患者呼吸暂停。术后第1天开始，根据情况指导患者进行有效咳嗽咳痰，给予雾化吸入、翻身叩背及电动排痰，防止肺部感染及肺不张。

（3）全身麻醉未清醒患者，应去枕平卧，头偏向一侧，防止呼吸道分泌物或呕吐物误吸气管造成窒息。全身麻醉完全清醒，血压、脉搏平稳后可取半卧位，床头抬高30°～45°，以利呼吸和胸腔引流。避免采用头低足高仰卧位。一侧全肺切除患者采取1/4侧卧位，避免完全侧卧位。经常改变体位有利于胸腔引流，促进肺复张。每1～2 h翻身1次，预防压疮发生。

（4）下肺叶切除、全肺切除、食管或纵隔等术后，通常带胸管1根；行上肺叶切除，带胸管2根，上胸管排气。胸腔闭式引流管护理时应保持管道密闭和通畅，牢固连接、固定胸腔闭式引流管，保证引流瓶内长管密闭于水面下3～4 cm，保持直立，防止管道扭曲，间断挤捏，以防血凝块堵塞引流管。严格无菌操作，防止感染，每日更换胸腔引流瓶，双钳夹闭胸管,防止气体进入胸腔。胸腔闭式引流瓶低于胸壁引流口平面60～100 cm,严防瓶内液体逆流。观察水封瓶内水柱波动,判断引流是否通畅,患者的呼吸幅度和胸膜腔内负压影响水柱的波动,正常波动范围为3～10 cm。观察胸腔闭式引流情况,不断有气泡逸出,可能为肺漏气或引流装置密闭不严,应及时予以处理。一侧全肺切除者钳闭胸管,定时开放,放液时避免过快,如有异常立即通知医生处理。术后密切观察胸腔闭式引流情况,怀疑活动性出血时,立即夹闭胸腔引流管,立即通知医生,配合抢救,做好二次开胸探查止血的准备。

(5)严格控制输液量和速度,防止因输液过多、过快、前负荷过重导致急性肺水肿和心力衰竭。一侧全肺切除患者24 h的补液量应控制在2 000 mL以内,速度30～40滴/min为宜,限制钠盐摄入。

**3. 手术后并发症的观察及护理**

(1)出血:肿瘤广泛性浸润粘连,术中剥离面较大,止血不彻底,患者本身凝血机制障碍,胸腔的负压状态等因素均可导致术后出血。术后24 h引流量为500 mL左右。处理措施:密切观察患者神志、生命体征、血氧饱和度变化及切口敷料渗血情况;保持胸腔闭式引流管引流通畅,观察引流液的颜色、性状和量,定时挤压胸腔引流管;遵医嘱给予止血药物;术后胸腔引流量1 h内超过800 mL,或每小时≥200 mL,持续2～3 h无减少,患者出现烦躁不安、血压逐渐下降、脉搏增快、少尿、血红蛋白持续下降等情况,应高度怀疑活动性出血,通知医生,并积极做好手术止血准备。

(2)肺不张:肺不张是术后常见的并发症,多发生于术后第1～3天。胸部手术切口一般疼痛严重,影响患者呼吸,不能进行有效咳嗽,分泌物容易滞留堵塞支气管,引起肺不张。可能出现胸闷、气促、发热和气管向患侧移位等表现。处理措施:术后胸带包扎不宜过紧,鼓励患者腹式深呼吸;氧气吸入须湿化,低氧血症时,给予面罩吸氧,如痰多黏稠,须多喝水,给予雾化吸入以稀释痰液利于咳出;术后第1天,指导患者深呼吸,以便有效咳痰,协助拍背,或按压颈部气管诱发咳嗽排痰;痰多黏稠,患者无力咳出时,行鼻导管深部吸痰;若以上方法无效,协助医生行支气管镜吸痰,严重时可行气管切开,确保呼吸道通畅。

(3)心律失常:开胸手术后发生心律失常较其他外科手术后为高,多发生于术后4 d内。常见原因是疼痛、缺氧、体液失衡和失血造成的低血容量。处理措施:术后常规心电监护,注意观察心率及其波形的变化,术后常见的心律失常为房颤,室性心律失常以室性早搏多见;术后出现心律失常,及时通知医生,遵医嘱应用抗心律失常药,严格控制用药剂量、浓度、速度及给药途径,必要时微量泵控制用药速度,密切观察患者心率变化、药物疗效及副作用。

(4)支气管胸膜瘘:肺切除术后严重的并发症之一,多发生于术后1周左右。与疾病本身因素和手术技巧问题有关。临床表现为发热、刺激性咳嗽、痰多且带腥味、痰中带血或痰液与胸腔积液相同。胸腔内注入亚甲蓝2 mL,患者咳出蓝染痰液即可确诊。处理措施:发生支气管胸膜瘘,应立即通知医生,配合医生行胸腔闭式引流术,保持引流通畅,充分引流胸腔内液体;48 h内的支气管胸膜瘘患者,主张紧急手术,支气管胸膜瘘可导致从瘘孔吸入大量胸腔积液从而引发窒息,患者取患侧卧位,严防漏液污染健侧,遵医嘱给予抗生素治疗;瘘口较小时,经抗感染和支持治疗,可自行愈合;部分瘘口较小患者,通过纤维支气管镜局部烧灼促进愈合。

(5)急性肺水肿:是肺切除术后严重的并发症,处理不及时或不当,死亡率达10%。心功能不全和液体负荷过重是常见病因。术中单肺通气,术侧肺塌陷,术后充气胀肺,易造成肺气压伤引起肺水肿,老年患者尤甚。临床表现为进行性呼吸困难、面色发绀、心动过速、咳粉红色泡沫样痰等。处理措施:肺水肿一旦发生,立即减慢输液速度,控制入量;氧气吸入,用25%~35%酒精湿化,保持呼吸道通畅;遵医嘱给予心电监护、强心、利尿、扩血管等治疗,必要时准备辅助呼吸。

### (三)健康指导

1. 指导患者严格戒烟、戒酒。

2. 鼓励患者进行腹式深呼吸,以促进有效咳嗽排痰,预防肺部并发症的发生。

3. 鼓励患者早期下床活动,改善全身血液循环,促进伤口愈合,防止压疮,减少下肢静脉血栓形成。如患者生命体征稳定,术后第1天,鼓励及协助患者坐起。第2天,可根据情况协助患者在病室内行走。下床活动期间,妥善保护引流管,保持密封状态,无须夹管,观察患者病情变化。外出检查时必须双钳夹闭引流管,以防意外发生。若引流管意外滑脱,应立即用手捏闭伤口处皮肤并通知医务人员处理。

4. 嘱患者出院后继续做呼吸功能锻炼,适当进行室外行走、上下楼梯等运动,提高残肺功能,提高生存质量。

5. 定期复查,对需继续后期综合治疗的患者,严格按时间安排接受治疗。

## 二、内科护理措施

### (一)饮食护理

肺癌患者应合理搭配高蛋白、高热量、高维生素和易消化的食物。忌油腻和热性食物,如葱、蒜、韭菜、花椒、辣椒、桂皮等。保持口腔的清洁卫生,以增进食欲。化疗期间酌情使用止吐剂缓解化疗药物导致的胃肠道反应。

1. 增强机体免疫、抗肺癌　多食薏苡仁、甜杏仁、菱角、茯苓、山药、大枣、乌梢蛇、四季豆、香菇、核桃、甲鱼等。

2. 咳嗽多痰　宜食用白果、萝卜、芥菜、杏仁、橘皮、枇杷、橄榄、柿饼、荸荠、海带、紫菜、冬瓜、丝瓜、芝麻、无花果、松子、核桃、罗汉果、桃、橙、柚等。

3. 发热　宜食用黄瓜、冬瓜、苦瓜、莴苣、茄子、百合、苋菜、荠菜、马齿苋、西瓜、菠萝、梨、柿、橘、柠檬、橄榄、桑葚子、荸荠、鸭、青鱼。

4. 咯血　宜食用青梅、藕、甘蔗、梨、莲子、黑豆、豆腐、荠菜、茄子、牛奶、鱿鱼、甲鱼。

5. 放疗、化疗期间　宜食用能减轻副作用的食物,如蘑菇、桂圆、黄鳝、核桃、甲鱼、乌龟、猕猴桃、大枣、葵花籽、苹果、绿豆、黄豆、赤豆、泥鳅、皖鱼、绿茶。

（二）控制疼痛

准确评估加重疼痛的因素，遵医嘱按时服药，观察镇痛效果及药物不良反应，以便及时处理。

1. 伴有疼痛的患者，主管护士应了解患者疼痛情况，让患者正确使用疼痛评估表，能够用数字准确表达，为连续的疼痛评估和治疗奠定基础。

2. 指导患者正确使用镇痛药。患者尽量首选口服给药，口服是无创伤的给药途径，相对安全。此外，口服给药患者自己可以控制，增加患者在治疗中的主动性。患者应按时服用镇痛药，使镇痛药在体内保持稳定的血药浓度，以便疼痛得到持续缓解。应掌握慢性癌症疼痛的患者疼痛发作的规律，最好在疼痛发作前给药，比疼痛发作后给药效果好、用药量小。经皮给也是常用的无创给药途径，用于相对稳定的疼痛治疗。尽量避免肌内注射，因为注射药物不仅会给患者带来疼痛，且出院后用药不方便，吸收也不可靠。规范化给药方法：对持续性疼痛的控制，按时给予控释或缓释制剂，必要时增加剂量。按时服用控释或缓释制剂镇痛药控制基础痛，出现突发疼痛时给予即释制剂镇痛药，使突发疼痛迅速缓解。

3. 观察和处理镇痛药物的不良反应并记录。

4. 正确使用透皮贴剂　临床常用的有芬太尼透皮贴剂，用于疼痛相对稳定的维持用药，药物经皮肤持续释放，一次用药维持作用时间可达72 h。初次用药后6～12 h内达血浆高峰浓度，12～24 h达稳定血药浓度。护理中应注意：选择躯体平坦、干燥、体毛少粘贴部位，如胸前、后背、上臂和大腿内侧。粘贴前用清水清洁皮肤，不能用肥皂或酒精擦拭。待皮肤干燥后，打开密封袋，取出贴剂，先撕下保护膜，不要接触粘贴层，将贴剂平整地贴于皮肤上，用手掌按压30 s，让边缘紧贴皮肤。每72 h更换贴剂，更换时重新选择部位。贴剂局部不能直接接触热源，温度升高会增加皮肤对芬太尼的通透性，使药物释放的速率增加，从而缩短药物持续作用的时间。

5. 做好患者及家属的心理护理　患者会担心用麻醉性镇痛药会成瘾，只有无法忍受时才用镇痛药。应主动与患者沟通，建立良好的信赖关系。在为患者实施镇痛治疗时，应以同情、安慰和鼓励的态度支持患者，耐心地听取患者对疼痛的主诉和要求；指导患者正确使用镇痛药，解除患者对药物成瘾或药物耐受性的恐惧，使其积极配合治疗，参与自我护理；鼓励患者适度参加各种社交及娱乐活动，根据个人喜好倾听音乐；为病危患者创造良好舒适的治疗环境，减少不良刺激。

（三）病情观察

肺癌晚期患者常出现肿瘤不同部位的转移，引起不同症状，应密切观察并给予相应的护理。如出现肝、脑转移，临床表现为突然昏迷、抽搐、视物不清，发现异常应及时给予对症处理；发生骨转移者应加强肢体保护；腹部转移常出现肠梗阻，应严密观察患者有无腹胀、腹痛等症状。因患者衰弱、乏力、活动减少等，常出现便秘，应根据病情遵医嘱给予开塞露或轻泻药通便。因营养不良、血浆蛋白低可出现全身水肿，应及时给予对症支持治疗,抬高患肢以减轻水肿。

（四）对症护理

1.缓解症状　发热为肺癌的主要症状之一,嘱患者注意保暖,预防感冒;对于刺激性咳嗽,遵医嘱给予镇咳药,夜间患者出现持续咳嗽时,可饮用温开水,减轻咽喉部的刺激;如有咳血应给止血药,出现大量咳血时,立即通知医生,同时使患者头偏向一侧,应及时清除口腔内积血以防窒息,并协助医生进行抢救。

2.压疮预防　肺癌晚期患者营养状况较差,常合并全身水肿,极易产生压疮,如不及时治疗,将迅速发展,而难以治愈,预防压疮的发生尤为重要。定时更换体位,减轻局部压力,身体易受压部位用气圈、软枕等垫起,必要时应用气垫床,避免组织长期受压,保持皮肤清洁,床铺平整、干燥,对于大小便失禁的患者应注意观察,对已破溃的皮肤必要时应用皮肤保护敷料,以保持局部干燥。

（五）心理护理

帮助患者尽快脱离过激的心理反应,维持良好的精神状态,增强治疗疾病的信心。告知治疗中可能出现的反应,使患者做好必要的心理准备,消除恐惧心理,配合完成治疗方案。采取看书、听音乐等分散注意力的方式,以减轻痛苦。晚期肿瘤转移患者,要指导其家属做好临终前的护理,指导患者及家属对症处理的措施,使患者平静地走完人生最后旅程。

（六）上腔静脉阻塞综合征的护理

1.急性期应让患者取半卧位,持续低流量吸氧,根据血氧饱和度调节氧流量,以避免长时间高浓度吸氧引起氧中毒。密切观察生命体征,并注意呼吸的变化。

2.指导患者进行有效咳嗽,嘱多饮水。痰液黏稠不易咳出时行雾化吸入,必要时进行吸痰,观察痰液的颜色、性状及量。保持呼吸道通畅,让患者进行有效咳嗽,严防窒息发生。

3.观察水肿情况,注意头颈部肿胀程度及上肢皮肤淤血情况,发生水肿及胸部浅静脉曲张时,遵医嘱合理使用脱水剂,以保持水电解质平衡,防止低钾血症。准确记录24 h出入水量。饮食以低盐易消化为宜。

4.静脉输液选择下肢静脉穿刺,因为上肢输液有加重上肢、颜面部及颅内水肿的风险。严格控制输液速度,观察有无心悸、气促等不适情况。

5.疼痛时应指导患者放松心情,按时服用镇痛药,观察神志呼吸的变化,保持大便通畅。

6.加强心理的护理,消除患者的悲观恐惧情绪。

（七）恶性胸腔积液的护理

有45%的肺癌直接侵犯胸膜或经淋巴血行转移至胸膜,发生恶性胸腔积液,轻者引起患侧呼吸音减弱,较重者可引起呼吸困难、咳嗽、胸痛、消瘦,平卧困难等。

1.严密观察病情变化,呼吸急促及呼吸困难时减少活动,取半卧位,必要时给予低流量吸氧。

2.胸痛严重时酌情给予镇痛药。

3.行胸腔穿刺引流的患者,应注意观察穿刺部位有无红肿、渗液、渗血情况,并对引流液的量、颜色及性状做好详细记录,注意避免短时间内因排液过多而导致的复张性水肿。

4.行胸腔药物灌注的患者注意观察有无咳嗽、咯血、气胸及皮下气肿等异常情况,一旦出现及时通知医生进行对症处理。配合医生抽胸水及胸腔灌注化疗,胸腔化疗后嘱患者变换体位,以促进化疗药物均匀吸收。

### (八)肺癌脑转移继发癫痫患者的护理

1.为患者创造一个良好的环境,室内保持安静,减少噪声等不良刺激因素。保持室内整洁、空气流通、温湿度适宜。

2.抽搐发作时的处理措施

(1)将患者抬至柔软床垫上,拉起护栏,由专人守护,并松开衣领,放松裤带。

(2)用开口器撬开口腔,垫上牙垫,在紧急情况下可使用压舌板、金属汤勺、筷子、手帕或衣角卷成小布卷置于患者口中一侧上下臼齿之间,以防咬伤舌头或颊部。

(3)给氧。患者头偏向一侧,以保持呼吸道通畅。及时吸净口鼻腔分泌物,有义齿者取出义齿,深昏迷者用舌钳将舌拉出,或使用口咽通气道,以防舌根后坠引起呼吸道堵塞。使用口咽通气道时注意通气道的长度不能过短,导致将舌推向咽后壁加重气道梗阻。必要时行气管切开术。

(4)快速滴入脱水剂,预防脑疝。

(5)根据医嘱给予抗癫痫及镇静药物并观察药物疗效。

(6)密切观察意识状态、瞳孔变化、肢体抽动等情况,出现异常及时报告医生。

3.指导患者清淡饮食,忌辛辣食物,应避免饥饿或过饱,禁止吸烟。癫痫频繁发作不能进食者予鼻饲,避免从口腔喂食物和水而发生呛咳、窒息和坠积性肺炎。

4.加强基础护理,及时更换污染被服,有意识障碍者每2 h翻身1次,预防压疮。

5.指导患者遵医嘱规律服药。长期服药者应定期检查肝功能,避免药物引起的毒副反应。

6.指导患者保持愉快的心情,以免精神紧张和不良刺激诱发抽搐。

### (九)肺癌骨转移的护理

1.指导患者卧于硬板床,减少活动,以免跌倒、坠床或外伤,以减少病理性骨折的风险。

2.保持床铺清洁、干燥,并定时更换卧位,预防压疮的发生。

3.脊柱转移者尽量避免站立,根据转移的椎体情况分别给予颈托、胸托或腰托,行轴线翻身(翻身时保持头、颈、躯干在同一直线上),以防脊髓再损伤。

### (十)肺癌大咯血的护理

1.严密观察患者有无咯血前兆:胸闷、胸痛、剧烈咳嗽、憋气、口唇及甲床发绀、面色苍白、烦躁不安等。

2.发生大咯血时,头应偏向一侧,保持呼吸道通畅,及时清除口鼻腔的血块,以防发生窒息。

3.指导患者绝对卧床休息,避免搬动。

4.建立两条静脉通道,遵医嘱给予止血剂和镇静剂。静脉滴注垂体后叶激素时需观察血压的变化,如果患者出现面色苍白、心悸、大汗、呼吸困难、腹痛等症状,立即停止用药。做好患者的心理护理,指导其保持情绪稳定。

### (十一)CT引导经皮肺穿刺活检患者护理

CT引导下经皮肺穿刺活检术是肺部疾病的重要诊断方法,在CT扫描定位协助下,通过体外的穿刺针或活检枪对肺内病灶进行负压吸引或切割取得病灶组织,进行鉴别诊断的一种手段。

1.穿刺前注意事项

(1)告知患者穿刺目的及注意事项,让患者配合完成。

(2)术前常规检查出凝血时间。患有出血性疾病或近期严重咯血者禁止穿刺。

(3)剧烈咳嗽不能控制及不能合作者禁止穿刺。

2.穿刺后护理要点　据文献报道,CT引导经皮肺穿刺活检术后7.2%~13.0%发生气胸,6.6%~21.0%发生肺出血。因而,气胸和肺出血的病情观察和护理尤为重要。

(1)穿刺后平卧休息6 h。严密观察神志、面色及生命体征的变化。

(2)观察穿刺点有无出血或感染,保持伤口处于封闭状态,避免空气进入胸腔引起气胸。少量气胸一般无须治疗,卧床休息2~3 d气胸可自行吸收,当肺体积压缩大于30%或出现呼吸困难时应进行闭式胸腔引流。

(3)注意保暖,避免合并感染而加重肺部损伤。

(4)注意有无咳嗽、咳痰,呼吸困难时予氧气吸入。

(5)出现痰中带血或咯血时,及时通知医护人员。咯血患者注意观察咯血量和颜色,遵医嘱执行止血治疗。大咯血时及时清理呼吸道。

(6)穿刺点在肺门附近或反复多次穿刺易发生出血,应预防窒息发生。

### (十二)放疗期间的护理

1.常规护理

(1)做好放疗的健康教育,介绍放疗的目的、注意事项及不良反应,以使患者配合。

(2)放疗前1 h不可进食,放疗前后静卧30 min,注意休息并保持足够的睡眠。

(3)应着宽松、柔软的纯棉衣服,保持记号线的清晰,不使用刺激性强的碱性洗涤剂,不能用手指抓挠皮肤,局部不涂擦刺激性药膏。

(4)注意保暖,预防感冒。探视人员应减少外出,尽量不去公共场所,以避免交叉感染。

(5)戒烟戒酒,加强营养支持。饮食采取少食多餐,进食清淡易消化食物,忌辛辣、燥性食物,多吃新鲜蔬菜和水果,每日饮水2 000 mL以上。建议饮用菊花茶、金银花茶。

(6)发生高热、呼吸困难、咯血、手足麻痹、胸膜炎、心功能不全、严重血液循环障碍等症状时暂停放疗,遵医嘱给予对症处理。

2. 放射性肺炎的护理　放射性肺炎是肺炎放射性治疗常见的、较为危险的并发症。急性放射性肺炎常见于放疗2周时,注意观察患者有无发热、气促、咳嗽、呼吸困难、胸痛等症状。遵医嘱予抗生素、类固醇药物及镇静、镇咳治疗。必要时给予低流量吸氧。进行心理疏导,指导其卧床休息、保持镇静、保暖、预防上呼吸道感染。严重者暂停放疗。放射性肺炎的治疗存在较大难度,所以进行全面的放疗前应评估及制订周密的放疗计划预防发生放射性肺炎。护理人员应做好对患者的健康教育及病情观察,指导患者加强营养、适当锻炼增强体质,平时注意保暖、避免受凉、感冒及交叉感染。发现发热咳嗽、胸闷、呼吸困难等不适症状应立即告知医护人员。

3. 放射性食管炎的护理　因放射线所引起的食管损伤,称为放射性食管炎。多出现于放疗后1～3周,多数患者症状较轻,也有严重者出现胸部剧痛、发热、呛咳、呕吐及呕血等。患者出现吞咽时疼痛,只是暂时的症状,停止放疗后可逐渐消失。患者应进食清淡、易消化、无刺激的流质或半流质食物,忌食粗、硬、烫及辛辣刺激性食物,进食宜缓慢,进食后漱口和饮温凉开水以冲洗食管。症状严重者可用维生素$B_{12}$ 4 000 μg、2%利多卡因15 mL、庆大霉素24万U加入生理盐水100 mL。每次取10 mL于三餐前及临睡前含漱;疼痛者可酌情给予镇痛药。

4. 脑转移患者放疗的护理

(1)低盐饮食,忌辛辣产气性食物,戒烟酒。

(2)避免劳累及情绪激动。

(3)指导患者保持大便通畅。避免腹压增大,以免引起颅内压增高。

(4)密切观察患者的意识、瞳孔和血压的变化,如出现剧烈头痛或频繁呕吐,有脑疝的可能,立即通知医生,做好降压等抢救处理。

(5)指导患者注意安全,预防跌倒、坠床。

(十三)化疗期间的护理

1. 做好化疗的健康教育和心理护理,介绍化疗的必要性、化疗药物的作用、注意事项及不良反应,取得患者的配合。

2. 定期复查血象,白细胞少于$3.0 \times 10^9$/L,中性粒细胞少于$1.5 \times 10^9$/L,血小板少于$6 \times 10^9$/L,红细胞少于$2 \times 10^9$/L,血红蛋白低于8.0 g/dL的肺癌患者原则上不宜化疗,患者应卧床休息,加强营养,避免受凉、感冒,遵医嘱给予治疗。

3. 铂类药物是肺癌的联合化疗的基础药物,有较强的催吐作用,因此应遵医嘱给予止吐治疗,做好水化、利尿治疗,并监测 24 h 尿量。注意观察有无耳鸣、头晕、听力下降等症状。

(1)心理护理:针对患者的恐惧心理,做好心理疏导,帮助患者正确认识和对待化疗,稳定的情绪会增加机体对化疗的耐受性,积极配合治疗可产生较好的效果。

(2)治疗期间指导患者进食清淡易消化的食物,注意调整食物的色、香、味,忌进食油腻、辛辣刺激性食物。有些患者害怕呕吐而禁食,告知患者空腹呕吐会伤胃,指导患者少量多餐,进食细嚼慢咽,必要时餐前 30 min 服用止吐药物。对呕吐严重不能经口进食者,酌情予肠内或肠外营养支持治疗,严格记录出入水量,评估脱水情况,检查血电解质,及时补液。

(3)保持病房整洁安静,为患者营造适宜的环境。对爱好音乐的患者播放喜欢的音乐,分散其注意力,以减轻恶心、呕吐。对于出现呕吐的患者,应给予安慰,协助患者坐起,呕吐后漱口,清理呕吐物,必要时更换床单。

(4)遵医嘱准确应用止吐药物,必要时给予镇静药物辅助治疗。

(5)应保证充足的睡眠,必要时给予小剂量镇静剂减轻消化道反应。

4. 紫杉醇等抗代谢类药物、多柔比星、长春新碱、丝裂霉素常用于肺癌的治疗,此类药物具有较强的血管腐蚀性,局部外渗可导致组织坏死。依照 2014 年卫计委制定的静脉治疗行业标准,应经中心静脉导管给药,不应经留置针或钢针输液。紫杉醇需用玻璃瓶或聚丙烯类塑料袋稀释,并采用专门的非聚氯乙烯材料输液器(超低密度聚乙烯输液器)。紫杉醇等抗代谢类药物可出现过敏反应,使用前应详细询问过敏史,输注中密切观察患者生命体征,在用药的第 1 小时内每 15 min 测量脉搏、呼吸及血压 1 次,输注前 30 min 内速度宜缓慢。一旦发生过敏反应立即停止输注,配合医生积极抢救。

5. 盐酸伊立替康化疗时,用药 24 h 后易发生迟发性腹泻,出现稀便、水样便或大便频率较正常增多的情况,应遵医嘱给予止泻剂。密切观察患者腹泻的次数、量、性状及伴随症状,便后使用柔软的纸张或湿纸巾擦拭,动作轻柔,保护肛周皮肤。腹泻频繁、肛周感疼痛者以温水或 1∶500 高锰酸钾溶液坐浴,并涂贝复新软膏保护肛周皮肤。盐酸伊立替康的不良反应还有急性胆碱能综合征,常出现在静脉注射开始后 24 h 内,临床表现为急性腹痛、腹泻、出汗、流泪、流涎、结膜炎、鼻炎、低血压、寒战、全身不适、头晕、视力障碍、瞳孔缩小等,做好患者的心理护理,调节输液速度,使盐酸伊立替康药液在 30~90 min 输注完毕,遵医嘱使用阿托品,严密观察患者腹痛、腹泻、流汗和流泪情况。

6. 化疗期间加强营养,少量多餐,多喝汤和水。

7. 化疗患者的静脉管理

(1)静脉评估与选择:化疗是治疗肿瘤的最重要方法之一。静脉给药,对血管有强烈的刺激作用,应根据患者的年龄、病情、化疗药物的性质、化疗方案、患者血管条件等,选择合适的输注途径和静脉治疗工具,制定适宜的静脉使用方案。对发疱性药物,如去甲长春碱、阿霉素、表柔比星等,持续性静脉给药,如氟尿嘧啶连续滴注 6 h 以上时,建议选择中心静脉导管给药。对非发疱性药物也可选择外周静脉,选择完整、粗直、弹性好、易于触及的血管穿刺,避免选择细小血管和关节肘窝部位的血管。腐蚀性药物禁用一次性静脉输液钢针。

(2)外渗的预防:对化疗护士进行专科知识培训,了解化疗药物的性质、分类,并认识外渗后所引起的不良后果。化疗药物输注定时评估血管通路装置是否通畅,观察有无发生外渗的症状和体征;告知患者出现疼痛、发红、肿胀、烧灼感、输液不畅等异常情况应告知医护人员。

1)经PVC给药的预防措施。宜选择前臂粗、直、有弹性的静脉,避免选择腕部、肘窝及实行过广泛切除性外科手术的肢体末端血管,上腔静脉压迫综合征的患者不应从上肢输液。同一静脉在24 h内不应重复穿刺。宜使用透明的无菌敷料固定,导管留置时间应≤24 h。静脉输注化疗药物看到静脉回血后方可给药。

输注发疱性药物时:①静脉推注2～5 mL药液或输注5～10 min后,评估并确认静脉回血。②总输注时间应≤60 min。③应使用输液泵。④患儿不应选择头皮静脉。

2)经CVAD给药的预防措施。①输注发疱性药物时间大于60 min或使用便携式输液泵给药时,宜选择CVAD。②给药前应通过抽回血及推注生理盐水确认CVAD通畅。③PORT给药时,应确保无损伤针固定在港体内。④输注过程中应定时观察穿刺区域有无液体外渗、发红肿胀等。

3)外渗的处理。①发生化疗药物外渗时,应立即停止输液,保留针头,回抽残留药物后拔除PVC或PORT无损伤针。②深部组织发生中心静脉化疗药物外渗时,遵医嘱行X射线检查确定导管尖端位置。③评估肿胀范围及外渗液体量,外渗的边界并标记;观察外渗区域的皮肤颜色、温度、感觉、关节活动和外渗远端组织的血运情况。④发疱性药物外渗时,应遵医嘱进行局部封闭,封闭时避免损伤CVAD。⑤根据外渗药物的种类,遵医嘱使用相应的解毒剂和治疗药物。⑥24～48 h内局部宜给予干冷敷或冰敷,每次15～20 min,并防止冻伤;每天≥4次;奥沙利铂、植物碱类化疗药物外渗可给予干热敷,成人不超过50～60 ℃,患儿不超过42 ℃,发生剧烈疼痛者可用生理盐水5 mL加20%利多卡因2 mL+地塞米松1 mL进行局部封闭。⑦抬高患肢,避免局部受压,如局部肿胀明显,可予50%硫酸镁、如意金黄散等湿敷。⑧记录症状和体征,外渗发生的时间、部位、范围、局部皮肤情况、输液工具、外渗药物名称、浓度和剂量和处理措施等。⑨化疗药物外渗后溃疡阶段的护理。

伤口评估按WHO抗肿瘤药不良反应分级,临床皮肤损伤分为3级。Ⅰ度为皮肤红斑、疼痛;Ⅱ度为水疱、瘙痒;Ⅲ度为湿性脱皮溃烂。伤口处理使用生理盐水清理伤口,溃疡面涂以湿润烧伤膏、冰硼散外敷或采用氦-氖激光照射理疗。对广泛组织坏死可进行手术清除、皮瓣移植、植皮等。

(十四)靶向药物不良反应的护理

1.皮疹　皮疹是吉非替尼和厄洛替尼治疗最常见的不良反应,一般表现为头皮、面部、颈部和躯干上部发生轻、中度丘疱疹,多发生在治疗的第1、2周,2～3周后达到高峰。指导患者用温水清洗皮肤,保持皮肤清洁,无搔抓,不使用刺激性的清洁剂,防晒,严重者减量或暂停治疗。

2.腹泻　腹泻是靶向治疗常见的不良反应,密切观察患者腹泻的次数、量及大便的性状,便后使用柔软的纸张或湿纸巾擦拭,动作轻柔,保护肛周皮肤。腹泻频繁、肛周疼痛者以温水或1∶5 000高锰酸钾溶液坐浴,并涂擦氧化锌软膏保护肛周皮肤。饮食宜清淡、少渣、易消化、避免产气食物,适当补充能量、维生素、蛋白质、水分,并注意饮食的清洁卫生。中、重度腹泻者给予咯派丁胺治疗。

3.间质性肺炎　间质性肺炎是厄洛替尼治疗最严重的不良反应,发生率为0.8%,常发生于厄洛替尼治疗后第5~9天。用药期间应密切观察患者有无咳嗽、胸闷、气短、呼吸困难、口唇发绀、发热等症状。做好患者的心理护理,以积极平和的心态面对疾病,积极配合疾病的治疗。注意卧床休息、适当活动、加强营养支持、防止受凉感冒,必要时给予氧疗。

4.其他不良反应　还有疲乏、出血、厌食、转氨酶增高等,需注意观察。

## (十五)健康教育

1.严格戒烟,避免被动吸烟。

2.保持良好的心态,养成健康的生活习惯。保持室内空气流通,避免煤烟、油烟污染,避免产生致癌因素的环境及食物。合理安排休息和活动,适当进行体育运动,以增强机体抵抗力,预防呼吸道感染。

3.对肺癌高危人群应定期体检,早发现、早治疗。

4.指导患者保持良好的心理状态,坚定战胜疾病的信心。

5.坚持治疗,若出现疲乏、体重减轻、咳嗽加重或咯血时应及时就医。

## (十六)肺癌患者的康复护理

肺癌患者的康复计划应在手术前即应根据胸廓及肺切除范围以及放疗、化疗导致的肺部病变而制订。

1.心理康复　患者在得知自己患了肺癌后会出现巨大的身心反应,有的还会出现恐惧、焦虑甚至精神崩溃。当治疗效果不理想时,患者的情绪会转为抑郁、绝望。家庭成员对待疾病的态度以及经济承受能力都会对患者的心理造成不同程度的影响。对患者的心理反应应抱有同情理解的心理,通过对患者进行癌症知识的讲解,引导其正确面对自身疾病,消除心理障碍,理解疾病本身及治疗过程中可能出现的各种不良反应,树立并坚定战胜疾病的信心。积极动员患者家属及社会力量支持、配合患者的治疗。肺癌患者的心理障碍还有:手术切口大、切口疼痛存在对呼吸、咳嗽的顾虑,从而影响呼吸道分泌物的排出和肺功能的恢复。因此,在术前应告知患者术后呼吸及咳嗽的重要性,并教会患者呼吸及咳嗽的方法,让其相信正确而有效的呼吸及咳嗽不会导致伤口裂开,消除顾虑,放松精神积极配合康复计划地完成。

2.营养康复　肺癌患者应进食高热量、高蛋白、高维生素、易消化、多样化、营养丰富的食物,控制脂肪的摄入,食用新鲜的富含β胡萝卜素的蔬菜、水果,如胡萝卜、甘薯、韭菜、菠菜、荠菜、范菜、金花菜、猪肝、南瓜、杏等,避免食用辛辣、过烫、烧焦及霉烂的食物,忌烟酒。肺癌术后的患者宜食用补气养血的食物,如瘦猪肉、鸡肉、鱼类、莲藕、桂圆、苹果等。行放射治疗的患者以滋阴凉血食物为宜,如蜂蜜、百合、白木耳、香蕉、杏仁、菠菜、黄瓜、橙子、西瓜等,行化疗的患者以补血补气食物为宜,如燕窝、冬虫夏草、乌龟、红枣、花生、鱼类等,有咳嗽症状的患者宜多食梨、百合、白木耳、奶类、豆类,还可食用一些药膳,如川贝雪梨百合炖冰糖、木瓜炖冰糖、北杏莲子陈皮瘦肉汤等。

3.呼吸功能的康复

(1)术后体位:肺叶切除者取术侧侧卧位,避免影响健侧肺呼吸;全肺切除者平卧不少于2周,避免纵隔移位引起休克,同时注意抬高头与躯干至30°~45°,利于膈肌下降,避免腹腔脏器上顶妨碍膈肌活动,造成肺下部的压迫引起不适。

(2)呼吸训练:术后胸部伤口疼痛时进行腹式呼吸,伤口疼痛减轻后进行胸式呼吸,待伤口拆线后进行胸部深呼吸,以后逐渐过渡到吹瓶子、吹气球等有阻力的呼吸运动训练,以使肺部充分扩张,防止肺萎缩,恢复肺活量,防止胸膜粘连。

根据不同的手术部位,采取不同的方式进行局部呼吸功能练习。①加强肺上部通气,可双手叉腰,充分放松肩胛骨,进行深呼吸。②加强肺下部通气和膈肌运动,做深呼吸,吸气时尽量高举双手,勿使双手低于头部,呼气时手还原。③加强一侧肺下部通气和膈肌运动,身体屈向对侧做深呼吸,吸气时尽量高举双手。

(3)咳嗽训练:术后麻醉苏醒后鼓励患者咳嗽,咳嗽可使肺叶扩张,排除残腔内气体,建立胸膜腔负压。有效的咳嗽可通过正常的呼吸调节达到,应教会患者正确的咳嗽方法:采取利于呼吸道分泌物排出的体位,用手按压术侧胸壁,先进行深吸气,后短暂的屏气,使气体在肺内得到最大分布,关闭声门,增强气道中的压力,肺泡内压力明显增加时,突然将声门打开,通过高速的气流使分泌物移动排出。注意咳出时紧按胸部,减少术侧胸部的震动。若胸部有引流管,咳嗽前先夹住引流管。

(4)手法治疗:经常叩打、震动、摇动患者胸背部,有利于呼吸道分泌物的排出,促进呼吸功能的康复。

(5)呼吸功能锻炼

1)深呼吸患者麻醉清醒后开始做,每次做10~15个,每2h1次,直至胸腔引流管拔除。

2)腹式呼吸平卧或坐位,两手分别置于胸腹部,膝关节屈曲,深吸气使腹部尽量隆起,感觉到置于腹部的手随之抬高即为有效;随后慢慢呼气,置于腹部的手向上压,帮助膈肌上移使腹部收缩凹入。呼吸深长而缓慢,用鼻而不用口,每天5次,每次5 min。

站立呼吸:双手叉腰,两脚分开与肩同宽站立,充分放松肩胛骨,进行深呼吸。

单拳呼吸:单手握拳并举起,举起时深吸气,放下时缓慢呼气。

托天呼吸:双手握拳,有节奏地缓慢举起并放下,举起时吸气,放下时呼气。

蹲站呼吸:双手自然放松,做下蹲动作时吸气,站起时缓慢呼气。

4.康复运动　长期卧床的患者可发生下肢静脉血栓,待体力有所恢复时,尽早下床活动。患者可根据体质、病情、环境、季节和个人爱好,选择登山、散步、体操、太极拳、划船或钓鱼等。可选择进行医疗步行:选择有一定坡度的山路,慢速为3.0~3.5 km/h、中速为 4 ~ 5 km/h、快速为 5 ~ 7 km/h,每次 30 ~ 60 min,患者应根据自身的情况进行调节,循序渐进,不宜过劳。

5. 康复指导

(1)养成良好的生活及卫生习惯,保障充足的睡眠,保持良好的心态。

(2)坚持进行功能锻炼。

(3)加强体质锻炼,注意保暖、预防感冒,出现咳嗽、发热应及时告知医生以排除放射性肺炎。

(4)健康饮食,禁烟酒,避免腐败、刺激、辛辣的食物,少食海鲜。

(5)如出现肩背部疼痛、记忆力减退或丧失时,应考虑发生骨转移或脑转移的可能,立即就医。

(6)坚持按期复查。

## 参考文献

[1]BELDERBOS J S A,DE RUYSSCHER D K,DE JAEGER K,et al. Phase 3 randomized trial of prophylactic cranial irradiation with or without hippocampus avoidance in SCLC (NCT01780675)[J]. J Thorac Oncol,2021,16(5):840-849.

[2]BOGART J A,WANG X F,MASTERS G A,et al. Phase 3 comparison of high-dose oncedaily(QD) thoracic radiotherapy(TRT) with standard twice-daily(BID) TRT in limited stage small cell lung cancer(SCLC):CALGB 30610(Alliance)/RTOG 0538[J]. J Clin Oncol,2021,39:8505.

[3]CHENG Y,WANG Q,LI K,et al. Anlotinib vs placebo as third-or further-line treatment for patientswith small cell lung cancer:a randomised,double-blind,placebo-controlled Phase 2 study[J]. Br J Cancer,2021,125(3):366-371.

[4]CHO B C,DOEBELE R C,LIN J J,et al. Phase 1/2 TRIDENT-1 study of repotrectinib in patients wih ROS1+ or NTRK+ advanced solid tumors[J]. J Thorac Oncol,2021,16(3):S174-S175.

[5]CHU T Q,LU J,BI M H,et al. Equivalent efficacy study of QL1101 and bevacizumab on untreatedadvanced non-squamous non-small cell lung cancer patients:a phase 3 randomized,double-blind clinical trial[J]. Cancer Biol Med,2021,18(3):816.

[6]CHUNG H C,PIHA-PAUL S A,LOPEZ-MARTIN J,et al. Pembrolizumab after two or more lines ofprevious therapy in patients with recurrent or metastatic SCLC:results from the KEYNOTE-028 and KEYNOTE-158 studies[J]. J Thorac Oncol,2020,15(4):618-627.

[7]CLAMON G,ZEITLER W,AN J,et al. Transformational changes between non-small cell and small cell lung cancer-biological and clinical relevance-a review[J]. Am J Clin Oncol,2020,43(9):670-675.

[8] DANIEL D,KUCHAVA V,BONDARENKO I,et al. Trilaciclib prior to chemotherapy and atezolizumabin patients with newly diagnosed extensive – stage small cell lung cancer: A multicentre, randomised, double – blind, placebo – controlled phase Ⅱ trial[J]. Int J Cancer,2020,148(10):2557-2570.

[9] DOEBELE R C,DRILON A,PAZ-ARES L,et al. Entrectinib in patients with advanced or meta-static NTRK fusion-positive solid tumours:integrated analysis of three phase 1-2 trials[J]. Lancet Oncol,2020,21(2):271-282.

[10] DRILON A,OXNARD G R,TAN D S W,et al. Efficacy of selpercatinib in RET fusion-positive non-small-cell lung cancer[J]. N Engl J Med,2020,383(9):813-824.

[11] DRILON A, SIENA S, DZIADZIUSZKO R, et al. Entrectinib in ROS1 fusion – positive non-small-cell lung cancer:integrated analysis of three phase 1 – 2 trials[J]. Lancet Oncol,2020,21(2):261-270.

[12] FAN Y,ZHAO J,WANG Q,et al. Camrelizumab plus apatinib in extensive-stage SCLC (PASSION):amulticenter,two-stage,phase 2 Trial[J]. J Thorac Oncol,2021,16(2):299-309.

[13] FELIP E, ALTORKI N, ZHOU C C, et al. Adjuvant atezolizumab after adjuvant chemotherapy in resected stage IB-Ⅲ A non-small-cell lung cancer(IMpower010):a randomised, multicentre, open – label, phase 3trial [J]. Lancet, 2021, 398 (10308): 1344-1357.

[14] GAINOR J F,CURIGLIANO G,KIM D W,et al. Pralsetinib for RET fusion-positive non-small-celllung cancer(ARROW):a multi-cohort,open-label,phase 1/2 study[J]. Lancet Oncol,2021,22(7):959-969.

[15] GAN Y Y, LIU P L, LUO T. Successful treatment of an elderly patient with combined small cell lung cancer receiving anlotinib: a case report [J]. Front Oncol, 2021, 11(11):775201.

[16] GAO S,LI N,GAO S,et al. Neoadjuvant PD-1 inhibitor(Sintilimab) in NSCLC[J]. J Thorac Oncol,2020,15(5):816-826.

[17] HART L L,FERRAROTTO R,ANDRIC Z G,et al. Myelopreservation with trilaciclib in patients receivingtopotecan for small cell lung cancer:results from a randomized,double-blind,placebo-controlledphase Ⅲ study[J]. Adv Ther,2021,38(1):350-365.

[18] HERBST R S,GIACCONE G,MARINIS F D,et al. Atezolizumab for first-line treatment of PD. L1-selected patients with NSCLC[J]. N Engl J Med,2020,383(14):1328-1339.

[19] HU X,BAO Y,XU Y J,et al. Final report of a prospective randomized study on thoracic radiotherapytarget volume for limited – stage small cell lung cancer with radiation dosimetric analyies[J]. Cancer,2020,126(4):840-849.

[20] HUI Z G,MEN Y,HU C,et al. Effect of postoperative radiotherapy for patients with piia-n2 non-small cell lung cancer after complete resection and adjuvant chemotherapy The

phase 3 PORT-C randomized clinical trial[J]. JAMA Oncol,2021,7(8):1178-1185.

[21]IRELAND A S,MICINSKI A M,KASTNER D W,et al. MYC drives temporal evolution of small cell lung cancer subtypes by reprogramming neuroendocrine fate[J]. Cancer Cell,2020,38(1):60-78.

[22]JIANG T,WANG P Y,ZHANG J,et al. Toripalimab plus chemotherapy as second-line treatment inpreviously EGFR-TKI treated patients with EGFR-mutant-advanced NSCLC:a multicenter phase-II trial[J]. Signal Transduct Target Ther,2021,6(1):355.

[23]KOLLA B C,RACILA E,PATEL M R. Deep and prolonged response to aurora a kinase inhibitor and subsequently to nivolumab in MYCL1-Driven small-cell lung cancer:case report and literature review[J]. Case Rep Oncol Med,2020,4(6):8026849.

[24]PAPADOPOULOS K P,Bora zanci E,Shaw AT,et al. U. S. Phase I first-in-human study of taletrectnib(DS-6051b/AB-106),a ROS1/TRK inhibitor,in patients with advanced solid tumors[J]. Clin CancaRes,2020,26(18):4785-4794.

[25]LE PECHOUX C,POU REL N,BARLESI F,et al. Postoperative radiotherapy versus no postoperativeradiotherapy in patients with completely resected non-small-cell lung cancer and proven mediastinal N2 involvement(Lung ART):an open-label,randomised,phase 3 trial[J]. Lancet Oncol,2022,23(1):104-114.

[26]LI B T,SMIT E F,GOTO Y,et al. Trastuzumab deruxtecan in HER2-mutant non-small-cell lung cancer[J]. N Engl J Med,2022,386(3):241-251.

[27]LIU S V,RECK M,MANSFIELD A S,et al. Updated overall survival and PD-L1 subgroup analysisof patients with extensive-stage small-cell lung cancer treated with ate-zolizumab,carboplatin,andetoposide(IMpower133)[J]. Journal of Clinical Oncology,2021,39(6):619-630.

[28]LU S,DONG X,JIAN H,et al. Randomized phase Ⅲ trial of Aumolertinib(HS-10296,Au)versusGefitinib(G)as first-line treatment of patients with locally advanced or metastatic non-small cell lungcancer(NSCLC)and EGFR Exon 19 Del or L858R mutations(EGFRm)[J]. J Clin Oncol,2021,39(Suppl15):9013.

[29]LU S,FANG J,LI X Y,et al. Phase Ⅱ study of savolitinib in patients(pts)with pulmonary sarcomatoidcarcinoma(PSC)and other types of non-small cell lung cancer(NSCLC)harboring MET exon 14skipping mutations(METex14+)[J]. Lancet Respir Med,2021,9:(10):1154-1164.

[30]LU S,WU L,JIAN H,et al. ORIENT-31:Phase Ⅲ study of sintilimab with or without IBI305plus chemotherapy in patients with EGFR mutated nonsquamous NSCLC who progressed after ECFR TKI therapy[J]. Ann Oncol,2022,33(1):112-113.

[31]LU S,YU Y,YU X,et al. Tislelizumab plus chemotherapy vs chemotherapy alone as first-line treat-ment for locally advanced/metastatic nonsquamous NSCLC[J]. Ann Oncol,2020,31:S816-S817.

［32］MARABELLE A，LE D T，ASCIERTO P A，et al. Efficacy of pembrolizumab in patients with noncolorectal high microsatellite instability/mismatch repair – deficient cancer：Results from the phase Ⅱ KEYNOTE–158 study［J］. J Clin Oncol，2020，38（1）：1–10.

［33］NISHIO M，BARLESI F，WEST H，et al. Atezolizumab plus chemotherapy for first–line treatment of nonsquamous NSCLC：results from the randomized phase 3 IMpower132 Trial［J］. J Thorac Oncol，2021. 16（4）：653–664.

［34］OWONIKOKO T K，NIU H，NACKAERTS K，et al. Randomized phase Ⅱ study of paclitaxel plus alisertib versus paclitaxel plus placebo as Second–Line Therapy for SCLC：Primary and Correlative Biomarker Analyses［J］. J Thorac Oncol，2020，15（2）：274–287.

［35］PAIK P K，FELIP E，VEILLON R，et al. Tepotinib in non–small–cell lung cancer with MET Exon 14skipping mutations［J］. N Engl J Med，2020，383（10）：931–943.

［36］PAPADIMITRAKOPOULOU V A，HAN J Y，AHN M J，et al. Epidermal growth factor receptor mutation analysis in tissue and plasma from the AURA3 trial：Osimertinib versus platinum–pemetrexed for T790M mutation–positive advanced non–small cell lung cancer. Cancer［J］. 2020，126（2）：373–380.

［37］PAZ–ARES L，CIULEANU T E，COBO M，et al. First–line nivolumab plus ipilimumab combinedwith two cycles of chemotherapy in patients with non–small–cell lung cancer（CheckMate 9LA）：aninternational，randomised，open–label，phase 3 trial［J］. Lancet Oncol，2021，22（2）：198–211.

［38］PICER J，WANG C L，TANAKA F，et al. Nivolumab（NIVO）+ platinum – doublet chemotherapy vs chemotherapy as neoadjuvant treatment for resectable（ⅠB–ⅢA）non–small cell lung cancer in the phase 3 Check Mate 816 trial［J］. J Clinic Oncol，2021，39（Suppl15）：8503.

［39］RAMALINGAM S S，VANSTEENKISTE J，PLANCHARD D，et al. Overall survival with osimertinibin untreated，EGFR – mutated advanced NSCLC［J］. N Engl J Med，2020，382（1）：41–50.

［40］RASO M G，BOTA–RABASSEDAS N，WISTUBA I I. Pathology and Classification of SCLC［J］. Cancers（Basel），2021，13（4）：820.

［41］REN S，CHEN J，XU X，et al. Camrelizumab plus carboplatin and paclitaxel as first–line treatment for advanced squamous NSCLC（CameL–Sq）：A phase 3 trial［J］. J Thorac Oncol，2022，17（4）：544–557.

［42］RUDIN C M，AWAD M M，NAVARRO A，et al. Pembrolizumab or placebo plus etoposide and platinum as first – line therapy for extensive – stage small – cell lung cancer：randomized，double–blind，phase Ⅲ KEYNOTE–604 study［J］. J Clin Oncol，2020，38（21）：2369–2379.

［43］TADA H，MITSUDOMI T，MISUMI T，et al. Randomized phase Ⅲ study of gefitinib versus cisplatinplus vinorelbine for patients with resected stage Ⅱ – ⅡA non – small –

cellung cancer with EGFRMutation(IMPACT)[J]. J Clin Oncol,2022,40(3):231-241.

[44]TRIGO J, SUBBIAH V, BESSE B, et al. Lurbinectedin as second – line treatment for patients withsmall – cell lung cancer: a single – arm, open – label, phase 2 basket trial [J]. Lancet Oncol,2020,21(5):645-654.

[45]WANG J, LU S, YU X M, et al. Tislelizumab plus chemotherapy vs chemotherapy alone as first–linetreatment for advanced squamous non–small–cell lung cancer A phase 3 randomized clinical trial[J]. JAMA Oncol,2021,7(5):709-717.

[46]WANG J, WANG Z, WU L, et al. CHOICE – 01: A phase 3 study of toripalimab versus placebo incombination with first–line chemotherapy for advanced NSCLC[J]. J Thorac Oncol,2022,112(5):1154-1164.

[47]WANG Y, ZHANG T, HUANG Y L, et al. Real–world safety and efficacy of consolidation durvalumab after chemoradiation therapy for stage Ⅲ non – small cell lung cancer: a systematic review and meta. analysis[J]. Int J Radiat Oncol Biol Phys,2021,S0360-3016 (21) 03422-2.

[48]WANG Z J, DUAN J C, WANG G Q, et al. Allele frequency – adjusted blood – based tumor mutational bur–den as a predictor of overall survival for non–small cell lung cancer patients treated with PD–1/PD–LIinhibitors[J]. J Thorac Oncol,2020,15(4):556-567.

[49]WELSH J W, HEYMACH J V, CHEN D, et al. Phase I trial of pembrolizumab and radiation therapy after induction chemotherapy for extensive–stage small cell lung cancer [J]. J Thorac Oncol,2020,15(2):266-273.

[50]WELSH J W, MENON H, TANG C, et al. Randomized phase I/II trial of pembrolizumab with and without radiotherapy for metastatic non – small cell lung cancer[J]. J Clin Oncol,2019,37(Suppl15):9104-9104.

[51]WEST H, MCCLEOD M, HUSSEIN M, et al. Atezolizumab in combination with carboplatin plus nab – paclitaxel chemotherapy compared with chemotherapy alone as first – line treatment for metastatic non – squamous non – small – cell lung cancer (IMpower130): a multicentre, randomised, open – label, phase 3 trial[J]. Lancet Oncol, 2019, 20(7): 924-937.

[52]WOLF J, SETO T, HAN J Y, et al. Capmatinib in MET Exon 14 – mutated or met – amplified non–small–cell lung cancer[J]. N Engl J Med,2020,383(10):944-957.

[53]WU Y L, LU S, C HENG Y, et al. Nivolumab versus docetaxel in a predominantly Chinese patientpopulation with previously treated advanced NSCLC: CheckMate 078 randomized phase Ⅲ clinicaltrial[J]. J Thorac Oncol,2019,14(5):867-875.

[54]WU Y L, TSUBOI M, HE J, et al. Osimertinib in resected EGFR–mutated non–small–cell lung cancer[J]. NEngl J Med,2020,383(18):1711-1723.

[55]YANG Y P, ZHOU J Y, ZHOU J Y, et al. Efficacy, safety, and biomarker analysis of ensartinib in crzastinib – resistant, ALK – positive non – small – cell lung cancer: a

multicentre,phase 2 trial［J］. Lancet Respirstory Medicine,2020,8（1）:45-53.

［56］YANG L,ZHOU Y,WANG G,et al. Clinical features and prognostic factors of combined small cell lung cancer:development and validation of a nomogram based on the SEER database.［J］. Transl LungCancer Res,2021,10（11）:4250-4265.

［57］YANG Y P,WANG Z H,FANG J,et al. Efficacy and safety of sintilimab plus pemetrexed and platinum as first-line treatment for locally advanced or metastatic nonsquamous NSCLC:a randomized,double-blind,phase 3 study（oncology program by innovENT anti-PD-1-11）［J］. J Thorac Oncol,2020,15（10）:1636-1646.

［58］ZHAO H,YAO W,MIN X,et al. Apatinib plus gefitinib as first-line treatment in advanced EGFR-Mutant NSCLC:the phase Ⅲ ACTIVE study（CTONG1706）［J］. J Thorac Oncol,2021,16（9）:1533-1546.

［59］ZHAO M,GUO W,WU Y,et al. SHP2 inhibition triggers anti-tumor immunity and synergizes with PD-1 blockade［J］. Acta Pharm Sin B,2019,9（2）:304-315.

［60］ZHONG W Z,CHEN K N,CHEN C,et al. Erlotinib versus gemcitabine plus cisplatin as neoad-juvanttreatment of stage Ⅱ A-N2 EGFR-mutant non-small-cell lung cancer（EMERGING-CTONG 1103）:a andomized phase Ⅱ study［J］. J Clin Oncol,2019,37（25）:2235-2245.

［61］ZHOU C,FAN H J,WU H J,et al. Taletrectinib（AB-106,DS-6051b）in metastatic non-smal cell lung cancer（NSCLC）patients with ROS1 fusion:preliminary results of TRUST［J］. J ClinicOncol,2021,39（Suppl15）:9066.

［62］ZHOU C,HE J,SU C,et al. Icotinib versus chemotherapy as adjuvant treatment for stage Ⅰ-Ⅲ AEGFR-mutant NSCLC（EVIDENCE）:a randomized,open-label,phase 3 study ［J］. J Thorac Oncol,2021,16（3）:S232-S233.

［63］ZHOU C,KIM S W,REUNGWETWATTANA T,et al. Alectinib versus crizotinib in untreated Asian patients with anaplastic lymphoma kinase-positive non-small-cell lung cancer（ALESIA）:a randomised phase 3 study［J］. Lancet Respir Med,2019,7（5）:437-446.

［64］ZHOU C,LI X,WANG Q,et al. Pyrotinib in HER2-mutant advanced lung adenocarcinoma afterplatinum-based chemotherapy:a multicenter,open-label,single-arm,phase Ⅲ Study［J］. J Clin Oncol,2020,38（24）:2753-2761.

［65］ZHOU C,WANG Z,SUN Y,et al. Sugemalimab versus placebo,in combination with platinum-based chemotherapy,as first-line treatment of metastatic non-small-cell lung cancer（GEM-STONE-302）:interim and final analyses of a double-blind,randomised,phase 3 clinical trial［J］. Lancet Oncol,2022,23（2）:220-233.

［66］ZHOU C,WANG Y N,ZHAO J,et al. Efficacy and biomarker analysis of camrelizumab incombination with apatinib in patients with advanced nonsquamous NSCLC previously treated with chemotherapy［J］. Clin Cancer Res,2021,27（5）:1296-1304.

［67］ZHOU C，HE J，SU C，et al. Icotinib versus chemotherapy as adjuvant treatment for stageⅠ
Ⅱ－Ⅲ A EGFR－mutant NSCLC（EVIDENCE）：a randomized，open－label，phase 3 study
［J］. J Thorac Oncol，2021，16（3）：S232－S232.

［68］ZHOU C C，CHEN G Y，HUANG Y C，et al. Camrelizumab plus carboplatin and
pemetrexed ver－sus chemotherapy alone in chemotherapy－naive patients with advanced
non－squamous non－small－cell lung cancer（CameL）：a randomised，open－label，
multicentre，phase 3 trial［J］. Lancet Respir Med，2021，9（3）：305－314.

［69］ZHOU C C，HUANG D Z，YU X M，et al. Results from RA′TIONALE 303：a global phase
3 study of tislelizumab（TIS）vs docetaxel（TAX）as second－or third－line therapy for
patients with locally advanced or metastatic NSCLC ［J］. Cancer Res，2021，81
（Suppl13）：39.

［70］ZHOU C C，WU L，FAN Y，et al. Sintilímab plus platinum and gemcitabine as first－line
treatment for advanced or metastatic squamous NSCLC：results from a randomized，
double－blind，phase 3 trial（ORI－ENT－12）［J］. J Thorac Oncol，2021，16（9）：
1501－1511.

［71］ZHOU Q，CHEN M，JIANG O，et al. Sugemalimab versus placebo after concurrent or se－
quential chemoradiotherapy in patients with locally advanced，unresectable，stage Ⅲ
non－small－cell lung cancer in China（GEMSTONE－301）：interim results of a
randomised，double－blind，multicentre，phase 3 trial［J］. Lancet Oncol，2022，23（2）：
209－219.

［72］ZHOU Q，XU C R，CHENG Y，et al. Bevacizumab plus erlotinib in Chinese patients with-
untreated，EGFR－mutated，advanced NSCLC（ARTEMIS－CTONG1509）：a multicenter
phase 3study［J］. Cancer Cell，2021，39（9）：1279－1291.

［73］ PARK K，HAURA E B，LEIGHL N B，et al. Amivantamab in EGFR exon 20
insertion－mutated non－small－cell lung cancer progressing on platinum chemotherapy：
initial results from the CHRYSALIS phase I study［J］. J Clin Oncol，2021，39（30）：
3391－3402.

［74］韩宝惠，陈建华，王子平，等，派安普利单抗联合紫杉醇加卡铂对比安慰剂联合紫杉
醇加卡铂一线治疗转移性鳞状非小细胞肺癌：随机，双盲，多中心Ⅲ期临床研究［J］.
CSCO 年会论文集，2021，16.

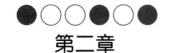

第二章

# 食 管 癌

## 一、流行病学

食管癌是发生在食管组织的恶性肿瘤,是较常见的一种恶性肿瘤。食管癌是全球第七大常见恶性肿瘤和第六大癌症相关死亡原因。2020 年全球新增食管癌病例 604 100例,占所有癌症的 3.1%;死亡病例 5 440 766 例,占所有癌症死亡病例的 5.5%。亚洲患者在全球新增病例中占 79.9%,在死亡病例中占 79.8%。

在中国,食管癌是第 5 位最常见的癌症,2020 年诊断出 324 422 例新发病例(占总数的 7.1%),死亡病例 301 135 例(占总数的 10%)。食管癌有两种主要的亚型——食管鳞状细胞癌和食管腺癌。尽管食管鳞状细胞癌占全球食管癌病例的 90%,但与食管腺癌相关的死亡率正在上升,并且在欧盟的几个地区已经超过了食管鳞癌。

食管癌在年轻人中很少见,并且随着年龄的增长发病率增加,在 70 岁和 80 岁时达到高峰。食管腺癌在男性中的发病率是女性的 3～4 倍,而食管鳞状细胞癌的性别分布更为均等。食管鳞癌的主要危险因素是吸烟和饮酒,而食管腺癌主要发生在慢性胃食管反流病患者中,其风险与患者的体重指数相关,肥胖者的风险较高。组织学类型上,我国食管癌以鳞状细胞癌为主,占 90% 以上,而美国和欧洲以腺癌为主,占 70% 左右。在我国食管癌高发区,主要致癌危险因素是致癌性亚硝胺及其前体物和某些真菌及其毒素。而对于食管腺癌,主要的危险因素包括胃食管反流和巴雷特(Barrett)食管。

食管癌的高危人群指居住生活在食管癌高发区,年龄在 45 岁以上,有直系家属食管癌或消化道恶性肿瘤病史或其他恶性肿瘤病史,有食管癌的癌前疾病或癌前病变者是食管癌的高危人群。对高危人群的筛查是防治食管癌的重点,我省特别是太行山脉地区食管癌发病率和死亡率都非常高。

食管癌的预防措施主要包括避免一些高危因素如吸烟和重度饮酒,防霉,去除亚硝胺,改变不良饮食生活习惯和改善营养卫生。另外,对高发区高危人群进行食管癌筛查可以早期发现食管癌或癌前病变,起到早诊早治和预防的作用,改善食管癌患者的生存质量和提高治疗效果。

## 二、病理

食管癌的病理一般可分为早、中、晚3期,常见的病理类型为绝大多数发生于黏膜上皮来源的鳞状细胞癌,少数为中胚叶组织来源的腺癌和其他类型癌。

### (一)根据病程的长短,医学上将食管癌分为早期和中晚期

1. 早期 早期食管癌可分为四型。

(1)隐伏型:指病变略显粗糙、色泽变深、无隆起和凹陷,易在食管镜检查中漏诊,经脱落细胞学检查可以发现是原位癌,为食管癌的最早期阶段。

(2)糜烂型:指病变黏膜轻度糜烂或略显凹陷,与周围组织边界清楚,病变长度半数在2 cm以上,限于黏膜固有层,病变形状与大小不一。呈不规则地图样,糜烂面色红,呈细颗粒状,固有膜炎症反应重。

(3)斑块型:指病变黏膜呈局限性肿胀隆起,呈灰白色斑块状,最大直径在2 cm以内,边界清楚,食管纵行皱襞中断,横行皱襞粗、紊乱,表面可见轻度糜烂,侵及黏膜基层和黏膜下层。

(4)乳头型:指病变表现为外生结节性隆起,呈结节状、乳头状及息肉状突入管腔,直径1~3 cm,基底有一窄蒂或宽蒂,与周围黏膜分界清楚,表面有糜烂及炎性渗出,切面呈灰白色均质状。

2. 中晚期 中晚期食管癌可分为五型。

(1)缩窄型:指肿瘤呈环形生长、浸润食管全周,质地脆硬,易造成环形狭窄和梗阻,病变上段食管明显息肉状或带蒂向腔内生长,向食管外浸润较少。

(2)蕈伞型:指瘤体呈蘑菇样或卵圆形突入食管腔内,边缘隆起,表面有浅溃疡,底部凹凸不平,瘤体大多仅占食管周径的一部分或大部分,切面肿瘤已浸润食管壁深层。

(3)溃疡型:主要指癌组织达深肌层,呈深陷而边缘清楚的大小与外形不一的溃疡,边缘可有隆起及悬空,底部凹凸不平,溃疡基部可穿透食管壁引起穿孔,多不引起食管梗阻。

(4)髓质型:指肿瘤累及管壁的各层,比较肥厚,边缘呈坡状隆起,表面有深浅不一的溃疡,多数侵入食管周径的全部或大部,管腔狭窄,肿瘤组织的切面呈白色,均匀致密,恶性程度最高。

(5)腔内型:肿瘤突向食管腔内呈圆形或卵圆形隆起,无蒂或有蒂,与食管壁相连。肿瘤表面常有糜烂和浅溃疡。2009年李秀敏报道2006—2008年在安阳市肿瘤医院和林州市中心医院住院治疗的食管癌患者,1 259例食管癌患者的大体病理类型为髓质型占50.2%(611/1 218),其次为溃疡型(28.6%),早期食管癌仅占10.3%(125/1 218)。

由于不同分型与预后有相关性,临床结果显示蕈伞型和腔内型对放射线敏感,髓质型中等敏感,缩窄型较抗拒。因此,分型对判断放射治疗后的好坏有一定的帮助。

（二）组织学分型：采用食管癌 WHO 分类（2010 版）

1.鳞癌 占我国食管癌的绝大多数（图 2-1）。依据分化程度分为高、中、低分化。包括 3 个特殊亚型。

（1）疣状癌：尽管肿瘤分化良好，且不具有转移能力，但发生在食管的疣状癌有较高的死亡率。

（2）梭形细胞鳞癌（肉瘤样癌、癌肉瘤）：大部分呈多形性或梭形细胞肉瘤样表现，有时显示局灶性软骨、骨或横纹肌分化。这些肉瘤样成分也都是上皮起源，它们与癌成分具有相同的克隆性来源。

（3）基底细胞样鳞癌：具有高度侵袭性生物学行为，恶性程度高于普通食管鳞癌。

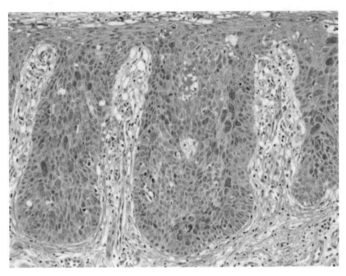

图 2-1 食管鳞状原位癌

2.腺癌 多见于食管下 1/3，偶尔起源于中上段食管的异位胃黏膜或食管固有腺体（图 2-2）。

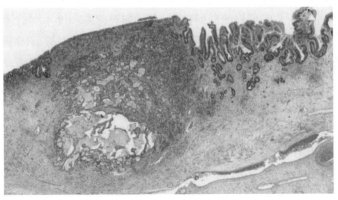

图 2-2 食管腺癌

3. 黏液表皮样癌　起源于食管的黏膜下腺,与口腔部位的表皮样癌形态腕和生物密为相似。

4. 神经内分泌肿瘤　分类及诊断标准与胃肠胰神经内分泌肿瘤基本相同。

5. 食管其他恶性肿瘤　包括胃肠道间质瘤型间质肿瘤、平滑肌肉瘤、恶性黑色素瘤、淋巴瘤、横纹肌肉瘤、滑膜肉瘤等。

## 三、临床表现

早期食管癌局限于食管的黏膜层或黏膜下层,在发病初期并无特异性的临床症状或无任何症状。有的患者可能有一些隐伏性的或者非特异性的症状,如胸骨后不适、消化不良或一过性的吞咽不畅,或者由于肿瘤引起食管的局部痉挛,患者可以表现为定期的或周期性的食管梗阻症状。

### (一)早期食管癌

1. 症状　早期食管癌症状多不明显,许多症状间断发生,且不典型,易被忽视。随着病情发展临床症状表现为胸骨后不适,间断疼痛,或自觉有摩擦感,有的患者有胸骨后灼热感或上腹部有胃灼热感、针刺样或牵拉摩擦样疼痛,尤其是进食粗糙、过热或有刺激性的食物时尤为显著。有部分患者进食时觉得吞咽过程变得比较缓慢,多是因局部病灶刺激食管蠕动异常或痉挛,或因局部炎症、糜烂、表浅溃疡、肿瘤浸润所致,常反复出现,间歇期可无症状,可持续几个月或几年。其他少见症状有胸骨后闷胀,咽部干燥发紧等。3%～8%的病例可无任何感觉。约90%的早期食管癌患者有上述症状。也有报道,经其确诊的早期食管癌患者的唯一症状是吞咽食物时感到疼痛,但绝大多数患者对此未加注意,直到出现进行性吞咽困难时才就诊。

(1)食管内异物感:异物感的部位多与食管病变相一致。随着病情的进展,相继出现吞咽食物哽噎感,甚至疼痛等症状。产生这一症状的原因可能是食管病变处黏膜充血肿胀,致食管黏膜下神经丛的刺激阈降低所致。

(2)食物通过缓慢和停滞感:咽下食物后,食物下行缓慢,并有停滞感觉。发生部位以食管上、中段者较多,开始往往轻微,逐渐加重,并伴发其他症状。其机制可能主要为功能性改变,也可能是由于食管癌癌变范围扩大,食管黏膜伴有程度不同的慢性炎症所致。

(3)胸骨后疼痛、闷胀不适或咽下痛:疼痛的性质可呈烧灼样、针刺样或牵拉摩擦样疼痛。初始阶段症状较轻微,且只是间断出现,每次持续时间可能很短,用药物治疗可能缓解。以后症状加重,反复发作,持续时间延长。

(4)咽部干燥与紧缩感:可能由于食管病变反向引起咽食管括约肌收缩而产生的一种异常感觉。

(5)剑突下或上腹部疼痛:表现为持续性隐痛或烧灼样刺痛,多在咽下食物时出现,食后减弱或消失,与病变部位不一致。可能是由于病变致食管运动功能不协调,贲门部括约肌发生强烈的痉挛性收缩所引起。

2. 体征　早期体征多不明显,偶有胸骨压痛。

（二）中晚期食管癌

1.症状　中晚期食管肿瘤症状较典型,诊断多不困难。当肿瘤累及食管壁的全层并侵犯食管周围的组织结构或者器官时,患者在临床上出现一系列与此有关的相应晚期症状,提示食管癌已经发展到难以根治的阶段。其主要临床症状见下。

（1）吞咽困难:吞咽困难是进展期食管癌的主要症状,也是最常见的主诉,约90%的患者有这一症状,是食管癌最突出的症状。食管是一个具有扩张功能的肌性管状器官,只有在肿瘤侵犯局部食管内径或周径的大部后,患者才出现食管梗阻症状,即吞咽困难。由于食管壁具有良好的弹性及扩张能力,在癌未累及食管全周一半以上时,吞咽困难症状尚不显著。吞咽困难的程度与病理类型有关,缩窄型和髓质型较其他型为严重。约10%的病例,初发症状不是吞咽困难,而造成食管癌的诊断延误。许多患者自觉吞咽困难时,便下意识地改变原有的饮食习惯,在吃肉块或硬食时将其仔细咀嚼后再吞咽,有时在饮水或喝汤后再将所吃的食物比较顺利地吞入胃内,有的患者则改吃流质或半流质饮食。患者因吞咽困难而就诊时,症状往往持续了6~8个月,有的更长。咽下困难系食管肿瘤的机械性梗阻,或者是支配吞咽功能的神经肌肉发生病变和功能失常所致。80%以上食管癌患者的主要临床表现是吞咽困难。吞咽困难有时表现为进食时感到胸骨后有轻微的不适,往往呈一过性,此后数周或数月不再出现这种症状;有的患者表现为吞咽疼痛甚至食管腔完全梗阻。典型的临床症状则是进行性吞咽困难,表明肿瘤堵塞食管腔;肿瘤侵犯局部食管壁周径的2/3以上造成食管腔狭窄时也出现这一典型症状,但也有例外情况。起初,吞咽困难呈间歇性,但很快转为持续性。开始时患者进食固体食物时感到下咽困难,继而吃软食也有吞咽困难,最后吃流质食物感到下咽困难。食管腔严重梗阻的患者有时喝水都有困难。

（2）疼痛:部分患者在吞咽食物时有咽下疼痛、胸骨后或肩胛间疼痛。根据肿瘤部位提示已有外侵引起食管周围炎、纵隔炎或食管深层溃疡。下胸段肿瘤引起的疼痛可以发生在剑突下或上腹部。若有持续性胸背痛多为肿瘤侵犯和(或)压迫胸膜及脊神经所致。食管癌本身和炎症可反射性地引起食管腺和唾液腺分泌增加,经食管逆蠕动,可引起呛咳和肺炎。与早期癌出现的疼痛不同,有的程度较重且持久。性质为隐痛、灼痛或刺痛,每于饮食时加重。疼痛的部位常与病变部位相一致,多发生于溃疡型患者。持续性的胸背部疼痛多系肿瘤侵犯椎旁筋膜、主动脉而引起。肿瘤造成食管梗阻后梗阻部位以上的食管痉挛,或食管癌形成的癌性溃疡刺激以及食物通过肿瘤部位时局部食管腔的扩张、食管壁肌层组织的收缩,患者多有胸痛或一过性的胸背部疼痛。有的患者诉一过性的胸骨后疼痛,而且疼痛可向背部或颈部放散。这种疼痛症状比持续性的胸骨后不适或者上腹部疼痛更有临床意义,多反映肿瘤在食管壁的侵袭已经达到相当严重的程度。一旦肿瘤侵及肋间神经、腹膜后神经,患者的胸背部疼痛往往呈持续性与较为剧烈的疼痛,有时难以忍受,影响患者的休息和睡眠。以疼痛为初发症状的病例占食管癌患者总数的10%左右。仔细分析疼痛的部位和性质,并结合有关食管癌的影像学检查资料,具有诊断和判断预后的意义。

（3）声音嘶哑：当癌组织侵及或压迫喉返神经，发生声带麻痹，患者出现声音嘶哑，甚至失音，多见于食管上段癌累及左侧喉返神经，有时肿大的转移性淋巴结压迫喉返神经，患者有声音嘶哑症状，进食时常因误吸而有呛咳，有时引起吸入性肺炎。喉镜检查可见患侧声带不能外展而居中线位，表明声带麻痹，一般受累的声带为左侧声带，偶尔为右侧。

（4）呃逆：常常是食管癌本身、转移性纵隔淋巴结侵犯（压迫）膈神经并导致膈肌麻痹及其运动功能障碍的表现。

（5）呕吐：常在吞咽困难加重时出现，初起每当哽噎时吐，以后每逢进食即吐，严重时不进食亦吐。呕吐物多是下咽不能通过之物，主要为潴留在食管狭窄部位上方的黏液和食物。

（6）呼吸系统症状：误吸或肿瘤直接侵犯气管和支气管，患者便出现咳嗽、呼吸困难及胸膜炎样胸痛。高位食管癌在吞咽液体时，由于食管病变使液体逆流入气管，可引起咳嗽和呼吸困难。此外，由于癌组织的侵犯，若肿瘤穿透气管和支气管、纵隔或纵隔内大血管，患者便表现有气管-食管瘘、急性纵隔炎甚至致命性的大出血。在气管隆嵴水平，左主支气管的前缘即与食管中段毗邻，要是食管中段癌穿透左主支气管，导致食管-气管瘘、食管-支气管瘘及吸入性肺炎，可出现特征性的吞咽后呛咳。严重者可并发肺炎和肺脓肿，有的患者有咯血。

2. 体征

（1）体重减轻：大量食管癌患者有体重减轻，主要与吞咽困难、呕吐及疼痛有关，也与肿瘤本身引起的消耗有关。如患者有明显的消瘦与全身营养不良，多提示肿瘤已至晚期，也是恶病质的临床表现之一。

（2）晚期可出现呃逆、吞咽困难，并且由于患者进食困难可导致营养不良而出现贫血、失水或恶病质等体征。

（3）当肿瘤转移时，可触及肿大而坚硬的浅表淋巴结，或肿大而有结节的肝脏。

（4）还可出现黄疸、腹水等。其他少见的体征尚有皮肤、腹白线处结节，腹股沟淋巴结肿大。

# 四、辅助检查

## （一）一般检查

一般检查包括血常规、肝肾功能、病毒血清学、电解质、血糖、凝血功能、尿常规、大便常规等。

## （二）肿瘤标志物

肿瘤标志物包括细胞角蛋白21-1（CYFRA21-1）、癌胚抗原（CEA）及鳞状上皮细胞癌抗原（SCC）等。

## （三）表皮生长因子受体检测

表皮生长因子受体（EGFR）高表达是食管癌预后不良的独立危险因素，推荐检测组织 EGFR 表达。

## （四）免疫相关标志物检测

免疫治疗在晚期食管癌二线及以上治疗、一线联合化疗或术后辅助治疗中均有应用，符合条件的患者应进行程序性死亡受体配体 1（PD-L1）及其联合阳性分数（CPS）、肿瘤突变负荷（TMB）、微卫星不稳定性（MSI）、错配修复蛋白缺失（dMMR）的检测。

## （五）影像学检查

1. 钡餐透视及造影　观察食管有无梗阻及充盈缺损，食管蠕动失常及黏膜皱褶紊乱等早期变化，然而仍有 20% 的早期食管癌在 X 射线检查中未能发现阳性征象或误诊，中晚期食管癌均可在食管 X 射线钡餐下发现较典型的 X 射线征象。利用食管 X 射线造影检查或 X 射线电视及录像可做食管上端口咽部及食管下端贲门部的吞咽功能检查，用于食管腔内外病变良恶性肿瘤鉴别以及食管切除率的估计。为使造影对比清晰，可用钡剂与发泡剂混合在一起检查，利于观察食管舒张度改变、黏膜改变，食管肿瘤形态合并的溃疡，在贲门癌中显示食管、贲门端的舒张度，胃底是否有软组织块，亦可在 X 射线透视下用呃气检查，令患者在食管钡餐造影时自己呃气，使钡与气体在管腔内混合达到双重造影目的。

食管癌的早期病变在通过钡餐时有暂时性延迟，X 射线检查中注意食管黏膜像和舒张状况，X 射线分型可分为糜烂型、斑块型、乳头型、平坦型 4 型，以糜烂型多见，诊断应结合细胞学检查结果综合分析，鉴别诊断中应注意早期食管静脉曲张、食管小良性肿瘤、小憩室、食管消化性溃疡、肺门和纵隔钙化淋巴结压迫、食管内气泡等。中、晚期食管癌依病理及 X 射线形态特点分为髓质型、蕈伞型、缩窄型、溃疡型及息肉型等 5 型，常见有管腔狭窄是特征，但管腔常在中央，腔内有息肉样改变时，充盈缺损明显，狭窄型的进展可造成严重食管梗阻，食管的扩张程度决定于梗阻病程的长短，鉴别诊断要区分延髓和假性延髓病变及重症肌无力，老年性主动脉延长迂曲压迫食管常见于纵隔结核性淋巴结肿大，良性肿瘤，食管炎，纵隔良性肿瘤，迷走血管压迫食管或先天主动脉发育异常。

贲门癌的早期 X 射线表现为黏膜皱襞增粗中断，小的充盈缺损，贲门端痉挛性狭窄，鉴别诊断要区别贲门失弛缓症及消化性溃疡。贲门癌的中晚期 X 射线检查较容易，分为菜花型、浸润型及溃疡型，少数不能分型，鉴别诊断要区别贲门周围脏器的阴影，尤其是肝左叶或尾状叶，瀑布型胃，贲门部少见的良性肿瘤如息肉、平滑肌瘤、神经纤维瘤等。食管进行钡餐 X 射线造影时，要仔细全面检查食管及贲门部，已有由于发现 1 个病灶而遗漏多发病灶造成误诊的报道，一般钡餐食管造影均要摄取左右斜位片各 1 张，均要包括食管全长。

2. 胸部 CT 检查　对食管癌和贲门癌大小、向腔外扩展范围、区域性淋巴结的转移及有无肝转移等能提供进一步的病情进展情况,对术前估计切除的可能性或放射治疗设计适宜的方案均有帮助,缺点是费用高,同时对转移灶小于 1.5 cm 以下者不易发现。

3. MRI　在食管癌的诊断和疗效评价中可作为 CT 检查的有效补充。对淋巴结转移的诊断价值与增强 CT 相仿或优于 CT。MRI 功能成像技术如弥散加权成像等有助于疗效评价和预后判断。

4. 超声检查　主要用于胸腹腔积液、腹部脏器、腹部及颈部淋巴结有无转移的诊断。

5. PET-CT 检查　不作为常规推荐,有条件或必要时可选用。2008 年 Van Vliet E. P. 等比较用于食管癌分期诊断的 FDG-PET、CT、EUS 的 Meta 分析结果显示,食管癌的区域淋巴结敏感性分别为 57%、50%、80%,特异性分别为 85%、83%、70%,三者间的准确性没有差异。郭洪波等报道[18]FDG-PET-CT 确定淋巴结敏感性和特异性分别为 93.9% 和 91.2%,阳性预测值 73.0%,阴性预测值 98.3%,准确性为 91.9%。目前 PET-CT 在食管癌的 T 和 N 分期仍然存在不确定的因素,还需要更多的术前和手术。病理的对照研究已获得肯定的数据支持,特别是淋巴结直径小于 1.0 cm 时。然而在 T 分期的敏感性、特异性、准确性与 EUS 比较后者明显高于前者。但当淋巴结远离食管原发灶且 CT 又不能确定其性质时,PET-CT 的标准摄取值(SUV)的高低有较大的帮助,特别是对放射治疗靶区的勾画。但目前 PET-CT 由于高昂费用在国内还达不到作为常规检查的手段。

6. 内窥镜检查

(1)胃镜检查:目前最常用的方法,对早期只有黏膜改变的食管癌和贲门癌的诊断定位,不典型的中晚期食管癌、贲门癌的确诊都施行胃镜检查。对于食管癌的定性、定位诊断和治疗方案的选择有重要价值。内镜下活检病理检查是诊断食管癌的金标准。

(2)色素内镜和超声内镜检查:可确认病变形态、范围,辅助确定临床 T、N 分期;超声内镜:能准确判断食管癌的壁内浸润深度、异常肿大的淋巴结以及明确肿瘤对周围器官的浸润情况。对肿瘤分期、治疗方案的选择以及预后判断有重要意义。

# 五、分段和 TNM 分期

## (一)分段

依据美国癌症联合会(AJCC)和国际抗癌联盟(UICC)联合发布的 2017 年第 8 版食管及食管胃交界部癌 TNM 分期,肿瘤部位按原发灶的中点界定(图 2-3)。

1. 颈段食管　上接下咽,向下至胸骨切迹平面的胸廓入口,内镜检查距门齿 15 ~ <20 cm。

2. 胸上段食管　自胸廓入口至奇静脉弓下缘水平,内镜检查距门齿 20 ~ <25 cm。

3. 胸中段食管　自奇静脉弓下缘至下肺静脉水平,内镜检查距门齿 25 ~ <30 cm。

4. 胸下段食管　自下肺静脉水平至食管胃结合部(EGJ),内镜检查距门齿 30 ~ 40 cm。

5. 食管胃交界　内镜下 EGJ 通常被定义为第 1 个胃皱襞出现处,这是一个理论上的标志。组织学上,EGJ 能被准确定义,即食管柱状上皮和鳞状上皮的交界处。如果肿瘤的中点位于胃近端 2 cm 以内,不论是否侵犯食管下段或 EGJ,均按食管癌进行分期;胃近端 2 cm 以外者,皆按胃癌进行分期。

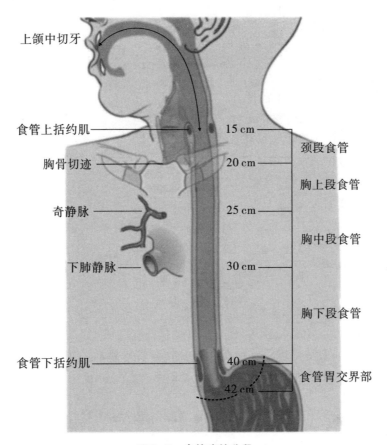

上颌中切牙

食管上括约肌 —— 15 cm

颈段食管

胸骨切迹 —— 20 cm

胸上段食管

奇静脉 —— 25 cm

胸中段食管

下肺静脉 —— 30 cm

胸下段食管

食管下括约肌 —— 40 cm

42 cm

食管胃交界部

图 2-3　食管癌的分段

## (二)食管癌 TNM 分期

采用 UICC/AJCCTNM 分期系统(2017 年第 8 版),适用于食管癌,包括鳞状细胞癌、腺癌、腺鳞癌、未分化癌、神经内分泌癌、伴神经内分泌特征的腺癌等。本分期不适用于食管的神经内分泌瘤(NET)及非上皮性肿瘤,如淋巴瘤、肉瘤、肠道间质瘤和黑色素瘤等。

1. T 分期原发肿瘤

(1)$T_x$:原发肿瘤不能评价。

(2)$T_{is}$:重度异型增生/高级别上皮内癌变(癌细胞未突破基底膜)。

(3)$T_0$:无原发肿瘤证据。

(4)$T_1$:肿瘤侵犯黏膜固有层、黏膜肌层或黏膜下层。

(5)$T_{1a}$:肿瘤侵犯黏膜固有层或黏膜肌层。

(6)$T_{1b}$:肿瘤侵犯黏膜下层。

（7）$T_2$：肿瘤侵犯食管肌层。

（8）$T_3$：肿瘤侵犯食管纤维膜。

（9）$T_4$：肿瘤侵犯食管周围结构。

（10）$T_{4a}$：肿瘤侵犯胸膜、心包、奇静脉、膈肌或腹膜。

（11）$T_{4b}$：肿瘤侵犯其他邻近结构，如主动脉、椎体或气管。

2. N 分期区域淋巴结

（1）$N_x$：区域淋巴结转移不能评价。

（2）$N_0$：无区域淋巴结转移。

（3）$N_1$：1~2 枚区域淋巴结转移。

（4）$N_2$：3~6 枚区域淋巴结转移。

（5）$N_3$：≥7 枚区域淋巴结转移。

注：①至少需清扫 15 枚淋巴结；必须将转移淋巴结数目与清扫淋巴结总数一并记录。②纵隔 3、5、6 区、双侧颈总动脉外缘的锁骨上区、腹膜后淋巴结转移为 M。

3. M 分期远处转移

（1）$M_0$：无远处转移。

（2）$M_1$：有远处转移。

预后分组：食管鳞状细胞癌病理 TNM 分期（pTNM）预后分组，食管腺癌/食管胃交界部腺癌病理 TNM 分期（pTNM）预后分组，食管鳞状细胞癌临床 TNM 分期（cTNM）预后分组，食管腺癌/食管胃交界部腺癌临床 TNM 分期（cTNM）预后分组以及食管癌新辅助治疗后病理分期（ypTNM）预后分组见表 2-1~表 2-5。

表 2-1　食管鳞状细胞癌病理 TNM 分期（pTNM）预后分组

| 分期 | TNM 分期 | 组织学分级 | 部位 |
| --- | --- | --- | --- |
| 0 | $T_{is}(HGD)N_0M_0$ | | 任何部位 |
| I A | $T_{1a}N_0M_0$ | 高分化 | 任何部位 |
| | $T_{1a}N_0M_0$ | 分化程度不确定 | 任何部位 |
| I B | $T_{1a}N_0M_0$ | 中或低分化 | 任何部位 |
| | $T_{1b}N_0M_0$ | 任何分化 | 任何部位 |
| | $T_{1b}N_0M_0$ | 分化程度不确定 | 任何部位 |
| | $T_2N_0M_0$ | 高分化 | 任何部位 |
| II A | $T_2N_0M_0$ | 中或低分化 | 任何部位 |
| | $T_2N_0M_0$ | 分化程度不确定 | 任何部位 |
| | $T_3N_0M_0$ | 任何分化 | 下段食管 |
| | $T_3N_0M_0$ | 高分化 | 上或中段食管 |

续表 2-1

| 分期 | TNM 分期 | 组织学分级 | 部位 |
|---|---|---|---|
| ⅡB | $T_3N_0M_0$ | 中或低分化 | 上或中段食管 |
| | $T_3N_0M_0$ | 分化程度不确定 | 任何部位 |
| | $T_3N_0M_0$ | 任何分化 | 部位不确定 |
| | $T_1N_1M_0$ | 任何分化 | 任何部位 |
| ⅢA | $T_1N_2M_0$ | 任何分化 | 任何部位 |
| | $T_2N_1M_0$ | 任何分化 | 任何部位 |
| ⅢB | $T_2N_2M_0$ | 任何分化 | 任何部位 |
| | $T_3N_{1\sim2}M_0$ | 任何分化 | 任何部位 |
| | $T_{4a}N_{0\sim1}M_0$ | 任何分化 | 任何部位 |
| ⅣA | $T_{4a}N_2M_0$ | 任何分化 | 任何部位 |
| | $T_{4b}N_{0\sim2}M_0$ | 任何分化 | 任何部位 |
| | 任何 T $N_3M_0$ | 任何分化 | 任何部位 |
| ⅣB | 任何 T 任何 N$M_1$ | 任何分化 | 任何部位 |

表 2-2　食管腺癌/食管胃交界部腺癌病理 TNM 分期(pTNM)预后分组

| 分期 | TNM 分期 | 组织学分级 |
|---|---|---|
| 0 | $T_{is}(HGD)N_0M_0$ | |
| ⅠA | $T_{1a}N_0M_0$ | 高分化 |
| | $T_{1a}N_0M_0$ | 分化程度不确定 |
| ⅠB | $T_{1a}N_0M_0$ | 中分化 |
| | $T_{1b}N_0M_0$ | 高或中分化 |
| | $T_{1b}N_0M_0$ | 分化程度不确定 |
| ⅠC | $T_1N_0M_0$ | 低分化 |
| | $T_2N_0M_0$ | 高或中分化 |
| ⅡA | $T_2N_0M_0$ | 低分化 |
| | $T_2N_0M_0$ | 分化程度不确定 |
| ⅡB | $T_1N_1M_0$ | 任何分化 |
| | $T_3N_0M_0$ | 任何分化 |
| ⅢA | $T_1N_2M_0$ | 任何分化 |
| | $T_2N_1M_0$ | 任何分化 |
| ⅢB | $T_2N_2M_0$ | 任何分化 |
| | $T_2N_1M_0$ | 任何分化 |

续表2-2

| 分期 | TNM 分期 | 组织学分级 |
|---|---|---|
| ⅣA | $T_{4a}N_{0\sim1}M_0$ | 任何分化 |
| | $T_{4a}N_2M_0$ | 任何分化 |
| | $T_{4b}N_{0\sim2}M_0$ | 任何分化 |
| | 任何 T $N_3M_0$ | 任何分化 |
| ⅣB | 任何 T 任何 $NM_1$ | 任何分化 |

表2-3 食管鳞状细胞癌临床 TNM 分期(cTNM)预后分组

| 分期 | TNM 分期 |
|---|---|
| 0 | $T_{is}(HGD)N_0M_0$ |
| Ⅰ | $T_1N_{0\sim1}M_0$ |
| Ⅱ | $T_2N_{0\sim1}M_0$ |
| | $T_3N_0M_0$ |
| Ⅲ | $T_3N_1M_0$ |
| | $T_{1\sim3}N_2M_0$ |
| ⅣA | $T_4N_{0\sim2}M_0$ |
| | 任何 T $N_3M_0$ |
| ⅣB | 任何 T 任何 $NM_1$ |

表2-4 食管腺癌/食管胃交界部腺癌临床 TNM 分期(cTNM)预后分组

| 分期 | TNM 分期 |
|---|---|
| 0 | $T_{is}(HGD)N_0M_0$ |
| Ⅰ | $T_1N_0M_0$ |
| ⅡA | $T_1N_1M_0$ |
| ⅡB | $T_2N_0M_0$ |
| Ⅲ | $T_2N_1M_0$ |
| | $T_3N_{0\sim1}M_0$ |
| | $T_{4a}N_{0\sim1}M_0$ |
| ⅣA | $T_{1\sim4a}N_2M_0$ |
| | $T_{4b}N_{0\sim2}M_0$ |
| | 任何 T $N_3M_0$ |
| ⅣB | 任何 T 任何 $NM_1$ |

表2-5 食管癌新辅助治疗后病理分期(ypTNM)预后分组
（食管鳞状细胞癌与食管腺癌/食管胃交界部腺癌相同）

| 分期 | TNM 分期 |
|---|---|
| I | $T_{0\sim2}N_0M_0$ |
| II | $T_3N_0M_0$ |
| IIIA | $T_{0\sim2}N_1M_0$ |
| IIIB | $T_3N_1M_0$ |
| | $T_{0\sim3}N_2M_0$ |
| | $T_{4a}N_0M_0$ |
| IVA | $T_{4a}N_{1\sim2}M_0$ |
| | $T_{4a}N_xM_0$ |
| | $T_{4b}N_{0\sim2}M_0$ |
| | 任何 $T\ N_3M_0$ |
| IVB | 任何 T 任何 $NM_1$ |

# 六、诊断与鉴别诊断

## （一）诊断

食管癌、贲门癌依据病史、临床特征以及相关的检查做出诊断并不难,重要的是能早期诊断。

## （二）鉴别诊断

1. 早期无吞咽困难者 应与下列疾病鉴别。

（1）食管炎、咽炎有类似早期食管癌的刺痛或灼痛。X 射线检查无黏膜紊乱断裂。鉴别困难者,应做脱落细胞检查或食管镜检查。

（2）食管中段牵引型憩室有胸闷或胸后灼痛。X 射线检查可明确诊断。

（3）食管静脉曲张患者有门脉高压症的其他体征。X 射线检查食管黏膜影呈串珠样改变,食管蠕动良好。

2. 已有吞咽困难者 应与下列疾病鉴别。

（1）贲门失弛缓症:一般患者年龄较轻,病程长,症状时轻时重,X 射线检查示食管下端呈光滑的鸟嘴状狭窄。

（2）食管良性狭窄:多有食管灼伤史,X 射线检查有不规则细胞线状狭窄。

（3）食管良性肿瘤:常为平滑肌瘤,一般病史较长。钡餐 X 射线检查食管腔外压迫,黏膜常光滑完整。

# 七、治疗

在充分评估患者及肿瘤的基础上,推荐基于 MDT 的综合治疗原则,以合理地应用现有的治疗手段,最大限度地提高生存率,降低不良反应,改善生命质量。

$pT_{is} \sim T_1$,$N_0$ 期患者,推荐内镜下黏膜切除术(EMR)或内镜黏膜下剥离术(ESD)(Ⅰ级推荐),或联合射频消融治疗(Ⅱ级推荐),也可行食管癌切除术,而内镜切除后辅以放疗也可达到根治目的(Ⅱ级推荐,2B 类证据)。$PT_{1b}N_0$ 或 $cT_{1b \sim 2}N_0$ 期非颈段患者,推荐手术切除(Ⅰ级推荐)。

局部进展期可切除食管癌,手术仍是治疗基石。$cT_{1b \sim 2}$N+ 或 $cT_{3 \sim 4a}N_0/$N+期患者,鳞癌与腺癌治疗原则不同。腺癌患者推荐新辅助放化疗(1A 类证据),也可行新辅助化疗;拒绝手术或有手术禁忌者,建议行根治性同步放化疗(Ⅱ级推荐)。鳞癌患者推荐新辅助放化疗(1A 类证据),颈段及拒绝手术者行根治性同步放化疗(1A 类证据)。手术时机是新辅助放化疗结束后 6 ~ 8 周,或新辅助化疗结束后 3 ~ 6 周。

局部晚期患者如 $cT_{4b}N_0/$N+,PS 评分为 0 ~ 1 者,推荐根治性同步放化疗(Ⅰ级推荐,1A 类证据),对于有食管穿孔或大出血倾向者,慎重选择放疗;不能耐受同步放化疗者,建议行单纯放疗。PS 评分为 2 者,推荐最佳支持治疗或对症处理(Ⅰ级推荐)、单纯化疗(2B 类证据)或姑息性放疗(2B 类证据)。

无论是否接受过新辅助放化疗,R0 切除的鳞癌患者术后辅助治疗存在争议,需定期监测;未行新辅助治疗的术后高危患者[淋巴结阳性和(或)$pT_{3 \sim 4}N_0$ 期],可考虑辅助放疗或放化疗。对于腺癌,接受过新辅助放化疗者,术后建议观察或术后化疗;未行新辅助治疗的,淋巴结阴性者均可考虑定期监测,但高危因素(低分化、脉管癌栓、神经侵犯、<50 岁中的任意 1 项)、$pT_{3 \sim 4}$ 期可行以氟尿嘧啶为基础的放化疗(2B 类证据);淋巴结阳性者,建议行以氟尿嘧啶为基础的术后化疗(1A 类证据)或放疗(2B 类证据)。

对于 R1/R2 切除但未接受新辅助放化疗者推荐辅助同步放化疗(1A 类证据),或序贯化放疗(适于不能耐受同步放化疗者,Ⅱ级推荐,2B 类证据),或辅助化疗(IE 级推荐,3 类证据)。接受过新辅助放化疗的鳞癌患者推荐化疗、最佳支持治疗/对症处理,或观察(2B 类证据);腺癌患者推荐再手术或观察(2B 类证据)。

小细胞癌推荐采用化疗为基础的综合治疗(2B 类证据);肉瘤样癌推荐手术为主的综合治疗(2B 类证据);恶性黑色素瘤首选手术切除(2B 类证据);对于多原发癌,分别进行准确的分期、评估是治疗选择的前提。

对于放疗后局部复发转移者,综合评估后给予挽救性手术或再进行放化疗。

## (一)手术治疗

1.患者的选择 目前,来院就诊的食管癌患者,绝大部分仍属中晚期病例,手术切除率低,不少患者失去手术切除的机会;同时,患者大都年老体弱,耐受力也明显降低,如手术适应证掌握不好,患者选择不当,也会增加手术并发症和死亡率。

手术的禁忌证为:①临床 X 射线、胃镜、CT 等检查证实食管病变广泛并累及邻近器官,如气管、肺、纵隔、主动脉等;②有严重心肺或肝肾功能不全或恶病质不能耐受手术者。因此,术者必须根据病变部位、大小,有无浸润转移,体质状况,有无并发症等,全面考虑,综合分析,正确把握手术适应证,合理选择患者,提高手术切除率,减少并发症,降低死亡率。

(1)食管早期癌(0期或Ⅰ期):癌瘤能被彻底地切除,手术疗效满意,患者能获得长期生存,这类患者应首先积极手术治疗。

(2)食管各部位癌经X射线检查:上段在3 cm以内,中段在6 cm以内,下段在7 cm(均为Ⅱ期或Ⅲ期),估计癌瘤能切除,术后再配合化疗、放疗,也能获得较好的治疗效果,应积极争取手术治疗。

(3)食管各部位癌瘤超过以上范围者,估计手术切除难度较大。若患者体质条件较好,又无远处转移,术前可先做放射治疗或药物治疗,使癌瘤适当缩小,癌性水肿消退,然后再手术治疗,也能达到姑息性切除癌瘤的目的。对癌瘤范围广泛、固定并已侵犯邻近重要脏器的患者,已发生肝、肺、骨骼等远处脏器转移的患者,出现癌性胸、腹水的患者,高度恶病质患者,均应列为手术禁忌证范畴。

2.术前一般准备　食管癌切除术几乎都要在全身麻醉下,同时进胸、腹腔和切开膈肌才能完成,手术范围大、时间长、创伤重、失血多,直接影响患者的呼吸及循环功能,轻者妨碍患者的正常康复,重者可威胁患者生命安全。

#### (二)化学治疗

以前,化疗只作为无法手术或放疗的晚期患者的姑息性治疗。近年来,由于新的化疗药物和化疗方案的产生,化疗不但能治疗晚期食管癌,而且已成为三大综合治疗手段之一。

1.适应证

(1)新辅助化疗/新辅助放化疗:主要适用于分期 $cT_{1b\sim2}N+$ 或 $cT_{3\sim4a}N_0/N+$ 的患者,对于腺癌患者、非颈段食管鳞癌患者,新辅助放化疗均为Ⅰ级推荐。

(2)根治性放化疗:① $cT_{1b\sim2}N+$ 或 $cT_{3\sim4a}N_0/N+$ 颈段食管鳞癌,或非颈段食管癌拒绝手术者;② $cT_{4b}M_0$ 者;③胸段食管癌仅伴锁骨上或腹膜后淋巴转移者;④经过术前放化疗/放疗后评估,不能手术者;⑤存在手术禁忌证或手术风险大的患者,如高龄、严重心肺疾患等。

(3)术后化疗/放化疗:①R1或R2切除者。②R0切除,鳞癌,N+,或 $T_{4a}N_0$ ,淋巴结被膜受侵者。③R0切除,腺癌,N+,或 $T_{3\sim4}$ ,$N_0$ ,或 $T_2N_0$ 中具有高危因素者。

(4)姑息性化疗:主要针对转移性或复发食管癌患者。

2.禁忌证　①年老体弱或恶病质患者,严重心、肝、肾功能障碍,食管出血或穿孔。②骨髓功能低下,白细胞低于 $3\times10^9$/L,血小板低于 $5\times10^9$/L,严重贫血或出血倾向。

3.食管癌的新辅助治疗　局部晚期食管腺癌患者的肿瘤侵犯局部结构或影响区域淋巴结,但无远处转移(UICC/AJCC第8版,分期≥ $T_3$ 或N+,$M_0$)。尽管全身和局部复发很常见,并且存活率很少超过20%。为了改善这种预后,不同的临床试验表明需要用放疗和(或)化疗辅助或新辅助来补充治疗。

目前,在这种情况下,新辅助治疗被认为是首选治疗方法。新辅助治疗的好处是基于其减少肿瘤体积、增加局部控制和消除可能的微转移的能力。在任何情况下,都需要在治疗计划中进行事先的多学科评估。该决定取决于肿瘤的位置和分期、组织学类型、患者的基线状态(PS、ECOG)以及营养状况和可能的合并症。还必须考虑每个特定患者的具体情况。

(1)腺癌

1)术前放疗:几项前瞻性随机研究比较了术前放疗和食管切除术与单纯手术的比较。观察到术前放疗和手术后的局部复发率明显低于单纯手术(46%和67%)。然而,基于这些研究的一项荟萃分析,对1 147名患者进行的研究,结果显示术前放疗并未提高生存率。平均随访9年,死亡风险和生存率降低了11%。但该结果无统计学意义($P=0.062$)。

2)术前化疗:与手术相比,术前化疗也显示出其益处。在OEO2研究中,802名患者被随机分配接受两个周期的基于顺铂和5-氟尿嘧啶(5-FU)的化疗加手术与单纯手术。患者的中位生存期接受新辅助化疗的患者在统计学和临床上均优于入组时接受手术的患者($23\%$ $vs$ $17\%$,$HR=0.84$,$P=0.03$)。新辅助化疗也显著提高了患者的无复发生存率和R0手术干预率。

FLOT-4是一项Ⅲ期研究,比较了FLOT方案(多西他赛、奥沙利铂、亚叶酸和5-氟尿嘧啶)与经典MAGIC方案(表柔比星、顺铂和5-氟尿嘧啶)在胃癌和胃食管结合部癌中的疗效。它显示了三联疗法的明显好处,5年生存率为$36\% \sim 45\%$,结果具有统计学意义($HR=0.77$,$P=0.012$)。这项研究的结果改变了通常的临床实践,现在患者在护理的基础上接受FLOT。虽然这是一项针对胃癌和胃食管结合部癌患者的研究,但对于有放射治疗禁忌的S-I远端食管受累患者,可以考虑采用FLOT方案进行化疗。

3)术前放化疗:目前,根据最近对最佳前瞻性研究的荟萃分析,术前放化疗的多模式治疗应被视为局部晚期食管腺癌的治疗选择。至少有10项随机试验比较了新辅助放化疗后手术与食管切除术作为对照组。在纳入时考虑了可手术切除的疾病患者,大多数不同肿瘤的肿瘤患者是混合的(腺癌和鳞状细胞癌)。尽管给予的化疗、总辐射剂量和手术技术存在异质性,但所有研究都经过精心设计,并将手术作为对照组。

Walsh的试验于1996年发表,将123名腺癌患者随机分配接受单独手术或放疗(40 Gy,15次)加顺铂和5-FU,然后进行手术。他在25%的病例中实现了病理完全缓解。放化疗组的中位生存期为16个月,而单纯手术组为11个月。接受新辅助治疗的患者3年总生存率为32%,而仅接受手术的患者3年总生存率为6%。尽管有这些结果,但考虑到仅手术组的存活率出乎意料得低,对数据的解释还是有些谨慎的。

Burmeister发表了一项针对256名患者(61%患有腺癌)的研究,这些患者被分配在手术前3周接受5-FU加放射治疗(35 Gy),而不是单独手术。术前放化疗组和手术组总生存期分别为22个月和19个月以及3年总生存率为36%和33%。这种差异没有统计学意义,但手术组的3年生存率为33%,而在Walsh研究中为6%。

不同的荟萃分析来自比较术前放化疗后手术与单纯手术的试验数据。根据这些分析结果，基于铂类和氟尿嘧啶类方案的新辅助化疗与放疗的标准计量应为 50.0 ~ 50.4 Gy。不幸的是，很少有研究直接比较新辅助化疗与放化疗的疗效，而且患者数量有限。这些研究表明，新辅助放化疗能够增加肿瘤的组织学消退程度，以及完全的病理反应并减少淋巴结受累，尽管它们并未表明这种益处对患者的生存率有显著影响。正如已经指出的那样，它们是小型研究，因此我们不能说联合治疗不影响生存。

多年来，以顺铂和氟尿嘧啶为基础的化疗与放疗相结合（50.0 ~ 50.4 Gy，1.8 ~ 2.0 Gy 部分）一直是首选的治疗方法。最近发表的两项Ⅲ期研究显示出相似的疗效结果，但由于改变了基于卡铂/紫杉醇或奥沙利铂/5-氟尿嘧啶的化疗方案，毒性特征有所改善。

2012 年发表了一项Ⅲ期研究（CROSS 研究），后来在 2015 年更新，其中包括 368 名可切除食管癌患者。188 名患者仅接受了手术，178 名患者接受了放疗（41.4 Gy，23 次 1.8 Gy）联合卡铂和每周紫杉醇治疗 5 周，然后进行手术。75% 的病例是腺癌。放化疗加手术组 92% 的患者实现了 R0 切除，手术组为 69%（$P<0.001$）。放化疗后接受手术的患者中有 29% 达到了病理完全缓解。两组的术后并发症相似，住院死亡率也相似。经过长期随访（平均 84.1 个月），新辅助放化疗的生存获益得到证实。新辅助放化疗加手术组的平均总生存期为 48.6 个月，单纯手术组为 24.0 个月（$HR=0.68$，$P=0.003$）。新辅助放化疗加手术组腺癌患者的总生存期为 43.2 个月，单纯手术组为 27.1 个月（$HR=0.73$，$P=0.038$）。

正在进行的研究：爱尔兰Ⅲ期临床试验 NEO-AEGIS，NCT01726452 研究，比较放化疗（CROSS 方案）与围手术期化疗、改良 MAGIC（表柔比星、顺铂和 5-氟尿嘧啶）或 FLOT3→手术→相同 CTx3 食管腺癌或食管胃交界处癌 $cT_{2~3}N_{0~1}M_0$。

（2）鳞癌：目前，局部晚期食管癌的术前治疗具有可手术性和可切除性标准，被认为是证据水平最高的参考治疗方案。这种治疗可以使用化疗或放化疗进行，具有不同程度的证据和建议。

1）食管鳞状细胞癌术前化疗：如果我们专门评估术前化疗在鳞状细胞亚型中的作用，迄今为止发表的Ⅲ期研究显示出相互矛盾的结果。

Ⅲ期 OEO2 研究包括更多的患者，802 例中 31% 的鳞状细胞癌组织学患者被随机分配接受两个周期的术前化疗（顺铂和氟尿嘧啶）与单独手术，R0 率分别为 60% 和 54%。在鳞状细胞癌和腺癌中，术前化疗组的总生存期（$HR=0.79$，95% CI 为 0.67 ~ 0.93，$P=0.004$）和无进展生存期（$HR=0.75$，95% CI 为 0.63 ~ 0.89，$P=0.0014$）均较高。

在 Allum 等人发表的更新分析中，中位随访时间为 6 年。在手术前接受 2 个周期化疗与顺铂和 5-FU 的患者在 5 年时观察到 OS 有所改善（23% *vs* 17%，$P=0.03$）。然而，在放疗 OG-8911 研究中，440 名患者（47% 的组织学为鳞状细胞癌）被随机分配接受术前化疗（术前 3 个周期和术后两个周期）与只接受手术。两组之间的总生存期或 R0 率没有观察到差异，尽管在同一研究的后续分析中，R0 手术（分别为 63% 和 59%）和化疗是有利的预后因素。

在接下来的一项对 169 名食管鳞状细胞癌患者的研究中,术前使用 2~4 个周期的顺铂和依托泊苷治疗,在接受术前化疗和手术治疗的患者组中,中位随访 15 个月,比较无进展生存期(HR=0.72,95% CI 为 0.52~1.00,P=0.02)和总生存期(HR=0.71,95% CI 为 0.51~0.98,P=0.03),两组患者均表现更好。

2)食管鳞癌术前放化疗:可以看出,最近的研究包括不同比例的鳞状细胞癌和腺癌患者。在仅评估鳞状细胞癌的研究中,可以观察到只有 Lv 研究和 Yang 研究在总生存率方面显示出有利的结果,尽管必须考虑到在 Nygaard 研究中治疗是连续的,在 Apinop 研究中观察到病理反应(27% 的患者达到)与总生存率之间存在关联,在 Bosset 的研究中,每分次剂量(3.7 Gy)的增加可能与手术死亡率的增加有关。2018 年,Yang 等人发表了 NEOC 放疗 EC 研究,该研究以亚洲人群为对象,是迄今为止发表的患者人数最多的研究。病理完全缓解率为 43%,但联合治疗组的 3~4 级血液学毒性为 54.3%。多变量分析表明,新辅助放化疗是与更好总生存期相关的预测因素之一。关于 CROSS 研究,应该注意的是,只有 23% 的患者患有鳞状细胞癌,但与单独手术相比,接受术前放化疗的 37 名鳞状细胞癌患者中有 18 名达到病理完全缓解(49%),并且也在总生存期中获益(HR=0.422,95% CI 为 0.226~0.788,P=0.007),但是在腺癌患者中并没有观察到这样的趋势,(HR=0.741,95% CI 为 0.536~1.024,P=0.07)。

3)术前化疗与术前放化疗的对比

Ⅰ.术前化疗与术前放化疗的已发表研究:尽管很少有随机研究比较这两种治疗方案,但与单独化疗相比,化疗和放疗的组合与更高的病理完全缓解率和更高的完全切除百分比相关。在 Stahl 等人的 Ⅲ 期研究中,126 名胃食管交界处腺癌患者被随机分配接受顺铂+5-FU 治疗,放化疗方案,均随后进行手术。放化疗组的客观缓解率较高(2% vs 15.6%;P=0,03)。3 年总生存率分别为 27% 和 47.4%,但差异没有统计学意义(P=0.07)。在 2017 年发布的更新分析中,化疗组的局部无病生存率有所改善(HR=0.37,95% CI 为 0.16~0.85,P=0.01),并且该组的总生存率也显示出改善趋势(HR=0.65,95% CI 为 0.42~1.01,P=0.055)。

2016 年,Klevebro 等人发表了一项针对 181 名患者(其中近 30% 为鳞状细胞癌)的随机 Ⅱ 期研究(NeoRes),比较了 3 个周期的顺铂+5-FU 与顺铂+5-FU 联合放疗(顺铂+5-FU,40 Gy,20 次)。研究的主要终点为病理完全缓解率,在放化疗组病理完全缓解率为 28%,在单纯化疗组为 9%(P=0.002)。两组的 3 年总生存率相当,但获得良好病理反应的患者 3 年总生存率显著更高(HR=0.4,95% CI 为 0.23~0.73,P=0.001)。

Ⅱ.食管鳞状细胞癌术前化疗与术前放化疗的持续研究:NExT 研究是一项多中心、随机的日本研究,包含 3 个治疗组,比较术前化疗(顺铂+5-FU+多西他赛)与化疗(顺铂+5-FU)和放化疗(顺铂+5-FU+放疗 41.4 Gy 23 次)。预计招募 501 名食管鳞状细胞癌患者。

对鳞状细胞癌术前治疗的思考:从 Ⅲ 期研究和已发表的荟萃分析的数据可以得出结论,对于可手术患者的可切除局部晚期食管鳞状细胞癌,术前放化疗优于单独手术,因此是首选治疗方法。

目前无法得出最佳治疗方案的结论,因为不同的化疗治疗方案与不同剂量和分割的放疗之间没有直接比较。关于化疗方案,这些研究使用铂类药物(顺铂或卡铂),每周给药3次或每周低剂量给药,通常与氟尿嘧啶联合使用,但也与紫杉醇或长春花生物碱(长春碱或长春瑞滨)联合使用。考虑到铂剂量,在使用高剂量顺铂($75 \sim 100 \ mg/m^2$)的研究中,与每周使用较低剂量的方案相比,血液毒性显著增加。至于放疗,只有每次分割的高剂量与手术风险的潜在增加相关,但我们将化疗与常规分割和大分割方案相结合。

食管癌中研究得最好的预后因素之一是病理完全缓解,它与总生存期的改善直接相关。在Ⅲ期研究(Tepper)中,铂类加氟尿嘧啶与50.4 Gy的放疗相结合实现了38.5%的病理完全缓解率。例如在最近的研究中,CROSS(选择的组合是碳和紫杉醇,放疗为41.4 Gy),在鳞状细胞中为49%。

食管癌新辅助治疗相关临床试验见表2-6。

表2-6 食管癌新辅助治疗相关临床试验

| 作者(年份) | 试验设计 | 治疗方案 | 结果 |
|---|---|---|---|
| Medical ReseaCRh Council Oesophageal Cancer Working Group (2002) | Ⅲ期,随机临床试验 | CF-手术 vs 手术 | R0率:60% vs 54% OS:16.8个月 vs 13.3个月; $P=0.03$;HR=0.84 |
| Kelsen(2006) | Ⅲ期,随机临床试验 | CF-手术-CF vs 手术 | R0率:63% vs 59% |
| Boonstra(2011) | Ⅱ~Ⅲ期,随机开放临床试验 | CE-手术 vs 手术 | R0率:71% vs 57% OS:16个月 vs 12个月; $P=0.03$;HR=0.71 |
| Yamasaki(2017) | Ⅱ期,临床试验 | ACF-手术 vs DCF-手术 | R0率:95.9% vs 96.2% OS率:65% vs 78%,$P=0.08$ |
| Apinop(1994) | Ⅱ期,随机临床试验 | A:顺铂100 mg/m²+5-FU 1 000 mg/m²+放疗(40 Gy/20 f,2 Gy/f)+手术 B:手术 | 1.5年OS率:A(49%) vs B(39%) 病理完全缓解率:27% |
| Le Prise(1994) | Ⅱ期,随机临床试验 | A:顺铂100 mg/m²+5-FU 600 mg/m²+放疗(20 Gy/10 f,2 Gy/f)+手术 B:手术 | 3年OS率:A(19.2%) vs B(13.8%) 病理完全缓解率:3% |
| Walsh(1996) | Ⅲ期,随机临床试验 | A:顺铂75 mg/m²+5-FU 15 mg/m²+放疗(40 Gy/15 f,2.66 Gy/f)+手术 B:手术 | 3年OS率:A(32%) vs B(6%) 病理完全缓解率:25% |
| Bosset(1997) | Ⅲ期,随机临床试验 | A:顺铂80 mg/m²+放疗(37 Gy/10 f,3.7 Gy/f)+手术 B:手术 | OS率:A(18.6个月) vs B(18.6个月) 病理完全缓解率:26% |

续表2-6

| 作者(年份) | 试验设计 | 治疗方案 | 结果 |
|---|---|---|---|
| Urba(2001) | Ⅲ期,随机临床试验 | A:顺铂20 mg/m² +5-FU 300 mg/m² +长春碱 1 mg/m² +放疗(45 Gy/30 f,1.5 Gy/f,2 f/d)+手术<br>B:手术 | 3 年总生存率 A(30%) vs B(16%);P=0.15<br>病理完全缓解率:28% |
| Lee(2004) | Ⅲ期,随机临床试验 | A:顺铂 60 mg/m² + 5-FU + 放疗(45.6 Gy/38 f,1.2 Gy/f,2 f/d)+手术<br>B:手术 | OS:A(28.2 个月) vs B(27.3 个月);P=0.69<br>病理完全缓解率:43% |
| Burmeister(2005) | Ⅲ期,随机临床试验 | A:顺铂80 mg/m² +5-FU 800 mg/m² +放疗(35 Gy/15 f,2.33 Gy/f)+手术<br>B:手术 | OS:A(22.2 个月) vs B(19.3 个月);P=0.57<br>病理完全缓解率:16% |
| Tepper(2008) | Ⅲ期,随机临床试验 | A:顺铂100 mg/m² +5-FU 1 000 mg/m² +放疗(50.4 Gy/28 f,1.8 Gy/f)+手术<br>B:手术 | OS:A(4.8 年)vs B(1.79 年);P=0.002<br>病理完全缓解率:38.5% |
| Lv(2010) | Ⅱ期,随机临床试验 | A:顺铂20 mg/m² +紫杉醇 135 mg/m² +放疗(40 Gy/20 f,2 Gy/f)+手术<br>B:手术+顺铂20 mg/m² +紫杉醇 135 mg/m² +放疗(50 Gy/25 f,2 Gy/f)<br>C:手术 | 3 年总生存率:A(63.5%) vs B(62.8%) vs C(51.3%);P=0.015 |
| Van Hayan(2012) | Ⅲ期,随机临床试验 | A:卡铂+紫杉醇 50 mg/m² + 放疗(41.4 Gy/23 f,1.8 Gy/f)+手术<br>B:手术 | OS:A(49.4 个月) vs B(24 个月);P=0.003<br>病理完全缓解率:33.3% |
| Mariette(2014) | Ⅲ期,随机临床试验 | A:顺铂75 mg/m² +5-FU 800 mg/m² +放疗(45 Gy/25 f,1.8 Gy/f)+手术<br>B:手术 | OS:A(31.8 个月) vs B(41.2 个月)<br>病理完全缓解率:33.3% |
| Yang(2018) | Ⅲ期,随机临床试验 | A:顺铂75 mg/m² +长春瑞滨25 mg/m² +放疗(40 Gy/20 f,2 Gy/f)+手术<br>B:手术 | OS:A(100.1 个月) vs B(66.5 个月);P=0.025<br>病理完全缓解率:43.2% |
| Al-Batran(2017) | Ⅲ期,随机临床试验 | FLOT(术前 4 个周期,术后 4 个周期) vs ECF/ECX(术前 3 个周期,术后 3 个周期) | OS:35 个月 vs 50 个月;P=0.012<br>3 年 OS 率:48% vs 57%<br>无病生存期 18 个月 vs 30 个月;P=0.004 |
| Caro(2016) | 前瞻性队列研究试验 | 顺铂 30 mg/m²/d,(d1/d8/d15),5 FU 30 mg/m²(1～21 d)<br>大分割放疗45 Gy/30 f/1.5 Gy,每天 2 次,最少间隔6 h,持续3 周 | 病理完全缓解率:22%<br>OS:28 个月<br>95% CI 为 20.4～35.6<br>5 年总生存率:38% |

注:R0.手术切缘无浸润;CF.顺铂-氟尿嘧啶;CE.顺铂-依托泊苷;ACF.阿霉素-顺铂-氟尿嘧啶;DCF.多西他赛-顺铂-氟尿嘧啶;CR.完全缓解;PR.部分缓解;OS.总生存期。

4. 辅助治疗 考虑到局部晚期食管癌的首选治疗方法是新辅助放化疗,辅助治疗的研究很少是现有的,大部分研究都是回顾性的,Ⅲ期临床试验患者数量,荟萃分析和共识的专家都比较少。在入组时接受手术且组织学为腺癌的患者中,根据外推至食管癌的胃癌研究 SWOG0116 的结果,推荐放化疗。对于鳞状细胞癌,该建议基于 Kang 发表的荟萃分析。

日本研究 JCOG9204 解决了单独辅助化疗的适应证。该Ⅲ期随机分配临床试验收入 242 名食管鳞状细胞癌组织学患者接受手术与手术+辅助化疗。该研究的主要研究终点是无进展生存期(5 年 PFS 为 45% *vs* 55%,$P = 0.037$)。这种差异在 N+患者中表现更明显。次要终点 5 年总生存期为阴性(52% *vs* 61%,$P = 0.13$)。食管腺癌的辅助化疗主要是远端食管癌和胃食管交界处癌,是基于对胃腺癌适应证结果的推断。值得注意的是,这些研究涉及围手术期化疗,而不是仅辅助 CT,并且远端食管或胃食管交界处肿瘤患者的百分比很低。

尽管先前的研究表明,术后治疗的疗效并未得到以下任何已发表的随机研究的支持。相比之下,有多项基于国家级的回顾性研究表明,术后放疗与仅接受手术治疗的患者相比,淋巴结受累(pN+)患者的生存率提高。另有多项回顾性研究表明,与单独的术后放疗相比,在放疗中加入化疗可以提高生存率。

在大部分的Ⅲ期研究中不包括手术结果为 R1 的患者。Wong AT 研究(NCDB)表明,与 R1 手术治疗的患者的生存率相比,R1 手术和术后放疗患者的 3 年总生存期增加,并且增加化疗提高了生存率 OS:36.4% *vs* 18%,$P < 0.001$。

Gao 等人对 50.8% 的腺癌患者和 27.7% 的鳞状细胞癌患者进行的回顾性研究表明,术后放化疗增加了 R1 手术患者的总生存期(HR = 0.29,95% CI 为 0.14 ~ 0.63,$P = 0.002$)。

CheckMate577 研究的结果在 ESMO2020 大会上公布,研究共收录 794 名患者,其中食管癌(60%)、食管胃结合部(40%)、腺癌(71%)和鳞状细胞癌(29%),患者均接受了新辅助放化疗,手术结果为 R0 或切缘阳性,接受纳武利尤单抗一年 *vs* 安慰剂(2∶1)。主要终点是无进展生存期,在实验组中是有收益的(22.4 *vs* 11.0,HR = 0.69,$P = 0.0003$)。腺癌和鳞状细胞癌患者的结果相似。然而,在食管癌(24.0 *vs* 8.3,HR = 0.61)和胃食管连接处癌(22.4 *vs* 20.6,HR = 0.87)之间,纳武利尤单抗与安慰剂的无病生存期不同。这些数据显示了对食管癌的明显益处,而在胃食管连接处癌中,益处更为有限。食管癌新辅助治疗相关临床试验见表 2-7。

表2-7 食管癌新辅助治疗相关临床试验

| 作者(年份) | 试验设计 | 治疗方案 | 结果 |
|---|---|---|---|
| Kang J (2018) | 评估术后放化疗在食管癌(鳞癌和腺癌)中疗效的荟萃分析(13个研究,2 165个患者) | 术后放化疗 vs 术后未放化疗 | OS:1、3、5 年的风险比率为 1.66 [1.30 ~ 2.11]、1.50 [1.24 ~ 1.81] 和 1.54 [1.22 ~ 1.94]<br>局部复发率:0.58;95% CI 为 0.46 ~ 0.72;$P<0.000\ 01$<br>远端复发率:0.94;95% CI 为 0.68 ~ 1.30;$P=0.70$ |
| Nobutoshi Ando(2003) | Ⅱ期,多中心、前瞻性、随机、术后辅助化疗对比单纯手术治疗食管鳞状细胞癌(共 242 个患者,A 组 122 人,B 组 120 人) | A 组单纯手术组 vs B 组手术+化疗组(2 个周期顺铂 80 mg/(m² · d)+5-FU 800 mg/m²/d×5 d)术后两个 | 5 年无进展生存率<br>A:45%(95% CI 为 36% ~54%);B:55%(95% CI 为 46% ~64%);$P=0.037$<br>5 年总生存率<br>A:52%(95% CI 为 43% ~61%);<br>B:61%(95% CI 为 52% ~70%);$P=0.13$ |
| Cunningham D(2006) | Ⅲ期,多中心、前瞻性、随机试验,对比术后辅助化疗和单纯手术治疗的可切除食管癌(共 503 人) | 术前 3 个周期化疗+术后 3 个周期化疗($n=250$) vs 单纯手术($n=253$) | 术前术后化疗组 5 年总生存期:HR = 0.75,95% CI 为 0.60 ~0.93;$P=0.009$<br>5 年总生存率:术前术后化疗组(36.3%)vs 单纯手术组(23%)<br>无进展生存期:术前术后化疗组 vs 单纯化疗组,HR=0.66,95% CI 为 0.53 ~0.81;$P<0.001$ |
| Ychou M J (2011) | Ⅲ期,多中心、前瞻性、随机试验,对比术后辅助化疗和单纯手术治疗的可切除食管癌和胃食管交界癌(共 224 人) | 术前 2~3 个周期顺铂 100 mg/m² d1 + 5 - FU 800 mg/(m² · d) ×5 d+术后 3~4 个周期,每周期 28 d($n=113$) vs 单纯手术组($n=111$) | 总生存期:HR = 0.69,95% CI 为 0.50 ~0.95;$P=0.02$<br>5 年生存率:38% vs 24%<br>无进展生存期:HR = 0.65,95% CI 为 0.48 ~0.89;$P=0.003$<br>5 年无病生存率:34% vs 19% |
| Al-Batran (2017) | Ⅱ/Ⅲ 期随机、对照、开放试验对比 FLOT 方案和 ECF/ECX 方案在可切除的胃癌中的表现(共 716 人) | FLOT(术前 4 个周期+术后 4 个周期)($n=356$) vs ECF/ECX(术前 3 个周期+术后 3 个周期)($n=360$) | 总生存期:35 个月 vs 50 个月,HR = 0.77,95% CI 0.63 ~0.94;$P=0.012$<br>3 年生存率:48% vs 57%<br>无进展生存期:18 个月 vs 30 个月;$P=0.004$<br>HR = 0.75(95% CI 为 0.62 ~0.91);$P=0.003\ 6$ |

续表2-7

| 作者（年份） | 试验设计 | 治疗方案 | 结果 |
|---|---|---|---|
| Zieren HU（1995） | Ⅱ～Ⅳ期鳞状细胞癌术后（R0）放疗的辅助治疗（共68人） | 术后放疗（n=33）vs 单纯手术（n=35） | 辅助放疗组1、2、3年总生存率（57%、29%、22%）vs 单纯手术组1、2、3年总生存率（53%、31%、20%）<br>按分期划分：Ⅱ期（术后放疗组80%、48%、35%；单纯手术组87%、53%、38%）；Ⅲ期（术后放疗组41%、23%、18%；单纯手术组47%、27%、19%）；Ⅳ期（术后放疗组25%、17%、0；单纯手术组28%、0、0）<br>1、2、3年无进展生存率（术后放疗组44%、25%、22%；单纯手术组39%、20%、20%） |
| Fok M（1993） | 可切除食管癌的前瞻性单中心随机对照研究（共130人） | 术后放疗 vs 单纯手术<br>根治性手术（n=60）<br>姑息性手术（n=70） | 胸内并发症：术后放疗组37% vs 单纯手术组6%（$P=0.0001$）<br>姑息性手术局部复发：术后放疗组20% vs 单纯手术组46%（$P=0.04$）<br>根治性手术局部复发：术后放疗组10% vs 单纯手术组13%<br>根治性手术远端转移术后放疗组40% vs 单纯手术组30%（$P=0.59$）<br>姑息性手术远端转移：术后放疗组69% vs 单纯手术组51%（$P=0.22$）<br>根治性手术总生存期：术后放疗组15.3个月 vs 单纯手术组21.2个月（$P=0.18$）；姑息性手术总生存期：术后放疗组7个月 vs 单纯放疗组12.1个月（$P=0.09$） |
| Teniere P（1991） | 食管中、下三分之一鳞状细胞癌可切除的多中心随机试验（共221人） | 单纯手术（R0）（n=119）vs 术后放疗（R+）（n=102） | 两组总生存率皆为19%<br>5年生存率：淋巴结$N_0$患者38% vs 淋巴结N+1yN+患者27%（$P<0.01$）<br>5年无进展生存率：15% R+ vs 30% R0<br>无进展生存期$N_0$：10% vs 35%（$P=0.02$） |
| Wong AT（2017） | 食管癌（腺癌或鳞癌）$pT_{3~4}N_{X~0}M_0$或$pT_{1~4}N_{1~3}M_0$手术±化疗放疗±的回顾性研究（共4893人） | 术后放疗±化疗（n=1153）vs 单纯手术±化疗（n=3740） | 总生存期：术后放疗 vs 单纯手术（$HR=0.77$，95% CI 为0.71～0.83；$P<0.001$）<br>淋巴结阳性：3年总生存率（34.3% vs 27.8%，$P<0.001$）<br>手术切缘阳性：3年总生存率（36.4% vs 18.0%，$P<0.001$） |

续表2-7

| 作者(年份) | 试验设计 | 治疗方案 | 结果 |
|---|---|---|---|
| Gao SJ<br>(2017) | 食管癌 $cT_{1\sim2}N_0M_0$ 术后化疗或放化疗的多中心回顾性研究(共443人) | 单纯手术<br>($n=52.6\%$)<br>手术+化疗<br>($n=18.7\%$)<br>手术+放化疗<br>($n=28.6\%$) | 腺癌总生存期($n=378$)手术+化疗:44.3个月 $vs$ 单纯手术31.3个月<br>切缘阴性总生存期($n=388$)<br>手术+化疗:HR=0.64;95% CI 为0.45~0.91;$P=0.014$<br>手术放化疗:HR=0.73;95% CI 为0.55~0.98;$P=0.038$<br>切缘阳性总生存期($n=55$)<br>手术+放化疗(HR=0.29,$P=0.002$)<br>手术+化疗(HR=0.77,$P=0.587$) |

5. 食管癌的根治性治疗 在不适合手术或患有不可切除疾病($T_{4b}$)的患者中治疗无转移的疾病,传统上,手术被认为是非转移性食管癌的最佳治疗方法,但就总生存期而言,局部晚期疾病手术效果不佳,大量食管癌手术患者因转移或局部复发而死亡。我们还必须考虑到疾病早期发生全身性微转移的可能性。出于这个原因,手术作为食管癌的唯一治疗资源,在生存方面存在广泛的局限性,并且在寻求提高生存率时,需要将其他疗法与多学科视野联系起来。

在第8版TNM的分类中,$T_{4a}$(影响胸膜、心包、奇静脉、腹膜和膈肌)被认为是可切除的,与$T_{4b}$(侵犯其他结构,如主动脉、椎体或气管)分开,这被认为是不可切除的,因此患者是根治性或根治性放化疗的候选人。即便如此,有一部分患者尽管可以通过cTNM分类($T_{1b}\sim T_{4a}N_{0\sim3}$)切除,但由于合并症被认为无法手术,因此不适合手术。另一方面,即使在不常见的情况下,考虑到食管手术的术后发病率和死亡率,有些患者也无法接受手术。

对合并症的评估和充分控制以及癌症引起的并发症的治疗在这些患者中起着重要作用。营养支持对于吞咽困难和体重显著减轻的患者至关重要,因此对于局部晚期不可切除、无法手术的患者或宫颈食管鳞状细胞癌患者,这些患者被认为是放化疗、口服补充剂、鼻胃管或经皮或放射胃造口术的根治性治疗的候选者必须是多学科治疗的一部分。

食管癌患者的根治性放化疗或目的性治疗基于一项先前的研究放疗TROG85-01的结果,该研究包括腺癌和鳞状细胞癌患者,其中大多数(高达84%)患有食管癌$cT_1\sim cT_3$,$N_{0\sim1}$,$M_0$。本研究随机分配134名患者接受根治性放化疗,放疗50 Gy,分25次,为期5周,化疗方案顺铂和5-氟尿嘧啶,与单独放疗组相比64 Gy 32次,持续6周以上。接受放化疗的患者显著增加了平均总生存期(14个月 $vs$ 9个月)和5年总生存率(27% $vs$ 0)和10年总生存率(20% $vs$ 0)。在联合治疗组中,作为首次复发的复发或局部持续存在的发生率较低(47% $vs$ 65%)。

还有另一项随机研究比较了单独放疗与放化疗在鳞状细胞癌中的疗效(Kumar等人,2007年)。在这项研究中,125名不能手术的患者随机接受单独放疗(66 Gy,2 Gy/f)

与顺铂+放疗,平均随访时间为 23 个月。1、2 和 5 年的生存率为 32.3%、22.8% 和 13.7% $vs$ 57.6%、38.9% 和 24.8%($P=0.038$)。Ⅱ 至 Ⅲ 级食管炎形式的急性毒性为 25.0% $vs$ 38.5%($P=0.1$),溃疡形式的晚期毒性为 5% $vs$ 15%($P=0.08$),狭窄为 13% $vs$ 28%($P=0.05$)。

之后,为了明确控制疾病所需的合适放疗剂量进行了 INT-0123 研究,比较了 218 名使用两种不同剂量的放疗食管癌患者(85% 鳞癌和 15% 腺癌)$cT_1 \sim cT_4$、$N_{0\sim1}$、$M_0$ 被随机分配接受标准剂量 50.4 Gy 或最高剂量 64.8 Gy,无生存或局部区域控制的差异。该研究在内部分析后结束,对所有患者进行了 16.4 个月的随访,对仍然存活的患者进行了 29.5 个月的随访。两年总生存率分别为 31% 和 40%(无统计学差异)。与标准剂量组中的 2 例死亡相比,高剂量组报告了更大的毒性和 11 例死亡。尽管是一项阴性研究,但重要的是,在高剂量组的 11 例死亡中,7 例发生在接受 50.4 Gy 的患者中,而只有 4 例发生在接受更高剂量的患者中。不能建立高剂量放疗。这项研究是在 1995 年至 1999 年间进行的,在后来的几年中,放疗方式取得了公认的进步。ARTDECO 临床试验是在 2020ASCO 年会汇报的一个 Ⅲ 期试验,分析高剂量放疗对 260 名不可切除或不可手术的 $cT_{2\sim4}N_{0\sim3}M_0$ 分期患者的影响,62% 的表皮样癌和 38% 的腺癌。放疗治疗包括 50.4 Gy 分 1.8 Gy 分次,在原发肿瘤和区域淋巴结水平持续 5.5 周。根据 CBDCA($AUC=2$)和紫杉醇(50 $mg/m^2$),每周对两个治疗组进行同步化疗,为期 6 周。主要终点为 3 年无进展生存期为 71%,而高剂量组 73%($P=0.62$)。3 年的总生存期未观察到显著差异:41% $vs$ 40%($P=0.22$)。关于毒副作用,放疗加强组的 3 ~ 4 级(74.6% $vs$ 65.8%)和 5 级(8.5% $vs$ 5%)高于常规剂量。

尽管有这项研究的结果,但大多数研究都进行了后验,建议根治性治疗考虑更高剂量的 RDT。其他比较"高"与"低"剂量 RDT 的回顾性和前瞻性研究发现,在高剂量时 OS 和更好的局部区域控制存在差异。Sun 等人发表了一项包含 12 项研究的荟萃分析,分析了 10 896 名患者,发现 OS 和局部区域控制存在差异,特别是在鳞状细胞癌患者中。在接受 ≥ 60 Gy 剂量的患者中,观察到更好的 OS 和局部区域控制,而 3 级没有差异,例如肺炎-5。

Stahal 等人收入 172 名患者随机接受诱导 CT 继以 CT-放疗和手术或诱导 CT 继以根治性或根治性 CT-放疗。该研究仅包括具有 $cT_{3\sim4}N_{0\sim1}$ 鳞状组织学的患者。在 A 组中,86 名患者接受 CT(3 周期依托泊苷-亚叶酸-5-FU-顺铂)+放疗 40 Gy+手术治疗,在 B 组中,86 名患者也接受 CT(3 周期依托泊苷-亚叶酸-5-FU-顺铂)+放疗 65 Gy(最后 15 Gy 2 f 每天 1.5 Gy/f)。尽管新辅助 CT-放疗和手术组的局部无进展生存期更高(两年的 PFS 为 64.3% $vs$ 40.7%)。长期随访(10 年)的结果也没有显示 OS 的统计学显著差异(Stahl,2008)。从这项研究中有趣的是,在多变量分析中,OS 的唯一独立预后因素是临床肿瘤对诱导治疗,而不是指定的手臂。接受手术的患者的治疗相关死亡率较高,分别为 12.8% 和 3.5%($P=0.03$)。

在 Bedenne 等人的研究中。FFCD9102 研究中,444 名符合条件的 $cT_3N_{0\sim1}$ 患者和绝大多数具有鳞状组织学的患者(89%),均接受了 2 个周期的化疗(cisplatin-5-FU)+放疗(46 Gy 至 2 Gy,23 f 或分疗程 30 Gy 至 3 Gy)。表现出至少部分缓解的患者(259)被随机分配到 A 组,再进行 3 个周期的化疗+放疗 20 Gy 或分疗程 15 Gy 或在分支 B 手术。化疗-放疗组的中位生存期为 19.3 个月,手术组为 17.3 个月。2 年 OS 率(40% vs 34%)或 2 年复发概率(56.7% vs 59.6%)没有观察到差异。接受手术的患者的治疗相关死亡率较高,分别为 9% 和 1%(P=0.02)。这项研究中,评论文森特等人报告的分析很有趣。2015 年,根据在 Bedenne-FFCD9102 研究中对初始 CT-放疗没有临床反应的非随机患者,接受手术组的 OS 明显高于未接受手术组(17 个月 vs 5.5 个月)。

Sthal 和 Bedenne 研究在设计高治疗相关死亡率和低招募方面存在局限性。然而,至少在鳞状组织学中,尤其是在有反应的患者中,我们可以肯定,增加手术的策略虽然可以改善局部控制,但并未显示对 OS 有影响。因此,根治性或根治性化疗+放疗对这组患者来说是一个很好的策略。另一方面,随着应用于放疗的新技术的结合,可以通过 PET-CT 规划更好的界定照射量,或使用 IM 放疗或 VMAT 进行治疗,这允许减少在有风险的器官(例如肺)中给药的剂量,其他使用放疗的分割方案已经过测试。Chen 等人在一项 I ～ II 期研究中,评估了接受综合加强治疗的患者(亚临床疾病 50.4 Gy 和肿瘤 63.0 Gy 以及 28 次受影响的淋巴结),随后将它们与之前接受标准剂量治疗的患者进行比较,观察综合加强治疗患者的局部控制和总生存率优越。尽管增加食管癌根治性治疗的剂量这一事实可能存在争议,但似乎通过新技术,这种剂量的增加有助于增加控制而不导致毒性增加,因此这是一个应该关注的领域探索。根据我们之前所说的,不可切除或不可手术的局部晚期食管癌的标准治疗是基于顺铂/5-FU 的根治性 CT/放疗(证据级别 I A)。考虑到该方案的毒性并寻求更高的反应率,但考虑到食管肿瘤的分子生物学,有不同的研究探索了其他化疗方案。

基于 FOLFOX 的化疗试图将顺铂的毒性降至最低,也已在食管癌中进行了评估。康罗伊等人发布第二阶段 AC,他们将 FOLFOX 与 CF 进行比较,结果与 FOLFOX 相比没有显著优势。2014 年,同一作者发表了 PRODIGE5/ACCORD17 研究,该研究将根治性 CT-放疗与 FOLFOX 与顺铂/5-FU 进行了比较。该研究随机分配了 267 名不可切除的患者或无法手术的食管癌,两组均接受 6 个周期 FOLFOX 或 4 个周期顺铂/5-FU 和放疗 50 Gy,分 25 次。这项 III 期研究的主要终点是 PFS,而 OS、内镜下完全缓解率、复发时间、$G_{3-4}$ 毒性和两组之间的生活质量是次要终点。该研究的平均随访时间为 25.3 个月,主要终点为阴性,即显示 PFS 获益[FOLFOX 为 9.7 个月,顺铂-5-FU 为 9.4 个月(HR = 0.93,P=0.64)]。OS 两组相似:FOLFOX 组 20.2 个月 vs 顺铂/5-FU 组 17.5 个月(HR = 0.94,95% CI 为 0.68 ～ 1,29;P=0.7)。FOLFOX 组 3 年 OS 率为 19.9%,顺铂/5-FU 组的 26.9%。FOLFOX 组在第 15 周的内窥镜完全缓解率为 53%,与被认为是标准组的 58% 在毒性方面,没有发现统计学上的显著差异(除了神经毒性和 FOLFOX 组肝 $G_{3-4}$ 酶升高,顺铂组肾衰竭和 $G_{3-4}$ 黏膜炎),尽管顺铂/5-FU 组死亡人数更多(6:1)。经过 6 个月的随访,两个治疗组之间的生活质量没有显著差异。

考虑到 CROSS 研究在局部晚期食管癌术前或新辅助治疗中的良好结果,根治性 CT-放疗与卡铂和紫杉醇方案的联合也进行了研究。该方案显示 PFS 和 OS 数据可与 CCDP/5-FU 获得的数据相媲美,以及比顺铂/5-FU 更低的毒性率和更高的依从性。其他研究评估了顺铂-taxotere(毒性更大的时间表)和 CT 联合靶向治疗(抗 EGFR)的组合,但没有显示 OS 的增加。食管癌根治性治疗相关临床试验见表2-8。

**表2-8　食管癌根治性治疗相关临床试验**

| 作者(年份) | 试验设计 | 治疗方案 | 结果 |
|---|---|---|---|
| A. Herskovic (1992) | Ⅲ 期,多中心,随机,开放标签(共 121 人) | 放化疗:顺铂+5-FU(顺铂 75 mg/m$^2$ d1+5-FU 1 g/m$^2$(1~4 d)1~5 周放疗,8 和 11 周增加 2 个周期)+放疗共 50 Gy($n$=61) <br> 放疗总剂量 64 Gy($n$=60) | 总生存期:放化疗(12.5 m) $vs$ 放疗(8.9 m);$P<0.001$ <br> 严重毒副反应:放化疗(44%) $vs$ 放疗(25%) |
| J. S. Cooper (1999) | Ⅲ 期,多中心,随机,开放标签+前瞻性队列研究(共 196 人) | 放化疗:顺铂+5-FU[顺铂 75 mg/m$^2$ d1+5-FU 1 g/m$^2$(1~4 d)1~5 周放疗,8 和 11 周增加 2 个周期]+放疗共 50 Gy($n$=134) <br> 放疗总剂量 64 Gy($n$=62) | 5 年生存期:放化疗随机组(26%,95% CI 为 15%~37%) $vs$ 放化疗前瞻队列组(14%,95% CI 为 6%~23%) $vs$ 放疗(0) <br> G4 副作用:放化疗(8%) $vs$ 放疗(2%) |
| Bruce D. Minsky (2002) | Ⅲ 期,多中心,随机,开放标签(共 318 人) | 5-FU+顺铂[顺铂 75 mg/m$^2$ d1+5-FU1 g/m$^2$(d1~d4)×每月 4 个周期]联合: <br> -放疗大剂量放疗 64.8 Gy($n$=109) <br> -常规放疗 50.4 Gy($n$=109) | 总生存期:大剂量放疗 13.0 个月,95% CI 为 10.5~19.1 个月) $vs$ 常规放疗(18.1 个月,95% CI 为 15.4~23.1 个月) <br> 总生存率:大剂量放疗 2 年(31%) $vs$ 常规放疗 2 年(40%) |
| Xin Sun (2020) | 系统性回顾性研究 | 低剂量放疗:总剂量 38~60 Gy($n$=5 976) <br> 高剂量放疗:总剂量 50.4~72 Gy($n$=4 920) | 高剂量放疗:总生存期更高(HR = 0.79;95% CI 为 0.70~0.90;$P$ = 0.000 4);局部复发控制更好(OR = 0.59;95% CI 为 0.46~0.76;$P<$ 0.000 1) |
| Honing (2013) | 多中心回顾性研究 | 顺铂-5 FU-放疗($n$=47):顺铂 75 mg/m$^2$(d1)+5-FU 1 g/m$^2$(d1~d4)1~5 周放疗,8 和 11 周增加 2 个周期)+放疗共 50 Gy <br> CBDCA-PCX-放疗($n$=55):顺铂 AUC = 2+50 mg/m$^2$,d1、d8、d15、d22、d29 <br> 两组都接受放疗 46.8~70.0 Gy(平均计量 50.4 Gy) | 总生存期和无进展生存期无统计学差异 <br> 总生存期:顺铂-5FU-放疗(16.1 个月,95% CI 为 11.8~20.5) $vs$ CBDCA-PCX-放疗(13.8 个月,95% CI 为 10.8~16.9);HR = 0.97;(95% CI 为 0.62~1.51);$P$=0.879 <br> 无进展生存期:顺铂-5FU-放疗(11.1 个月,95% CI 为 6.9~15.3) $vs$ CBDCA-PCX-放疗(9.7 个月,95% CI 为 5.1~14.4);HR = 0.93;(95% CI 为 0.60~1.45);$P$=0.76 |

续表2-8

| 作者(年份) | 试验设计 | 治疗方案 | 结果 |
|---|---|---|---|
| Noronha (2016) | 回顾性研究 | CBDCA－PCX－放疗($n=179$)：顺铂 AUC=2+紫杉醇 50 mg/m² 放疗期间 放疗总剂量≥50 Gy，32 次（平均剂量 58.7 Gy） | 无进展生存期：11 m（95% CI 为 8～13.9）<br>总生存期：19 m（95% CI 为 15.4～22.6） |
| Conroy (2010) | Ⅱ期，多中心，随机，开放标签，临床研究 | FOLFOX－放疗($n=134$)：×6 个周期（3 个周期同步放疗）奥沙利铂 85 mg/m² + 亚叶酸 200 mg/m² 氟尿嘧啶 400 mg/m² + 氟尿嘧啶注射液 1.600 mg/m² 在 46 h（FOLFOX）<br>顺铂-5 FU－放疗($n=133$)：×4 个周期（2 个周期同步放疗 + 氟尿嘧啶 1.000 mg/m² d1～d4+顺铂 75 mg/m² d1<br>两组放疗总剂量皆为 50 Gy/25 次（每周 5 次） | 完全缓解率：FOLFOX（E）21/47（44.7%；95% CI 为 30.2%～59.9%）vs CF（Cr）12/40，（30%；95% CI 为 15.8%～44.2%）<br>1 年总生存率：75% vs 58%<br>3 年总生存率：45%（95% CI 为 28%～63%）vs 29%（95% CI 为 13%～46%） |
| Conroy（2014，PRODIGE5/ACCORD17） | Ⅱ/Ⅲ期，多中心，随机，临床试验 | A－FOLFOX－放疗($n=134$)：×6 个周期（3 个周期同步放疗）奥沙利铂 85 mg/m²+亚叶酸 200 mg/m²+氟尿嘧啶 400 mg/m²+氟尿嘧啶注射液 1.600 mg/m² 在 46 小时间（FOLFOX）<br>B－顺铂-5 FU－放疗($n=133$)：×4 个周期（2 周期同步放疗）+氟尿嘧啶 1.000 mg/m² 1～4 d+顺铂 75 mg/m² d1<br>两组放疗总剂量皆为 50 Gy/25 次（每周 5 次） | 无进展生存期：<br>A（9.7 个月，95% CI 为 8.1～14.5）vs B（9.4 个月，95% CI 为 8.1～10.6）<br>HR=0.93（95% CI 为 0.70～1.24；$P=0.64$）<br>总生存期：<br>A（20.2 个月，95% CI 为 14.7～25.6）vs B（17.5 个月，95% CI 为 13.9～19.4）<br>HR=0.94（95% CI 为 0.68～1.29；$P=0.70$） |
| Bascoul Mollevi （2017，PRODIGE5） | Ⅱ/Ⅲ期，多中心，随机，开放标签，临床试验 | ×6 个周期（3 周期同步放疗）奥沙利铂 85 mg/m²+亚叶酸 200 mg/m²+氟尿嘧啶 400 mg/m²+氟尿嘧啶注射液 1.600 mg/m² 在 46 h（FOLFOX）。<br>B－顺铂-5 FU－放疗($n=133$)：×4 个周期（2 个周期同步放疗）+氟尿嘧啶 1.000 mg/m² d1～d4+顺铂 75 mg/m² d1<br>两组放疗总剂量皆为 50 Gy/25 次（每周 5 次） | HRQOL 评分无显著性差异<br>CDDP-5 FU－RT 在食欲减退（$P=0.002$）、疼痛（$P=0.008$）、吞咽困难（$P=0.011$）和说话困难（$P=0.020$）方面的最终恶化时间明显更长 |

续表 2-8

| 作者(年份) | 试验设计 | 治疗方案 | 结果 |
|---|---|---|---|
| Hulshof M (2020, ARTDECO) | Ⅲ期,随机开放研究 | 50.4 Gy/1.8 Gy/28 F 的肿瘤和淋巴结(CR) vs 61.6 Gy/2.2 Gy/28 F 原发灶(E)+CHT 6 周 CBDCA AUC 2+紫杉醇(50 mg/m²)<br>共入组 260 人 | 主要研究目的:<br>3 年无进展生存率(Cr)(70%) vs E(76%)<br>无进展生存期:鳞癌(74%) vs 腺癌(81%)<br>次要目的:<br>局部进展:Cr(53%) vs E(63%);P=0.08<br>无进展生存期:鳞癌(50%) vs 腺癌 60%;P=0.5<br>3 年总生存率:Cr(41%) vs E(40%)<br>4、5 级毒副作用:<br>Cr(12%、4%) vs E(14%、10%) |

6. 颈部食管癌的治疗 颈段食管肿瘤的正中位于上食管括约肌和胸骨切迹之间,对应距离上牙弓 15~20 cm 的部分。这个位置是最不常见的,占所有食管癌的 5%。它不同于其他胸部位置,因为它被复杂的解剖结构包围。因此,由于它靠近气管、大血管、神经和甲状腺,通常在局部晚期被诊断出来。淋巴结受累也很常见。预后较差,5 年 OS 率为 30%。

局部疾病的最佳治疗仍然存在争议,因为没有基于Ⅲ期临床试验的证据。在许多情况下,手术涉及整块喉切除术,但由于可能对患者的生活质量产生负面影响,因此通常不是首选治疗方法。手术禁忌证是下咽向胸骨切迹延伸、椎前筋膜浸润、膜性气管侵入隆突水平和(或)较大的神经血管结构被吞没。此外,保留喉部手术(仅适用于未侵犯咽、喉或气管的情况)会增加吸入性肺炎的风险。手术的其他并发症是出现肺不张、缺氧(可能需要重新插管)和吻合口漏(16%)。日本一项关于 1980 年至 2013 年间治疗的 63 名颈食管癌患者(其中 75% 曾接受过放化疗)手术结果的研究描述了 31.7% 的术后发病率,而吻合口漏的发生率为 20.6%,死亡率为 1.6%。另一项类似的德国研究,对 109 名接受过游离空肠移植物切除和重建的患者(85% 接受过放化疗)描述了 44% 的并发症,29.4% 的再次干预和 30 d 的死亡率 1.8%,住院死亡率为 2.8%。

由于与颈部食管手术相关的发病率和死亡率,国际指南建议采用明确的放化疗。放化疗的继发性毒性通常是可以接受的,但可能导致 5%~10% 的患者出现严重并发症(通常是食管炎)。局部区域复发率为 13.7%~42.0%。在中国进行的一项回顾性研究分析了 2002 年至 2013 年期间接受放化疗的 102 例宫颈食管癌患者。3 年的 OS 率为 39.3%,局部区域 PFS 率为 35.3%。观察到的最常见的复发是远处的(41 名患者)。在德国开展的另一项类似研究在回顾性研究 55 名患者后报告。值得注意的是,13 名患者的 OS 超过 5 年,这表明放化疗具有潜在的治愈作用。

该位置的最佳照射剂量也没有确定。与头颈癌类比,一些学者提出了比胸部位置更高剂量的方案。在经典分割中,最常见的剂量为50.4~60.0 Gy。大于50 Gy的剂量与更高的完全缓解率相关,同时导致更好的总体存活率和该部位的特定癌症。为了实现最大缓解,只要处于危险中的器官不受损,可能高达66 Gy,要特别注意食管狭窄的风险。关于与放疗联合使用的化疗方案,建议通常来自在其他食管部位肿瘤以及头颈部肿瘤中观察到的证据。因此,顺铂与5-FU、奥沙利铂与5-FU以及卡铂与紫杉醇的组合通常是最常用的。颈段食管癌治疗相关临床试验见表2-9。

**表2-9 颈段食管癌治疗相关临床试验**

| 作者/(年份) | 试验设计 | 治疗方案 | 结果 |
|---|---|---|---|
| Tong(2010) | 回顾性研究共107人 | 手术(n=62):咽食管切除术 放化疗(n=21):60~68 Gy+顺铂-5-FU 姑息性治疗(n=24) | 总生存期:手术组(20个月) vs 放化疗组(25个月);P=0.39 |
| Cao(2014) | 回顾性队列研究(病例对照)共116人 | 不同的放疗方案(40~68 Gy)±化疗(不同的铂类化疗方案)手术(n=58),放化疗(n=58) | 两年总生存率:手术(47.7%),放化疗(55.6%);P=0.71 |

7. 转移性食管癌的治疗

(1)一线治疗:很大一部分患者被诊断出患有转移性疾病或在肿瘤学过程的演变过程中发生转移。由于营养缺乏和频繁的护理需求,这些患者的病情可能会迅速恶化,为他们提供姑息支持至关重要。因此,化学药物治疗的目标是控制症状、提高生存率和生活质量。几项研究表明,与最佳支持治疗(BSC)相比,化疗可改善OS。最近对此事进行了一项审查,其中包括11 853名患者。

尽管西班牙肿瘤内科学会(SEOM)、ESMO和NCCN临床指南推荐使用铂和氟尿嘧啶治疗,但哪种方案是最佳方案是讨论的主题。在人类表皮生长因子受体2(HER-2)阴性人群或鳞状组织学中没有标准方案。总之,联合化疗提供了比单一疗法更高的反应率,尽管在生存和疾病控制方面的益处是适度的。必须考虑到这些建议是针对胃癌进行的研究的结果,几乎没有食管癌患者的代表性,其中腺癌是主要的组织学。鳞状细胞癌的建议是从这些研究中推断出来的。治疗的选择必须根据临床情况和患者的喜好,以及在胃食管结合部(GEJ)腺癌中HER-2的测定进行个体化。基于这些,我们开发了Ⅲ期研究的可用证据。

1)鳞状细胞癌和HER-2阴性腺癌:不同的研究将一些参考方案(顺铂和氟尿嘧啶)与其他组合进行了比较。实际上,这些研究中食管肿瘤的代表性很少,证据来自少数食管胃结合部腺癌。AIO研究(2008)将化疗与氟尿嘧啶-奥沙利铂(FLO)或氟尿嘧啶-顺铂(FLP)进行了比较。每组食管胃交界处(EGJ)腺癌的比例为20%。FLO方案毒性较小,在PFS和OS方面的疗效没有差异,但65岁以上的患者使用奥沙利铂观察到更好的

PFS除外。在一项Ⅱ期临床试验中,对不适合手术或放化疗的食管或胃食管交界处腺癌(Siewe放疗Ⅰ~Ⅲ)患者,29名患者接受了20 Gy 5次大分割放疗,随后4个周期的FOLFOX(mFOLFOX6)带着治愈的意图。记录到吞咽困难改善了79%,反应者持续12.2个月,OS为9.9个月。Ⅲ期研究V306用顺铂替代与氟尿嘧啶相关的伊立替康,伊立替康的疗效不差,耐受性更好。在这项研究中,GEJ腺癌的代表性为19.5%,并且IF组中IK为100%的患者更多(26.5% vs 16.6%,P=0.028)。

V325研究通过在参考方案(顺铂和氟尿嘧啶)中添加多西他赛来研究三联疗法的作用,仅包括腺癌患者。22%为EGJ腺癌,其余为胃腺癌。三联体结果在TTP、OS和反应率方面更好,患者恶化的时间更长。必须考虑到84%的患者有症状,而且该方案的毒性更大。

2014年法国的一项研究将folfiri与ECX进行了比较,发现PFS、OS或缓解率没有差异,但ECX方案的毒性更大。一项观察性荟萃分析回顾了比较不同化疗方案(氟嘧啶类、铂类、紫杉类、蒽环类、伊立替康和甲氨蝶呤)的随机试验,测量了不同一线治疗方案的疗效和安全性。蒽环三联体并不比氟尿嘧啶双联体更有效。

不同的研究已经验证了氟尿嘧啶替代卡培他滨在结肠癌中的作用,因为它易于给药并且不必连续输注。这一策略也在食管癌中进行了探索。对ML17032(仅包括胃腺癌的非劣效性研究)和REAL2(40%胃肿瘤,34.5%食管,25.5%GEJ)研究的荟萃分析得出结论,卡培他滨在总生存期(HR=0.87)方面优于5-FU,在接受卡培他滨治疗的患者中发现了PFS,但发现有更好的反应率。

REAL2研究建议用卡培他滨代替FU,用奥沙利铂代替顺铂。它将1 002名患者(40%胃肿瘤、34.5%食管、25.5%GEJ)随机分配到4种治疗方案:ECF(表柔比星、顺铂和FU)、ECX(表柔比星、顺铂和卡培他滨)、EOX(表柔比星、奥沙利铂和卡培他滨)和EOF(表柔比星、奥沙利铂和FU)。EOF的中位生存期为9.3个月,ECF和ECX均为9.9个月,EOX为11.2个月。卡培他滨和奥沙利铂均未显示总生存期劣势(HR=0.86),卡培他滨 vs FU,奥沙利铂 vs 顺铂(HR=0.92)。4种方案的PFS、毒性和反应率没有差异。

2)HER-2阳性腺癌:食管胃肿瘤呈现20%~30%的HER-2过表达。与弥漫型相比,在GEJ和肠组织学肿瘤中的表达更高。基于曲妥珠单抗在HER-2阳性乳腺肿瘤中获得的良好结果,探索其在食管胃肿瘤中的作用。

ToGA研究将594名HER-2阳性患者(UGE的18.5%)随机分配到基于顺铂-FU或CPC的化疗组与使用曲妥珠单抗的相同化疗组。它显示使用曲妥珠单抗的OS有所增加(13.8个月 vs 11.1个月,HR=0.74)曲妥珠单抗的PFS、反应率和持续时间也更好。发现HER-2表达水平与OS之间存在相关性,因此HER-2表达水平高的患者的OS更高。在高表达组(IHC和FISH+2+或IHC3+),他们的OS为16个月,而低表达组(0IHC和FISH+或1+IHC和FISH+)的OS为11.8个月。两组之间的心脏毒性没有差异。

其他作者研究了与具有更好毒性特征的曲妥珠单抗相关的不同化疗方案。2018年的一项荟萃分析回顾了有关该问题的文献,得出的结论是,双药奥沙利铂与卡培他滨或5-FU与曲妥珠单抗的OS优于ToGA研究的曲妥珠单抗组,卡培他滨或顺铂单药与曲妥珠单抗的 OS 较低。不同研究的治疗臂与 ToGA 研究的曲妥珠单抗臂,因此结论是估计值。还有一个回顾性病例系列,包括不同部位胃、GEJ 和食管腺癌。

已经研究了其他 HER-2 抑制剂,例如 TRIO-013/LOGiC 研究中的拉帕替尼(4% 的食管腺癌和 8.5% 的 GEJ 腺癌)和 JACOB 研究中的帕妥珠单抗,但均未显示总生存期增加。

3)其他靶点:VEGF-VEGF 在胃肿瘤中的表达与较差的预后和更大的侵袭性有关。AVAGAST 研究评估了贝伐单抗与顺铂和卡培他滨或 FU 相关的作用。它没有显示出更好的 OS。GEJ 肿瘤占 13.5%。

Ⅱ期试验 NCT01246960 研究了化疗与雷莫芦单抗在胃腺癌(22.6%)、GEJ(31%)和食管(46.4%)中的关联,结果为阴性。在预先计划的分析中,在胃和 GEJ 中观察到微弱的 PFS(HR=0.53;95% CI 为 0.29~0.97;$P$=0.036),但在食道中没有(HR=1.10,95% CI 为 0.61~1.97),$P$=0.746),在比较 CT 与 CT 和雷莫芦单抗的Ⅲ期 Rainfall 试验中,胃癌和 GEJ 癌结果为阴性的食管腺癌被排除在外。在我们的环境中,雷莫芦单抗通过 CatSalut 协调计划在胃和 GEJ 癌症,认为它具有特殊用途。

EGFR 在胃食管腺癌中的过度表达发生率为 25%~55%,并且似乎赋予了更具侵袭性的表型。REAL3 研究评估了将帕尼单抗添加到表柔比星、奥沙利铂和卡培他滨的疗效。39% 为食管肿瘤,30.5% 为食管肿瘤,大多数为转移性疾病。加入帕尼单抗后 OS 较低。在另一个Ⅲ期 Power 试验中,记录了较高的早期死亡率(随机化后 30 d 内),以及与化疗相关严重不良事件(SAE)的频率增加,因为在帕尼单抗组和分析发现生存率没有差异。

其他Ⅱ期研究,例如 ATTAX3(帕尼单抗与 DCF 相关),并未显示出在化疗方案中添加抗 EGFR 的益处。CALGB80403 研究(西妥昔单抗与 SCD 或 FOLFOX 或伊立替康-顺铂相关)比较 CT 向所有分支添加西妥昔单抗的不同方案,因此本研究并非旨在回答添加西妥昔单抗是否会增加价值。

4)免疫治疗:在 KEYNOTE062 研究中,763 名 PD-L1 CPS 表达(综合评分)≥1 的患者(69% 患有胃癌,30% 患有 GEJ 腺癌)被随机分配到 3 个治疗组:派姆单抗、派姆单抗和化疗或化疗加安慰剂。化疗方案是顺铂和氟尿嘧啶或卡培他滨。得出的结论是,对于晚期 HER-2 阴性、PD-L1 阳性胃癌或 GEJ 癌患者[综合评分(CPS)≥1],派姆单抗(P)与 CT 一线治疗相比,可能具有与 CT 一样的活性和更低的毒性。该研究还表明,在 CPS≥10 的患者亚组中,单药治疗中 P 的益处可能更大。但是,与单独 CT 相比,在 CT 中添加 P 并没有显示出显著的益处。该研究包括 763 名患者,随机接受 P、P/CHT(顺铂和 5-FU 或卡培他滨)或 CHT/安慰剂。CPS≥1 癌症的百分比在 P 组中为 36%,在 P/CHT 组中为 39%,在 CHT 组中为 36%,并且 MSI 在接受 P 治疗的患者中存在 5%,在接受治疗的患者中为 7% 接受 P/CT 和 8% 接受 CT 治疗的患者。该研究有两个共同主要终点,即 OS 和 PFS。最具争议和最突出的一点与统计设计有关。一方面,为了证明 P 对 CHT 的非劣效性,建立了 1.2 的限制。另一方面,P/CHT 组合优于 CHT。该研究的另一个批评是进行的分析的多样性,这使得有必要降低对特定目标的重要性水平。P 与 CHT 的非劣效性在

CPS≥1、OS 为 10.6 个月与 11.1 个月（HR＝0.69,95% CI 为 0.68~1.18）中得到证实。CHT 前 P 曲线的典型尾部经过验证,24 个月的 OS 率为 27% 对 19%。如果 CPS≥10,则结果更有利,但无法进行统计推断,因为它是一个逐步统计模型（该亚组中 P 的 OS 为 17.4 个月,CT 的 OS 为 10.8 个月）。与 CT 相比,免疫治疗的副作用是 3~4 级,分别为 16% 和 68%。

P-CHT 与 CHT 的 OS 分别为 12.5 个月与 11.1 个月（HR＝0.86,P＝0.046）,对于预设终点不显著。在 CPS≥10 个月、12.3 与 10.8 个月（HR＝0.85,P＝0.158）或 PFS 组中均未显示出优势。联合用药的反应率更高,CPS≥1 的差异为 11%（48.6% vs 36.8%）,CPS≥10 的差异为 15%（52.5% vs 36.7%）,联合用药的不良反应发生率没有更高。

在 MSI 和 CPS≥1（n＝50）的肿瘤患者中,P 与 CT 的 OS 未达到 8.5 个月（HR＝0.29,95% CI 为 0.11~0.81）和 P-CHT 与 CHT 的 OS,HR 为 0.37,95% CI 为 0.14~0.97。PFS 较高,P 与 CHT（HR＝0.72,95% CI 为 0.31~1.68）和 P-CHT 与 CHT（HR＝0.45,95% CI 为0.18~1.11）。P(57%) 和 P/CHT(65%) 的反应率高于 CHT(37%)。在一小部分 IMS 肿瘤患者中,临床获益要大得多。出于这个原因,尽管有负面结果,但这项研究表明免疫疗法在某些胃癌和胃食管交界处癌中是有效的,但我们尚未明确确定哪个亚组从中受益最多。

KEYNOTE-590 是一项使用 pembrolizumab 的Ⅲ期研究,包括 749 名 Siewe 放疗食管和 EGJ 肿瘤(70% 鳞状组织学)患者。他们被随机分配接受派姆单抗和化疗(顺铂-氟尿嘧啶)与单独化疗。无论 PD-L1CPS 如何,联合使用均观察到更好的 OS、PFS 和反应率,但在 PD-L1CPS≥10 的鳞状肿瘤中效果更大。

Ⅲ期 Checkmate-649 研究将 1 581 名 HER-2 阴性的胃腺癌(70%)、食管腺癌(12%)和食管胃结合部腺癌(18%)患者随机分配至纳武利尤单抗和化疗(FOLFOX 或 CAPOX)的一线治疗)与单独化疗相比。在 PD-L1CPS≥5 的患者中,联合用药的 OS 获益分别为 14.4 个月和 11.1 个月,联合用药将死亡风险降低了 29%,HR＝0.71(95% CI 为 0.59~0.86),P＜0.000 1。在 PD-L1CPS≥1 的患者中,联合治疗组的 OS 为 14 个月,而化疗组为 11.3 个月。

ATTRACTION-4 研究仅包括 HER-2 阴性胃癌或 EGJ 腺癌和随机纳武单抗和化疗(奥沙利铂和 S-1 或卡培他滨)的亚洲人群。它记录了更好的 ILP(10.5),与单独化疗相比为 8.3(HR＝0.68;P＝0.000 7),OS 没有差异。然而,这是一项非常有争议的研究,因为只有 16.0% 肿瘤的 PD-L1 表达≥1,而单独 CT 组的 OS 以前从未在这些肿瘤中实现过,17.15 个月 vs 17.45 个月;CT 和 nivolumab,HR＝0.90(95% CI 为 0.75~1.08),P＝0.257。

根据相关研究,高达 5% 的胃食管肿瘤可以扩增 MET 蛋白。肝细胞生长因子(HGF)及其受体 MET 的过度表达与肿瘤侵袭性、转移和存活率降低相关。两项Ⅲ期研究探索了这条途径:RILOMET-1 研究,利妥尤单抗联合表柔比星、顺铂和卡培他滨;另一项研究 Ona 放疗 uzumab 联合氟尿嘧啶、亚叶酸和奥沙利铂。两项研究均得出阴性结果。

有严重合并症的体弱或老年患者:大多数试验不包括体弱或老年患者,因为化疗对这些患者的益处尚不清楚。在这些情况下,可以考虑化疗单药治疗以尽可能避免不良反应,根据不同的Ⅱ期研究显示,伊立替康或紫杉醇单药治疗的反应率为15%~25%,卡培他滨治疗的反应率高达40%,有生存期9个月左右。将氟尿嘧啶单药治疗与高级支持治疗或第一代化疗进行比较的胃癌经典临床试验证实了这种药物的活性和优越性,鉴于其有效性和安全性,该药物适用于体弱患者和老年人。

针对胃癌的Ⅲ期GO2研究分析了采用CAPOX方案(奥沙利铂+卡培他滨)在标准剂量、80%剂量或60%剂量的相同方案对此类患者的双疗法治疗。80%和60%剂量组的PFS,3组(7.5个月、6.7个月和7.6个月)的OS相当。减少剂量方案的生活质量更好。

其他靶点:根据现有证据,我们不推荐在转移性疾病的一线治疗中使用其他分子靶点(VEGF、EGFR、MET)。食管癌一线治疗相关临床试验见表2-10。

转移性食管癌推荐一线治疗。如果患者临床情况允许,优先考虑联合化疗。作为第一选择,我们推荐铂和氟嘧啶双药:顺铂-5 FU(证据级别ⅠA)。在不适合顺铂的患者中,用卡铂(证据水平VC)或FOLFOX(证据水平ⅡB)替代。在没有吞咽困难的患者中,评估将5-FU改为卡培他滨的可能性(证据级别ⅠA)。

表2-10　食管癌一线治疗相关临床试验

| 作者(年份) | 试验设计 | 治疗方案 | 结果 |
|---|---|---|---|
| Janmaat (2010) | 41项随机研究的荟萃分析(共11 853) | 化疗或靶向治疗+手术干预 vs 手术干预(11项随机研究,n=1 347) | 总生存期:6.7个月 vs 5.7个月(HR=0.75,95% CI为0.68~0.84) |
| | | 化疗或靶向治疗+最佳支持性治疗 vs 最佳支持性治疗(5项随机研究 n=750) | 总生存期:4.7个月 vs 4.2个月(HR=0.81,95% CI为0.71~0.92) |
| Al-Batran (2008) | Ⅲ期,随机多中心研究,20%胃食管交界处癌 | FLO(5-FU 2.600泵 mg/m$^2$ 24 h,亚叶酸200 mg/m$^2$,奥沙利铂85 mg/m$^2$/2周)(n=112) | 无进展生存期:FLO(5.8个月,95% CI为4.5~6.6) vs FLP(3.9个月,95% CI为3~4.8);P=0.077 |
| | | FLP(5-FU 2.000泵 mg/m$^2$ 24 h+亚叶酸200 mg/m$^2$/6周;顺铂50 mg/m$^2$/2周)(n=108) | 总生存期:FLO(10.7个月,95% CI为8.5~13.9) vs FLP(8.8个月,95% CI为7.7~12.0) |
| | | | 严重毒副反应:FLO(9%) vs FLP(19%);P=0.03 |
| Borg D (2020) | Ⅱ期,随机单中心研究,(共29人) | 低分割放疗20 Gy/5 f接着4个周期FOLFOX | 吞咽困难改善79%<br>持续时间6.7个月的改进<br>应答者改善持续时间12.2个月<br>内镜结果反应率66%<br>PET反应率52%<br>总生存期9.9个月 |

续表2-10

| 作者(年份) | 试验设计 | 治疗方案 | 结果 |
|---|---|---|---|
| Dank M (2008,V306) | Ⅲ期,随机临床研究,19.5%胃食管交界处癌 | IF伊立替康80 mg/m² ,亚叶酸钙500 mg/m² ,5-FU泵2.000 mg/m² 22 h;6~7周(n=170)CF(顺铂100 mg/m² ,5-FU泵1.000 mg/m²/d 24 h 1~5 d/4周)(n=163) | 无进展生存期:IF方案(5.0个月,95% CI为3.8~5.8) vs CF方案(4.2个月,95% CI为3.7~5.5);HR=1.23(95% CI为0.97~1.57);P=0.088<br>总生存期:IF方案(9.0个月,95% CI为8.3~10.2) vs CF方案(8.7个月,95% CI为7.8~9.8);HR=1.08(95% CI为0.86~1.35);P=0.53<br>副作用 IF(10.0%) vs CF(21.5%);P=0.004 |
| Guimbaud (2014) | Ⅲ期,随机多中心研究,33%胃食管交界处癌 | ECX(表柔比星50 mg/m² +顺铂60 mg/m² d1;卡培他滨1 g/m²/12 h d2~d15;每3周一个周期)(n=209)FOLFIRI(伊立替康80 mg/m² ,亚叶酸钙500 mg/m² ,5-FU泵2.000 mg/m² 46 h;每2周一次)(n=207) | 无进展生存期:FOLFIRI(5.1个月) vs ECX(4.2个月)(HR=0.77,95% CI为0.63~0.93,P=0.008)<br>无进展生存期 ECX(5.3个月) vs FOLFIRI(5.8个月)(HR=0.99,95% CI为0.81~1.21,P=0.96)<br>总生存期:ECX(9.5个月) vs FOLFIRI(9.7个月)(HR=1.01,95% CI为0.82~1.24,P=0.95)<br>客观缓解率:ECX(39.2%) vs FOLFIRI(37.8%)<br>3~4级毒副作用:ECX(84%) vs FOLFIRI(69%);P<0.001 |
| Ter Veer E (2016) | 晚期胃食管癌一线治疗的荟萃分析(共50个研究,10 249人) | 治疗方案:氟尿嘧啶(F),顺铂(C),奥沙利铂(Ox),紫杉类(T),蒽环类(A),伊立替康(I),甲氨蝶呤(M)对比总生存期和无进展生存期 | 双药方间的对比<br>总生存期:FI vs CF(HR=0.85;95% CI为0.71~0.99)<br>总生存期:FOX vs CF(HR=0.83;95% CI为0.71~0.98)<br>无进展生存期:FOX vs CF(HR=0.82,95% CI 0.66~0.99)<br>三药方案(ACF,AFOx,AFM)和三药方案TCF总生存期和无进展生存期间差异无统计学意义<br>FOxT vs F两药方案有更好的无进展生存期:FT(HR=0.61,95% CI为0.38~0.99),FI(HR=0.62;95% CI为0.38~0.99),FOX(HR=0.67;95% CI为0.44~0.99)<br>3~4级毒副作用:CF vs 双倍氟尿嘧啶,ACF vs FI,TCF vs CF,FOxT vs FOX双药表现出更好的疗效和安全性 |

续表 2-10

| 作者(年份) | 试验设计 | 治疗方案 | 结果 |
|---|---|---|---|
| Cunningham (2008, MAGIC) | Ⅲ期,临床随机试验, (共503人) | ECF(术前3个周期+术后3个周期)vs 单纯手术 | 5年总生存期:36% vs 23%($P=0.009$) 临床缓解率51% R0切除率79% vs 69% |
| Okines (2009) | 晚期食管癌荟萃分析 (共1 318人) | 5-FU方案 vs 卡培他滨方案(CPC) | 总生存期:5-FU(322 d)vs CPC(285 d) HR = 0.87(95% CI 为 0.77 ~ 0.98;$P=0.027$) 无进展生存期间差异无统计学意义:199 d vs 182 d HR = 0.91(95% CI 为 0.81 ~ 1.02;$P=0.093$) 临床缓解率 5 - FU(45.6%)vs CPC(38.4%) OR = 1.38(95% CI 为 1.10 ~ 1.73,$P=0.006$) |
| Bang. Y. J. (2010,ToGA) | Ⅲ期,临床随机试验 | 卡培他滨和顺铂或氟尿嘧啶和顺铂每3周×6个周期,联合或不联合静脉曲妥珠单抗 | 总生存期:13.8个月 vs 11.1月;$P=0.0046$;HR = 0.74;95% CI 为 0.60 ~ 0.91,$P=0.0046$ 临床缓解:47.3% vs 34.5%;$P=0.0017$ 无进展生存期:6.7个月 vs 5.5个月;$P=0.0002$ 总生存期:13.8个月 vs 11.1个月;$P=0.0046$;HR = 0.74;95% CI 为 0.60 ~ 0.91 |
| Ter Veer E. (2018) | 晚期胃食管癌一线治疗的荟萃分析 | 曲妥珠单抗-Ox-5 FU/CPC 与标准ToGA(曲妥珠单抗-顺铂-5 FU/CPC) 曲妥珠单抗-顺铂/CPC vs 标准ToGA 三药 vs ToGA标准 | 总生存期:20.7个月 vs 16个月,HR = 0.75;95% CI 为 0.59 ~ 0.99 奥沙利铂双药有更好的毒副作用控制 单药和三药有更差的总生存期和更严重的毒副作用 |
| Hecht(2016) | Ⅲ期,随机双盲 HER - 2 + 胃食管癌一线治疗的临床研究 (共454人) | 卡培他滨-奥沙利铂+拉帕替尼/安慰剂 | 总生存期:12.2个月 vs 10.5个月,HR = 0.91(95% CI 为 0.73 ~ 1.12,$P=0.3492$) 无进展生存期:6个月 vs 5.4个月,HR = 0.82(95% CI 为 0.68 ~ 1.00,$P=0.0381$) 临床缓解率:53% vs 39%(95% CI 为 32.9 ~ 45.3,$P=0.0031$) 亚洲患者和<60岁亚组的总生存期较高 拉帕替尼组毒副反应较高 |

续表 2-10

| 作者(年份) | 试验设计 | 治疗方案 | 结果 |
|---|---|---|---|
| Tabernero (2018) | III期,临床随机试验 (共708人) | 帕妥珠单抗+曲妥珠单抗+CP/CX 对比安慰剂+T+CP/CX | 总生存期(OP):帕妥珠单抗组(17.5 个月) vs 对照组(14.2 个月);HR = 0.84,95% CI 为 0.71 ~ 1.00;$P=0.057$ |
| Waddell T (2013) | III期,随机晚期胃食管腺癌一线治疗的临床研究 (共553人) | 表柔比星,奥沙利铂和卡培他滨(EOC) ± 帕尼单抗 | 总生存期:8.8 个月 vs 11.3 个月;HR = 1.37(95% CI 为 1.07 ~ 1.76;$P=0.013$) 无进展生存期:6.0 个月 vs 7.4 个月;HR = 1.22(95% CI 为 0.98 ~ 1.52;$P=0.068$) 毒副反应:腹泻 $G_{3\sim4}$(17% vs 11%),皮疹(11% vs 1%),黏膜炎(5% vs 0%)e 低镁血症(5% vs 0)。在实验组,但血液学毒性发生率较低:中性粒细胞减少 G≥3(13% vs 28%) |
| Tebutt (2016) | II期,随机晚期胃食管腺癌一线治疗的临床研究 | 化疗±帕尼单抗 多西他赛 30 mg/m² 1.8 顺铂 60 mg/m² 1 5-FU 160 mg/m² CI 或卡培他滨 500 mg/m² | 临床反应率 化疗:RC = 0, RP = 19(48.7%), SD = 17(43.6%),TRG:48.7% 化疗 + 帕尼单抗:RC = 2, RP = 20(52.6%),PD = 10(26.3%),TRG:57.9% 总生存期:化疗(11.7) vs 化疗+帕尼单抗(10) 不良事件:2 ~ 3 级正常中性粒细胞感染:(62.1% vs 33.3%)(化疗+帕尼单抗) 94.6% 痤疮样皮疹在任何等级与 3 级帕尼单抗(3 级 8.1%) |
| Moheler Power(2012) | III期,临床随机试验 (共146人) | CF[顺铂 80 mg/m² 1 氟尿嘧啶 1.000 mg/m²/d,4 d s($n$=73) vs CF+帕尼单抗 | 总生存期:10.2 个月 vs 9.4 个月;HR = 1.77;95% CI 为 1.06 ~ 2.98;$P=0.028$ 较高的早期死亡率(随机后 30 d 内)以及导致 CFP 组停止治疗的化疗相关严重不良事件(SAE)的频率增加 |

续表 2-10

| 作者(年份) | 试验设计 | 治疗方案 | 结果 |
|---|---|---|---|
| Enzinger (2016) | Ⅱ期,临床随机试验 1∶1∶1 (共245人) | 胃腺癌(56%)或胃食管交界处(43%)(n=222) ECF(表柔比星+顺铂+5-FU)-西妥昔单抗 CI(顺铂+伊立替康)-西妥昔单抗 FOLFOX-西妥昔单抗 计算腺癌患者的 OP 和 OS。对鳞状细胞肿瘤患者的分析是单独进行的,被认为是探索性的。在 222 名腺癌患者中,213 名接受了至少 1 个周期的 CT 并且可用于疗效和安全性分析 | 临床缓解率(n=200) ECF-C:60.9%(95% CI 为 47.9~72.8) IC-C:45.0%(33.0~57.0) FOLFOX-C:54.3%(42.0~66.2) 总生存期(n=213)(OS) ECF-C:11.6 个月(95% CI 为 8.1~13.4) IC-C:8.6 个月(95% CI 为 6.0~12.4) FOLFOX-C:11.8 个月(95% CI 为 8.8~13.9) 无进展生存期(n=213) ECF-C:7.1 个月(95% CI 为 4.5~8.4) IC-C:4.9 个月(95% CI 为 3.9~6.0) FOLFOX-C:6.8 个月(95% CI 为 5.4~8.1) mTTF(n=213)(OS) ECF-C:5.6 个月(95% CI 为 3.9~7.2) IC-C:4.3 个月(95% CI 为 3.6~5.5) FOLFOX-C:6.7 个月(95% CI 为 4.8~7.4) ECF-C y FOLFOX-C 具有相似的疗效,但 C-FOLFOX 的耐受性更好。尽管差异并不显著,但 IC-C 似乎是 3 种治疗方案中最不有效且副作用最大的 |

续表2-10

| 作者(年份) | 试验设计 | 治疗方案 | 结果 |
|---|---|---|---|
| Shitara K (2020) | Ⅱ期,临床随机试验 1:1:1 (共763人) | 胃腺癌(69.1%)或胃食管交界处(30.9%) 帕博丽珠单抗($n=256$) 帕博丽珠单抗单抗-化疗(顺铂-氟尿嘧啶或卡培他滨)($n=257$)安慰剂-化疗($n=250$) | 总生存期 PD-L1 CPS≥1(OP)帕博丽珠单抗(10.6个月)vs 化疗(11.1个月) HR=0.91,99.2% CI 为 0.69~1.18 帕博丽珠单抗+化疗(12.5个月)vs CHT (11.1个月) HR=0.85,95% CI 为 0.70~1.03,$P=0.05$ 总生存期 PD-L1 CPS≥10 帕博丽珠单抗(17.4个月)vs 化疗(10.8个月) HR=0.69,95% CI 为 0.49~0.97,$P>0.05$ 帕博丽珠单抗+化疗(12.3个月)vs CHT (10.8个月) HR=0.85,95% CI 为 0.62~1.17,$P=0.16$ 无进展生存期 PD-L1 CPS≥1(OP)帕博丽珠单抗+化疗(6.9个月)vs CHT(6.4个月) HR=0.84,95% CI 为 0.70~1.02,$P=0.04$ 帕博丽珠单抗并不逊于化疗,观察到的不良反应更少 帕博丽珠单抗或帕博丽珠单抗-化疗并不优于单纯化疗 3~5级治疗相关不良事件为帕博丽珠单抗17%、帕博丽珠单抗+化疗73%和单纯化疗69% |
| Catenacci D (2017) | Ⅲ期,随机1:1双盲食管癌一线治疗的临床研究(共609人) | HER-2 阴性、MET 阳性、胃腺癌(69%)、胃食管交界处(20%)或远端食管(10%)利妥尤单抗 Rilotumumab)($n=304$)安慰剂($n=305$) | 总生存期:利妥尤单抗(8.8个月)vs 安慰剂(10.7个月) HR=1.34,95% CI 为 1.10~1.63,$P=0.003$ 无进展生存期:利妥尤单抗(5.6个月)vs 安慰剂(6.0个月) HR=1.26,95% CI 为 1.04~1.51,$P=0.016$ |

续表 2-10

| 作者(年份) | 试验设计 | 治疗方案 | 结果 |
|---|---|---|---|
| Shah M.I<br>(2017) | Ⅲ期,随机<br>1∶1双盲食<br>管癌一线治<br>疗的临床研<br>究（共 562<br>人） | HER-2 阴性,MET 阳性,胃<br>腺癌(77%),胃食管交界癌<br>(23%)<br>Onartuzumab-FOLFOX(ITT $n$<br>=279,MET 2±3+$n$=105)<br>安慰剂 - FOLFOX（ITT $n$ =<br>283,MET 2+/3+$n$=109） | 总生存期 ITT:O-FOLFOX(11.0 个月) $vs$<br>FOLFOX(11.3 个月)<br>HR=0.82,95% CI 为 0.59 ~ 1.15,$P$=0.24<br>总生存期 MET 2+/3+:O-FOLFOX(11.0<br>个月) $vs$ FOLFOX(9.7 个月)<br>HR=0.64,95% CI 为 0.40 ~ 1.03,$P$=0.06<br>无进展生存期 ITT(OS):O-FOLFOX(6.7<br>个月) $vs$ FOLFOX(6.8 个月)<br>HR=0.90,95% CI 为 0.71 ~ 1.16,$P$=0.43<br>无进展生存期 MET 2+/3+(OS):O-FOL-<br>FOX(5.7 个月) $vs$ FOLFOX(6.9 个月)<br>HR=0.79,95% CI 为 0.54 ~ 1.15,$P$=0.22<br>Onartuzumab 的加入晚期胃食管癌的一线<br>治疗,并没有显示出显著的益处 |
| Hall JCO<br>(2019) | Ⅲ期,随机<br>1∶1∶1 双<br>盲食管癌一<br>线治疗的临<br>床研究（共<br>514 人） | 胃食管癌<br>奥沙利铂-卡培他滨<br>A 级全剂量($n$=142)<br>B 级剂量减少 80%($n$=147)<br>C 级剂量减少 60%($n$=149) | 无进展生存期:A 级(4.9 个月) $vs$ B 级<br>(4.1 个月) $vs$ C 级(4.3 个月)(B $vs$ A:HR<br>=1.09,95% CI 为 0.89 ~ 1.32;C $vs$ A:HR<br>=1.10,95% CI 为 0.90 ~ 1.33)<br>总生存期:A 级(7.5 个月) $vs$ B 级(6.7<br>个月) $vs$ C 级(7.6 个月)<br>减少剂量在无进展生存期方面并不劣于<br>并且产生更少的毒性和更好的整体治疗<br>效用(OTU),这是临床益处、耐受性、生活<br>质量和患者价值的综合衡量标准 |

（2）二线治疗:在患有难治性或耐药性癌症的患者中,对铂类和氟嘧啶的反应/耐受性决定了是否应开具该方案直至进展或是否直接进入二线方案。对铂类和氟嘧啶/紫杉醇耐药的患者的治疗通常分为两类:①根治性治疗后局部晚期癌症患者。②进展为一线早期转移癌后的Ⅳ期(M1)癌症患者。此类别包含在上一个类别中。提供肿瘤特异性全身治疗的决定取决于患者的功能状态。ECOG PS≥3 或卡氏评分(KPS)<60% 的患者仅适合对症治疗。以前,需要尝试改善营养状况,并在 2 ~ 3 周后重新评估。在保持足够功能状态的患者中,没有二线标准治疗。始终建议将纳入临床试验作为第一选择。

化疗的Ⅲ期临床试验有限,评估临床有效性的数据很少。不同临床指南和肿瘤学会的建议基本上是基于对胃癌和食管胃交界处数据的推断。例如,Ⅲ期 COUGAR-02 研究包括 168 名进展为铂类和氟嘧啶的食管-胃癌患者。22% 的患者患有食管癌(33 名患者)、32%的胃食管交界处和46%的胃癌。与有症状的对照组相比,多西紫杉醇(实验组)改善了OS(5.2个月 *vs* 3.6个月,HR = 0.67,95% CI 为 0.49 ~ 0.92,P = 0.01)。多西他赛与3 ~ 4级中性粒细胞减少症(15% *vs* 0)、感染(19% *vs* 3%)和发热性中性粒细胞减少症(7% *vs* 0)的发生率较高相关。相比之下,接受多西紫杉醇治疗的患者报告疼痛减轻(P = 0.000 8)、恶心和呕吐减少(P = 0.02)和便秘减少(P = 0.02)。各组之间的全球健康相关生活质量(QoL)相似(P = 0.53)。疾病特异性健康相关生活质量(QVRS)测量显示多西紫杉醇的益处:减少吞咽困难(P = 0.02)和腹痛(P = 0.01)。然而,根据该试验的数据,药物在 CE 亚组中的活性仍然存在不确定性,HR0.73(95% CI 为 0.35 ~ 1.52)。

近些年发表了 3 项 Ⅲ 期研究,比较了免疫疗法(抗 PD-1 单克隆抗体)与化学疗法(ATTRACTION-3、KEYNOTE-181 和 ESCORT 研究)。第一项研究(ATTRACTION-3)包括 419 名患者(96% 来自亚洲)食管鳞状细胞癌患者,对氟尿嘧啶和铂类耐药或不耐受。与研究者自行选择的标准化疗(紫杉醇或多西他赛)相比,实验组中的药物 Nivolumab 改善了 OS(10.9 个月 *vs* 8.4 个月)。应该注意的是,益处与 PD-L1 的表达无关,而且纳武单抗的副作用较低。

使用纳武单抗治疗进展为 CT 的食管鳞状细胞癌与一组患者的持久反应和长期生存的可能性相关(纳武单抗对 CT 的 3 年 OS 率为 15.3% *vs* 8.7%)。与 CT 相比,与治疗相关的不良反应情况良好(18% *vs* 63%)。Nivolumab 被欧洲药品管理局(EMA)指示为单一疗法(每两周 30 min 静脉注射 240 mg),用于既往基于氟嘧啶铂的 CT 后患有晚期、复发性或转移性不可切除的食管鳞状细胞癌的成人或在此期间不耐受或进展的患者。在这种情况下,没有其他治疗方法具有相似的结果,CT、多西他赛或紫杉醇的活性较低(生存期较短)、毒性更大,并且没有基于针对食管癌患者的特定 Ⅲ 期临床试验的证据来支持其使用。

第二项研究(KEYNOTE-181)评估了 pembrolizumab,它包括 628 名进展为一线治疗的鳞状细胞食管癌或腺癌患者。化疗对照组(紫杉醇、多西他赛或伊立替康)由研究者自行决定。PD-L1 癌症 CPS ≥ 10 的患者 OS 更好(9.3 个月 *vs* 6.7 个月)。然而,鳞状细胞癌患者和总体人群均未达到预定终点。关于安全性,应该注意的是,pembrolizumab 组和化疗组的严重不良反应分别为 18% 和 41%。

在亚洲人群(中国)进行的第三项研究(ESCORT)中,对 457 名鳞状细胞食管癌患者进行了 camrelizumab(另一种抗 PD-1 单克隆抗体)的评估。162 控制臂由研究人员自行决定。OS 是研究的主要终点,使用 camrelizumab 得到改善(8.3 个月 *vs* 6.2 个月),并且获益与 PD-L1 表达无关。食管癌的免疫疗法,尤其是具有 PD-L1 表达的鳞状细胞癌,成为一种潜在有用的选择。从中受益最多的患者的选择以及效率标准将确定这些药物在食管癌姑息性全身治疗中的作用。食管癌二线或后线治疗相关临床试验见表 2-11。

二线或晚期转移性疾病的推荐:考虑在可行的情况下将纳入临床试验作为第一选择。首选:紫杉醇、多西他赛(证据级别 ⅠB)。神经毒性患者的替代方案为伊立替康(证据级别 ⅡB)。

表 2-11　食管癌二线或后线治疗相关临床试验

| 作者(年份) | 试验设计 | 治疗方案 | 结果 |
|---|---|---|---|
| Shah M. I (2018) | 转移患者Ⅰ期临床试验 | 帕博丽珠单抗200 mg/21 d($n=121$) | 客观缓解率:9.9%(12/121),95% CI 为 5.2~16.7<br>无进展生存期:2.0 年,95% CI 为 1.9~2.1<br>6 个月无进展生存率:16%,95% CI 为 10~23 |
| Kojima T (2020) | 转移患者Ⅲ期开放试验 | E:帕博丽珠单抗200 mg/21 d<br>C:紫杉醇+多西他赛/21 d($n=209$) | 总生存期<br>CPS PDL-1≥10 的患者:E(9.3 个月,95% CI 为(6~12.5)$vs$ C(6.7 个月,95% CI 为(5.1~8.2)<br>HR=0.69,95% CI 为(0.52~0.93);$P=0.0074$<br>鳞癌患者:E(8.2 个月,95% CI 为 6.3~10.3)$vs$ C(7.1 个月,95% CI 为 6.1~8.2)<br>HR=0.78,95% CI 为 0.63~0.96;$P=0.0095$<br>总体:(7.1 个月,95% CI 为 6.2~8.1)$vs$(7.1 个月,95% CI 为 6.3~8.0)<br>HR=0.78,95% CI 为 0.63~0.96;$P=0.0095$<br>无进展生存期<br>CPS PDL-1≥10 的患者:E(2.6 个月,95% CI 为 2.1~4.1)$vs$ C(3 个月,95% CI 为 2.1~3.7)<br>HR=0.73,95% CI 为 0.54~0.97<br>鳞癌患者:E(2.2 个月,95% CI 为 2.1~3.2)$vs$ C(3.1 个月,95% CI 为 2.2~3.9)<br>HR=0.92,95% CI 为 0.75~1.13<br>总体:E(2.1 个月,95% CI 为 2.1~2.2)$vs$(3.4 个月,95% CI 为 2.8~3.9)<br>HR=1.11,95% CI 为 0.94~1.31 |
| Huang J (2020) | Ⅲ期,开放随机试验 | E:卡瑞丽珠单抗180 mg/m² d1,14 d/次($n=229$)<br>C:多西他赛75 mg/m²/21 d。伊立替康 180 mg/m²/14 d($n=228$) | 总生存期:E(8.3 个月,95% CI 为 6.8~9.7)$vs$(6.2 个月,95% CI 为 5.7~6.9)<br>HR=0.71,95% CI 为 0.57~0.87;$P=0.0010$ |

8.2022 靶向治疗最新进展

(1)EGFR-TKI 药物:解放军总医院第五医学中心的徐建明教授开展了一项多中心的Ⅰb 期临床研究,评估莱洛替尼在至少经二线治疗失败,表皮生长因子受体(epidermal growth factor receptor,EGFR)过表达的局部晚期或转移性食管鳞癌中的疗效和安全性。该研究共入组 81 例患者,患者被分为 250 mg、300 mg、350 mg 给药剂量,研究者评估的客观应答率为 13.7%(10/73),中位 PFS 和 OS 分别为 2.9 个月和 5.9 个月。值得注意的是,350 mg 剂量组患者客观有效率为 20%,350 mg 剂量组患者中位 OS 时间和 PFS 时间分别为 8.0 个月和 3.4 个月,两项生存指标均优于其他剂量组。同时,在经过至少经二线治疗失败的患者中,350 mg 给药剂量的客观有效率可达 14.3%。基于前期研究结果,一项莱洛替尼对比研究者选择的化疗至少经二线治疗失败、EGFR 过表达的局部晚期或转移性食管鳞癌的随机、对照、开放性、多中心 III 期临床试验(NCT04415853)正在进行中。另一个 pan-HER 家族的小分子抑制剂阿法替尼在未经选择的转移性或复发性食管癌患者中也显示出了 14% 的有效率,未来针对食管癌靶向 EGFR 相关药物研究,应更多关注如何通过标志物精准筛选获益人群。

(2)抗血管生成药物:一项由复旦大学附属肿瘤医院赵快乐教授团队领衔的 ESO-Shanghai11 研究,共纳入 40 例经化疗后复发的食管鳞癌患者,接受阿帕替尼 500 mg/d 治疗,最终客观应答率达 7.5%,疾病控制率(disease control rate, DCR)为 65%,中位 PFS 为 3.8 个月,中位 OS 为 5.8 个月,显示出了一定的疗效。常见不良反应为乏力(15%)和高血压(12.5%)。其中有 2 例患者发生了致死性支气管、肺大出血,其中 1 例与血管侵袭相关,另 1 例与不受控制的肿瘤原发灶相关,提示不受控制的原发灶及具有血管侵袭特征的患者应该谨慎应用阿帕替尼治疗。安罗替尼是另一个多靶点抗血管生成药物,一项随机、双盲、安慰剂对照研究探索了安罗替尼治疗化疗失败的晚期食管鳞癌的疗效。该研究共招募 164 例患者,其中经过二线及以上化疗者占 64%,安罗替尼组患者 PFS 为 3.02 个月,而安慰剂组患者 PFS 为 1.41 个月(HR = 0.46;95% CI 为 0.32 ~ 0.66;$P <$ 0.001),但两组患者 OS 并无显著性差异,其中高血压(16%)是最常见的 3 ~ 4 级不良反应。比较分析发现,治疗引起的高血压可能与安罗替尼更好的预后及应答相关。针对食管癌 EGFR 和血管内皮生长因子受体的靶向药物研究由来已久,均显示出了一定的疗效,但离我们的期待尚有一定的距离,标志物指导下的精准靶向治疗势在必行。

一线化疗联合免疫治疗成为标准治疗,继去年 Keynote-590 研究在欧洲肿瘤内科学会大会初次亮相,今年又接连涌现出 4 项研究支持化疗联合 PD-1 单抗一线治疗晚期食管癌,这些研究奠定了免疫联合化疗在一线食管癌和治疗中的作用和地位。

Keynote-590 研究已经证实一线帕博利珠单抗联合化疗能为不可切除局部晚期或转移性食管癌带来显著生存获益。该研究主要基于全球食管癌人群,其中国亚组分析也于 2021 年美国临床肿瘤学会大会报道,共 106 例中国食管癌患者纳入该亚组分析,帕博利珠单抗联合化疗组的 OS 和 PFS 显著优于化疗组(中位 OS 为 10.5 个月 *vs* 8.0 个月,HR = 0.51,95% CI 为 0.32 ~ 0.81;中位 PFS 为 6.2 个月 *vs* 4.6 个月,HR = 0.60,95% CI 为 0.39 ~ 0.92),联合治疗组患者客观应答率也更占优(37.3% *vs* 20.0%),标志物分析显示程序性死亡受体配体-1(programmed death ligand-1, PD-L1)联合阳性评分(combined positive score, CPS)≥10 分的患者获益更加明显(HR = 0.33,95% CI 为 0.16 ~ 0.66),两组患者不良反应比较差异无统计学意义,联合治疗组和化疗组的 3 ~ 4 级不良反应率分别为 74.5% 和 66.7%。CheckMate648 研究是一项 III 期、随机、全球性临床研究,以评估纳武利尤单抗联合 CF 方案化疗或联合伊匹木单抗,对比单纯 CF 方案化疗一线治疗晚期食管癌的效果。结果显示,纳武利尤单抗联合化疗显著延长患者 OS(13.2 个月 *vs* 10.7 个月;HR = 0.74;95% CI 为 0.58 ~ 0.96;$P$ = 0.002 1)。肿瘤细胞 PD-L1 ≥ 1% 人群中,两组患者 OS 分别为 15.4 个月和 9.1 个月(HR = 0.54;$P$ < 0.000 1)。同时,在全人群和肿瘤细胞 PD-L1 ≥ 1% 人群中,联合治疗组显著改善 PFS。纳武利尤单抗联合化疗组患者不良反应率及 3 ~ 4 级不反应率稍高于单纯化疗组(全不良反应为 96% : 90%;≥ 3 级不良反应为 47% : 36%)。在另一组中,相比于单纯化疗,纳武利尤单抗联合伊匹木单抗的生存获益在全人群和 PD-L1 ≥ 1% 人群中比较显著(全人群 OS 为 12.8 个月 *vs* 10.7 个月;HR = 0.78;95% CI 为 0.62 ~ 0.98;PD-L1 ≥ 1% 人群 OS 为 13.7 个月 *vs* 9.1 个月;HR = 0.64;95% CI 为 0.46 ~ 0.90)。纳武利尤单抗联合伊匹木单抗组患者 3/4 级药物相关不良事件发生率为 32%,低于单纯化疗组的 36%。

ESCORT-1 研究是全球第一个针对中国食管鳞癌一线免疫治疗的研究,探索卡瑞利珠单抗联合紫杉醇/顺铂一线治疗晚期食管癌的疗效。结果显示与安慰剂联合化疗相比,卡瑞利珠单抗联合化疗显著延长患者 OS(15.3 个月 *vs* 2.0 个月;HR = 0.70;95% CI 为 0.56 ~ 0.88;$P$ = 0.001)和 PFS(6.9 个月 *vs* 5.6 个月,HR = 0.56,95% CI 为 0.46 ~ 0.68,$P$ < 0.001)。卡瑞利珠单抗联合化疗和化疗联合安慰剂的客观应答率分别为 72.1% 和 62.1%。不良反应方面,两组患者 ≥ 3 级不良反应发生率相差不大(63.4% *vs* 67.7%)。另外,卡瑞利珠单抗联合化疗提高了晚期食管鳞癌患者的生存质量,主要体现在疼痛症状减轻,进食及吞咽困难和呼吸困难改善。基于该研究结果,卡瑞利珠单抗联合化疗已经成为我国晚期食管鳞癌患者的一线标准治疗。

ORIENT-15 研究是首个由中国研究者领导的、针对全球食管鳞癌的一线免疫治疗联合化疗的研究,旨在评估信迪利单抗联合化疗对比化疗一线治疗晚期食管癌的疗效。该研究共纳入 659 例不可切除局部晚期或转移性食管鳞癌患者,1:1 随机分配至信迪利单抗联合化疗和安慰剂联合化疗,化疗方案为研究者选择的紫杉醇+顺铂方案(TP 方案)或顺铂+5-氟尿嘧啶方案(CF 方案),也更加贴合不同国家或地区晚期食管癌治疗的临床实践研究发现,信迪利单抗联合化疗较化疗全面改善 OS(16.7 个月 *vs* 12.5 个月;HR = 0.628,95% CI 为 0.51 ~ 0.78;$P$ < 0.000 1)、PFS(7.2 个月 : 5.7 个月;HR = 0.558,95% CI 为 0.461 ~ 0.676,$P$ < 0.000 1)和客观应答率(66.1% *vs* 45.5%,$P$ < 0.000 1)。亚组分析中,联合治疗组在各个人群亚组中都可以体现出生存优势,其中无论 PD-L1 表达,信迪利单抗联合化疗都显示出更优的预后(CPS ≥ 10 分亚组:HR = 0.638,95% CI 为 0.48 ~ 0.85;CPS < 10 分亚组:HR = 0.617,95% CI 为 0.45 ~ 0.85)。不良反应方面,两组患者 ≥ 3 级不良反应发生率比较差异无统计学意义(59.9% *vs* 54.5%)。

JUPITER-06 研究是一项国内多中心的随机对照研究,旨在比较特瑞普利单抗联合化疗对比化疗一线治疗晚期食管鳞癌的疗效,共 514 例未经治疗的晚期食管鳞癌患者被 1:1 随机分配至不同治疗组别。在中期分析中,特瑞普利单抗联合化疗人群的 OS 时间和 PF 时间均显著优于化疗(OS 为 17 个月 *vs* 11 个月,HR = 0.58,95% CI 为 0.425 ~ 0.783;$P$ = 0.000 36;PFS 为 5.7 个月 *vs* 5.5 个月,HR = 0.58,95% CI 为 0.461 ~ 0.738;$P$ <

0.000 01)。亚组分析显示,CPS≥1 分的人群中联合免疫治疗组的生存优势明显(HR = 0.61,95% CI 为 0.435 ~ 0.870),但是 CPS<1 分的人群则未体现这一趋势(HR = 0.61, 95% CI 为 0.297 ~ 1.247)。两组患者治疗相关不良反应整体相似,3 级不良反应发生率分别为 64.6% 和 56.0%,比较差异无统计学意义。以上 5 项临床研究均显示出免疫治疗联合化疗在晚期食管鳞癌的良好疗效和安全性。至此,PD-1 单抗联合化疗已经成为晚期食管癌的一线标准治疗。但是仔细分析这 5 项研究结果,并非所有患者都能从一线免疫治疗联合化疗中获得长期生存获益。如何做到让更多患者能从免疫治疗中长期生存获益,是未来我们应该密切关注和亟待解决的问题。

9.2022 免疫治疗最新进展

(1)新辅助化疗联合免疫治疗:免疫联合化疗已经成为目前晚期食管癌的标准一线治疗,可以给患者带来明显的生存获益。免疫治疗能否继续向围手术期推进,给这部分患者带来更多的治愈机会,也成了目前局部晚期食管癌的重点研究方向,多项新辅助免疫治疗联合化疗研究在今年陆续公布。

NICE 研究:这是一项新辅助免疫治疗联合化疗(卡瑞利珠单抗+白蛋白紫杉醇+卡铂)治疗可切除胸段食管鳞状细胞癌的 II 期临床研究,共纳入了 60 例患者,55 例(91.7%)接受了 2 个周期 NICE 方案,3 ~ 5 级治疗相关不良事件发生率为 53.3%,常见的有淋巴细胞减少(50%)、血小板减少(10%)和肺炎(5%)等。所有患者均行根治性(R0)切除,pCR 率为 42.5%(20/47),5 例(10.6%)患者的原发灶实现了 pCR,但存在淋巴结残留病变(ypT0N+)。

NIC-ESCC2019 研究:这是一项多中心、开放标签、单臂、II 期研究,评估卡瑞利珠单抗联合白蛋白紫杉醇+顺铂作为可切除的局部晚期食管鳞状细胞癌的新辅助治疗疗效。共有 56 例患者入组,51 例患者行手术切除。18 例(35.3%)达到了 pCR,主要病理缓解(major pathologic response,MPR)率为 23.5%。最常见的治疗相关不良事件是白细胞下降(36%)、呕吐(34%)和脱发(32%)。6 例(11%)患者出现 3 级治疗相关不良反应,无 4 级或 5 级治疗相关不良反应。

ASCO4047 研究:该 Ib 期研究的新辅助治疗方案为卡瑞利珠单抗+白蛋白紫杉醇+奈达铂+阿帕替尼。共纳入 30 例患者,其中 5 例接受了 2 个周期的新辅助治疗,24 例接受了 4 个周期的新辅助治疗。29 例患者在新辅助治疗后接受微创食管切除术,15 例(51.7%)患者达到了 MPR,7 例(24.1%)患者达到 pCR。接受 4 个周期新辅助治疗的 24 例患者中,pCR 率和 MPR 率分别为 29.2% 和 58.3%。共有 11 例(36.7%)患者经历了 3 级治疗相关不良事件。最常见的 3 级治疗相关不良事件为中性粒细胞减少(23.3%)。

ASCO4051 研究:该 II 期研究主要探索新辅助化疗序贯免疫治疗在食管癌的疗效。该研究纳入了 30 例 $T_3$、$T_4$ 或淋巴结阳性的食管鳞癌患者,分配至试验组(化疗后 2 d 给予特瑞普利单抗)和对照组(同时给予化疗和特瑞普利单抗),每组各 15 例。化疗方案为紫杉醇+顺铂。试验组和对照组各有 11 例和 13 例患者在完成 2 个周期新辅助化疗加特瑞普利单抗后接受手术治疗。试验组和对照组患者 pCR 率分别为 36.4%(n = 4)和 7.7%(n = 1),试验组患者 pCR 率有升高趋势(P = 0.079)。

KEYSTONE-00 研究:这是一项帕博利珠单抗联合新辅助化疗及手术治疗局部晚期食管鳞癌的单中心、单臂Ⅱ期临床试验,新辅助治疗方案为帕博利珠单抗联合紫杉醇/顺铂方案化疗。该研究共纳入 42 例患者,其中 29 例接受了机器人 Mckeown 根治术,所有患者均为 R0 切除,术后病理示帕博利珠单抗联合紫杉醇及顺铂患者的 MPR 率高达 72.4%(21/29),其中 12 例达到 pCR($ypT_0N_0$,41.1%),17 例达到原发灶完全缓解($ypT_0$,58.6%)。新辅助治疗期间整体安全性良好,无 3 级及以上免疫相关不良反应发生。

ESPRIT 研究:这是一项Ⅱ期临床研究,评估新辅助卡瑞利珠单抗联合紫杉醇+卡铂治疗局部晚期食管鳞癌的疗效,患者接受 2~4 个周期的新辅助治疗。共纳入 48 例患者,应答率为 66.67%,共 20 例患者接受了手术治疗,7 例(35%)达到了 pCR,常见不良反应为反应性毛细血管增生症(56%)、贫血(27%)和皮肤瘙痒(19%),主要 3~4 级不良反应为粒细胞减少(2.1%)和淋巴细胞减少(2.1%)

TD-NICE 研究:该研究报道了替雷利珠单抗联合白蛋白紫杉醇/卡铂的疗效,新辅助治疗疗程为 3 个周期,共有 36 例患者接受了手术治疗,MPR 率和 pCR 率分别为 72% 和 50%,其中 75% 的人群在新辅助疗程中达到了降期,且这部分患者的 pCR 率高于未降期群,不良反应整体可控。上述新辅助免疫治疗联合化疗的安全性大多可控,但各个研究之间的 pCR 率差异较大。有以下 3 个原因可能影响了新辅助免疫治疗联合化疗的疗效:①搭配的化疗方案。不同化疗药物可以产生不同的调节免疫微环境的效应,在一线联合免疫治疗的研究中,我们观察到紫杉醇+顺铂(TP 方案)联合免疫治疗方案的生存时间长于氟尿嘧啶+顺铂(CF 方案),同时也有研究表明紫杉烷类药物能够最大限度地诱导肿瘤细胞免疫原性死亡,进而激活免疫微环境。因此,近期报道的研究多采用免疫治疗联合 TP 方案,且 pCR 率高于既往联合非 TP 方案化疗。②化疗的具体剂量、所选药物。如在 NICE 研究中,化疗剂量较大,并且选择了白蛋白紫杉醇,白蛋白紫杉醇具有"选择性肿瘤局部富集"作用。其在肿瘤组织中浓度更高,一定程度上减少了对机体免疫系统的伤害,更重要的是,使用白蛋白紫杉醇也避免了激素冲击带来的免疫负向调节效应,但联合免疫治疗时,白蛋白紫杉醇是否优于紫杉醇,仍需临床研究来证实。③化疗联合免疫治疗的顺序。ASCO4051 研究报道了化疗序贯免疫治疗可以取得更高的 pCR 率,其可能机制是化疗药物可以在程序性死亡蛋白-1(programmed death protein-1,PD-1)单抗使用前被代谢出体外,进而减少了化疗药物对 T 细胞的杀伤作用,保留了其杀伤肿瘤细胞的功能。但联合治疗顺序仍需随机对照研究来证实。

(2)新辅助免疫治疗联合策略选择:PALACE-1 研究首先公布了 nCRT 联合免疫治疗的疗效,在 20 例接受 nCRT 联合帕博利珠单抗治疗的食管鳞癌患者中,除去 1 例治疗过程中进展和 1 例因食管大出血死亡的患者,共 18 例患者在 4~6 周接受了手术,pCR 率高达 56%,原发灶 MPR 率为 89%。

PALACE-1 研究的发表将新辅助免疫联合策略研究推向了白热化。尽管目前看来新辅助免疫联合化疗的 pCR 率为 20%~50%,不及联合放化疗的 56%,但是 PALACE-1 研究的样本量较小,仍需扩大样本量来进一步证实新辅助同步放化疗联合免疫的疗效和安全性。此外,多项研究表明 nCRT 虽然能够提高 pCR 率,但是并未延长生存时间,因此,新辅助免疫联合放化疗所带来的高 pCR 率能否转化为生存获益仍有待进一步研究。目前正在进行的多项临床研究,如 KEYSTONE-002 研究(NCT04807673)——新辅助帕博利珠单抗联合化疗对比联合同步放化疗治疗局部进展期食管鳞癌的Ⅲ期临床试验,将进一步回答新辅助免疫最优联合策略问题。如果 nCRT 联合免疫治疗能将患者的 pCR 率和生存时间进一步提高,未来治疗后达到临床完全缓解(clinical complete response,cCR)的食管癌患者是否可以采取密切随访而避免手术,将非常值得进一步研究。

未来新辅助联合免疫治疗仍有很多问题需要回答:①pCR 人群如何判断及精准预测;②如何针对局部进展期食管癌患者,精准选择联合治疗方案,提高 pCR 率及患者生存;③对于 cCR 的患者能否施行 Watch&See 策略,进而保留食管功能,提高患者生活质量;④如何在免疫治疗时代,及时更新多学科综合治疗理念和策略,让更多的患者从综合治疗中获益等,相信精准新辅助免疫治疗的时代将不再遥远。

术后辅助免疫治疗:今年食管癌围手术期治疗另一个重磅研究是 Checkmate-577 研究的全文发表及结果更新,在 nCRT 后手术未达 pCR 的食管癌及胃食管连接部癌患者中,纳武利尤单抗可以降低远处转移率(29% vs 39%)和局部转移率(12% vs 17%),并显著延长患者的无远处转移生存期(28.3 个月 vs 17.6 个月;HR = 0.74;95% CI 为 0.60 ~ 0.92),纳武利尤单抗显著延长患者无进展生存 2 期(progression-free survival 2,PFS2)时间(未达到:32.1 个月,HR = 0.77;95% CI 为 0.60 ~ 0.99;PFS2 定义为自入组后至后续系统性治疗出现进展,或实施第二次后续治疗,或发生死亡)。在大多数预设的亚组分析中,不论组织学类型(鳞癌和腺癌)、病理淋巴结状态($ypN_0$ 和 $ypN_1$)如何,纳武利尤单抗均可带来获益,在术后≥10 周使用纳武利尤单抗取得的生存获益优于术后<10 周使用者,说明 nCRT 患者,尤其是食管癌根治术,需要更长的恢复时间。生存质量方面,两组患者未出现较大差异。

基于该研究结果,美国食品药品监督管理局和中国临床肿瘤学会食管癌指南均推荐将纳武利尤单抗用于治疗接受过新辅助同步放化疗且手术 R0 切除后仍有病理学肿瘤残留的食管癌患者。但是该研究中对照组患者的 PFS 时间较短,且与我国 NEOCRTEC5010 研究的 nCRT 组相比,Checkmate-577 研究的短期复发率更高,这可能与手术方式有关。此外,新兴的新辅助免疫治疗与当前作为标准的术后辅助免疫治疗孰优孰劣?尽管临床前研究证实新辅助免疫治疗优于术后免疫治疗,并认为新辅助免疫治疗的主要优势在于在大块肿瘤存在的情况下,免疫治疗可以促进抗原递呈细胞识别更多的肿瘤抗原,因而 T 细胞可以消灭更多的肿瘤细胞及微小转移灶,但是实际临床情况可能更为复杂。例如手术所带来的反应可以激活下丘脑-垂体-肾上腺轴和交感神经系统,同时促进分泌免疫抑制分子,刺激微转移灶内休眠肿瘤细胞的生长,促进区域淋巴结和远处残留或循环肿瘤细胞的转移。因此,笔者大胆推测,术前新辅助免疫治疗联合术后免疫维持治疗可以最大限度改善食管癌患者的免疫微环境,进而给患者带来更多获益。未来还需要通过巧妙的试验设计和高质量的临床研究,探索食管癌最优围手术期免疫治疗策略。

根治性放化疗联合免疫治疗前景喜人:天津市肿瘤医院庞青松教授领衔的"卡瑞利

珠单抗联合同步放化疗治疗局部晚期食管鳞癌的单臂探索性研究",该Ⅰb期临床研究入组了20例患者,整体安全性良好,无4~5级不良反应,3级不良反应发生率为45%,常见3级不良反应为放射性食管炎(20%)和食管瘘(10%),严重不良反应发生率为40%。经过中位23.7个月的随访,12个月和24个月OS率分别为85.0%和69.6%;PFS率分别为80.0%和65.0%。6例患者出现肿瘤复发(1例局部复发、3例远处转移、2例局部复发合并远处转移)。虽然该研究入组的人数较少,但是发现免疫联合同步放化疗的生存率比既往同步放化疗报道更高,显示了良好的前景。

目前,多项免疫治疗联合同步放化疗的Ⅲ期、随机、对照临床研究,如Keynote-975、RATIONALE311、ESCORT-CRT、YO42137等正在进行中,期待这些研究能明确免疫联合同步放化疗的作用和意义。

(3)联合免疫治疗存在的问题和发展方向:免疫联合化疗方案选择随着上述5项研究的成功,晚期食管癌最佳化疗方案也初见端倪。我们发现在5项研究的单独化疗组中,TP方案的生存时间优于CF方案,同时,免疫检查点抑制剂在联合TP方案后,凸显出更高的有效率和更长的OS,这些证据都提示TP方案联合免疫治疗具有更好的协同作用。该协同作用的机制可能在于,与氟尿嘧啶相比,紫杉醇具有更强的促免疫原性死亡的能力可以更好地塑造炎性免疫微环境,促进肿瘤细胞多种促炎细胞因子释放,并在一定程度上激活多个免疫细胞,此时再联合PD-1单抗,则可能起到最佳的协同效应。因此,当前的临床数据分析和临床前研究结果,都支持TP方案可能是最佳联合PD-1单抗的化疗方案,未来我们可以进一步设计头对头的随机对照研究进行验证。

精准筛选免疫联合化疗的长期获益人群目前免疫联合化疗取得了全面成功,但仔细分析这5项研究结果,真正长期生存获益的患者只有20%~30%。这部分人群具有怎样的分子生物学特征,如何通过标志物将他们精准筛选出来是首先需要解决的问题。在联合免疫治疗时代的标志物研究中,我们首先应该明确:单药免疫治疗的标志物并不适合联合免疫治疗。例如,PD-L1表达可以在食管癌的二线免疫治疗单药治疗中一定程度上富集获益人群,但在联合免疫治疗中,PD-L1表达的预测效果减弱,尤其在ORIENT-15研究中,无论PD-L1表达高低如何,免疫联合化疗都可以获得明显的生存获益,这说明以单药免疫治疗的标志物并不能适用于联合免疫治疗。其次,联合免疫治疗的标志物研究应重点关注化疗对食管癌微环境的改变。既往研究发现,化疗可以增加食管癌患者外周血T细胞受体多样性、降低肿瘤PD-L1表达等。这些变化对微环境的调节往往起着"双刃剑"的作用,未来我们还需要多维度、动态评估这些免疫微环境的变化特征,确定化疗对微环境的哪些改变可以为PD-1单抗的疗效提供基础,从而给食管癌联合免疫治疗标志物的探索带来新的启发。

晚期食管癌联合免疫治疗的发展方向数据显示能从PD-1单抗联合化疗的治疗策略真正获益人群只占20%~30%,剩余70%~80%的患者如何从免疫治疗获益?近期的研究显示:免疫联合免疫CheckMate-648研究的一个创新之处在于首次探索纳武利尤单抗联合伊匹木单抗在食管癌一线治疗中的疗效。结果显示两个免疫检查点抑制剂的联合相对于一线化疗也取得了较好的生存获益,客观有效率达28%,安全性也可控,提示对化疗不耐受的食管鳞癌患者可以考虑双免疗法。此外,另一项评估替雷利珠单抗联合 T 细胞免疫球蛋白和 ITIM 结构域蛋白(T-cell immuno-receptor with Ig and immunoreceptor tyrosine-basedinhibitory motif domains,TIGIT)单抗对比替雷利珠单抗作为 PD-L1 阳性的晚期食管鳞癌二线治疗正在进行当中(NCT04732494)。这项研究也将回答 TIGIT 单抗联合 PD-1 单抗能否扩大食管癌免疫治疗获益人群。未来仍然需要探索食管癌中 T 细胞状态、耗竭程度、分化特征及其与肿瘤细胞的关系,来选择最佳的联合免疫检查点抑制剂或免疫微环境调节药物。

免疫联合放疗:免疫治疗和放疗具有协同作用,因此放疗的加入也可能让更多患者获益于免疫治疗。一项研究显示,在 19 例局部进展期或晚期食管癌患者中,放疗联合免疫治疗的应答率为 74%,中位 OS 和 PFS 分别为 16.7 个月和 11.7 个月,两年 OS 率为 31.6%,标志物研究发现 PD-L1 阳性人群、PD-1 阳性 $CD4^+T$ 细胞浸润程度高、外周血 $CD4^+T$ 细胞比例可能与生存获益相关。该研究提示放疗联合免疫治疗确实能在部分患者看到较好的应答,尚需进一步扩大样本量,并筛选对免疫+放疗的获益人群。

免疫联合靶向:郑州大学第一附属医院王峰教授团队报告了一项关于卡瑞利珠单抗联合阿帕替尼用于晚期食管鳞癌二线治疗的多中心 II 期研究。该研究一共招募了 52 例一线化疗后进展或不耐受的晚期食管癌患者。初步研究结果显示:18 例患者达到确认的完全或部分缓解(ORR 为 34.6%),此外,另有 10 例患者的靶病灶缩小超过 30%,未确认的 ORR 为 44.2%,中位 PFS 为 6.8 个月(95% CI 为 2.66~10.94),中位 OS 为 15.8 个月,1 年 OS 率为 56.3%,提示免疫治疗联合靶向抗血管生成在食管鳞癌中存在明显的协同作用,已经纳入指南。此外,临床前研究发现靶向 Wnt 通路、抑制转化生长因子-β 可以扩大食管癌的免疫治疗疗效,但是这些潜在联合治疗策略如何选择最适人群。这需要我们对食管癌的微环境进行更加精细的分型,并根据分型的分子特征选择联合方式。然而食管癌的免疫微环境分型研究仍然欠缺,常见的基因组学变异如 *EGFR* 扩增、*TP53* 突变等是否会影响免疫微环境,靶向这些基因组学变异是否可以增加 PD-1 单抗的疗效?我们也期待未来相关临床研究的结果。

如何逆转免疫治疗耐药一线免疫治疗联合化疗取得了突破,但是即使应答的患者仍有 50% 的人群在未来会出现获得性耐药。如何逆转免疫治疗获得性耐药是临床面临的另外一个挑战。这需要我们对食管癌耐药后微环境的改变进行深入探索,对免疫抑制特征进行有针对的靶向才有可能让患者重新获益于免疫治疗。当前获得性耐药策略主要有,靶向其他升高的免疫检查点(TIGIT 单抗)、靶向药物(EGFR 抑制剂)、表观遗传药物(地西他滨)、激活固有免疫(Toll 样受体 8/9 激动剂)、细胞治疗(自体肿瘤浸润淋巴细胞疗法)等,但是目前在食管癌领域获得性耐药的临床研究仍然较少,探索逆转食管癌继发性免疫治疗耐药策略仍有很长的路要走。

总之,免疫治疗已经成为食管癌综合治疗的基石,精准免疫治疗是未来食管癌治疗的方向。基于食管癌微环境分子特征设计出更加合理的治疗方案、寻找精确的分子标志物和最佳适用人群是食管癌精准免疫治疗的必由之路,期待未来有更多的突破引领食管癌精准免疫治疗,给患者带来更多希望。

### （三）放射治疗

1. 放疗适应证

（1）新辅助放化疗/放疗：主要适用于分期 $cT_{1b\sim2}$N+或者 $cT_{3\sim4a}$N0/N+患者，新辅助放化疗均为Ⅰ级推荐。

（2）根治性放化疗/放疗：①$cT_{1b\sim2}$N+或者 $cT_{3\sim4a}$N₀/N+颈段食管鳞癌，或非颈段食管癌拒绝手术者；②$cT_{4b}$N₀/N+患者；③胸段食管癌仅伴锁骨上或腹膜后淋巴结转移者；④经过术前放化疗/放疗后评估，不能手术者；⑤存在手术禁忌证或手术风险大的患者，如高龄、严重心肺疾患等。

（3）术后放化疗：①未接受过术前放化疗的 R1、R2 切除者；②腺癌患者，未接受过术前放化疗，R0 切除的 N+者，或高危 $pT_2N_0$、$pT_{3\sim4a}N_0$ 者；③鳞癌患者，未接受过术前放化疗，R0 切除的 N+者，或 $pT_{3\sim4a}N_0$ 者。

（4）姑息性放疗：①晚期病变化疗后转移灶缩小或稳定，可考虑原发灶放疗；②存在较为广泛的多站淋巴结转移，无法行根治性放疗者；③远处转移引起临床症状者；④晚期患者为解决食管梗阻，改善营养状况者；⑤食管癌根治性治疗后部分未控、复发者。

2. 放疗禁忌证或相对禁忌证　①患者一般状况差，伴恶病质；②心肺功能差或合并其他重要器官系统严重疾病，不能耐受放疗；③已有食管大出血或大出血先兆征象；④食管瘘合并严重感染。

3. 放疗计划制订

（1）放疗技术选择：食管癌放疗可选择适形、调强、螺旋断层调强技术。适形放疗射线能量一般采用 6~8 MV X 射线，以 4~5 个射野为宜，前后野权重为主以减少肺受量，侧野避开脊髓；固定野调强建议采用 6 MV X 射线，一般设 5~7 个射野，尽量避开穿射两侧肩膀；旋转调强一般采用 6 MV X 射线，2 个弧等中心共面照射，为降低肺受量特别是低剂量照射体积，可以考虑用 2 个非全弧，即避免横向穿射肺组织，螺旋断层调强可以在靶区层面通过设置屏蔽角度的方式，避免射线从肺两侧横向穿射。

放射源的选择：颈段或上胸段食管癌选用 $^{60}$Co 或 4~8 MV X 射线，中胸及下胸段食管癌选用 10 MV 或 18 MV 以上 X 射线，也可选用 $^{60}$Co 远距离外照射。深部 X 射线治疗机已不再适用于深部肿瘤的治疗。

（2）图像引导技术：食管癌放疗前影像引导包括二维和三维在线影像。建议前 3~5 次治疗前采集在线影像，后续每周采集 1 次。螺旋断层放疗由于摆位完成后进床可能会再次存在床沉降，对于中下段食管癌放疗，建议提高影像引导频次，每次选择不同层面进行 MVCT 扫描，以降低某一段解剖结构所受额外辐射剂量。

（3）定位技术规范。食管癌 CT 模拟定位：患者仰卧于 CT 扫描床固定体架上，颈段、胸上段食管癌可采用头颈肩一体化热塑面膜固定，使双臂平行置于身体两侧；胸中、下段食管癌可采用真空负压袋固定，双手抱肘置额前，双腿自然并拢，全身放松。扫描条件设为轴位扫描，层厚一般为 3~5 mm，扫描范围根据病变部位、范围设定。CT 在病变部位上下 3 个截面，或更多截面照片，由医生结合临床确定照射范围、敏感器官等，借助治疗计划系统,由物理人员用电子计算机计算出最佳的三维剂量分布,计划出几种不同治疗方案的剂量分布图,供医生从中选择一个最理想的方案,然后按比例照此方案用模拟机在患者身体上布野,从而保证了精确定位和较好的剂量分布。同时在治疗时为了保证每一治疗与治疗计划保持一致,可按每一个患者体形制造体模拟保证患者姿势的固定,以保证每次治疗的准确性和重复性。

为了对呼吸运动进行管理,可以在进行 CT 扫描时配合如主动呼吸控制、四维 CT、呼吸门控等技术。颈段、胸上段食管癌标记点可放于下颌层面,胸中、下段食管癌标记点可放于胸部较平坦层面,且增加盆腔部位前部十字标记线,以便治疗前摆位时纠正躯干左右偏摆。食管癌 MRI 模拟定位:MRI 模拟定位在保证装置、患者均为磁安全的情况下,还应尽可能避免线圈与身体接触,保证与 CT 定位过程体位、标记、扫描层厚的一致性。首次放疗后的复位一般在放疗到 40 Gy 左右时。

4. 放疗靶区定义

(1)新辅助放疗/根治性放疗

1)根治性放疗:大体肿瘤靶体积(GTV)包括原发肿瘤(GTVp)及转移淋巴结(GTVn)。GTVp 为可见的食管病灶,应综合影像学[食管造影、增强 CT、MRI 和(或)PET-CT]和内镜[电子上消化道内镜和(或)腔内超声]结果确定。GTVn 为可见的转移淋巴结,指 CT 和(或)MRI 显示的短径 ≥10 mm(食管旁、气管食管沟 ≥5 mm)的淋巴结,或 PET-CT 显示 SUV 高(炎性淋巴结除外),或者虽低于上述标准,但淋巴结有明显坏死、环形强化、强化程度与原发灶相仿、偏心钙化者,也作为 GTVn(2B 类证据)。

临床靶体积(CTV):根据 NCCN 指南,根治性放疗推荐选择性淋巴结照射;对于靶区范围过大,或患者 PS 评分较差、病期较晚、心肺功能不能耐受者,可考虑行累及野照射。累及野照射时,CTV 定义为 GTVp 前后、左右方向均外放 5~6 mm,上下方向各外放 30 mm,GTVn 各方向均外放 5~6 mm(外放后将解剖屏障包括在内时需做调整)。选择性淋巴结照射时,除食管原发病灶和转移淋巴结区外,尚需包括淋巴结转移率较高的相应淋巴引流区域,以下可供参考。

颈段:双侧 101,双侧 102,双侧 104、105、106 组。

胸上段:双侧 101,双侧 104、105、106,部分 108 组。

胸中段:双侧 101,双侧 104、105、106、107、108,部分 110,腹部 1、2、3、7 组。

胸下段:107、108、110,腹部 1、2、3、7 组。

上段跨中段:双侧 101,双侧 104、105、106、107、108 组。

中段跨上段:105、106、107、108,部分 110 组。

中段跨下段:部分 105,部分 106、107、108、110,腹部 1、2、3、7 组。

下段跨中段:107、108、110,腹部 1、2、3、7 组。

内靶区(ITV):根据四维 CT 等测定肿瘤运动情况而确定。

计划靶区(PTV):在 ITV(CTV)各方向外放 5 mm,纵向外放可至 8 mm(实际外放可根据各中心质控数据自行决定)。

一般选择性淋巴结照射首次给予预防剂量之后需重复定位。若无新发病灶,则后续仅做累及野照射,至根治量。同期加量照射(SIB)技术亦有研究及临床应用,值得关注。

2)术后放疗:2020年NCCN指南不推荐食管鳞癌根治术后做辅助治疗,但根据国际上大宗病例报道的复发率、前瞻性分层研究和大宗病例的回顾性分析结果,对于淋巴结阳性和(或)pT$_{3~4a}$N$_0$期食管癌、高危pT$_2$N$_0$腺癌,均有一致的结果即术后放疗的生存率高于单一手术组,且放疗部位的复发率明显降低,推荐行术后放疗或放化疗。

术后放疗CTV:双侧锁骨上区及上纵隔区,即104、105、106、107组。如果下段食管癌且淋巴结转移≥3枚,采用单一放疗时,建议包括以下淋巴结区:104、105、106、107及腹部1、2、3、7组。如果为胸上段食管癌或上切缘≤3 cm者,建议包括吻合口(2B类证据)。

目前中国医学科学院肿瘤医院术后放疗靶区试用版本如下,采用调强放疗技术。

①ⅡaT$_{2~3}$N$_0$M$_0$-淋巴结阴性组(2002年UICC分期)患者,推荐术后放疗,但临床Ⅱ的研究结果与历史(1986—1997年前瞻性研究结果)对照的OS有明显提高,目前正在进行前瞻性随机研究。上界:环甲膜水平(上段食管癌)或T椎体的上缘(中段和下段)下界:隆突下3 cm或瘤床下缘下2~3 cm。包括下颈、锁骨上、锁骨头水平食管气管沟的淋巴引流区、1、2、3p、4、7区淋巴引流区;上段食管癌或上切缘≤3 cm者包括吻合口。放疗剂量为95%PTV 50~56 Gy/[(1.8~2.0)Gy·28次],每周5次。

②Ⅱb/Ⅲ食管癌根治术后的照射范围。胸上段食管癌:不包腹腔干周围的淋巴引流区域的照射。上界:环甲膜水平包括下颈、锁骨上区域、锁骨头水平食管气管沟的淋巴结引流区、1、2、3p、4、7区淋巴引流区。下界:隆突下3 cm或瘤床下缘下2~3 cm。

中段食管癌(LN$_{0~2}$枚):1~2枚转移淋巴结在纵隔内或膈下或两个区域;当转移淋巴结≥3枚,而转移淋巴结均在纵隔内的照射范围,仍然不包腹腔干周围的淋巴引流区域。上界:T椎体的上缘包括锁骨上区域、锁骨头水平食管气管沟淋巴结、1、2、3p、4、7区、8区淋巴引流区。下界:瘤床下缘下2~3 cm。

中段食管癌淋巴结转移≥3,转移淋巴结在纵隔+膈下两个区域或在膈下。下段食管癌淋巴结转移,不论淋巴结转移个数的多少,建议包括腹腔干周围的淋巴引流区域。上界:T椎体的上缘包括锁骨上区域、锁骨头水平食管气管的淋巴结、1、2、3p、4、7、8和胃周围的淋巴引流区。下界:腹腔干水平。

目前参考上海某医院院针对食管癌术后放疗建议如下(图2-3)。食管癌放疗靶区实例见附图9。患者为男性,71岁,进食梗阻6个月,在上海某医院确诊为食管鳞癌。食管镜显示:距离门齿30~35 cm处见新生物,病理为鳞癌。于20××年××月××日在上海某医院行手术治疗。术后病理:食管中下段低分化鳞状细胞癌,侵及黏膜下层,肿块大小6 cm×3.5 cm×2.0 cm,上下切缘阴性,隆突下组淋巴结2/3(+)。余淋巴结未见癌转移。术后予PF方案化疗(DDP 40 mg d1~d3,CF 0.2 d1~d5,5-FU 0.75 d1~d5)四次。

该患者术后病理分期:T$_{1b}$N$_1$M$_0$。靶区范围:上中纵隔以及两侧锁骨上淋巴引流区域。上界环状软骨下端,下界气管隆突下3 cm。剂量:50.4 Gy/28次,5~6周。

3)放疗计划优化:适形计划射野遵循以下4个原则。①从入射平面到靶区中心距离短;②避开危及器官;③射野边平行于靶区横断面的最长边;④与相邻射野夹角一般不小于40°(补量小野除外)。

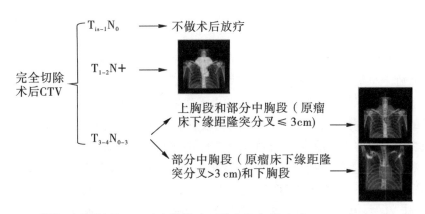

T形野：两侧锁骨上，上中纵隔（下界在隆突分叉下3~4 cm),包含1,2,4,5,7组淋巴引流区域；T3~4者下界需达原病灶瘤床下缘

条形野：上界平T1上缘，下界达原病灶瘤床下缘，包含1部分，2,4,5,7组淋巴引流区域

**图2-3　食管癌术后放疗建议**

　　根据食管癌的病理学知识和生物特性,对食管及其邻近可能受侵的淋巴结都要包括在放射野范围内,照射靶区必须包括肿瘤的浸润范围和可能存在的亚临床病灶,包括原发病灶及区域淋巴结,使整个靶区得以均匀照射和给予足够的杀灭剂量,同时必须保护重要脏器和组织,避免正常组织受损。这样在食管水平6 cm 宽一般已足够用。至于病变上下的范围,目前尚无统一意见。手术切除的大体标本断端距肉眼可见的肿瘤边缘5 ~6 cm 处,尚发现有癌灶。但实际上食管癌在原处复发,产生第2个癌灶的较少。根据阜外医院对200 例食管癌标本的实际长度与X 射线片比较,发现两者基本相符,所以治疗时可以用X 射线片长度代表实际长度。X 射线片上病变显示不清楚者可适当把射野放长一些。目前大多数单位病灶边缘上下各扩大3 ~4 cm 的照射野。照射方法应采用多野交叉照射。一般以前一垂直野、后背二斜野三野照射为宜。必须保证脊髓受量不超过其耐受量。这样可使脊髓量低于50%以下。颈段因食管距皮肤近,可采用前正中野电子束照射及背部两束$^{60}$Co 酌射线或高能X 射线斜野照射。如无电子束,也可采用腔内放疗加体外放射。胸部入口水平处食管癌照射,由于部分病变在颈部,部分位于胸部、肩部,表面倾斜、食管前后走向倾斜和颈胸轮廓的变化等,布野相当困难。一个正中野剂量不足且不均匀;前后二野脊髓量过高决不可取;后两斜野很难全避开脊髓,剂量分布也不合理。这种情况以腔内放疗合并体外放射为佳。中国医科院肿瘤医院采用左右二前斜野,二野夹角为100° ~120°,为克服病变上半部与下半部剂量不均匀上高下低,每野都使用15 毅或30 毅楔形补偿滤过板,厚端朝头,尖端朝足,可使照射上下剂量均匀。此法使脊髓量由通常85%下降到60% 剂量曲线之内,脊髓量不超过Dt 40 Gy。上海医科大学肿瘤医院三野交叉照射方法,前野6 ~ 15 cm 垂直照射,双后野5 ~ 15 cm 成角照射。前后野剂量(Dt 量)比为1：2,气管受量7 ~8 周不能超过70 Gy,以防发生放射性气管狭窄。

　　另外,射野等中心点一般放置在肿瘤中心处,可考虑实际照射摆位情况进行微调。

颈段及胸上段食管癌(附图10):颈段、胸廓入口处、胸上段食管由于其所在身体部位厚度差异大,食管位置距体表深度不一,如果解剖位置较深的靶区剂量不够,可增加一个补量小野。胸中、下段食管癌(附图11):分前后左右4个野或左前、右后、右前、左后、前5个野或在此基础上再加一个整体适形野(其中至少有2个射野完全避开脊髓);对于术后放疗的患者射野时应尽量避免穿过胸腔胃,如果无法避免穿过胸腔胃则应尽量减少穿过胸腔胃射野的权重。调强设野方案:颈段、胸上段食管癌可采用等角度分布,胸中、下段食管癌以减少肺照射体积为原则,可采用沿体中线两侧蝴蝶形布野,权重平均分配。

危及器官勾画:主要包括脊髓、双肺、心脏、肝脏、气管、主支气管、胃。①脊髓、双肺、心脏、肝脏受量限值,参照 QUANTEC(2012)规定如下。颈段脊髓≤45 Gy,胸段脊髓≤50 Gy。双肺 $V_{20}$≤30% 时,有症状的放射性肺炎风险<20%;平均肺剂量(MLD)= 7 Gy、13 Gy、20 Gy、24 Gy、27 Gy 时,有症状的放射性肺炎风险分别为 5%、10%、20%、30%、40%。心脏平均剂量<26 Gy 时,心包炎风险<15%;心脏 $V_{30}$<46% 时,心包炎风险<15%;$V_{25}$<10% 时,远期心源性死亡风险<1%。肝脏平均剂量<30 ~ 32 Gy 时,典型放射性肝病风险<5%(适用于不存在既往肝病或肝细胞癌的患者);<28 Gy 时,典型放射性肝病风险<5%(适用于既往有肝脏疾病或肝细胞癌的肝功能 Child-PughA 级患者,且排除乙肝病毒再激活患者)。②气管、主支气管、胃受量限值,参照文献规定如下。气管临近食管,即使采用适形调强精确放疗技术,仍难免接受高剂量。文献罕见关于常规分割下气管耐受剂量的报道,建议气管可耐受的最大剂量<75 Gy,并避免热点剂量(≥110% 处方剂量)落入靶区内气管壁。胃受照射后发生的严重不良反应包括溃疡和穿孔,在受照体积为 1/3,2/3 和全胃时,其 TD 5/5 分别为 60 Gy、55 Gy 和 50 Gy,TD 50/5 分别为 70 Gy、67 Gy 和 65 Gy。建议接受 40 Gy 的胃体积应小于全部胸腔胃的 40% ~ 50%。QUANTEC 给出的胃受量限制为:D100%<45 Gy,对应胃溃疡风险<7%。

4)特殊放疗手段的应用(2B 类证据)。质子、重离子放疗。基于质子、重离子治疗食管癌现有小样本的临床研究,建议有条件的中心谨慎开展相关临床研究和治疗。

质子调强治疗技术(IMPT)比被动散射质子治疗(PSPT)能够更好地减低心脏和肝脏受量。射束能量为 150 ~ 250 MeV,靶区勾画参照上述累及野相关标准要求。新辅助质子推荐剂量 50.4 Gy(RBE)/28 次(5 次/周)。鳞癌根治性质子同步化疗推荐剂量 50.4 ~ 60.0 Gy(RBE)/28 次(5 次/周),腺癌根治性同步放化疗推荐中位剂量 50.4 Gy(RBE)/28 次[(5 次/周),36 ~ 63 Gy(RBE)],同步化疗方案为氟尿嘧啶+顺铂;单纯质子治疗中位剂量可提高到 76 ~ 82 Gy(RBE),但其疗效劣于光子同步放化疗;危及器官剂量(肺平均剂量<20 Gy,全肺 $V_{20}$<30%,心脏 $V_{40}$<40%,肝脏 $V_{30}$<30%,脊髓最大剂量<45 Gy)。可采用 X 射线联合质子束混合照射:X 射线剂量中位剂量 36 Gy(16.2 ~ 60.0 Gy,1.8 ~ 2.0 Gy/次),质子束中位剂量 36 Gy(RBE)[17.5 ~ 54.5 Gy(RBE),2.5 ~ 3.7 Gy(RBE)/次]。小样本量数据显示在食管癌放化疗后复发方面质子放疗有症状控制率高、不良反应小等优点,推荐剂量 54.0 Gy(RBE)[50.4 ~ 61.2 Gy(RBE)]。

重离子食管癌放疗应用以碳-12 为主(仅有小样本临床研究):日本碳离子放射肿瘤研究组(J-CROS)治疗指南推荐Ⅱ、Ⅲ期食管癌新辅助放疗,剂量为 33.6 Gy(RBE)/8 f;

Ⅰ期食管癌根治性放疗,剂量为48.0~50.4 Gy(RBE)/12 f。食管癌根治术后孤立复发淋巴结碳离子放疗48 Gy(RBE)/12 f 安全有效。重离子可能造成正常组织不可逆损伤,应注意正常组织的保护。

后装腔内放疗。食管癌后装腔内放疗不作为常规推荐,多为外照射的一种补充。放疗未控不宜外科手术者,建议后装补量10~20 Gy;原发病灶放化疗后复发,可采取后装结合外照射(外照射40~50 Gy,后装3~5 Gy/次,2~3 次)或单纯后装照射(20~40 Gy)。

放射性粒子植入。$^{125}$I 放射性粒子植入属于近距离放疗的范畴,在食管癌的治疗中占有一席之地,主要应用于以下方面。①食管癌并颈部和纵隔淋巴结转移放疗后复发的挽救性治疗:建议采用治疗计划系统(TPS)设计术前计划,建议采用3D打印共面或者非共面模板引导的方式。推荐粒子活度:14.8~29.6 MBq;处方剂量:放疗后6个月内复发者100~120 Gy,放疗后6个月以上复发者120~160 Gy。术后应做剂量验证。②晚期食管癌的姑息性治疗:食管粒子支架是晚期食管癌的一种姑息性治疗方法,可迅速解除吞咽困难,改善生命质量,与普通支架相比能够延长食管的通畅时间,并不增加术后的并发症。适用于年老体弱不适合放疗、拒绝放疗或者放疗后复发伴严重吞咽困难的晚期患者。

5. 放疗剂量　食管癌放疗最佳剂量,至今意见不一致。大量临床资料表明:食管癌虽为中度敏感性肿瘤,但放疗中常有少数病例放疗剂量低于40 Gy 而效果甚好,而很多病例虽用70 Gy 以上剂量仍效果不佳。从5年生存率来看,有人报道以50~59 Gy 组疗效最好,有人报道以60~70 Gy 组最佳,也有人认为50 Gy 与70 Gy 组没有区别。中科院肿瘤医院放疗科曾对术前放疗不同剂量,然后手术切除检查食管标本上癌细胞被消灭的情况,其结果发现剂量小于 Dt 40 Gy 放疗后食管局部无癌率减少约4%(6/158),剂量超过Dt 50 Gy,达33.6 Gy 以上31.8%,79 Gy 以上33.6%,这说明食管癌放疗后局部无癌率与剂量有关。但在达到一定剂量后,无癌率与剂量就不呈正比了。同样5年生存率也不因剂量提高而随之提高。国内目前多数人认为食管癌的根治剂量以每次6~7周 Dt 60~70 Gy,每周照射 Dt 量10 Gy,每次2 Gy,每周5次为宜;姑息剂量在每4~5周 Dt 50 Gy,除非已有远处转移或者局部病灶过于广泛和有穿孔征兆时,只要患者能耐受,姑息性放疗也尽量给予根治量或接近根治量照射,以较好地控制局部病灶,最大限度地缓解食管梗阻症状,提高患者生存质量,延长生存期,并使部分患者获得治愈机会。

食管癌的非常规放疗:食管癌原发灶未控和局部复发仍是食管癌放疗失败的最主要因素。文献报道其局部治疗失败率达70%~85%。除与肿瘤范围有关外,目前认为放疗过程中存活肿瘤干细胞的加速再增殖是常规放疗失败的重要原因之一。20世纪70年代以来,肿瘤放疗和生物学家开展了非常规放疗的研究。

(1)单纯超分割放疗:1 次/d 以上的照射,间隔6 h 左右,5 d/周。每次剂量小于常规剂量,总剂量略高于常规,总疗程和常规疗程相似。单次剂量降低,保护后期反应组织,降低 OER;每天多次照射,敏感期的细胞杀灭,不敏感期的细胞处于同步化;给予一定的时间间隔,允许正常组织尽可能多地亚致死损伤修复;一定程度总剂量增加,使肿瘤较大程度地杀灭。

（2）分段超分割：1次/d以上的照射，每次剂量小于常规剂量，间隔6 h左右，5 d/周。照射40 Gy左右，休息10～14 d再继续上述方案，总剂量略高于常规，总疗程和常规疗程相似。除上述外，通过分段休息使早期反应组织损伤得以修复，减轻急性反应；另外可望通过休息使肿瘤乏氧细胞再氧合，增加肿瘤杀灭。以上文献报道，疗效虽有提高，与常规组比较统计学分析无意义。

（3）加速超分割。近年来，随着对肿瘤放射生物学认识的深入，认为放疗过程中存活肿瘤干细胞的加速再增殖是常规放疗失败的重要原因。采用缩短疗程的加速超分割放疗不仅在头颈部肿瘤和肺癌放疗中取得了成功，而且在食管癌的放疗中也取得了可喜的结果。连续加速超分割：1.4～1.5 Gy/次，3次/d，间隔大于6 h，总量每12 d 50.4～55.4 Gy。于分段加速超分割：2～3次/d，1.6 Gy/次左右，休息10～14 d，再重复上述方案，总量每6.0～6.5周66～70 Gy。盂周期加量加速超分割：全程加速分割，2次/d，第1次2 Gy，第2次追加剂量1.1～1.2 Gy总剂量62～64 Gy，分40次，5周；后全程加速超分割，至40 Gy左右，缩野采用加速超分割方式。其生物学原理：主要是通过缩短疗程，降低肿瘤细胞的加速再增殖，提高治愈率。Tpot被认为是预测加速再增殖的最佳指标。食管癌Tpot平均为4～7 d，临床上加速再增殖和集中表现是随着总疗程的延长，局控率和生存率下降。Withers认为至少对一些肿瘤如上消化道上皮肿瘤，在放疗后3～5周后开始加速再增殖。有较多的文献报道Tpot缩短开始于放疗后3～4周。疗效评价：急性反应主要是放射性食管炎，施学辉等采用的后加速其急性反应略高于常规组，高峰在放疗结束前几天，不影响疗程的顺利完成。晚期并发症目前认为加速超分割放疗不明显增加后期反应组织损伤。

中国食管癌放射治疗指南（2021版）提示：①新辅助放化疗，40.0～50.4 Gy，常规分割。目前尚无充分的循证医学证据显示低剂量与高剂量新辅助放疗的临床疗效有差异。②根治性同步放化疗，50～60 Gy，常规分割。前瞻性研究显示低剂量与高剂量根治性放疗组的局部控制率、生存率差异均无统计学意义，而部分回顾性研究提示高剂量放疗有利于提高食管鳞癌的局部控制率和生存率，但有争议。①单纯放疗：60～70 Gy，常规分割。②术后放疗：R1/R2术后辅助放疗50～60 Gy，常规分割。辅助同步放化疗50.4 Gy。R0术后辅助放疗45.0～50.4 Gy，常规分割。

6. 放（化）疗并发症的防治　放（化）疗最常见的并发症是放射性食管炎、肺炎、心脏损伤和骨髓抑制，脊髓损伤由于精确放疗的开展而极少发生。

全身反应：患者表现为乏力、精神欠佳、食欲减退、恶心、白细胞下降等，可以出现在放疗开始阶段（2周以内）或发生在放疗过程中。这些症状一般较轻，对症处理均可缓解。如症状较严重，应给予输液，维持营养，支持治疗，大量液体输入有利尿作用，能减轻全身反应。放疗中出现白细胞下降，$4 \times 10^9/L$以上暂不处理，$(3 \sim 4) \times 10^9/L$者给予升白细胞药，低于$3 \times 10^9/L$者输入白细胞或暂停放疗。

（1）放射性食管炎：放疗2～3周时，多数患者会出现放射性食管炎，主要表现为吞咽疼痛、进食梗阻感加重、胸骨后烧灼感或不适，严重者可出现脱水、营养不良、电解质紊乱或体重下降,少数极重者可能出现食管出血、穿孔或其他危及生命的症状,尤其是高龄、颈段或胸上段病变、接受同期化疗或加速超分割放疗者出现更早、更重。治疗原则为消炎、镇痛、修复受损的食管黏膜及营养支持治疗。如果不影响进食,可暂观察,进温热、无刺激的半流食,多饮水;中重度疼痛影响进食者,可给予静脉补液、抗炎、激素、抑酸、口服消化道黏膜保护剂如硫糖铝等处理,口服稀释后的利多卡因可达到黏膜表面麻醉效应,能减轻局部疼痛,但要注意有无过敏反应。必要时需暂停放疗。

(2)放射性肺炎:急性放射性肺炎通常发生于放疗开始后的 3 个月内,主要表现为发热(多为低热)、咳嗽(多为刺激性干咳)、胸痛和呼吸困难等,严重者常因为呼吸困难而死亡,但也有一部分患者只有影像学改变而无临床症状。查体多无明显肺部阳性体征,部分患者可有呼吸音粗糙、呼吸音减低或干湿啰音,但无特异性。实验室检查、肺功能检测也无特异性。胸部 X 射线或 CT 检查示与照射范围一致的弥漫性片状密度增高影或条索样改变,且不按肺野或肺段等解剖结构分布。部分患者的发生部位可超出照射野外,甚至弥漫分布于双肺。

诊断缺少特异性依据,多是根据患者接受胸部放疗后,参考正常肺组织受照体积和剂量,出现上述症状及肺部影像学改变,外周血中性粒细胞无明显增高,并排除其他原因。缺乏有效的治疗手段,糖皮质激素具有抑制免疫、减少渗出和促纤维化因子产生的作用,应尽早、足量、足疗程使用,临床症状明显好转后逐渐减量至停用。合并感染时,合理使用抗生素,并采用镇咳祛痰、适当吸氧等对症处理。重在预防,主要是精确勾画靶区,优化放疗计划,尽量降低正常肺组织受照剂量和体积。

(3)放射性心脏损伤:放射性心脏损伤是放疗后一系列心血管并发症的统称,主要包括无症状性心肌缺血(隐匿性冠心病)、心律失常、心包炎、心绞痛、心肌梗死、缺血性心力衰竭,甚至猝死,潜伏期长。诊断主要依据是放疗后,经长时间的心血管疾病随访和心电图、心肌酶等心功能检查,超声心动图、冠状动脉 CT、心脏 IMR 及心肌核素等影像学检查,发现冠状动脉、心肌及心包病变和心律失常等表现,并除外其他因素。心脏受照射体积和照射剂量是最重要的影响因素,吸烟、高血压、血脂异常、肥胖、糖尿病等是高危因素,联合化疗可能会增加其发生率。

放射性心脏损伤缺少有效、特异的治疗方案。治疗原则为减少放射性心脏损伤的危险因素,抗炎、抗血栓及营养心肌治疗。他汀类药物是目前最有效的降脂药物,还具有抗炎、抗血栓形成和抗纤维化作用,可以减轻放射诱导的心肌纤维化;血管紧张素转化酶抑制剂(ACEI)能抑制心肌纤维化,阿司匹林具有抗血小板聚集的作用,但治疗放射性心脏损伤的价值仍需进一步证实。

(4)骨髓抑制:食管癌患者接受根治性放疗,尤其是同步放化疗时,可能造成骨髓抑制,建议白细胞<$3.0×10^9$/L,或血小板<$80×10^9$/L 时,应及时给予聚乙二醇化重组人粒细胞刺激因子、重组人白细胞介素 11、重组人血小板生成素等相应处理。

7. 放射治疗中注意事项

(1)放射治疗中及结束后穿孔问题:食管癌穿孔被认为是灾难性的并发症之一。1997 年肖泽芬报道 277 例食管癌穿孔患者中有 62.2% 的患者在 3 个月内死亡,81.5% 的患者在 6 个月内死亡,当然与穿孔部位和穿孔性质不同有关。穿孔性质的诊断和处理非常关键。

放疗中穿孔的基本理论认为穿孔是肿瘤的消退速度与正常组织修复速度不均衡所致。①肿瘤的消退速度过快:与肿瘤对放疗很敏感有关(如 X 射线片显示腔内型或蕈伞型);照射剂量大速度快,常常是周剂量和(或)单次剂量大。

②影响正常组织修复能力的因素:放疗后的纤维化和(或)局部供血差;从尸检病理看,多数情况下合并感染,局部有大量的急慢性炎症细胞渗出,是影响正常组织修复能力的主要因素之一。

临床表现为白细胞数升高,特别是中性粒细胞高;发热,常常低热;胸背疼痛或胸部不适、发沉的感觉。

处理方法如下。①放疗前 X 射线片显示有穿孔前(如尖刺、龛影等)的征象时:放疗速度为 180~200 Gy/次。周剂量 900~1 000 Gy。因为放疗速度至少要达到肿瘤的有效剂量。加强抗感染和促进正常组织修复能力的治疗,使用有效的抗生素;加强和及时补充营养、蛋白、纠正贫血,促进食欲等。②动态观察:在放疗过程中,每周 X 射线钡餐透视 1 次,观察穿孔前征象的变化。经上述处理多数患者能顺利完成放疗。

放疗中或结束后 X 射线显示溃疡或诊为穿孔的处理溃疡或穿孔性质的诊断及处理:在放疗 TD≥40 Gy 或放疗结束后出现溃疡或穿孔者,有一定的比例(22%~32%)为非癌性,即放射性溃疡。前者常表现为:①放疗前 X 射线造影片显示多数为敏感型,如腔内型或蕈伞型;②放疗过程中原充盈缺损明显改善或消失或仅显示溃疡或穿孔者;③吞钡透视下显示病变扩张较好。要考虑非癌性穿孔的可能性。后者在原病变部位或(和)放疗区内出现溃疡或穿孔,不伴有明显的充盈缺损。但因放疗后的纤维化可能出现局部管腔狭窄。在诊断上有困难,建议处理如下:①先进行积极有效的消炎治疗和促进蛋白合成的药物治疗;②食管镜检并取活检,镜下可直接观察局部的情况,诊断的阳性率比未消炎治疗前要高;③动态观察原发病变及溃疡的变化。杨宗贻报告,58.3%(14/24)的患者进行了长期有效的抗炎,鼻饲或胃造瘘,促进蛋白合成等保守治疗,使局部感染得到控制。穿孔或溃疡愈合。1997 年肖泽芬报道放射治疗食管癌穿孔预后因素的分析发现,无癌性穿孔的 1、3、5 年生存率分别为 93.8%、68.8%、42.9%。而癌性穿孔无 1 年生存率。2001 年肖泽芬报告 32 例食管癌放射治疗后死亡的尸检分析发现,9/32 例(28.1%)为非癌性死亡,其中因穿孔死亡占 88.9%,在穿孔前 5~90 d(中位 30 d)100%(9/9 例)有穿孔征象。77.8%(7/9)的患者有低热、白细胞数升高等感染征象。55.6%(5/9)的患者有胸痛。1981 年张大为报道食管癌放射治疗后复发经外科治疗发现 41 例术后标本病理检查仅有 12 例(29.3%)无残存癌细胞,临床均误诊为肿瘤复发。

一旦发生食管气管瘘,带膜的食管支架也是有效的姑息手段之一,但需要控制感染否则有发生大出血的可能。附图 12 为食管癌放疗中出现食管纵隔瘘病例。患者为男性,55 岁,PET-CT(2019-07-28):食管中段癌伴纵隔淋巴结多发转移。胃镜提示:距门齿 20~30 cm 可见新生物,病理提示:鳞癌。钡餐可见深龛影。诊断为食管胸上段鳞癌 cT$_4$N$_2$M$_0$。放疗过程中出现饮水呛咳、发热。影像学提示出现食管纵隔瘘,停止放疗,给予胃镜下食管支架置入,并抗炎处理。左图为放疗前食管病变层面,右图为放疗中出现食管纵隔瘘层面。

(2)放疗中和放疗后梗阻问题。放疗前能进食半流以上的患者在放疗过程中,很少发生滴水不入的情况。多数是在放疗前仅能进流食或进流质有困难者,在放疗开始前3周有可能出现滴水不入的现象。其原因多为病变全周性浸润性生长,食管失去正常的弹性。肿瘤侵及和占据食管管腔,加之放疗引起的水肿,局部的炎性渗出所致。

1)处理办法:①保证患者的每日入量,包括输液和静脉高营养或鼻饲,以保证患者每日所需的液体、蛋白质和热量。此时鼻饲多数较为困难。因为一旦发生滴水不入,胃管很难通过狭窄部位,因此对流质患者可在放疗前放鼻饲管或食管支架。②积极消炎及消水肿治疗。用少量的激素治疗可减轻水肿。③肿瘤所致梗阻不影响放射治疗,多数患者在放疗 Dt 40 Gy 左右进食梗阻可得到缓解。

2)放疗后出现梗阻问题多数患者是由于放射治疗所引起放疗部位的纤维化,使食管失去正常的弹性功能。在原本扩张差,管腔狭窄的情况下,进食不小心很容易发生因食物残渣阻塞在狭窄部位。同时出现局部的水肿。这种情况有以下特点:①多数发生很突然;②梗阻前能进半流或进流质顺利;③梗阻后滴水不入;④明显与进食有关。处理:①输液、消炎、消水肿治疗,多数情况3~7 d 即可缓解;②如经上述处理无改善,可行食管镜检。

(3)放射治疗后局部复发的处理。根治性放疗后多数患者在1~2年复发,同时伴有放疗后纤维化且放疗后仍有一定比例的患者为局部无癌或重度放疗反应。肖泽芬等报道32例食管癌放射治疗后死亡尸检资料分析结果显示,根治量放疗后局部无癌率28.1%(9/32 例)。9 例的病理显示,食管穿孔周围有大量的急、慢性炎症细胞浸润,甚至有脓腔的形成和大量的纤维素断裂。肿瘤残存71.9%,淋巴结转移率46.9%,脏器转移率37.1%。以食管穿孔死亡为主要原因占75%,其中局部无诱因感染穿孔死亡率33.3%。1981 年该院胸外科张大为等报道41 例食管癌放射治疗后外科治疗的病理检查发现,有 12 例(占29.3%)局部无癌。1982 年该院杨宗贻报道食管癌放射治疗后有 17例因无癌性溃疡经非抗癌保守治疗后溃疡愈合成功的例子。因此,在选择治疗前,肯定诊断是必不可少的。

1)手术治疗。手术治疗是放疗后复发的手段之一。根治性放疗后手术难度大,手术死亡率和并发症较单一手术组高。张大为和王鹤皋报道放疗后复发再行手术,其死亡率为18.8%~37.5%。但手术成功后的效果较其他方法要好。1981 年张大为报道,根治性手术切除后 5 年生存率为36.4%,姑息性手术切除后 5 年生存率为22.2%。1996 年山西省肿瘤医院王鹤皋报道根治性放疗后复发 78 例随机分为手术切除组和再程放疗组,其1、3、5 年生存率分别为82.8%(24/29)、34.5%(10/29)、27.6%(8/29);40.5%(15/37)、8.1%(3/37)、2.7%(1/37),$P<0.01$。Swisher 和 Bosset 等对放疗后局部复发再行挽救性手术治疗的食管癌患者进行了分析研究,结果显示术后患者 5 年生存率为25%。近年来的研究结果显示,食管癌根治性放化疗后有肿瘤残存或复发行挽救性食管癌手术切除,其并发症、中位生存时间、5 年生存率分别为 6%~38%、7~32 个月、0~

35%。因此,当肿瘤有残存或一旦确诊为复发,在患者身体状况较好无远处转移,能手术者争取手术治疗以取得更好的效果,但其并发症较高。值得注意的是:①在欧美等国家根治性放疗的剂量(50.4 Gy)与术前放化同步治疗中放疗剂量接近(41.4~50.4 Gy);②我国不能手术的食管癌行根治性放疗或放化同步多数情况下是病期偏晚,已失去手术机会者居多。因此,即使是有肿瘤残存或复发能手术治疗的患者并不多。

2)再次放射治疗。复发后放射治疗能起到一定的缓解吞咽困难症状的作用,适当延长部分患者的预后。1986年余子豪报告81例再治者与未治者比较,前者平均生存时间为6.59±4.66个月,后者为4.51±4.4个月,$P<0.01$。1年生存率为13.6%(11/81),6.0%(8/137)。

关于二次放疗的时机目前没有更多的文献报道。但值得一提的是,大量前瞻性术前放化疗的研究结果显示,获pCR者多数文献报道为30%左右(前瞻性研究的数据显示pCR为13%~47%)。即使是根治性放化疗后,仍然有一定比例的患者是带瘤生存,且活检可能有肿瘤残存。因此,何时介入二次放疗? 2010年沈文斌报道42例食管癌放疗后复发行二次放疗,采用三维适形放疗,放疗中位剂量为54 Gy(50~60 Gy),每次1.8~2.0 Gy。1、2年生存率总分别为60%、24%,临床症状缓解率60%。复发间隔时间可能与治疗后的生存时间有相关性,但由于病例数少还需要更多的数据支持。

上述结果表明,再次放疗确有延长生存期、改善症状提高生活质量的作用。但是,在放疗过程中有7.0%~25.5%的患者因全身情况及症状恶化或因食管穿孔,大出血死亡而终止治疗。因此,认为有以下情况者不宜再作放射治疗:①全身情况不佳,年迈体弱者;②梗阻严重,只能进流食者;③食管钡餐造影有明显的尖刺突出或有大龛者。但上述情况是相对而言。目前的治疗手段、静脉高营养、肠外营养较20世纪60—80年代明显改善,而且对食管穿孔或尖刺突出认为感染是主要原因。因此,可考虑加强营养,积极有效抗感染治疗,或行食管支架以改善进食困难问题的同时,可试探性放射治疗,采用适形放疗技术,建议放疗剂量在95%PTV 50 Gy(1.8~2.0 Gy),照射范围为局部病灶。

8. 放疗后疗效评估及随访  放疗后疗效评估手段包括以下几个方面。

(1)食管造影:采用万钧教授提出的食管癌放疗近期疗效评价标准,根据食管病变处充盈缺损、溃疡以及狭窄程度来评估原发病灶缓解情况。

(2)CT检查:主要通过比较放化疗前后肿瘤长度、食管壁最大厚度、大体肿瘤体积以及淋巴结体积等参数的变化来评价疗效。

(3)上消化道内镜或超声内镜:食管壁厚度<5 mm、黏膜活检阴性可以判断肿瘤完全缓解,但敏感性仅为50%;超声内镜下活检发现残留肿瘤的敏感性为75%;超声内镜下细针穿刺活检术可提高淋巴结完全缓解判断的准确性。

(4)MR:放疗前后ADC值的变化对放疗的疗效有预测作用。

(5)PET-CT:放疗前后SUV值的变化可评估疗效及预测预后。

(6)新辅助治疗后病理学评估采用美国病理学家协会(College of American Pathologists,CAP)/NCCN标准。

(7)新辅助放化疗后疗效评估及随访:食管癌新辅助放化疗后,超声内镜下单点深度活检或细针穿刺可检测出局部残余病灶,活检标本中肿瘤消退,且肿瘤浸润淋巴细胞≥60%,预测 pCR 的敏感性为 86.7%,特异性为 90.9%;食管造影可观察黏膜的变化,CT或 MR 可评估原发灶及转移淋巴结的退缩情况,PET-CT 还可检测远处转移。

(8)根治性放疗/根治性放化疗/术后放疗后随访:放疗或放化疗结束后 1~2 年,每 3个月复查 1 次,2~5 年每 6 个月复查 1 次,5 年后每年复查 1 次。复查的内容包括症状、体格检查及上述辅助检查,但目前并没有高级别循证医学证据来支持最佳的随访策略。

### (四)综合治疗

1. 手术+放疗　第一、术前放疗中晚期食管癌治疗结果均不理想,肿瘤局部复发是治疗失败的主要原因之一。手术后的局部复发,多数是肿瘤外侵部分,术前放疗能起到较好作用;放射后的局部复发,多数是原来瘤体中的残存癌,放疗后手术切除是最好的办法。手术对于控制可以切除的局部病灶十分有效,但肿瘤有外侵时,往往难以彻底切除,且无法切除可能存在的亚临床病灶。而放射治疗受正常组织和器官的限制小,可作较大范围的照射,不但可以大范围杀灭亚临床病灶,而且可以使肿瘤退缩,使不能切除的病灶转为可切除病灶,受到放射损伤的癌细胞即使在手术中脱落或挤压入血液,亦难以存活,故手术与放疗合理的结合,能起到治疗上的取长补短作用,达到提高手术切除率,减少局部和手术中种植和播散,从而提高生存率,增加治愈机会。因此,术前放疗的目的是使局部肿瘤缩小、减少粘连、降低癌细胞的生命力以及使肿瘤周围小血管及淋巴管闭塞,从而提高局部切除率及降低转移以提高生存率。中国医科院肿瘤医院对术前放疗加手术切除的治疗总结出以下几点:①术前放疗使肿瘤缩小,外侵率减少,手术切除率增加;②于淋巴结转移率减少;③5 年生存率有不同程度的提高;④高剂量术前放射:按常规分剂照射 6~7 周内照射 50~60 Gy,照后 4~6 周后手术。高剂量术前放疗不但疗程长,而且正常组织的放射损伤也较明显,可能增加手术并发症,一般并不可取。采用高剂量术前放射者,往往是局部病灶广泛,中等剂量照射后肿瘤退缩仍不满意而追加照射剂量,但对于局部已广泛侵犯的食管癌即使高剂量术前照射,也难以彻底切除肿瘤。术前放射的目的在于使肿瘤受到中等程度杀伤,发生退缩,增加手术切除的机会,并不要求彻底消灭肿瘤,否则,与单纯放疗就没有区别。

有人对 102 例中晚期食管癌患者进行对照分析认为,中晚期食管癌采用术前放疗、支持疗法等综合措施,可使部分患者转化为可手术治疗,获得根治的机会。而术前半量放疗后行手术治疗,疗效更好。

第二、术后放疗对姑息性切除后肿瘤有残留、术后病理报道食管切端癌浸润、手术切缘过于狭窄、肿瘤基本切除但临床估计可能有亚临床病灶残留者,应进行术后放疗。根治术后预防性放疗,其结果远比等到临床上出现复发或淋巴结转移而放疗的结果好。姑息性术后放疗的生存率明显高于不放疗的对照组。吻合术后断端残癌是原位癌放疗组与对照组结果基本相同,可不必术后放疗,采取定期复查,密切观察。而术后吻合口端残癌是浸润癌时,放疗组的生存率较对照组高。术后放疗分类:预防性术后放疗,手术切除后的失败原因,以胸内肿瘤复发及淋巴结转移为主(纵隔、颈部、上腹部淋巴转移),对这些转移和复发区域的术后高剂量预防性放疗有可能提高治愈率;于姑息手术残存癌的术后放疗,姑息性手术后残存癌的常见部位有气管和主支气管膜部、心包、主动脉壁、椎前筋膜、吻合口残癌等,以及胸骨或胃左动脉淋巴区残存的淋巴结。照射范围以残存的病变区为主。可适当地扩大照射范围,必要时包括邻近的淋巴引流区,剂量6周为60 Gy左右;根治术后复发或转移的放疗,复发或转移出现在术后不同时期,常见的有原瘤床附近的局部复发(包括侵入邻近的组织器官)、吻合口复发、锁骨上和纵隔内淋巴转移等。这类患者往往出现明显复发或转移症状才来治疗,多数患者病情较晚,治愈的机会极少。照射技术常采用前后垂直照射,为避开脊髓可以使用斜野,照射范围以局部病变为主。剂量5~6周 Dt 50~60 Gy。

2. 手术+化疗　以 DDP 为基础的术前联合化疗获得了17%~66%的有效率和30%~10%的病理完全缓解率,手术率为40%~90%,术前化疗的手术死亡率与单纯手术者相近。这些结果揭示术前施以化疗是安全的,对手术结果无不良影响。有报道显示术前化疗可提高患者的长期生存率,化疗有效者的生存期明显趋于延长。

3. 手术+放疗+化疗　有人对337例中晚期食管癌综合治疗结果进行分析,其中手术切除175例(51.9%)。因全身情况差或局部病变不宜手术的162例中,放化疗各占82、24例,56例不宜手术而放弃治疗。全组手术切除率94.3%。手术死亡率1.8%,术后发生胸部吻合口瘘3例,颈部4例,发生率4.2%。1、3、5年生存率分别为73.6%、42.5%和31.9%。认为该癌一经发现为中晚期,即应以手术为主,有适应证者辅以术前放疗,术后化疗,以延长生存期;对中上段癌应行全胸段食管切除颈部食管胃吻合术。

137例,按多因素随机分组法分为4组:玉组单纯放疗32例;域组平阳霉素加放疗共37例;芋组顺铂加放疗40例;郁组平阳霉素加顺铂加放疗28例。放疗方法与剂量四组相同。结果:3年生存率玉、域、芋和郁组分别为15.6%、21.6%、42.5%和39.3%。5年生存率玉、域、芋和郁组分别为9.4%、16.2%、30.0%和25.0%。综合组均优于对照组,其中芋组尤为突出,值得进一步探索应用。

4. 腔内加外照射放疗　有人对129例中晚期食管癌随机分为4组:A组常规三野单外照33例;B组32例常规外照加内照;C组外及腔内照射加化疗31例;D组外照加化疗33例。全部患者均随访1年以上。认为外照50 Gy/(25 f·5.5周)加腔内10~15 Gy/(3 f·3周)可能产生较好的生物学效应。病变越短,腔内照射预后越好;腔内照射反应越大,预后越好。

# 八、预后

食管癌的外科治疗近20年来有很大进展,手术切除率由20世纪50年代的60%~70%上升到90年代的80%~90%,手术死亡率由50年代的14.60%下降到20世纪80年代的3%~5%,术后5年生存率在30%上下,近年来综合治疗已成为食管癌治疗的方向,手术和放疗的综合对提高手术切除率、降低局部复发率的作用已为多数学者所肯定,而且不增加手术并发症。食管癌手术及化疗、放疗和化疗综合治疗对缓解症状,增加放疗敏感性有一定作用,部分病例多项联合治疗可以提高疗效,延长生存期。随着研究的深入,新的抗癌药物的应用和综合治疗方案的逐步完善,综合治疗将使中晚期食管癌的治疗效果有较大的改观。

# 九、护理措施

## (一)外科护理

### 1. 术前护理

(1)评估及观察:①了解患者的疾病史、既往史和家族史,评估职业、居住地和饮食习惯,评估患者及家属对疾病和手术的认知程度,评估患者的整体营养状况。②了解患者的进食情况,有无进行性吞咽困难或呕吐。评估患者有无呼吸道感染,术前控制炎症,体温不超过 37.5 ℃。③了解患者术前食管钡造影及内镜、CT、心脏功能、肺功能等检查结果,评估重要器官的功能,了解手术耐受性。④了解患者对疾病的认知情况和心理状况,家属对患者的关心与支持情况,患者的经济承受能力。

(2)护理措施:①疾病导致患者焦虑不安、恐惧、情绪低落、失眠和食欲减退。加强与患者及家属沟通,提供有效的健康教育知识以缓解其焦虑不安的情绪。②营造安静舒适的环境,保证休息和充足的睡眠。入睡困难者,遵医嘱睡前给予镇静催眠药物。③营养不良可增加手术风险,患者营养状态的改善能提高其手术耐受力,减少并发症。鼓励患者进食高热量、高蛋白、富含维生素等易消化食物;若进食时有刺痛感,进食清淡无刺激性食物,不可进食较大、较硬的食物;不能进食者,遵医嘱给予肠内、外营养。④术前 3 d进流质饮食,术前 1 d 禁食。患者出现梗阻和炎症时,遵医嘱给予抗生素溶液口服。进食后有食物潴留或反流,术前 1 d 晚遵医嘱用 100 mL 生理盐水加抗生素冲洗食管和胃,减轻局部组织充血水肿,降低术中污染和术后吻合口瘘的发生率。拟行结肠代食管手术者,术前肠道准备按结肠手术要求准备。⑤术前留置胃管时,如果胃管通过困难,不可强行进入,以免穿破食管,待术中再行置入。⑥按专科手术要求做好术前准备工作。

(3)健康指导及功能锻炼:①术前必须戒烟 14 d 以上,以避免术后肺部并发症的发生。②教会患者使用正确的呼吸方法。患者坐或站位,练习胸式呼吸;平卧,练习腹式深呼吸,每日 2 ~ 4 次,每次 15 ~ 20 min,腹式深呼吸可减轻术后切口疼痛,有利于术后康复。③术后患者需卧床 2 ~ 3 d,手术前 3 d 训练床上大小便。④术前 1 d 晚 10 时后禁食,术前 4 ~ 6 h 禁饮,以防因麻醉或手术过程中的呕吐而引起窒息或吸入性肺炎。⑤女性患者来月经应及时告知医护人员;服用抗凝药物的患者,术前应停药,复查凝血功能后再决定手术时间。⑥做好个人卫生,完成术前常规准备工作,术前用药后静卧休息,等待接入手术室。

### 2. 术后护理

(1)评估及观察:①严密观察患者意识、生命体征、血氧饱和度的变化情况。②严密观察手术切口敷料及胸腔闭式引流管、空肠营养管以及胃管引流情况。③评估患者皮肤受压情况,卧位是否恰当。④观察患者的输液量和速度,观察患者的尿量,评估是否平衡,准确记录 24 h 出入量。

（2）护理措施

1）密切监测生命体征,术后 24 h 内持续心电监护。术后 2～3 h,15～30 min 测量 1 次生命体征;生命体征稳定后,1 h 测量 1 次。

2）术后回病房,观察呼吸情况,维持 $SpO_2 \geq 95\%$,定时呼喊患者,防止麻醉副作用引起患者呼吸暂停。术后第 1 日开始,指导患者进行腹式深呼吸,有效咳嗽咳痰,每 1～2 h 1 次,遵医嘱给予雾化吸入、翻身叩背及电动排痰,以防肺部感染及肺不张。

3）全身麻醉未清醒患者,应去枕平卧,头偏向一侧,以防呼吸道分泌物或呕吐物误吸气管而造成窒息。全身麻醉完全清醒,血压、脉搏平稳后可取半卧位,床头抬高 30°～45°,以利于呼吸和引流。经常改变体位有利于胸腔引流,促进肺复张。每 1～2 h 翻身 1 次,预防发生压疮。

4）胸腔闭式引流的护理参见肺癌的外科护理。

5）饮食护理:术后需禁食 3～4 d,以免食物刺激吻合口。禁食期间持续胃肠减压,给予静脉营养。术后 3～4 d,胃管引流量减少,肠蠕动恢复,拔除胃管。拔除胃管 24 h 后,患者无呼吸困难、胸内剧痛等吻合口瘘表现,可试饮 100～200 mL 温水,每 2 h 1 次,无不良反应,可逐日增量,10 d 后过渡到无渣半流质饮食,3 周后可进普食。饮食应遵循逐渐过渡、少量多餐、细嚼慢咽的原则,防止过热、过烫食物,避免偏冷、刺激性食物,冷食和刺激性食物易刺激吻合口,导致食管痉挛,引起不适。放置十二指肠营养管患者,术后 3～5 d 肠蠕动恢复后,若病情导致无法经口进食,经营养管滴入营养液或注入无渣流质食物,以维持肠道的正常功能。

6）胃肠道护理:食管癌术后常规留置胃管,依靠负压吸引或自然引流出胃液和气体。胃肠减压持续 3～4 d,胃管妥善固定防意外脱出,若不慎脱出,切勿盲目再置入,以防戳穿吻合口。应保持胃管通畅,有效引流可防止胃扩张影响呼吸,防止吻合口张力增加并发吻合口瘘。密切观察引流液的颜色、量及性状并记录。若发现引流出血性胃液每小时 $\geq 400$ mL,持续 2 h 无减少,患者出现休克症状,应立即通知医生处理,做好二次手术准备。

7）术后常规留置尿管,准确记录尿量,以指导补液。若少尿或无尿,应积极处理,尤其是老年患者,防止因液体潴留导致肺水肿的发生。术后第 1 天晨夹闭尿管,间断开放,如无特殊情况,术后第 1 天下午拔除尿管,观察患者自行排尿情况。

（3）手术后并发症的观察及护理

1）出血:发现胃管引流出血性胃液 $\geq 400$ mL/h,持续 2 h 无减少,出现血压下降、心率增快、出冷汗等休克症状,立即通知医生处理,做好再次开胸准备。

2）吻合口瘘:食管癌术后吻合口瘘是极为严重的并发症,早期吻合口瘘常发生于 5～10 d,晚期吻合口瘘多发生于术后 1 个月,死亡率高。术后密切观察患者有无出现呼吸困难、胸腔积液、胸部剧痛难忍、高热、寒战等吻合口瘘的症状。一旦发生以上症状,立即禁食,协助医生行闭式胸腔引流,遵医嘱抗感染治疗,同时给予营养支持,如需再次手术者,积极完善术前准备。行颈部吻合的患者,需注意观察颈部伤口有无唾液、消化液外溢等吻合口瘘的表现,一旦发现,应立即报告医生处理。

3)乳糜胸:主要是误伤胸导管所致,发生率为0.6%～4.0%,常发生于术后2～10 d。术后需加强引流物的观察,术后胸腔引流液多,且呈淡血清样或乳白色,考虑为乳糜胸。胸管拔除,患者恢复进食后出现胸闷、气促等症状,胸腔穿刺抽出淡血清样或乳白色液体,可考虑为乳糜胸。一旦确诊乳糜胸,引流量≤500 mL,行闭式胸腔引流术,保守治疗,同时患者禁食或进食低脂食物,予肠外营养,一般可痊愈;引流量≥1 000 mL,考虑行胸导管结扎术。

3.健康指导

(1)劝导患者严格戒烟酒;避免接触亚硝胺及其他容易引起癌变的物质;勿食霉变食物,少食腌制食品;均衡营养,多食新鲜蔬菜、水果等富含维生素和膳食纤维的食物。

(2)术后进行腹式深呼吸,有效咳嗽排痰,预防肺部并发症的发生。

(3)鼓励患者早期下床活动,预防肺不张,改善全身血液循环,促进伤口愈合,防止压疮和减少下肢静脉血栓形成。患者生命体征稳定,术后第1天,鼓励及协助患者坐起,术后第2天,可协助患者在病室内行走。活动期间,妥善保护各种引流管,密切观察患者病情变化。

(4)加强饮食指导,患者术后回家后,应少量多餐,每日6次,按时按量进餐,细嚼慢咽。饮食正常后,多食米饭、馒头,帮助扩张吻合口,防止吻合口瘢痕形成造成狭窄。少食豆类等产气食物,防止胃胀气。避免生、冷、硬食物,以防后期吻合口瘘形成。进食后30 min 内避免平卧,严禁睡前2 h 内进食。睡觉时床头可适度抬高。

(5)自我观察若术后1个月再次出现吞咽困难症状,疑为吻合口狭窄,及时复诊。

(二)内科护理

1.饮食护理

(1)帮助患者养成良好饮食习惯

1)告知患者不良饮食习惯(长期吃粗硬、滚烫食物等)会导致食管黏膜上皮细胞慢性物理性损伤而发生不典型增生,演变为食管鳞癌。

2)指导患者进食温凉、柔软食物,避免辛辣刺激和坚硬食物,保护食管黏膜,减少溃疡型食管癌患者发生食管瘘及出血的概率。

3)避免进食致癌食物,腌制食物中含有致癌物亚硝酸盐,发霉的米、面、花生等食物中含有致癌物黄曲霉素,熏烤食物中含有致癌物烟焦油,腐烂的蔬菜和水果中也含有致癌物质。戒烟、戒酒。

(2)进食梗阻的饮食护理:①避免硬食、粗糙食物、大块不易嚼烂的食物,以防出现食物梗阻的情况。②出现哽噎感时,不要强行吞咽,刺激局部癌组织出血、扩散、转移和疼痛。③哽噎严重时,应进流食或半流食。食物以微温为宜,避免进食冷流食和辛辣刺激食物。因为食管狭窄的部位对冷食刺激十分敏感,容易引起食管痉挛,发生恶心、呕吐、疼痛和胀麻等感觉。

(3)术后饮食护理:食管支架置入术能迅速缓解晚期食管癌患者的吞咽困难和食管气管瘘症状,有效控制肺部、纵隔或胸膜腔感染。①食管支架置入后当天可进食,从流质→半流质→软食,循序渐进,少食多餐,细嚼慢咽。②忌食黏性食物,如糯米、土豆等食物。服药时研细,胶囊去壳。③用餐后及时饮水,冲洗残留在支架上的食物。发生食物嵌塞,在胃镜下冲洗或取出食物团块,保持食管支架通畅。④避免卧位饮食,进食后可慢慢行走或坐位 30 min,腰带不能太紧,避免饮食后低头弯腰等动作,以避免食物与胃液反流。

(4)食管癌放疗患者的饮食护理:食管癌患病部位食管弹性较差,扩张受限,放疗早期易出现局部黏膜水肿,患者进食困难可表现为加重。①病变处食管管壁部分被破坏,指导患者进食温凉流质饮食或软食,避免食用粗糙刺激性食物,以免增加穿孔和出血的风险。②食管放疗 10 次左右患者可会出现黏膜充血性水肿,局部疼痛,吞咽困难等放射性食管炎反应,可给予流质饮食,少量多餐。③指导患者进食后可饮适量温开水或淡盐水冲洗食管,以避免发生食物嵌塞。

(5)胃代食管术后的患者,由于胃部解剖、生理的改变,容易出现食物反流,甚至吸入性肺炎。应指导患者进食时保持坐位或半坐卧位,防止食物反流甚至误吸入气管。

(6)吞咽困难或进食完全梗阻患者可以经鼻肠管进食。①鼻肠管经外科或者介入科置入,经过腹部 X 射线检查,确定鼻肠管前段过十二指肠空肠,即可开始鼻饲营养液。②肠内营养液是富含膳食纤维,可促进肠蠕动,保护肠黏膜。鼻饲时需加热,缓慢匀速滴入。一般由 500 mL/d 开始,逐渐增加至 1 500 mL/d。鼻饲食物或营养素前后需要以温水冲注鼻肠管。③如患者出现腹泻、腹胀及反流时应暂停肠内营养,待症状好转后再行肠内营养。

2. 病情观察

(1)观察有无食管气管瘘的发生

1)发生的原因:由于食管是由疏松结缔组织构成的外膜,一旦癌灶穿透肌层到达外膜时,肿瘤容易侵犯到食管邻近组织和器官上,最常见的侵犯部位为气管和支气管。

2)预防措施:指导患者不能进食粗糙的食物,如进食过程中发生呛咳应及时告知医护人员。通过碘造影可以发现瘘的部位,一旦确定有食管气管瘘的发生,需及时请介入科或外科处理。

3)病情观察要点:密切观察体温变化,如出现不明原因的高热、弛张热或持续高热,以及中性粒细胞比值升高,应首先考虑到可能瘘的发生。需观察患者是否有呛咳、咳浓稠痰的症状。食物漏入气管会导致窒息和肺部感染,观察患者有无呼吸困难、咳痰无力、端坐呼吸等症状。

(2)观察食管贲门癌手术后的患者有无晚期胃食管吻合口瘘的发生

1)食管胃晚期吻合口瘘发生的原因:早期及中期胃食管吻合口瘘一般发生于术后 3 d 内和术后 4~14 d。晚期瘘发生于术后 14 d 以上,与胃排空功能不良以及吻合口部位感染等有关。食管术后患者由于贲门已无关闭功能,腹内正压直达胸胃,并通过吻合口至咽下。患者如合并肺部感染,剧烈而频繁的咳嗽和胸腔胃张力过大是晚期食管胃吻合口瘘的常见原因。

2)预防措施:对于食管胃切除术后化疗的患者,应观察患者进食及胃排空的情况,指导患者有效咳嗽及有效咳痰的方法,指导患者每餐进食量不宜过大,以预防食管胃吻合口瘘的发生。

3)病情观察要点:观察体温变化,如出现不明原因的高热、弛张热或持续高热,以及中性粒细胞比值升高应首先考虑可能是瘘的发生。

(3)中段食管癌可浸润支气管、无名静脉、奇静脉、肺门、胸导管和胸主动脉,下段食管癌可浸润肺下静脉、心包或累及贲门。晚期患者可能穿透主动脉引起穿孔,出现致死性出血。应观察患者有无咯血、呕血等表现。

(4)食管胃连接部腺癌肿块溃烂出血时,可出现大便潜血阳性,出血量多可有柏油样便或呕血。需观察患者有无呕血、黑便,并关注血红蛋白及红细胞值,当出现血红蛋白下降未出现明显出血时,需警惕肿瘤出血的可能。患者化疗后骨髓抑期,血小板下降时需要观察有无呕血及咯血发生。

3.放疗的护理

(1)放疗前向患者介绍治疗的注意事项及有可能出现的一些不良反应,让患者做好心理准备,积极配合治疗方案。

(2)若患者出现胸背部疼痛、咳嗽发热等症状时应警惕食管气管或纵隔瘘的发生。若患者突发胸痛、背痛并伴有咯血、心率增快、血压下降时,则可能为食管癌侵犯胸主动脉导致穿孔大出血,此时应立即通知医生,配合抢救。

(3)放射性食管炎的发生多在照射 20 ~ 40 Gy,主要原因为食管黏膜的充血、水肿,患者可因为进食痛、胸骨痛及烧灼感等症状的出现而不愿进食,需要做好解释工作,消除患者误认为病情加重的顾虑,鼓励其正常进食,遵医嘱给予 2% 利多卡因、维生素 $B_{12}$、庆大霉素漱口水,每次取 10 mL 于三餐前及临睡前含漱,平卧慢咽以缓解疼痛。放疗期间应保持口腔的清洁,防止口腔黏膜继发感染。

(4)放射性心脏损伤,食管癌放射治疗时,全部或部分心脏受到不同剂量照射,可引起心包疾患、心肌纤维化、冠状动脉病变以及传导系统损害,统称为放射性心脏损害。放射性心脏损伤与受照体积、接受的照射剂量有关。急性放射性心脏损伤表现为心包炎,迟发性损伤常表现为心包渗出、心瓣膜功能不全、冠状动脉疾病等,多出现在放射治疗后数月至数年。应指导患者定期复查心电图,观察有无胸闷和晕厥的症状。

(5)定期复查,了解肿瘤退缩情况、是否出现新的或深的溃疡;如有穿孔征象,遵医嘱给予消炎、支持治疗;若出现进食呛咳,可能为气管食管瘘,应立即通知医生。

### ◤ 参考文献 ◢

[1]国际抗癌联盟.临床肿瘤指南:食管癌[J].中华胸部外科电子杂志,2015,2(1):7.

[2]雷淑林,杨丽平,李艳艳.2016—2020 年空军军医大学第一附属医院西京医院胃镜检查确诊食管癌流行病学特征及变化趋势[J].河北医科大学学报,2022,43:150-154.

[3]徐裕金,李浦,胡晓,等.螺旋断层、容积旋转调强和固定野调强在食管癌放疗剂量对比分析[J].中华医学杂志,2019,99(41):3260-3265.

［4］ALVAREZ-MANCEÑIDO F,JIMENEZ-FONSECA P,CARMONA-BAYONAS A,et al. Is advanced esophageal adenocarcinoma a distinct entity from intestinal subtype gastric cancer? Data from the AGAMENON-SEOM Registry［J］. Gastric cancer,2021,24(4): 926-936.

［5］AMIN M B,EDGE S B,GREENE F L,et al. AJCC Cancer Staging Manual［M］. 8th. Chicago:Springer,2017.

［6］ARNOLD M,FERLAY J,VAN BERGE H M I,et al. Global burden of oesophageal and gastric cancer by histology and subsite in 2018［J］. Gut,2020,69(9):1564-1571.

［7］BAIU I,BACKHUS L. Esophageal Cancer Surgery［J］. JAMA,2020,324(15):1580.

［8］BORG D,SUNDBERG J,BRUN E,et al. Palliative short-course hypofractionated radiotherapy followed by chemotherapy in esophageal adenocarcinoma:the phase Ⅱ PALAESTRA trial［J］. Acta oncologica(Stockholm,Sweden),2020,59(2):212-218.

［9］BUNTING D,BERRISFORD R,WHEATLEY T. Prospective cohort study of neoadjuvant therapy toxicity in the treatment of oesophageal adenocarcinoma［J］. International journal of surgery(London,England),2018,52:126-130.

［10］CATENACCI D V T,TEBBUTT N C,DAVIDENKO I,et al. Rilotumumab plus epirubicin,cisplatin,and capecitabine as first-line therapy in advanced MET-positive gastric or gastro-oesophageal junction cancer(RILOMET-1):a randomised, double-blind,placebo-controlled,phase 3 trial［J］. The Lancet Oncology,2017,18 (11):1467-1482.

［11］CHAU I,DOKI Y,AJANI J A,et al. Nivolumab(NIVO) plus ipilimumab(IPI) or NIVO plus chemotherapy(chemo) versus chemo as first-line(1L) treatment for advanced esophageal squamous cell carcinoma(ESCC):First results of the CheckMate 648 study ［J］. Journal of Clinical Oncology,2021,39(Suppl18):LBA4001-LBA4003.

［12］CHEN D,MENON H,VERMA V,et al. Results of a phase 1/2 trial of chemoradiotherapy with simultaneous integrated boost of radiotherapy dose in unresectable locally advanced esophageal cancer［J］. JAMA oncol,2019,5(11):1597-1604.

［13］CHEN X,WANG L,LI P,et al. Dual TGF-β and PD-1 blockade synergistically enhances MAGE-A3-specific CD8$^+$ T cell response in esophageal squamous cell carcinoma［J］. International journal of cancer,2018,143(10):2561-2574.

［14］CHEN Y,CHENG X,SONG H,et al. Outcomes of concurrent chemoradiotherapy versus chemotherapy alone for esophageal squamous cell cancer patients presenting with oligometastases［J］. Journal of thoracic disease,2019,11(4):1536-1545.

［15］CHU L,CHEN Y,LIU Q,et al. A Phase Ⅱ Study of Apatinib in Patients with Chemotherapy-Refractory Esophageal Squamous Cell Carcinoma(ESO-Shanghai 11) ［J］. The oncologist,2021,26(6):e925-e935.

［16］CONROY T,GALAIS M P,RAOUL J L,et al. Definitive chemoradiotherapy with FOLFOX versus fluorouracil and cisplatin in patients with oesophageal cancer (PRODIGE5/ACCORD17): final results of a randomised, phase 2/3 trial[J]. The Lancet Oncology,2014,15(3):305-314.

[17]CREELAN B C,WANG C,TEER J K,et al. Tumor-infiltrating lymphocyte treatment for anti-PD-1-resistant metastatic lung cancer:a phase 1 trial[J]. Nature medicine,2021,27(8):1410-1418.

[18]CRÉHANGE G,MODESTO A,VENDRELY V,et al. Radiotherapy for cancers of the oesophagus,cardia and stomach[J]. Cancer radiotherapie,2022,26(1-2):250-258.

[19]DENG W,YANG J,NI W,et al. Postoperative radiotherapy in pathological $T_{2\sim3}N_0M_0$ thoracic esophageal squamous cell carcinoma: interim report of a prospective, phase Ⅲ,randomized controlled study[J]. The oncologist,2020,25(4):e701-e708.

[20]FUCHS C S,SHITARA K,DI BARTOLOMEO M,et al. Ramucirumab with cisplatin and fluoropyrimidine as first-line therapy in patients with metastatic gastric or junctional adenocarcinoma(RAINFALL):a double-blind,randomised,placebo-controlled,phase 3 trial[J]. Lancet Oncel,2019,20(3):420-435.

[21]GALLUZZI L,HUMEAU J,BUQUÉ A,et al. Immunostimulation with chemotherapy in the era of immune checkpoint inhibitors[J]. Nature reviews Clinical oncology, 2020, 17(12):725-741.

[22]GAO S J,PARK H S,CORSO C D,et al. Role of adjuvant treatment in esophageal cancer with incidental pathologic node positivity[J]. The Annals of thoracic surgery,2017,104(1):267-274.

[23]GAO Y,WEI Y,YANG W,et al. The effectiveness of music therapy for terminally ill patients:a Meta-analysis and systematic review[J]. Journal of pain and symptom management,2019,57(2):319-329.

[24]GUTTMANN D M,MITRA N,BEKELMAN J,et al. Improved overall survival with aggressive primary tumor radiotherapy for patients with metastatic esophageal cancer[J]. Journal of thoracic oncology,2017,12(7):1131-1142.

[25]HALL P S,SWINSON D,WATERS J S,et al. Optimizing chemotherapy for frail and elderly patients(pts) with advanced gastroesophageal cancer(aGOAC):The GO2 phase Ⅲ trial[J]. Journal of Clinical Oncology,2019,37(Suppl15):4006-4008.

[26]HAYMAKER C,JOHNSON D H,MURTHY R,et al. Tilsotolimod with ipilimumab drives tumor responses in Anti-PD-1 refractory melanoma[J]. Cancer discovery,2021,11(8):1996-2013.

[27]HECHT J R,BANG Y J,QIN S K,et al. Lapatinib in combination with capecitabine plus oxaliplatin in human epidermal growth factor receptor 2-positive advanced or metastatic gastric,esophageal,or gastroesophageal adenocarcinoma:TRIO-013/LOGiC:a randomized phase Ⅲ trial[J]. Journal of clinical oncology,2016,34(5):443-451.

［28］HUANG J, XIAO J, FANG W, et al. Anlotinib for previously treated advanced or metastatic esophageal squamous cell carcinoma：A double－blind randomized phase 2 trial ［J］. Cancer medicine,2021,10(5):1681-1689.

［29］HUANG T X, TAN X Y, HUANG H S, et al. Targeting cancer－associated fibroblast－secreted WNT2 restores dendritic cell－mediated antitumour immunity［J］. Gut,2022, 71(2):333-344.

［30］HULSHOF M, GEIJSEN E D, ROZEMA T, et al. Randomized study on dose escalation in definitive chemoradiation for patients with locally advanced esophageal cancer (ARTDECO Study)［J］. Journal of clinical oncology,2021,39(25):2816-2824.

［31］JANMAAT V T, STEYERBERG E W, VAN DER G A, et al. Palliative chemotherapy and targeted therapies for esophageal and gastroesophageal junction cancer［J］. The Cochrane database of systematic reviews,2017,11(11):Cd004063.

［32］JAPAN ESOPHAGEAL SOCIETY. Japanese classification of esophageal cancer, 11th Edition：part I. ［J］. Esophagus,2017,14(1):1-36.

［33］JAYAPRAKASAM V S, YEH R, KU G Y, et al. Role of imaging in esophageal cancer management in 2020：update for radiologists ［J］. American journal of roentgenology,2020,215(5):1072-1084.

［34］JIN D, GUO D, HO T Y, et al. DeepTarget：gross tumor and clinical target volume segmentation in esophageal cancer radiotherapy ［J］. Medical image analysis, 2021, 68:101909.

［35］KELLY R J, AJANI J A, KUZDZAL J, et al. Adjuvant Nivolumab in Resected Esophageal or Gastroesophageal Junction Cancer ［J］. The New England journal of medicine, 2021,384(13):1191-1203.

［36］Kim R. Effects of surgery and anesthetic choice on immunosuppression and cancer recurrence［J］. Journal of translational medicine,2018,16(1):8.

［37］KITAGAWA Y, UNO T, OYAMA T, et al. Esophageal cancer practice guidelines 2017 edited by the Japan Esophageal Society：part 1［J］. Esophagus,2019,16(1):1-24.

［38］LAGERGREN J, SMYTH E, CUNNINGHAM D, et al. Oesophageal cancer［J］. Lancet, 2017,390(10110):2383-2396.

［39］LI T, LV J, LI F, et al. Prospective randomized phase Ⅱ study of concurrent chemoradiotherapy versus chemotherapy alone in stage Ⅳ esophageal squamous cell carcinoma［J］. Journal of Clinical Oncology,2016,34(Suppl15):4050-4052.

［40］LI Z, LIU J, ZHANG M, et al. A phase Ⅱ study of neoadjuvant immunotherapy combined with chemotherapy(camrelizumab plus albumin paclitaxel and carboplatin) in resectable thoracic esophageal squamous cell cancer(NICE study)：Interim results［J］. Journal of Clinical Oncology,2021,39(Suppl15):4060.

［41］LI Z, SUN Y, YE F, et al. First－line pembrolizumab plus chemotherapy versus chemotherapy in patients with advanced esophageal cancer:Chinese subgroup analysis of KEYNOTE–590[J]. Journal of Clinical Oncology,2021,39(Suppl15):4049.

[42]LIU J,BLAKE S J,YONG M C,et al. Improved efficacy of neoadjuvant compared to adjuvant immunotherapy to eradicate metastatic disease[J]. Cancer discovery,2016,6(12):1382–1399.

[43] LIU J, LI J, LIN W, et al. Neoadjuvant camrelizumab plus chemotherapy for resectable,locally advanced esophageal squamous cell carcinoma (NIC–ESCC2019): A multicenter, phase 2 study [J]. International journal of cancer, 2022, 151 (1): 128–137.

[44]LIU Q,ZHU Z,CHEN Y,et al. Phase 2 Study of Stereotactic Body Radiation Therapy for Patients with Oligometastatic Esophageal Squamous Cell Carcinoma [J]. International journal of radiation oncology,biology,physics,2020,108(3):707–715.

[45]LIU R,LIU L,ZHAO C,et al. Larotinib in patients with advanced and previously treated esophageal squamous cell carcinoma with epidermal growth factor receptor overexpression or amplification:an open–label, multicenter phase 1b study [J]. BMC gastroenterology,2021,21(1):398.

[46] LIU Z, CHEN Z, WANG J, et al. Mouse avatar models of esophageal squamous cell carcinoma proved the potential for EGFR–TKI afatinib and uncovered Srcfamily kinases involved in acquired resistance [J]. Journal of hematology & oncology, 2018, 11 (1):109.

[47] LU Z H, WANG J Y, SHU Y Q, et al. Sintilimab versus placebo in combination with chemotherapy as first line treatment for locally advanced or metastatic oesophageal squamous cell carcinoma(ORIENT–15):multicentre,randomised,double blind,phase 3 trial[J]. BMJ(Clinical research ed),2022(19),377:e068714.

[48]LUO H,LU J,BAI Y,et al. Effect of Camrelizumab vs Placebo Added to Chemotherapy on Survival and Progression–Free Survival in Patients With Advanced or Metastatic Esophageal Squamous Cell Carcinoma:The ESCORT–1st Randomized Clinical Trial[J]. Jama,2021,326(10):916–925.

[49]MA J,ZHANG J,YANG Y,et al. Camrelizumab combined with paclitaxel and nedaplatin as neoadjuvant therapy for locally advanced esophageal squamous cell carcinoma (ESPRIT): A phase Ⅱ, single–arm, exploratory research [J]. Journal of Clinical Oncology,2021,39(Suppl15):e16033.

[50] MATSUDA S, MAYANAGI S, IRINO T, et al. Definitive chemoradiotherapy with simultaneous integrated boost of radiotherapy dose for T4 esophageal cancer–will it stand for a standard treatment? [J]. Journal of thoracic disease,2019,11(12):5682–5684.

[51]MENG X,WU T,HONG Y,et al. Camrelizumab plus apatinib as second–line treatment for advanced oesophageal squamous cell carcinoma (CAP 02): a single–arm, open–

label, phase 2 trial[J]. The lancet Gastroenterology & hepatology, 2022, 7(3): 245-253.

[52] MOEHLER M, MADERER A, THUSS-PATIENCE P C, et al. Cisplatin and 5-fluorouracil with or without epidermal growth factor receptor inhibition panitumumab for patients with non-resectable, advanced or metastatic oesophageal squamous cell cancer: a prospective, open-label, randomised phase Ⅲ AIO/EORTC trial (POWER) [J]. Ann Oncol, 2020, 31(2): 228-235.

[53] NG S P, TAN J, OSBOURNE G, et al. Follow up results of a prospective study to evaluate the impact of FDG-PET on CT-based radiotherapy treatment planning for oesophageal cancer[J]. Clinical and translational radiation oncology, 2017(2): 76-82.

[54] NIE J, WANG C, LIU Y, et al. Addition of low-dose decitabine to anti-pd-1 antibody camrelizumab in relapsed/refractory classical hodgkin lymphoma[J]. Journal of clinical oncology, 2019, 37(17): 1479-1489.

[55] ROZEMAN E A, MENZIES A M, VAN AKKOOI A C J, et al. Identification of the optimal combination dosing schedule of neoadjuvant ipilimumab plus nivolumab in macroscopic stage Ⅲ melanoma (OpACIN-neo): a multicentre, phase 2, randomised, controlled trial[J]. The Lancet Oncology, 2019, 20(7): 948-960.

[56] SAEKI H, TSUTSUMI S, YUKAYA T, et al. Clinicopathological features of cervical esophageal cancer: retrospective analysis of 63 consecutive patients who underwent surgical resection[J]. Annals of surgery, 2017, 265(1): 130-136.

[57] SHAH M A, BANG Y J, LORDICK F, et al. Effect of fluorouracil, leucovorin, and oxaliplatin with or without onartuzumab in HER2-negative, MET-positive gastroesophageal adenocarcinoma: the METGastric randomized clinical trial[J]. JAMA oncology, 2017, 3(5): 620-627.

[58] SHANG X, ZHAO G, LIANG F, et al. Safety and effectiveness of pembrolizumab combined with paclitaxel and cisplatin as neoadjuvant therapy followed by surgery for locally advanced resectable(stage Ⅲ) esophageal squamous cell carcinoma: a study protocol for a prospective, single-arm, single-center, open-label, phase-II trial (Keystone-001) [J]. Annals of translational medicine, 2022, 10(4): 229.

[59] SHITARA K, VAN CUTSEM E, BANG Y J, et al. Efficacy and safety of pembrolizumab or pembrolizumab plus chemotherapy vs chemotherapy alone for patients with first-line, advanced gastric cancer: the KEYNOTE-062 phase 3 randomized clinical trial[J]. JAMA oncology, 2020, 6(10): 1571-1580.

[60] SMYTH E C, LAGERGREN J, FITZGERALD R C, et al. Oesophageal cancer[J]. Nature reviews Disease primers, 2017(3): 17048.

[61] SONG T, CHEN P, FANG M, et al. The role of adjuvant chemoradiotherapy over radiotherapy after R0 resection for stage Ⅱ-Ⅲ esophageal squamous cell carcinoma[J]. Cancer management and research, 2020, 12: 1631-1639.

[62] Song Y, Xiao J, Fang W, et al. The relationship between treatment-induced hypertension and efficacy of anlotinib in recurrent or metastatic esophageal squamous cell carcinoma [J]. Cancer biology & medicine, 2021, 18(2):562-568.

[63] SONG Z Y, WU Y Y, YANG J B, et al. Progress in the treatment of advanced gastric cancer[J]. Tumour biology, 2017, 39(7):1010428317714626.

[64] SUN X, WANG L, WANG Y, et al. High vs. low radiation dose of concurrent chemoradiotherapy for esophageal carcinoma with modern radiotherapy techniques: a meta-analysis[J]. Frontiers in oncology, 2020(10):1222.

[65] SUNG H, FERLAY J, SIEGEL R L, et al. Global cancer statistics 2020: GLOBOCAN estimates of incidence and mortality worldwide for 36 cancers in 185 countries[J]. CA Cancer J Clin, 2021, 71(3):209-249.

[66] TABERNERO J, HOFF P M, SHEN L, et al. Pertuzumab plus trastuzumab and chemotherapy for HER2-positive metastatic gastric or gastro-oesophageal junction cancer (JACOB): final analysis of a double-blind, randomised, placebo-controlled phase 3 study[J]. The Lancet Oncology, 2018, 19(10):1372-1384.

[67] TANG H, ZHENG H, TAN L, et al. Neoadjuvant chemoradiotherapy followed by minimally invasive esophagectomy: is it a superior approach for locally advanced resectable esophageal squamous cell carcinoma? [J]. Journal of thoracic disease, 2018, 10(2):963-972.

[68] TER VEER E, CREEMERS A, DE WAAL L, et al. Comparing cytotoxic backbones for first-line trastuzumab-containing regimens in human epidermal growth factor receptor 2-positive advanced oesophagogastric cancer: A meta-analysis[J]. International journal of cancer, 2018, 143(2):438-448.

[69] VEER T E, MOHAMMAD H N, VALKENHOEF A G, et al. The efficacy and safety of first-line chemotherapy in advanced esophagogastric cancer: a network meta-analysis [J]. Journal of the National Cancer Institute, 2016, 108(10):1-13.

[70] THRIFT A P. Global burden and epidemiology of Barrett oesophagus and oesophageal cancer[J]. Nature reviews Gastroenterology & hepatology, 2021, 18(6):432-443.

[71] TOPALIAN S L, TAUBE J M, PARDOLL D M. Neoadjuvant checkpoint blockade for cancer immunotherapy[J]. Science(New York, NY), 2020, 367(6477):0182.

[72] UHLENHOPP D J, THEN E O, SUNKARA T, et al. Epidemiology of esophageal cancer: update in global trends, etiology and risk factors [J]. Clinical journal of gastroenterology, 2020, 13(6):1010-1021.

[73] VAN ROSSUM P S N, JEENE P M, ROZEMA T, et al. Patient-reported outcomes after external beam radiotherapy versus brachytherapy for palliation of dysphagia in esophageal cancer: A matched comparison of two prospective trials [J]. Radiotherapy and

oncology,2021,155:73-79.

[74] VELLAYAPPAN B A, SOON Y Y, KU G Y, et al. Chemoradiotherapy versus chemoradiotherapy plus surgery for esophageal cancer[J]. The Cochrane database of systematic reviews,2017,8(8):Cd010511.

[75] WANG H, TANG H, FANG Y, et al. Morbidity and mortality of patients who underwent minimally invasive esophagectomy after neoadjuvant chemoradiotherapy vs neoadjuvant chemotherapy for locally advanced esophageal squamous cell carcinoma:a randomized clinical trial[J]. JAMA surgery,2021,156(5):444-451.

[76] WANG Z. Neoadjuvant camrelizumab combined with chemotherapy and apatinib for locally advanced thoracic esophageal squamous cell carcinoma (ESCC): A single-arm, open-label, phase Ib study [J]. Journal of Clinical Oncology, 2021, 39(Suppl15):4047.

[77] WANG Z X, CUI C, YAO J, et al. Toripalimab plus chemotherapy in treatment-naïve, advanced esophageal squamous cell carcinoma(JUPITER-06):A multi-center phase 3 trial[J]. Cancer cell,2022,40(3):277-288.

[78] WATANABE M, OTAKE R, KOZUKI R, et al. Recent progress in multidisciplinary treatment for patients with esophageal cancer[J]. Surgery today,2020,50(1):12-20.

[79] ZHANG W C, LIU X, XIAO ZF, et al. Postoperative intensity-modulated radiotherapy improved survival inlymph node-positive or stage i thoracie esophageal squamous cell careinoma. [J]Oncol Res Treat,2015,38(3):97-102.

[80] XIE S H, LAGERGREN J. Risk factors for oesophageal cancer[J]. Best practice research Clinical gastroenterology,2018,36(37):3-8.

[81] XING W Q, ZHAO L, ZHENG Y, et al. The sequence of chemotherapy and toripalimab might influence the efficacy of neoadjuvant chemoimmunotherapy in locally advanced esophageal squamous cell cancer - a phase II study [J]. Frontiers in immunology,2021(12):772450.

[82] XU J, BAI Y, XU N, et al. Tislelizumab plus chemotherapy as first-line treatment for advanced esophageal squamous cell carcinoma and gastric/gastroesophageal junction adenocarcinoma[J]. Clinical cancer research,2020,26(17):4542-4550.

[83] YANG H, LIU H, CHEN Y, et al. Neoadjuvant chemoradiotherapy followed by surgery versus surgery alone for locally advanced squamous cell carcinoma of the esophagus (NEOCRTEC5010):a phase III multicenter,randomized,open-label clinical trial[J]. Journal of clinical oncology,2018,36(27):2796-2803.

[84] YOON H H, BENDELL J C, BRAITEH F S, et al. Ramucirumab combined with FOLFOX as front-line therapy for advanced esophageal, gastroesophageal junction, or gastric adenocarcinoma:a randomized, double-blind, multicenter Phase II trial[J]. Ann Oncol, 2016,27(12):2196-2203.

［85］YOSHIO K,WAKITA A,MITSUHASHI T,et al. Simultaneous integrated boost volumetric modulated arc therapy for middle or lower esophageal cancer using elective nodal irradiation:comparison with 3d conformal radiotherapy［J］. Acta medica Okayama, 2019,73(3):247-257.

［86］ZENDA S,KOJIMA T,KATO K,et al. Multicenter phase 2 study of cisplatin and 5-fluorouracil with concurrent radiation therapy as an organ preservation approach in patients with squamous cell carcinoma of the cervical esophagus［J］. International journal of radiation oncology,biology,physics,2016,96(5):976-984.

［87］ZHANG C,PALASHATI H,TAN Q,et al. Immediate and substantial evolution of T-cell repertoire in peripheral blood and tumor microenvironment of patients with esophageal squamous cell carcinoma treated with preoperative chemotherapy［J］. Carcinogenesis, 2018,39(11):1389-1398.

［88］ZHANG G,ZHANG C,SUN N,et al. Neoadjuvant chemoradiotherapy versus neoadjuvant chemotherapy for the treatment of esophageal squamous cell carcinoma:a propensity score-matched study from the National Cancer Center in China［J］. Journal of cancer research and clinical oncology,2022,148(4):943-954.

［89］ZHANG P,XI M,ZHAO L,et al. Clinical efficacy and failure pattern in patients with cervical esophageal cancer treated with definitive chemoradiotherapy［J］. Radiotherapy and oncology,2015,116(2):257-261.

［90］ZHANG W,YAN C,GAO X,et al. Safety and feasibility of radiotherapy plus camrelizumab for locally advanced esophageal squamous cell carcinoma［J］. The oncologist,2021,26(7):e1110-e1124.

［91］ZHANG W,YAN C,ZHANG T,et al. Addition of camrelizumab to docetaxel, cisplatin,and radiation therapy in patients with locally advanced esophageal squamous cell carcinoma:a phase 1b study［J］. Oncoimmunology,2021,10 (1):1971418.

［92］ZHU H D,GUO J H,MAO A W,et al. Conventional stents versus stents loaded with (125) iodine seeds for the treatment of unresectable oesophageal cancer:a multicentre,randomised phase 3 trial［J］. The Lancet Oncology,2014,15(6):612-619.

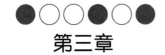

第三章

# 乳 腺 癌

乳腺癌是乳腺组织在多种致癌因素作用下,细胞增殖失控,产生有独特特征的肿瘤增殖。疾病早期常表现为无痛性乳房肿块、乳头溢液、乳头及局部皮肤改变、腋窝淋巴结肿大等症状,晚期可因癌细胞侵犯周围组织,并发生远处转移,出现多器官病变,威胁患者的生命。

## 一、流行病学

乳腺癌是女性最常见的恶性肿瘤之一,对妇女的心身健康产生巨大影响。乳腺癌的病因尚不清楚,乳腺是多种内分泌激素的靶器官,其中雌酮及雌二醇与乳腺癌的发病有直接关系。经过多年研究,现已对乳腺癌发病的相关因素有了基本了解。

### (一)发病情况

全球范围内,北美、北欧是乳腺癌的高发地区,南欧和南美属中发区,大多数亚洲和非洲国家属低发区。乳腺癌在中国沿海大城市的发病率和死亡率高于内陆地区。从城乡分布来看,城市发病率高于农村。人种上,白种人发病率最高,黑种人次之,黄种人最低。近年来我国乳腺癌发病率以每年 3% ~4% 的速度迅速增加。世界卫生组织国际癌症研究机构(IARC)发布 2020 年全球最新癌症负担数据:2020 年全球新发癌症病例 1 929 万例,全球乳腺癌新发病例高达 226 万例,超过了肺癌(220 万例),乳腺癌取代肺癌,成为全球第一大癌(图 3-1 ~ 图 3-5)。

2020 年全球女性新发癌症 923 万例,占总数的 48%;中国女性新发癌症病例数 209 万,占总数的 46%,乳腺癌 42 万例,乳腺癌位居首位。

2020 年全球女性癌症死亡 443 万例,占总数的 44%,2020 年全球女性癌症死亡人数前十的癌症分别是:乳腺癌(68 万),肺癌(61 万),结直肠癌(42 万),宫颈癌(34 万),胃癌(27 万),肝癌(25 万),胰腺癌(22 万),卵巢癌(21 万),食管癌(17 万),白血病(13 万),这 10 种癌症占女性癌症死亡总数的近 74%。

2020 年中国女性癌症死亡病例数前十的癌症分别是:肺癌(24 万),结直肠癌(12 万),胃癌(12 万),乳腺癌(12 万),肝癌(10 万),食管癌(9 万),宫颈癌(6 万),胰腺癌(5万),卵巢癌(4万),神经系统癌症(3万),这10种癌症占癌症死亡总数的近83%。

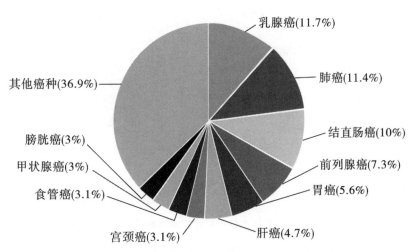

**图 3-1 2020 年全球癌症新发病例数前 10 的癌症类型**

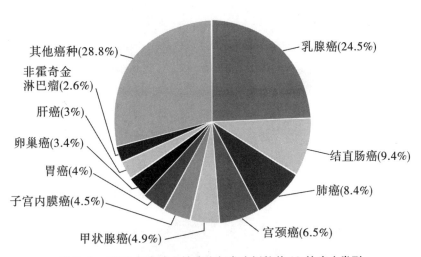

**图 3-2 2020 年全球女性癌症新发病例数前 10 的癌症类型**

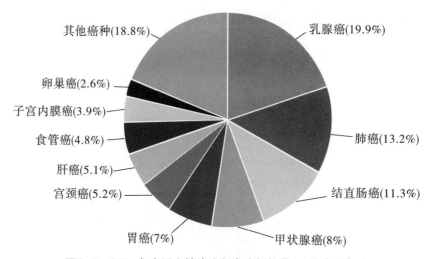

图 3-3　2020 年中国女性癌症新发病例数前 10 的癌症类型

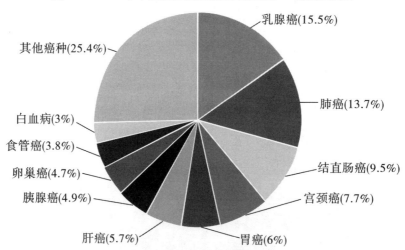

图 3-4　2020 年全球女性癌症死亡病例数前 10 的癌症类型

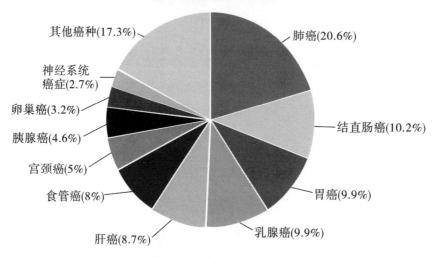

图 3-5　2020 年中国女性癌症死亡病例数前 10 的癌症类型

### (二)性别与年龄

乳腺癌以女性居多,男性少见,男性乳腺癌仅占1%左右。20岁以后发病率逐渐上升,45~50岁较高。与西方国家相比,我国乳腺癌的高发年龄更小。

### (三)风险因素

乳腺癌的风险因素包括遗传因素、生育与激素、乳腺密度、乳腺良性疾病与乳腺活检、体重指数、饮酒等。

1. 遗传因素　遗传性因素对乳腺癌的家族聚集性起重要作用,但5%~10%的乳腺癌是由高外显性易感基因造成的,与乳腺癌关联最强的遗传基因是 BRCA1 和(或)BRCA2 这些基因的遗传性改变会极大增加乳腺癌和卵巢癌的相对风险度。大量研究表明:基因突变的乳腺癌患者其一级亲属患乳腺癌概率为11%,而对照人群为5%。Clause 等研究发现大约36%的20~29岁的乳腺癌患者的发病与单个显性易感基因有关,而80岁以上的女性患者低于1%。基因突变的乳腺癌有以下临床特点:发病年龄比散发患者小;双侧乳腺癌发生率高;相关肿瘤发病率高,包括卵巢癌、结肠癌、前列腺癌、子宫内膜癌、骨肉瘤、和男性乳腺癌等。随着对 BRCA1 和 BRCA2 的深入研究,我们充分认识了乳腺癌患者危险性与这些基因的相关性,针对伴有基因突变的患者提供更多的靶向治疗,降低遗传性乳腺癌的危险度。

2. 生育与激素　女性卵巢激素促进乳腺发育,引起乳腺细胞每月1次规律的增生与复旧,直至绝经停止。Kelsey 等研究发现月经初潮年龄早其生育期激素水平较高,其患乳腺癌风险增加;与经产妇相比,未生产女性的乳腺癌发病危险增加。首次足月孕的青年女性预示低乳腺癌发病风险。Rosner 等发现较多的分娩次数与低乳腺癌发病风险相关;较短的分娩间隔与终生低乳腺癌发病风险相关。回顾分析绝经前妇女中有较长时间母乳喂养对乳腺的作用,有力的证据是那些进行母乳喂养7年或者更长时间的妇女,其乳腺癌发病危险至少降低50%。这可能与反复怀孕、哺乳使乳腺组织获得全面的分化,很少有时间积累 DNA 的损伤有关。

长期以来,多项证据提示内源性激素在乳腺癌的病因学中起重要作用。内源性激素在绝经前期水平减低,改变雌激素状态影响乳腺癌的发病危险;雌激素拮抗剂(如他莫昔芬和托瑞米芬)药物治疗可降低高危女性乳腺癌发病率回顾分析显示口服避孕药与乳腺癌发病危险无关联。Grady 等研究表明绝经后激素替代疗法会提高乳腺癌患病风险。以上研究证明:月经初潮早、产次少、生育年龄晚及绝经年龄晚等会增加患乳腺癌的风险。

3. 乳腺密度、乳腺良性疾病与乳腺活检　大量研究发现乳腺腺体密度不均与致密乳腺者患乳腺癌的风险增高,且腺体密度越高,乳腺癌风险越高。腺体高密度(≥50%)的女性患乳腺癌是低密度(<10%)的女性的3倍,尤其是绝经前女性。乳腺良性疾病是乳腺癌的危险因素。Trentham-Dietz 等发现有乳腺良性疾病活检个人史的患者患乳腺癌风险增加2倍。

4. 体重指数　体重指数(BMI)即体重/身高$^2$,与闭经前乳腺癌发病率呈负相关。超重女性多月经很不规律,无排卵性不孕率较高。最近的研究提示成年时期体重是绝经后乳腺癌风险的危险因素,肥胖的绝经后妇女,内源性激素水平几乎是瘦人的 2 倍,雄激素在脂肪组织向雌激素转化,其乳腺癌的发病危险较高。

5. 饮酒　有研究表明饮酒与乳腺癌危险之间存在正相关。妇女每天饮酒 35～44 g (大约 3 杯酒)与不饮酒着相比其相对危险度为 1. 32(95% CI 为 1. 19～1. 45);如果每天多饮 10 g,则乳腺癌的危险度增加 7.1%。乳腺癌的危险度随饮酒量的增加呈递增趋势。

## 二、乳腺癌筛查

2020 年中国女性新发癌症病例数 209 万,占总数的 46%,乳腺癌 42 万例,位居第一。如何提高早期乳腺癌及其癌前病变的检出率,提高乳腺癌患者预后、降低其死亡率是亟须解决的问题,我国政府现已开展了多个包括乳腺癌筛查在内的国家重大公共卫生服务项目,如全国妇女"两癌"筛查项目等,均取得显著效果。乳腺癌筛查是指通过有效、简便、经济的乳腺检查措施,在无症状妇女中识别和发现具有进展潜能的癌前病变患者以及早期浸润性癌患者,达到早期发现、早期诊断及早期治疗,其最终目的是降低人群乳腺癌的死亡率,同时降低癌症治疗成本。筛查分为群体筛查和机会性筛查。群体筛查是指在辖区或机构有组织、有计划地组织适龄妇女进行筛查;机会性筛查是指医疗保健机构结合门诊常规工作提供乳腺癌筛查服务。

妇女参加乳腺癌筛查的起始年龄:机会性筛查一般建议 40 岁开始,但对于乳腺癌高危人群可将筛查起始年龄提前到 40 岁以前。群体筛查国内暂无推荐年龄,国际上推荐 40～50 岁开始,目前国内开展的群体筛查采用的年龄均属于研究或探索性质,缺乏严格随机对照研究的不同年龄成本效益分析数据。

### (一)一般风险人群妇女乳腺癌筛查策略

1. 20～39 岁

(1)每月 1 次乳腺自我检查。

(2)每 1～3 年 1 次临床检查。

2. 40～69 岁

(1)适合机会性筛查和群体性筛查。

(2)每 1～2 年 1 次乳腺 X 射线检查和(或)乳腺超声。

(3)对条件不具备的地区或致密型乳腺(腺体为 C 型或 D 型),可首选乳腺超声检查。

(4)每月 1 次乳腺自我检查。

(5)每年 1 次临床检查。

3. 70 岁以上

(1)机会性筛查(有症状或可疑体征时进行影像学检查)。

(2)每月 1 次乳腺自我检查。

(3)每年 1 次临床检查。

### (二)高危人群乳腺癌筛查策略

建议对乳腺癌高危人群提前进行筛查(小于 40 岁),筛查间期推荐每年 1 次,筛查手段整体原则应联合乳腺 X 射线检查和乳腺超声,必要时还可以应用 MRI 等影像学检查。乳腺癌高危人群符合以下 3 个条件,即:①有明显的乳腺癌遗传倾向者(见下段基因检测标准);②既往有乳腺导管或小叶不典型增生或小叶原位癌(lobular carcinoma in situ,LCIS)的患者;③既往行胸部放疗。遗传性乳腺癌-卵巢癌综合征基因检测标准如下。

(1)具有血缘关系的亲属中有 *BRCA*1/*BRCA*2 基因突变的携带者。

(2)符合以下 1 个或多个条件的乳腺癌患者:①发病年龄≤45 岁;②发病年龄≤50 岁并且有 1 个及以上具有血缘关系的近亲也为发病年龄≤50 岁的乳腺癌患者和(或)1 个及以上的近亲为任何年龄的卵巢上皮癌/输卵管癌/原发性腹膜癌患者;③单个个体患 2 个原发性乳腺癌,并且首次发病年龄≤50 岁;④发病年龄不限,同时 2 个及以上具有血缘关系的近亲患有任何发病年龄的乳腺癌和(或)卵巢上皮癌、输卵管癌、原发性腹膜癌;⑤具有血缘关系的男性近亲患有乳腺癌;⑥合并有卵巢上皮癌、输卵管癌、原发性腹膜癌的既往史。

(3)卵巢上皮癌、输卵管癌、原发性腹膜癌患者。

(4)男性乳腺癌患者。

(5)具有以下家族史:①具有血缘关系的一级或二级亲属中符合以上任何条件;②具有血缘关系的三级亲属中有 2 个及以上乳腺癌患者(至少 1 个发病年龄≤50 岁)和(或)卵上皮癌/输卵管癌/原发性腹膜癌患者。

注:①符合 1 个或多个条件提示可能为遗传性乳腺癌-卵巢癌综合征,有必要进行专业性评估。当审查患者的家族史时,父系和母系亲属的患癌情况应该分开考虑。早发性乳腺癌和(或)任何年龄的卵巢上皮癌、输卵管癌、原发性腹膜癌提示可能为遗传性乳腺癌-卵巢癌综合征。在一些遗传性乳腺癌-卵巢癌综合征的家系中,还包括前列腺癌、胰腺癌、胃癌和黑色素瘤。②其他考虑因素:家族史有限的个体,例如女性一级或二级亲属<2 个,或者女性亲属的年龄>45 岁,在这种情况下携带突变的可能性往往会被低估。对发病年龄≤40 岁的三阴性乳腺癌患者可考虑进行 *BRCA*1/2 基因突变的检测。③乳腺癌包括浸润性癌和导管内癌。④近亲是指一级、二级和三级亲属。⑤2 个原发性乳腺癌包括双侧乳腺癌或者同侧乳腺的 2 个或多个明确的不同来源的原发性乳腺癌。

## 三、病理

### (一)乳腺癌

女性乳腺癌是最常见的恶性肿瘤,多为单发,好发部位为乳房外上方。根据病期分为非浸润性癌和浸润性癌。

1. 非浸润性癌　即早期癌,也称原位癌。根据其来源不同又分为小叶原位癌、导管内癌和乳头状癌 3 种类型。

（1）小叶原位癌：来自乳腺小叶内导管或末梢导管上皮。临床上一般无肿块，肿瘤仅累及一个或多个小叶。末梢导管内充满癌细胞，小叶增大、上皮细胞癌变、细胞排列紊乱，但乳腺小叶结构尚完整。

（2）导管内癌：它是乳腺中小导管的原位癌，癌细胞充满管腔。该肿瘤可呈多细胞性。临床上75%的患者可扪及肿块。根据其组织结构的不同又分为4种类型。①实质型：癌细胞充满导管，管腔呈实质状。②筛状型：癌细胞间有许多大小不等的圆形，空隙如筛状。③低乳头型：导管上皮覆盖着低而小的乳头，乳头中心极少有纤维组织。④粉刺型：癌组织中心有明显的退变坏死灶，内含大量碎屑。

（3）乳头状癌：位于乳腺大导管内，癌细胞向导管腔内突出生长，形成乳头状结构。乳头中心可有少量纤维间质。

2. 浸润性癌　癌细胞浸润至乳腺小叶和导管之外，称为浸润性癌。根据其来源不同可分为以下几种类型。

（1）浸润性小叶癌：小叶原位癌突破末梢乳管和腺泡基底膜，向小叶外间质浸润性生长。

（2）浸润性导管癌：导管内癌的癌细胞突破管壁基底膜，向间质浸润性生长。

（3）硬癌：属晚期癌，瘤体小而坚硬，其边缘呈蟹足样，向周围组织浸润生长。其特点是肿块内癌组织少，纤维组织多，占2/3以上。

（4）髓样癌：肿块体积较大，癌组织占大部分，纤维间质少于1/3，肿块组织较软，中心常有出血、坏死、液化。肿块切片呈灰白色。根据其间质内淋巴细胞的数量又可分为有淋巴细胞浸润、无淋巴细胞浸润两个类型。

（5）单纯癌：较多见，介于硬癌和髓样癌之间，癌组织和纤维间质的比例接近。癌细胞排列呈巢状、团块状、条索状。癌细胞较大，胞质量中等，核无异形，核分裂象多见。

（6）其他罕见癌：黏液腺癌、腺样囊性癌、大汗腺样癌、鳞状细胞癌、分泌脂性癌、湿疹样癌（佩吉特病）等。

## （二）乳腺肉瘤

1. 叶状囊肉瘤　常见于40岁以上的妇女。临床表现主要为乳房肿块迅速生长、体积较大、境界清楚。肿块无明显包膜，切片呈淡红色，可见较大的分叶状结节。大的肿瘤可伴有出血、坏死；也可有内含透明液体的不规则囊性区。其特征性的变化是显著的纤维组织增生，如纤维瘤的形态。

2. 其他肉瘤　临床上偶见间质肉瘤、脂肪肉瘤、血管肉瘤、恶性淋巴瘤等。

3. 癌肉瘤　很罕见，发生于中老年妇女。癌组织以浸润性导管癌多见，肉瘤组织多为纤维肉瘤。

4. 男性乳腺癌　很少见，发生于老年男性。肿瘤多位于乳头深部，与乳头及皮肤粘连。易侵犯肌肉，并引起淋巴转移。

5. 继发性恶性肿瘤　全身各处的原发癌都可以转移至乳腺，如肺癌、卵巢癌、胃癌、肾癌。

## （三）乳腺上皮性肿瘤的组织学分型

乳腺上皮性肿瘤的组织学分型见表3-1。

表 3-1　乳腺上皮性肿瘤的组织学分型

| 肿瘤类型 | 分类 |
|---|---|
| 浸润性乳腺癌 | 浸润性癌,非特殊类型 |
|  | 伴髓样特征的癌 |
|  | 伴神经内分泌分化的癌 |
|  | 伴多形性特征的癌 |
|  | 伴破骨细胞样间质巨细胞的癌 |
|  | 伴绒癌特征的癌 |
|  | 伴黑色素细胞特征的癌 |
|  | 伴嗜酸细胞特征的癌 |
|  | 富脂型的癌 |
|  | 富含糖原透明细胞型癌 |
|  | 伴皮脂腺特征的癌 |
| 微浸润性癌 |  |
| 浸润性小叶癌(经典型、多形性) |  |
| 小管癌 |  |
| 筛状癌 |  |
| 黏液癌 |  |
| 黏液性囊腺癌 |  |
| 浸润性微乳头状癌 |  |
| 伴大汗腺分化的癌 |  |
| 化生性癌 | 低级别腺鳞癌 |
|  | 纤维瘤病样化生性癌 |
|  | 鳞状细胞癌 |
|  | 梭形细胞癌 |
|  | 伴间叶分化的化生性癌(软骨分化、骨分化、其他间叶分化) |
|  | 混合性化生性癌 |
|  | 罕见的及涎腺类型的肿瘤 |
|  | 腺泡细胞癌 |
|  | 腺样囊性癌 |
|  | 分泌型癌 |
|  | 黏液表皮样癌 |
|  | 多形性腺癌 |
|  | 伴极性翻转高细胞癌 |

续表 3-1

| 肿瘤类型 | 分类 |
|---|---|
| 神经内分泌肿瘤 | 神经内分泌肿瘤,1 级 |
| | 神经内分泌肿瘤,2 级 |
| | 神经内分泌癌(小细胞型、大细胞型) |
| 上皮-肌上皮肿瘤 | 多形性腺瘤 |
| | 腺肌上皮瘤 |
| | 恶性腺肌上皮瘤 |
| 非浸润性小叶肿瘤 | 非典型小叶增生 |
| | 小叶原位癌(经典型、多形性) |
| 导管原位癌(佩吉特病,伴大汗腺分化、伴神经内分泌分化、印戒样、透明细胞样) | |
| 乳头状病变 | 导管内乳头状瘤 |
| | 导管内乳头状瘤伴不典型导管增生(ADH)/导管原位癌(DCIS) |
| | 乳头状 DCIS |
| | 包裹性乳头状癌 |
| | 实性乳头状癌(原位、浸润性) |
| | 浸润性乳头状癌 |
| 良性上皮增生及前驱性病变 | 普通型导管上皮增生 |
| | 柱状细胞病变,包括非典型扁平上皮 |
| | 非典型导管上皮增生 |
| 腺病和良性硬化性病变 | 硬化性腺瘤 |
| | 大汗腺腺病和腺瘤 |
| | 微腺性腺病 |
| | 放射性瘢痕/复杂性硬化性病变 |
| 腺瘤 | 管状腺瘤 |
| | 哺乳期腺瘤 |
| | 导管腺瘤 |

(四)乳腺浸润性癌组织学分级

根据是否有腺管形成、细胞核多形性及核分裂象计数 3 项指标进行分级,建议采用改良的 Scarff-Bloom-Richardson 分级系统(表 3-2)。

表 3-2　Scarff-Bloom-Richardson 分级系统

| 形态学特征 | | 评分 | | |
|---|---|---|---|---|
| 腺管结构 | 占肿瘤成分多数(>75%) | 1 | | |
| | 中等数量(10%~75%) | 2 | | |
| | 少或无(<10%) | 3 | | |
| 细胞核的多形性 | 细胞核小,形态规则一致 | 1 | | |
| | 细胞核中等大小,不规则,大小不一 | 2 | | |
| | 细胞核大,形态多样 | 3 | | |
| 核分裂计数 | 取决于镜下视野范围 | 1~3 | | |
| 3 种不同视野范围核分裂计数举例 | | | | |
| 视野直径(mm) | 0.44 | | 0.59 | 0.63 |
| 视野面积(mm²) | 0.152 | | 0.274 | 0.312 |
| 核分裂计数(每 10 HPF 的核分裂数目) | 0~5 | 0~9 | 0~11 | 1 |
| | 6~11 | 10~19 | 12~22 | 2 |
| | ≥11 | ≥19 | ≥22 | 3 |

注:对腺管结构、细胞核多形性及核分裂计数 3 个指标分别进行评分:总分为 3~5 分,组织学分级为Ⅰ级;6~7 分,组织学分级为Ⅱ级;8~9 分,组织学分级为Ⅲ级。

## (五)病理学检查

1. 脱落细胞学检查

(1)乳头溢液涂片:大导管乳头状瘤常出现乳头溢液,涂片多为血性背景,故要特别注意与乳头状癌的鉴别。二者的细胞区别较困难,主要看细胞核的结构。据文献报道,裸核为癌的特点,核分裂象也是乳腺癌的重要标志。乳头溢液涂片不一定有典型特征,必须结合临床表现和其他检查协助诊断。

(2)乳头刮片:乳头刮片多运用于乳头湿疹样癌,即佩吉特病。表现为乳头表皮增生、变厚,呈原位癌改变。

(3)乳腺切片:取新鲜的活检或手术标本,必要时可分几个方面切开,用干净的载玻片在切片上轻轻按压。稍加干燥后,用 95% 的乙醇溶液固定 15 min,然后常规染色。临床上常用 HE 染色法。乳腺癌细胞的形态特点是:癌细胞排列紊乱,分布不均,细胞间多互相重叠,胞质不明显,核大而深染,染色质颗粒粗,有时可见腺样结构。乳腺切片检查简便、快捷,阳性率可达 90%,便于普及推广。但有时可能出现假阳性、假阴性。

2. 针吸细胞学检查　适用于肿块直径 2.0 cm 以上的患者,注意穿刺的方向和深度。乳腺癌的形态特点是细胞量丰富、排列紊乱、分布不均,细胞极性消失、疏密不等,有的单个存在,有的聚集成群。细胞间常相互重叠,胞质不明显。细胞核明显增大,核浆比例失调、倒置、大小不一;核的形态多种多样,常见的有圆形和卵圆形;核边缘不规则,核膜厚度不均。染色质颗粒粗大,呈块状、网状,核仁增大明显。有时可见有重要诊断价值的核分裂象。

3.活组织检查　活组织检查能够确定乳腺疾病的性质(是不是肿瘤)。若是肿瘤,则可确定肿瘤的性质(良恶性);若是恶性肿瘤,则可确定其病理学类型和癌细胞分化程度;对乳腺癌的治疗有非常重要的指导作用。

### (六)基于机器学习乳腺癌新辅助治疗后 pCR 预估模型的建立

近年来,随着乳腺癌治疗理念的不断更新,乳腺癌新辅助治疗(neoadjuvant therapy,NAT)的模式逐渐从单一的化疗,转变为不同乳腺癌分子亚型的新辅助化疗(neoadjuvant chemotherapy,NAC)、新辅助靶向治疗联合化疗、新辅助内分泌治疗等。NAT 已经越来越多地用于局部晚期或早期乳腺癌患者,并被广泛认可和接受。在国内乳腺病理和临床专家的共同努力下,《乳腺癌新辅助治疗的病理诊断专家共识(2020 版)》于 4 月 11 日正式发布,这对于目前我国精准评估新辅助治疗后病理反应具有重要的指导意义。

大多数乳腺癌患者可以从 NAT 中获益,但是仍有少数患者对治疗无反应,个别患者甚至在治疗中出现进展。因此,寻找准确预测 NAT 疗效的指标,建立 NAT 后病理完全缓解(pathological complete response,pCR)预估模型,对于个性化治疗,提高 NAT 效果具有重要意义。近年来,利用各种生物标记物预测乳腺癌辅助或新辅助治疗反应。国内外有一些研究,包括患者临床特点、病理学特征、血液循环标志物、生化指标、多基因/多蛋白质谱分析、免疫学生物标志物、影像学生物标志物等指标,但建立一个完善的、精准的乳腺癌 NAT 后 pCR 预估模型体系,仍需进一步验证研究。

1.临床特点对 NAT 反应的预测　乳腺癌患者的临床特征主要包括年龄、月经状态、BMI、家族史等。DelPrete S 等在一项 117 例乳腺癌患者的单中心回顾性研究中发现,NAT 反应与患者的绝经状态显著相关,而与年龄、肥胖等无显著相关性。这项研究由于病例数较少,并且是回顾性研究,因此具有一定的局限性。不同的是,关于肥胖,Fatih Karatas 等在肥胖与乳腺癌患者 NAT 反应的相关性指出,肥胖是患者 NAT 反应的重要独立预后因素,并且还指出肥胖可能导致接受 NAT 的乳腺癌患者无复发生存期(recurrence-free survival,RFS)和总生存期(overall survival,OS)显著降低。同时,还指出 BMI 较高(BMI 为 25 ~ 29 kg/m² 或超过 30 kg/m²)的患者具有更差的 NAT 反应。因此,肥胖患者治疗无效的可能性应引起临床医生的注意。有关 BMI,有研究指出,BMI 较低的乳腺癌患者通常表现为激素受体阳性,而 BMI 较高的患者更多为三阴性乳腺癌患者,但是这些患者对于 NAT 反应较差,并建议将 BMI 作为独立影响因素,指出 BMI 的增高与 NAT 反应呈负相关。Cynthia 等则指出,年轻女性 NAT 后更容易获得 pCR,40 岁以下女性的 pCR 率明显高于 40 ~ 49 岁以及 50 岁以上的女性,更能从 NAT 中获益。研究结果还指出,该类患者的复发风险也相对较高。但是因为其为回顾性研究,对于每种分子亚型又缺乏更精确的临床病理特征分析,同时中位随访时间相对较短,使得对于结果的可靠性方面尚需更多研究证明。

2. 病理学特征对 NAT 反应的预测　大量研究表明,NAT 反应与多种病理学特征相关。Ki-67 是存在于除外 G0 期所有细胞周期阶段的核抗原,为一种肿瘤增殖标志物,即使在激素受体(hormone receptor,HR)阳性患者中,高增殖性肿瘤也对化疗高度敏感。治疗前的 Ki-67 水平可能是 NAT 反应的潜在预测因素。实际上,一些研究已经证实,不同患者组中均可观察到较高水平的 Ki-67 表达与更好的治疗反应及更高的 pCR 率显著相关,且指出与 HER-2 阳性和三阴性乳腺癌(TNBC)患者相比,较高水平 Ki-67 表达的 ER阳性患者更有可能显示出对 NAT 的反应。此外,最近的研究表明,淋巴管浸润及 HR 阳性与 NAT 不良反应显著相关,HR 阳性状态与 pCR 呈负相关,同时该研究结果还发现,对于接受曲妥珠单抗作为 NAT 辅助治疗的患者中,HER-2 过表达的患者具有更高的pCR 率。

美国癌症联合委员会(The American Joint Committee on Cancer,AJCC)TNM 分期系统可以作为接受 NAT 的乳腺癌患者的一种实用且可重复的病理评估方法。Carey 等应用该系统对 132 例存在残留疾病的患者进行了 NAT 后病理学评估,并且观察到较高分期与无远处转移生存期(distant disease-free survival,DDFS)之间存在关联。此外,I-SPY 1 试验数据集比较了 pCR、残余肿瘤负荷系统(residual cancer burden,RCB)和美国癌症联合新辅助治疗分期系统(American Joint Committee on Cancer post-neoadjuvant therapy staging,yAJCC)系统的预后价值,指出 RCB 和 yAJCC 系统均确定了复发风险较高的患者组,尤其是当考虑分子亚型时。

此外,在当前的临床实践中,根据免疫组化分析可将乳腺癌分为 4 种分子亚型。乳腺肿瘤的分子亚型是临床实践中重要的生物标志物,有利于选择可能从 NAT 中受益更多的患者。已有相关研究表明,乳腺癌分子亚型可显著影响 NAT 后患者的预后,也已证实其对 NAT 患者的诊断具有独立的预测和预后价值。尽管,TNBC 和 HER-2 阳性肿瘤患者显示出比管腔亚型具有更高 NAT 反应及 pCR 率,但是管腔亚型的转归总体是较好的。Díaz-Casas 等报道了达到 pCR 的患者的 OS 更长,但这仅在 TNBC 患者中具有统计学意义。另外,Meyers 等指出基底样亚型患者局部区域复发(Locoregional recurrence rate,LRR)率高,建议提供更强的局部治疗以改善预后。尽管 pCR 率在 TNBC 患者组中最高,但是,NAT 后 TNBC 亚组的存活率较其他亚型组更差。

3. 血液循环标志物对 NAT 反应的预测　Chao Ni 等在早期乳腺癌中循环肿瘤细胞(circulating tumor cells,CTC)与 NAT 反应相关性的前瞻性研究中,指出 CTC 可以作为早期乳腺癌 NAT 有效性的独立预测因素,CTC 阳性与患者的年龄、肿瘤大小、TNM 分期及分子分型相关。此外,最重要的是,基于 CTC 动态评估中发现,在 CTC 患者中,客观缓解率(objective response rate,ORR)和 pCR 的发生率要高得多,对于 NAT 后可观察到阳性CTC 转换为阴性 CTC 患者的 pCR 率显著高于其他组患者,为 CTC 状态与早期乳腺癌NAT 总体缓解率之间的相关性奠定了研究基础。

循环肿瘤 DNA(circulating tumor DNA,ctDNA)是一种新的循环肿瘤生物标志物,可以类似于 CTC 的方式用作预后生物标志物。但 Jordan Madic 等人联合 TNBC 中 *TP*53 突变的高患病率来比较转移性 TNBC 患者的 ctDNA 和 CTC 检测率及预后价值的研究中发现,ctDNA 水平对进展时间(time to progression,TTP)或 OS 没有预后影响,而 CTC 数量与 OS 相关,却与 TTP 相关性很小。但在 Timothy M. Butler 等人在新辅助治疗之前、期间和之后测量 ctDNA 的丰度,以确定 ctDNA 的水平和组成是否可以预测对治疗的反应的研究中,对 10 名接受 NAT 的局部晚期乳腺癌妇女的 ctDNA 水平进行了监测。NAT 期间 ctDNA 的动态显示,达到 pCR 的患者的 ctDNA 水平迅速下降,而未达到 pCR 的患者通常表现出 NAT 后残留 ctDNA 的证据,并且在接受 NAT 后,2/3 的 ctDNA 显著增加的患者出现了快速复发(NAT 开始不到两年)。以上结果提示在 NAT 期间,ctDNA 水平有助于监测微小残留病灶,对于 NAT 反应的预测有重大意义。

4. 生化指标对 NAT 反应的预测　血清肿瘤标志物癌胚抗原(carcinoembryonic antigen,CEA)和癌抗原 15-3(cancer antigen 15-3,CA15-3)在临床实践中广泛用于检测转移性乳腺癌的复发以及疗效的检测。血清 CEA 和 CA15-3 是早期手术乳腺癌的重要预后标志物。Yukie Fujimoto 等人在 NAT 后非 pCR 患者的预后标志物中发现,残余浸润灶大小及血清 CA15-3 水平的组合似乎是非 pCR 患者不良预后的重要且独立的预测指标。近来,越来越多的研究报道了一些蛋白水平表达也与 NAT 反应相关。缺氧诱导因子-1α 受体(hypoxia-inducible factor-1alpha,HIF-1α)蛋白阴性表达被证明为 pCR 的独立预测因子,在接受 NAT 的乳腺癌中,HIF-1a 的缺乏与更好的病理反应有关。Asano 等人的研究则发现程序性死亡受体配体 1(programmed death ligand 1,PD-L1)在 TNBC 中显著富集,PD-1/PD-L1 的高表达与较高的非 PCR 率相关,而 PD-1/PD-L1 低表达的患者的 OS 和 DFS 较长,尤其是对于 TNBC 患者。因此,PD-L1 水平可作为接受 NAT 的患者达到 pCR 的预测指标。

此外,体内一些基因水平的状态也与 NAT 反应的预测因素相关。一项基于揭示 TNBC 患者的 RNA 特征,即通过分析较长的非编码 RNA(long noncoding RNA,lncRNA)及编码基因的表达来预测 NAT 反应的相关研究报道,从 Gene Expression Omnibus 数据库中获得了 26 例接受 NAT 的 TNBC 患者的数据集,根据 pCR 及非 pCR 患者的基因表达探讨对 NAT 的不同反应,结果指出仅使用由 lncRNABPESC1 和编码基因 WDR72 及 GADD45A 组成的反应评分便可有效预测接受 NAT 的 TNBC 患者的病理反应,这为后续进一步的研究提供了基础。而 Rau′lGarc 等人的研究中则发现,与非 pCR 患者组相比,在达到 pCR 的患者中,miR-143 表达水平显著降低,且 NAT 前低水平的 miR-143 与患者无病生存期增加相关。miR-143 可能是对 NAT 反应的潜在预测因子,并且可能充当多种信号网络的调节剂,以抑制乳腺癌中的细胞增殖和迁移。

5. 多基因/多蛋白质谱分析对 NAT 反应的预测　近年来,多基因/多蛋白质谱分析在乳腺癌 NAT 反应中的预测价值越来越受到关注。在 ER/PR+HER-2(-)乳腺癌中,PAM50ROR 评分和 OncotypeDX 复发风险评分(RS)被证明对其辅助治疗具有预后和预测意义。Alexandra Schulz 等研究了治疗前穿刺活检标本中基因表达特征在预测 pCR 中的作用。该研究利用 nCounter(Nanostring® Technologies,Seattle CA)平台对 269 个乳腺癌相关基因和 11 个管家基因进行 RNA 分析。ROC 切点分析显示 ROR-score 和 RS 的预测得分相似,OncotypeDX 的增殖特征也可预测 pCR。ROR-或 RS-score 的其他子标记对

pCR 的预测不显著。在 pCR *vs* non-pCR 的 logistic 模型中,对 269 个基因整体数据集的基因差异表达分析发现 36 个上调基因是有意义的。其中最显著的 pCR 预测基因是两个检查点激酶基因,*CHEK*1 和 *PIM*2。它们都参与了 DNA 损伤反应通路和有丝分裂的调控。另外与 pCR 相关的 34 个基因在穿刺活检中受到显著抑制,其中有几个参与雌激素信号通路,比如 *ANKRD*30A 和 *TFF*3。研究者认为基因表达分析可显著改善治疗前活检组织新辅助化疗的预测,其中增殖和雌激素途径相关基因发挥主要作用。

除此之外,一些研究也评价了 MammPrint/BluePrint 评分对乳腺癌 NAT 的影响因素。在 NBRST 试验中,根据 MammaPrint/BluePrint 评分将患者分为 4 种分子亚型,对比其与传统的临床 ER/PR+HER-2(-)(luminal 型)患者对 NAT 的敏感性。研究发现,临床 luminal 型新辅助治疗后 pCR 率仅为 11%,经过 MammaPrint/BluePrint 评分划分出的基底样型乳腺癌患者 pCR 率高达 32%。18% 的临床 luminal 型患者被重新分为不同的亚组,这些患者对 NAT 的反应率明显升高。因此,准确的分子分型对提高临床 pCR 率非常重要,MammaPrint/BluePrint 评分可以辅助选择治疗方式,从而提高 pCR 率。以铂类为基础的 NAC 可改善 TNBC 的 pCR。之前的研究表明,DNA 同源重组缺陷(HRD)是预测 ER 阴性乳腺癌中 pCR 的潜在生物标志物。因此,杨文涛教授团队尝试建立一个 HRD 基因表达评分来预测 TNBC 中肿瘤对以铂类为基础的 NAC 的敏感性。研究者回顾了接受以铂类为主的 NAC 治疗 127 例 TNBC 患者,对 NAC 前粗针穿刺活检标本中 *RAD*51、*XRCC*5、*RIF*1、*PARPBP*、*PARP*1、*BRCA*1 等 HRD 相关基因表达水平进行分析,建立随机森林模型,估算各基因表达水平和临床病理因素的权重,将样本随机分配至训练集和验证集,构建并选择最佳模型。最终建立 4 个基因(*BRCA*1、*XRCC*5、*PARP*1、*RAD*51)表达特征评分系统,该评分系统中评分较高的 TNBC 与评分较低的 TNBC 相比,达到以铂类为基础的 NAC 的 pCR 可能性几乎增加 4 倍。该研究表明以 qRT-PCR 为基础的 4 个基因评分是 TNBC 患者以铂类为基础的 NAC 的有效预测因子。

6. 免疫学生物标记物对 NAT 反应的预测 对于肿瘤浸润淋巴细胞(tumor infiltrating lymphocytes,TILs)与乳腺癌 NAT 的疗效关系,已有多项临床试验对此进行了分析。临床研究结果表明 TILs 与新辅助化疗的疗效以及预后具有相关性,且在不同亚型中作用不同。在侵袭性更强的乳腺癌亚型中[TNBC 或 HER-2(+)乳腺癌],TILs 对新辅助化疗的疗效预测作用更明显。

首先,在 TNBC,TILs 是 pCR 强有力的预测标志,即高 TILs 时 pCR 率亦高,且这种高 pCR 率在 TNBC 可以转变成生存获益,即患者 DFS 延长。Ono M 等分析了 180 名新辅助化疗的乳腺癌患者,在 TNBC 和 HER-2(+)患者当中,TILs 明显高于 HR+/HER-2(-)患者,并且 pCR 率在 TNBC(32%)和 HER-2(+)(21%)患者中要高于 HR+/HER-2(-)(7%)的患者。Castaneda CA 等也通过对 98 名行新辅助化疗的 TNBC 患者的分析,得出结论:高 TILs 预示着高 pCR 率和良好的预后。由此可以推测,在 TNBC 中,高 TILs 预测着 NAT 的有效率高,并且预示着生存获益。

其次,在 HER-2 过表达乳腺癌患者中也做了类似研究。Barbara 等分析了 498 名 HER-2 过表达新辅助化疗乳腺癌患者,发现 TILs 高的 HER-2(+)乳腺癌患者和 TILs 低者相比,在新辅助化疗后 pCR 率更高,且无论是单因素还是多因素分析,TILs 均是 HER-2(+)乳腺癌患者新辅助化疗疗效的独立预后因素。Anne-Sophie Hamy 等及 Liu 等的研究也得到了相似的结论,即在 HER-2(+)新辅助化疗乳腺癌中 TILs 能提高 pCR 率,且与预后密切相关。因此,HER 过表达乳腺癌中的高 TILs 也是 NAT 有效的指标。

最后,在 Luminal 型乳腺癌中,有学者研究证明肿瘤浸润淋巴细胞高的乳腺癌与高 pCR 有关。但也有人得出了相反的结果,一项包含 3 251 名乳腺癌患者的 Meta 分析结果显示:高 TILs 在 TNBC 和 HER-2(+)乳腺癌中预示着高 pCR 率,但是在受体阳性乳腺癌中二者并没有这种关系。

不同类型 TILs 对乳腺癌 NAT 疗效的预测作用也不同,目前我们比较关注的是 Foxp3+的调节性 T 细胞(Tregs)。关于 Foxp3+Tregs 在乳腺癌新辅助化疗疗效的研究中,有学者发现新辅助化疗前粗针穿刺标本中的高 Foxp3+Tregs 与低 pCR 率有关。而 Asano 等通过对 177 例乳腺癌新辅助化疗患者的分析显示 CFR(CD8/Foxp3+ratio)高的患者 pCR 率明显高于 CFR 低的患者。这些研究说明 Tregs 可以作为乳腺癌新辅助化疗疗效的预测因子,但到底是正向还是负向指标,目前并未明确。

7. 影像学生物标志物对 NAT 反应的预测　不同的影像学方法及成像方式可用于评估和预测乳腺癌患者对 NAT 的反应,乳房磁共振成像(MRI)被认为是用于肿瘤评估和反应预测的最准确的成像方式。

Granzier 等回顾了 16 项研究,包括 1 636 名患者,分析了基于 MRI 的影像组学质量评分(RQS)对乳腺癌 pCR 率的评估。研究结果显示 RQS 评分为 0 ~ 41.2%,各个研究对肿瘤的区域分割、特征选择和模型的建立不同,其结果具有异质性。对增强 $T_1$ 加权序列分析显示,是表现最好的个体特征,AUC 值在 0.83 ~ 0.85。基于 logistic 回归分析的最佳多变量预测模型的有效 AUC 为 0.94。因此,这种基于 MRI 的影像组学 RQS 评分可以有效地评估 pCR 率。近年来,有关 PET/CT 影像组学特征在乳腺癌 NAT 病理反应预测中的应用也有报道。Lidija Antunovic 等对 79 例进行 NAC 治疗的乳腺癌患者的 18 F-FDGPET-CT 结果进行了分析,在 PET 图像上勾画原发病灶,并使用 LIFEx 软件提取一级、二级和更高级别图像特征。用多元 logistic 回归模型分析这些参数与 pCR 的关系。结果显示 HER-2(+)和三阴性乳腺癌患者比 luminal 型患者更有可能实现 pCR。PET 影像学特征与 pCR 的相关性提示 PET 影像组学特征可作为局部晚期乳腺癌患者 pCR 的潜在预测指标。

8. 利用人工智能(AI)辅助评估乳腺癌 NAT 反应　机器学习提高医疗诊断准确性的潜力越来越被关注,新型的机器学习技术具有从复杂的医学成像数据集中提取临床相关信息的潜力。在病理领域,全切片扫描仪已实现了亚微米分辨率的组织学样本的精确数字化,从而可以使用机器学习算法对标本进行计算机分析。之前已有研究利用人工智能通过使用肿瘤样本图像作为输入的机器学习方法来预测乳腺癌患者的预后。在这项研究中,纳入了 1 299 例原发乳腺癌患者的样本,通过将样本分为低或高数字风险评分(DRS)组进行预测。将 868 名患者的样本图像通过对结果分类进行训练,并在 431 名患者的测试集中评估和比较病理专家分类。结果显示,DRS 分组的准确度为 0.60(95% CI

为 0.55～0.65），而基于相同样本的病理专家预测的准确度为 0.58（95% CI 为 0.53～0.63）。这表明机器学习算法可以从肿瘤组织学中提取与预后相关的信息，以补充目前用于乳腺癌的预后因素。

除了上述影像学基于人工智能辅助评估乳腺癌 NAT 反应，以及机器学习评估乳腺癌患者的预后，目前，在病理方面利用人工智能预测 pCR 反应还是一个全新的领域，但基于之前的研究，我们发现人工智能辅助评估 pCR 已经成为可能。在今年的 USCAP 会议上，David Dodington 等进行了一项原理循证研究，以确定数字病理平台和人工智能的肿瘤细胞核自动检测是否可以预测肿瘤对 NAC 的反应。研究者从所在机构中选取 2010—2017 年接受 NAC 的乳腺癌患者标本进行回顾性队列研究，筛选出 22 例 pCR 病例和 21 例病理部分缓解（pPR）病例，找出 NAC 前的乳腺粗针穿刺活检组织，通过人工在整个扫描切片图像上手动标注浸润癌，以作为训练 AI 算法的基本依据，使用具有 U-Net 架构的卷积神经网络将图像分解为包括肿瘤细胞核在内的肿瘤成分。混淆矩阵评估证实了 AI 算法的有效性。在 pCR 和 pPR 组之间，年龄、绝经状态、肿瘤大小、多灶性、组织学分级、三阴性肿瘤的比例、化疗类型或接受的周期数没有显著差异。但是，pCR 组与 pPR 组相比，ER/PR 阳性者明显更少，而 HER-2 阳性者更多。通过我们的 AI 算法评估的平均肿瘤核计数，在 pCR 组中显著更高（$P<0.05$）。然后进行多因素 logistic 回归，控制已识别的混杂因素，包括 ER/PR 状态和 HER-2 状态。总体而言，该模型分类具有显著性差异，并正确分类了 77% 的病例，与传统病理的研究结果具有较高的一致性。平均每多检测到 1 个肿瘤细胞核，实现 pCR 的可能性大约增加了 1 倍。该研究最后指出，使用数字病理学和 AI 进行的自动肿瘤细胞核检测可以成功地预测乳腺癌患者在 NAC 后的 pCR。考虑到其他肿瘤和微环境的特征，未来研究将考虑开发越来越准确的工具来预测肿瘤反应。综合以上分析，我们发现 NAT 反应预测指标包括很多方面，传统的病理学特征及生物标志物预测 NAT 反应具有十分重要的价值，HER-2 阳性、ER 阴性、PR 阴性往往预示着更有可能达到 pCR。另外，较高的 Ki-67 指数也可能预示着更高的 pCR 率。某些生物标志物虽然可能是 pCR 的预测因素，但与长期预后的关系，还需更深入的实验验证。

随着分子技术的不断进步，多基因检测越来越多地应用于临床实践，不同的多基因检测可以提高与临床病理因素相关的风险判别和临床预后的预测。多基因检测已在辅助治疗环境中得到诸多验证，包括 ctDNA 检测在内的新的分子检测手段的运用也展示了在 NAT 阶段的 ctDNA 的变化与手术切除标本的病理反应的相关性。相信随着研究的深入，DNA/RNA 层面的分子检测在 NAT 的预测价值也将得到进一步的体现。

目前，人工智能领域在各种应用中都在迅速增长，其在病理学方面的应用也在逐步推广，而有关 NAT 反应的预测，我们在此次 USCAP poster 中也看到基于肿瘤细胞核检测的 AI，成功地预测乳腺癌患者在 NAC 后的 pCR。正如一开始我们提到的，NAT 反应可能与诸多生物标志物都可能有一定的关系，如何更好地将临床特征、病理特征、生化指标、影像学、多基因/蛋白质谱分析、免疫学等生物标志物进行有效的分析结合，以获得最佳预测效果，是我们面临的一项重要挑战，而人工智能在数据学习及分析方面有着天然优势，利用 AI 开发越来越准确的工具来预测 NAT 反应有着巨大的应用价值。

总之,预测乳腺癌 NAT 后 pCR 的生物学指标各有利弊,人工智能辅助评估乳腺癌 NAT 反应势在必行,为临床实践提供切实可行的乳腺癌新辅助治疗后 pCR 预测模型尚需要长时间、大数据的积累和研究。

## 四、临床表现

### (一)早期乳腺癌

1. 症状

(1)部分早期乳腺癌患者虽然在乳房部尚未能够触摸到的明确肿块,但常有局部不适感,特别是绝经后的女性,有时会感到一侧乳房轻度疼痛不适,或同侧肩背部发沉、酸胀不适,甚至牵及同侧的上臂。

(2)乳房肿块:肿块较硬,早期较小,可活动,一般无明显疼痛,少数有阵发性隐痛、钝痛或刺痛。

(3)乳腺外形改变:可见肿块处局部皮肤隆起,有的局部皮肤呈橘皮样变,甚至水肿、变色、湿疹样改变等。

(4)乳头回缩:乳房皮肤有轻度的凹陷,乳头糜烂、乳头不对称,或乳房的皮肤有增厚变粗、毛孔增大现象——橘皮征。

(5)乳头溢液:对溢液呈血性、浆液血性时应特别注意做进一步检查。

2. 体征

(1)乳房发现较小肿块,局部肿胀或局部组织增厚。

(2)乳房大小和形态发生改变。

(3)乳房皮肤颜色或质地改变,如皮肤凹陷、橘皮样变或湿疹样变。

### (二)晚期乳腺癌

1. 症状

(1)乳房肿块增大:随着癌细胞的不断分裂,乳腺肿块也越来越大。当肿块累及皮肤和周围组织时,可使乳房悬韧带缩短,进而使肿瘤表面的皮肤受到牵拉而收缩,皮肤表面出现浅的凹陷,状若面颊的酒窝,故称"酒窝征"。肿瘤侵犯皮下淋巴管时,可导致淋巴管阻塞,使局部皮肤增粗变厚,毛孔增大,外观颇似橘皮,故称"橘皮样变"。癌细胞在皮下淋巴管扩散时,可使肿瘤周围出现多个结节。当这些结节互相融合时,整个皮肤变硬,称为"铠甲样变"。

(2)淋巴结转移:乳腺癌发展到一定阶段,癌细胞可沿淋巴管向乳房外转移,而引起相关淋巴结肿大。最常见的是同侧腋窝淋巴结肿大。较早肿大的淋巴结质硬、无痛、活动,随着病程的进展,肿大的淋巴结互相融合成团,并向锁骨上、下淋巴结转移。若癌细胞阻塞了多数淋巴管,则会出现同侧上肢水肿。

(3)血运转移:病程进展到了晚期,癌细胞通过血液循环转移至肺、骨、脊柱、肝、脑等处,引起相应的症状。向肺转移时可出现咳嗽、咯血、气急等;向骨转移时可引起局部疼痛、运动障碍等;向脊柱转移时可出现病理性压缩致骨折,造成截瘫;向肝转移时可引起腹胀、肝大、腹水;向脑转移时可造成剧烈头痛、抽搐、呕吐等颅压升高的症状。

(4)全身症状:由于肿瘤的消耗,患者可出现严重消瘦、乏力、纳差、贫血等恶病质状态。

2.体征 中晚期乳腺癌患者两侧乳房不对称,患侧抬高,乳腺皮肤可有橘皮样变,乳头可内陷。乳房可触及境界较清楚的肿块,质硬,不规则,可有一定的活动度。压痛一般不明显。同侧腋窝可触及肿大、质硬的淋巴结,或淋巴结融合成团样肿块。同侧锁骨上或下可触及肿大淋巴结,活动度差。少数患者可出现患侧上肢水肿。晚期患者多呈贫血貌、消瘦,患侧乳房可出现水肿、破溃,乳头内陷。肿块触之质硬如石,无活动性,腋窝或锁骨上下可触及融合成团的肿大淋巴结,少数患者可出现胸水、腹水等体征。对于肿块应从以下6个方面了解:部位、数目、大小、边界、硬度、活动度。淤肿块的部位,乳腺以乳头为中心,做一"十"字交叉,可将乳腺分为内上、外上、内下、外下及中央(乳晕部)5个区。乳腺癌以外上多见,其次是内上,内下、外下较少见。肿块的数目:乳腺癌以单侧乳腺的单发肿块为多见,单侧多发肿块及原发双侧乳腺癌临床上并不多见。但随着肿瘤防治水平的提高,患者生存期不断延长,一侧乳腺癌术后,对侧乳腺发生第二个原发肿瘤的机会将增多。肿块的大小:早期乳腺癌的肿块一般较小,有时与小叶增生或一些良性病变不易区分。但即使很小的肿块有时也会累及乳腺悬韧带,而引起局部皮肤的凹陷或乳头回缩等症状,较易早期发现。以往因医疗保健水平较差,来就诊时,肿块往往较大。现今,随着乳腺自我检查的普及和普查工作的开展,临床上早期乳腺癌有所增多。

肿块的边界:乳腺癌绝大多数呈浸润性生长,边界欠清。有的可呈扁平状,表面不光滑,有结节感。但需注意的是,肿块越小,上述症状越不明显,而且少数特殊类型的乳腺癌可因浸润较轻,呈膨胀性生长,表现为光滑、活动、边界清楚,与良性肿瘤不易区别。肿块的硬度:乳腺肿块质地较硬,但富于细胞的髓样癌可稍软,个别也可呈囊性,如囊性乳头状癌。少数肿块周围,有较多脂肪组织包裹触诊时有柔韧感。肿块的活动度:肿块较小时,活动度较大,但这种活动是肿块与其周围组织一起活动,纤维腺瘤活动度不同。若肿瘤侵犯胸大肌筋膜,则活动度减弱;肿瘤进一步累及胸大肌,则活动消失。让患者双手叉腰挺胸使胸肌收缩,可见两侧乳腺明显不对称。晚期乳腺癌可侵及胸壁,则完全固定,肿瘤周围淋巴结受侵,皮肤水肿可以呈橘皮状,称"橘皮征",肿瘤周围皮下出现结节称"卫星结节"。

# 五、实验室检查

## (一)生化检查

早期无特异性血生化改变,晚期累及其他脏器时,可出现相应的生化指标的变化。如多发骨转移时,可出现碱性磷酸酶升高。

### (二)肿瘤标志物检测

CA15-3、癌胚抗原是乳腺癌中应用价值较高的肿瘤标志物,主要用于转移性乳腺癌患者的病程监测。CA15-3 和癌胚抗原联合应用可显著提高检测肿瘤复发和转移的敏感性。由于其对局部病变的敏感性低,且在某些良性疾病和其他器官的恶性肿瘤中也可升高,因此不适合用于乳腺癌的筛查和诊断。

### (三)乳腺癌分子标志物的研究进展

#### 1. 预后判断分子标志物

(1)Oncotype DX:Oncotype DX 又称为 21 基因检测,是目前乳腺癌应用最广泛的多基因检测技术。该检测通过用逆转录聚合酶链反应( reverse-transcriptase polymerasechain reaction,RT-PCR)检测 21 个基因的表达水平,包括 16 个目标基因和 5 个内参基因。其中,5 个内参基因( *GAPDH*、*ACTB*、*GUS*、*RPLPO*、*TFRC*)用于标准化目标基因表达水平;16 个目标基因包括:增殖相关基因( *Ki-67*、*STK15*、*Survivin*、*Cy-cline*1、*MYBL2*);侵袭相关基因( *Stromelysin*3、*CathepsinL*2);*Her-2* 相关基因( *GRB7*、*Her-2*);雌激素相关基因( *ER*、*PR*、*Bcl-2*、*SCUBE2*);其他( *GSTM1*、*BAG1*、*CD68*)。通过分析 21 个基因的表达程度,建立了分值为 0～100 的复发风险评分标准( recurrence score,RS)。根据 RS 评分与 10 年复发风险之间的关系,将乳腺癌患者分为低复发风险组( RS<18)、中复发风险组( RS 为 18～30)和高度复发风险组( RS≥30)。

Oncotype DX 预后判断的价值已经在多项前瞻性临床研究中得到了验证。TAILORx 研究结果显示,淋巴结阴性、雌激素受体( estrogen receptor,ER)阳性、人类表皮生长因子受体-2( human epidermal growth factor receptor-2,HER-2)阴性、RS<11 的患者复发风险很低,5 年无疾病生存率高达 93.8%,5 年生存率为 98%。另外有一项前瞻性临床研究纳入了 HER-2 阴性、淋巴结阳性或者淋巴结阴性的高危复发风险人群。这些患者 RS 评分<11,结果发现尽管这些患者没有经过辅助化疗,3 年无疾病生存率仍能达到 98%。

除了预后判断,Oncotype DX 的另外一项重要功能就是指导辅助化疗。NSABP B20 和 SWOG8814 研究探讨了通过 Oncotype DX 指导术后辅助化疗的价值,这两项研究都纳入了 ER+/HER-2(-)的乳腺癌患者,结果发现 RS 评分高的患者能够从辅助化疗中获益,RS 评分低的患者从化疗中获益很少,但是对于 RS 评分为中危复发风险的患者是否能从化疗中获益并不确定。TAILORx 研究正在探索对 ER+/HER-2(-)且淋巴结转移阴性的患者 RS 中风险对辅助化疗的获益情况,对患者进行 21 基因检测,计算 RS,对 RS≤10 的患者采用内分泌治疗;RS≥26 的患者采用化疗和内分泌治疗;RS 为 11～25 的患者随机分为两组,对照组接受化疗和内分泌治疗,实验组接受内分泌治疗。2018 年 6 月美国临床肿瘤学会(ASCO)年会报道了该试验的初步结果,激素受体阳性、HER-2 阴性、腋窝淋巴结无转移、21 基因复发评分 11～25 的患者中,单纯内分泌治疗不差于化疗联合内分泌治疗。另外 RxPONDER 研究进一步探索了 ER+/HER-2(-)、淋巴结转移 1～3 个的患者 RS≤25 对辅助化疗的获益的情况。

（2）MammaPrint：MammaPrint 与 Oncotype DX 检测一样，在判断早期乳腺癌复发风险、指导辅助化疗方面已经得到了广泛的验证。MINDACT 研究入组了 6 693 例腋窝淋巴转移阴性或者 1~3 个腋窝淋巴结转移的早期乳腺癌患者，通过 MammaPrint 检测 70 个基因的表达水平，根据检测结果将乳腺癌患者分为复发风险高低两组。结果显示，临床病理特征评估高复发风险，但是 MammaPrint 评估为低复发的风险的患者预后很好，5 年的无远处转移生存率为 94.7%。这就说明 MammaPrint 相对传统预后标志物有更好的预测价值，应用 MammaPrint 与临床传标志物相比，将会减少 14% 的辅助化疗，在临床判断的高风险人群中通过 MammaPrint 检测标准 46% 的患者不需要行辅助化疗。

（3）尿激酶型纤溶酶原激活剂（uPA）和纤溶酶原激活物抑制剂-1（PAI-1）：与多基因检测相比，uPA 和 PAI-1 检测是更简便、更经济的检测方法。通过 ELISA 方法检测肿瘤组织中 uPA 和 PAI-1 蛋白水平即可。uPA 和 PAI-1 蛋白水平高的患者预后明显差于蛋白水平低的患者。最近有一项荟萃分析纳入了 18 项研究，总共 8 377 例淋巴结转移阴性的早期乳腺癌患者，结果进一步验证了 uPA 和 PAI-1 的预后价值。EGTM 和 ASCO 指南都推荐，uPA 和 PAI-1 蛋白水平可以作为预后指标，并且指导激素受体阳性、HER-2阴性和淋巴结转移阴性乳腺癌患者的辅助化疗。

2. 疗效预测标志物

（1）内分泌治疗：目前，ER 和孕激素受体（progesterone receptor，PR）仍然是预测乳腺癌患者内分泌治疗疗效最好的指标，也是临床上浸润性乳腺癌患者必须检测的指标。尽管如此，仍有相当一部分激素受体阳性的乳腺癌患者对于内分泌治疗耐药。因此需要寻找更多的生物标志物来精确指导内分泌治疗。既往研究通过对乳腺癌转录组数据分析找到了一些内分泌治疗耐药相关基因：*AKT*1，*AKT*2，*BCAR*1，*BCAR*3，*EGFR*，*ERBB*2，*GRB*7，*SRC*，*TLE*3 和 *TRERF*1。

目前我们对内分泌治疗耐药的机制认识主要包括：ER 结构和功能异常，如雌激素受体 1（ESR1）体细胞突变或扩增，大量研究表明 *ESR*1 突变与三苯氧胺和芳香化酶抑制剂耐药有关，可能对氟维司群敏感；生长因子通路激活，例如 *ERBB*2、*EGFR*、*FGFR* 等突变或者扩增，以及下游信号分子 PI3K（PIK3CA、mTOR）突变；细胞衰老和凋亡相关基因突变：例如 *TP*53 突变；其他导致分子环境改变或药物代谢异常的因素，例如 *CYP*2D6 基因的多态性可以影响三苯氧胺的代谢，从而导致携带不同基因型的乳腺癌患者对三苯氧胺的反应性不同，进而影响患者的预后。最近一项回顾性临床研究表明中国汉族乳腺癌患者携带 CYP2D6 * 10 基因型与三苯氧胺疗效有关，CYP2D6 * 10 基因型杂合子的 5 年无病生存率显著降低。

（2）靶向治疗

1）抗 HER-2：*HER*-2 基因扩增或者蛋白过表达是临床上进行抗 HER-2 治疗的指针。尽管如此，临床上仍有近 50% 的晚期 HER-2 阳性乳腺癌患者对曲妥珠单抗无效，约 30% 的早期 HER-2 阳性乳腺癌患者对曲妥珠单抗辅助治疗耐药。因此，需要更多的生物标志物来更准确地预测对曲妥珠单抗以及其他抗 HER-2 疗法的反应。PIK 通路改变与抗 HER-2 治疗耐药有关，对这部分患者增加 PIK3CA 或者 mTOR 抑制剂能一定程度地克服耐药。PTEN 缺失对抗 HER-2 耐药还存在一定争议,需要更多的转化研究来证实。除了 HER-2 基因扩增或者蛋白过表达,HER-2 点突变也是激活 HER-2 通路的另一种重要方式,但是临床上 HER-2 点突变往往发生在 HER-2 未扩增的患者中,而不表现为蛋白过表达,HER-2 未扩增但是点突变的患者对抗 HER-2 治疗有效,今后可能成为抗 HER-2 治疗的另外一个靶点。有意思的是 HER-2 扩增患者中携带点突变,对于抗 HER-2 治疗是耐药的,尤其是单抗类药物,这可能与 HER-2 突变特征有关,发生于细胞内的突变能够进一步激活下游的信号通路,因此对结合在胞外的单抗类药物耐药,但是对不可逆酪氨酸激酶抑制剂敏感,该结论还需要进一步验证。

2)PIK 通路抑制剂:PIK 通路改变与内分泌治疗和 HER-2 靶向治疗耐药相关,因此联合 PIK 通路抑制剂治疗克服内分泌治疗和靶向治疗耐药是临床上的常用策略。依维莫司是目前临床上应用比较广泛的 mTOR 抑制剂,Bellero 的转换研究探索了 PIK3CA 突变与依维莫司疗效的关系,结果发现 PIK3CA 突变的患者与野生患者相比,对依维莫司治疗的反应相当。其他的依维莫司转化研究也支持 Bellero2 转化研究的结果,也就是说 PIK3CA 体细胞突变并不能作为依维莫司的疗效预测标志物,但是这些研究都是采用了手术后的组织检测 PIK3CA 突变,而这些患者是在晚期转移以后才接受了依维莫司治疗,由于存在瘤内时间和空间的异质性,手术组织的 PIK3CA 突变预测晚期乳腺癌患者依维莫司疗效并不合适。而 ctDNA 可以代表全身各处肿瘤组织的突变情况,克服瘤内异质性,我们前期进行了一项回顾性研究,结果发现循环肿瘤 DNA(circulating tumor DNA,ctDNA)中 PIK3CA H1047R 突变的患者依维莫司疗效相对其他突变类型和野生型患者更好。

(3)化疗:化疗药作用更加广泛,没有特异的靶点,因此也很难找到很好的标志物来预测疗效。目前相对比较明确的是 BRCA1/2 等损伤修复基因突变与铂类药物敏感有关。另外 DNA 拓扑异构酶Ⅱ(TOP2a)与 ERBB2 共扩增的患者对蒽环类药物耐药。

(4)循环肿瘤 DNA:ctDNA 是肿瘤组织释放入血的 DNA 片段,相比于组织活检,ctDNA 具有无创,并能实时动态获取的优点,同时 ctDNA 能够一定程度上克服组织取样异质性的问题。

1)肿瘤早期诊断:通过检测血液中 ctDNA 的突变情况可以在影像学检测到病灶之前诊断肿瘤,但是由于 ctDNA 只是外周血游离 DNA 中很少的一部分,而早期患者肿瘤负荷低,很难检测出血液中低频突变。最近有一项研究检测了 640 例泛癌种 ctDNA 的含量,结果 43% ~78% 的患者检测出突变,因此通过 ctDNA 检测早期诊断需要探索更加灵敏的检测方法。

ctDNA 早期诊断的另外一个挑战:肿瘤相关的体细胞突变会随着年龄的增加而累积。比如血液系统肿瘤相关体细胞突变在 65 岁以上的人群中发生率高达 10%,这种突变与血液系统肿瘤发生相关,但是从突变发生到肿瘤形成还需要很多因素的参与,因此突变累积导致肿瘤增加的绝对风险并不高,大约在每年增加 1%。因此我们在检测 ctDNA 需要考虑年龄对突变造成的影响,这样才能避免 ctDNA 检测给患者带来的不必要的恐慌和额外的影像学检测带来的辐射。

2）监测复发：通过检测手术组织的 DNA 突变，然后监测 ctDNA 中的突变，可以早期发现疾病复发。研究发现监测术后 ctDNA 中的特定突变能够比临床上早 7.9 个月发现肿瘤复发。

3）预测耐药：ESR1 是内分泌治疗耐药相关的基因，SoFEA 研究发现 ctDNA 检测 *ESR*1 突变阳性的患者中，氟维司群效果要明显优于依西美坦，而 ESR1 野生型患者氟维司群和依西美坦疗效相当。PALOMA-3 研究中比较了氟维司群联合 CDK4/6 抑制剂对比联合安慰剂的疗效，结果发现 ctDNA 检测 *ESR*1 突变组野生型患者中，帕博西林疗效相当，也就是说 CDK4/6 抑制剂不受 *ESR*1 突变状态的影响。另一项研究发现 ctDNA 检测 *ESR*1 *D*538 *G* 突变的患者更能从 mTOR 抑制剂依维莫司联合依西美坦治疗中获益，但是 ESR1 Y537 并没有这样的相关性。

4）实时动态监测药物疗效：ctDNA 伴随肿瘤治疗会发生很大的变化，这种变化与肿瘤负荷呈正相关。2013 年有一项研究针对 30 例晚期乳腺癌患者，检测 ctDNA 监测肿瘤负荷的一致性要比 CA15-3 和 CTCs 更优。2015 年有一项针对三阴性乳腺癌的研究，比较 CTC 和 ctDNA，结果发现 CTC 有预后价值，而 ctDNA 没有。他们还通过检测 ctDNA 的含量与药物疗效的关系发现含量增加提示耐药，包括 *PIK3CA* 突变导致紫杉醇耐药，*ESR*1、*MED*1 共突变导致三苯氧胺和曲妥珠单抗以及拉帕替尼耐药。

综上所述，Oncotype DX、MammaPrint 是临床应用比较广泛的预后判断分子标志物，同时这些检测能够一定程度上指导辅助化疗。目前对于内分泌治疗和 HER-2 靶向治疗最好的疗效预测标志物仍然是 ER、PR、HER-2，一些新型的分子标志物如：PIK 通路改变、HER-2 点突变、PTEN 缺失等在肿瘤疗效预测方面发挥了一定的作用。循环肿瘤 DNA 作为液态活检的一种，具有实时、方便的特点，在乳腺癌的早期诊断、预后判断、疗效预测及动态监测方面都显示出了一定的作用，也是今后乳腺癌预后判断和疗效预测标志物研究的热点。

## 六、影像学检查

### （一）乳腺 X 射线摄影

X 射线摄影乳腺疾病的最基本检查方法，在检出钙化方面，具有其他影像学方法无可替代的优势，但对致密型乳腺、近胸壁肿块的显示不佳，且有放射性损害，对年轻女性患者不作为首选检查方法。

常规投照体位包括双侧内外侧斜位及头尾位。对常规体位显示不佳或未包全乳腺实质者，可根据病灶位置选择补充体位，包括外内侧位、内外侧位、内侧头足轴位、外侧头足轴位、尾叶位、乳沟位。为使病灶显示效果更佳，必要时可开展一些特殊摄影技术，如局部加压摄影、放大摄影或局部加压放大摄影等。

适应证：适用于筛查性人群及诊断性患者的乳腺检查。①无症状人群的筛查。②适龄女性筛查或其他相关检查发现乳腺异常改变。③有乳腺肿块、局部增厚、异常乳头溢液、乳腺皮肤异常、局部疼痛或肿胀症状。④良性病变的短期随诊。⑤乳腺癌保乳术后的随诊。⑥乳房修复重建术后。⑦引导定位及活检。

对40岁以下、无明确乳腺癌高危因素或临床查体未见异常的妇女,不建议首先进行乳腺X射线检查。妊娠期女性通常不进行乳腺X射线摄影。

## (二)乳腺超声

超声检查因其简便易行、灵活直观、无创、无辐射等特点,适用于所有疑诊乳腺病变的人群,可同时进行乳腺和腋窝淋巴结的检查。乳腺超声扫描体位常规取仰卧位,扫描范围自腋窝顶部至双乳下界,包括全乳及腋窝。常规超声检查可以早期、敏感地检出乳腺内可疑病变,通过对病变形态、内部结构及周围组织改变等特征的观察,结合彩色多普勒血流成像观察病变内血流情况,确定病变性质。超声造影可以显示病灶内微血管分布、走形、血流动力学差异以及病灶与周围正常组织的关系,对于良恶性病灶的鉴别具有一定的意义。弹性成像可以评价组织硬度,对于部分乳腺病变的良恶性判断有一定的辅助价值。

适应证:①有乳腺相关症状者:触诊发现乳腺肿物、乳头溢液、乳头内陷、局部皮肤改变等。②无症状的乳腺癌高危人群乳腺检查。③作为乳腺X射线筛查的补充检查。④乳腺良性病变的随访;乳腺癌术后随访;绝经后激素替代治疗随访等。⑤介入性超声:超声引导细针/空芯针穿刺活检及术前定位等。

## (三)乳腺MRI检查

乳腺MRI检查的优势在于敏感性高,能显示多病灶、多中心或双侧乳腺癌病灶,并能同时显示肿瘤与胸壁的关系、腋窝淋巴结转移情况等,为制定手术方案提供更可靠的依据。缺点在于特异性中等,假阳性率高,对微小钙化性病变显示不满意,此外检查时间长、费用昂贵。不作为首选检查方法。建议使用高场强(1.5 T及以上)MRI设备及乳腺专用相控阵线圈,扫描体位为俯卧位,扫描序列包括$T_1$加权成像序列(包括不抑脂序列,以及与增强序列相同的抑脂序列)、$T_2$加权成像(加抑脂序列)、弥散加权成像、增强扫描序列(包括横断位动态增强扫描及矢状位扫描)。

1. 适应证 ①乳腺X射线摄影和超声对病变检出或确诊困难者;②乳腺癌术前分期及筛查对侧乳腺肿瘤;③评价新辅助化疗疗效;④寻找腋窝淋巴结转移患者的原发灶;⑤乳腺癌术后鉴别治疗后瘢痕与肿瘤复发;⑥评估肿块切除术后切缘阳性患者的残留病灶;⑦乳腺假体植入术后评价;⑧高危人群的乳腺癌筛查;⑨引导乳腺病灶的定位及活检。

2. 禁忌证 ①体内有起搏器、外科金属夹等铁磁性物质及其他不得接近强磁场者;②具有对任何钆螯合物过敏史者;③幽闭恐惧症者;④妊娠期妇女;⑤一般情况很差,不能耐受磁共振检查者。

## (四)正电子发射计算机体层成像

根据美国国立综合癌症网络(National Comprehensive Cancer Network,NCCN)指南、欧

洲肿瘤内科学会（European Society for Medical Oncology，ESMO）指南、日本乳腺癌学会（Japanese Breast Cancer Society，JBCS）指南及中国抗癌协会指南，正电子发射计算机体层成像（positron emissiontomography-computed tomography，PET-CT）检查适应证和相对禁忌证如下。

1. 适应证　①临床局部晚期、分子分型预后差、有症状、可疑存在远处转移的患者疗前分期（尤其是常规影像检查对是否存在远处转移难以判断或存在争议时）；②术后患者随访过程中可疑出现局部复发或转移，包括查体或常规影像检查出现异常、肿瘤标志物升高等（对于鉴别复发和放射性纤维化，PET-CT 较其他常规影像检查具有优势）。关于PET-CT 在乳腺癌骨转移方面的应用，虽有临床研究提示，其具有与骨显像相似的灵敏度，更高的特异性，对乳腺癌骨转移治疗后病情的跟踪优于骨显像，但目前尚未获得各个指南的常规推荐。

2. 相对禁忌证　①妊娠和哺乳期妇女；②严重心、肝、肾功能衰竭及对含碘对比剂过敏者不能行增强 PET-CT 检查；③病情危重难以配合、不能平卧 15 min、尿便失禁或有幽闭恐惧症的患者；④颅脑转移颅内压增高患者。

（五）骨显像

1. 浸润性乳腺癌治疗前分期　①对于临床 Ⅰ～ⅡB 期浸润性乳腺癌患者，有局部骨痛或碱性磷酸酶升高时，可行骨显像检查评估是否有骨转移；②临床 Ⅲ 期浸润性乳腺癌患者，可行骨显像检查或氟化钠 PET-CT 检查，评估是否有骨转移（2B 类）；③复发或临床 Ⅳ 期乳腺癌患者，可行骨显像检查或氟化钠 PET-CT 检查，评估是否有骨转移。若患者已行的氟代脱氧葡萄糖 PET-CT 检查中明确提示有骨骼转移，且 PET 及 CT 的部分均提示有骨骼转移，那么骨显像或氟化钠 PET-CT 检查可能不再需要。

2. 随访　若患者出现骨痛或碱性磷酸酶升高，可行骨显像检查评估是否有骨转移；当缺乏临床信号和症状提示复发时，不建议影像学的转移筛查。

（六）乳腺影像学诊断报告基本指南——X 射线部分

报告内容包括以下 5 方面：检查适应证、摄影技术指南、乳腺腺体构成成分的简要描述、病变定位、重要征象的清晰描述；与既往片比较；评估类别及处理。

1. 检查适应证　无症状筛查；乳腺疾病 X 射线诊断；乳腺癌家族史；乳腺疾病病史；临床发现乳腺肿块、异常乳头溢液、皮肤异常、局部增厚、肿胀、疼痛；其他相关检查发现乳腺异常；40 岁以上女性（尤其是高龄生育或未生育女性）每 2 年至少进行 1 次乳腺 X 射线摄影；月经初潮年龄在 12 岁之前、绝经年龄超过 55 岁及其他乳腺癌高危人群筛查起始年龄可适当提前。

2. 摄影技术　常规投照体位包括双侧内外侧斜位及头尾位。对常规体位显示不佳或未包全乳腺实质者，可根据病灶位置选择补充体位，包括外内侧位、内外侧位、内侧头足轴位、外侧头足轴位、尾叶位、乳沟位。为使病灶显示效果更佳，必要时可开展一些特殊摄影技术，如局部加压摄影、放大摄影或局部加压放大摄影等。

3.乳腺腺体构成成分　主要根据乳腺构成的纤维腺体组织密度高低和分布范围分为4种类型:A型,脂肪型;B型,散在纤维腺体型;C型,不均匀致密型;D型,极度致密型。

4.病变定位

(1)定侧:左侧、右侧或双侧。

(2)部位:包括象限定位或钟面定位。象限定位:外上象限、外下象限、内上象限、内下象限。乳晕后区、中央区、腋尾区不要求钟面定位和深度定位。

(3)深度:根据与胸壁平行分成3等份,前1/3(前部)、中1/3(中部)、后1/3区(后部)。

(4)距离乳头的距离。

5.重要征象的清晰描述　采用乳腺X射线专业词汇对病灶进行描述。

(1)肿块:大小、形状(圆形、卵圆形、不规则形)、边缘(清楚、遮蔽、小分叶、模糊、星芒状)、密度(高密度、等密度、低密度不含脂肪、含脂肪密度)、伴随钙化、其他伴随征象。

(2)钙化:类型和分布。

1)类型:①良性钙化,皮肤钙化、血管钙化、粗糙或爆米花样钙化、粗棒状钙化、圆形钙化、点状钙化、环形钙化、钙乳钙化、缝线钙化、营养不良性钙化。②可疑钙化,不定形钙化(BI-RADS 4B)、粗糙不均质钙化(BI-RADS 4B)、细小多形性钙化(BI-RADS 4B)、细线样或细线分支状钙化(BI-RADS 4C)。

2)分布:散在分布(多为良性)、区域分布、集群分布、线样分布(可疑)、段样分布(可疑)。

3)结构扭曲。

4)不对称致密;球形不对称(多为正常变异)、局灶性不对称、进展性不对称(可疑)。

5)其他重要征象:乳房内淋巴结,皮肤病变,孤立性扩张导管。

6)伴随征象:皮肤凹陷,乳头回缩凹陷,皮肤增厚,小梁结构增粗,腋窝淋巴结增大,结构扭曲,钙化等。

6.评估分类及处理建议　应给每个病变进行完整的评估分类,参照BI-RADS标准。

(1)评估不完全。BI-RADS 0:现有影像未能完成评估,需要结合既往片或补充其他影像检查,推荐其他的影像学检查包括:局部加压摄影、放大摄影、加压放大摄影、特殊投照体位,或行超声等检查。

(2)评估完全:分为6类。

BI-RADS 1:阴性,乳腺X射线摄片无异常发现,恶性可能性0,建议常规随诊。

BI-RADS 2:良性发现,存在明确的良性改变,无恶性征象,恶性可能性0,建议常规随诊。包括钙化的纤维腺瘤、皮肤钙化、多发的分泌性钙化、含脂肪的病变(脂性囊肿、脂肪瘤及混合密度的错构瘤)、乳腺内淋巴结、血管钙化、植入体、有手术史的结构扭曲等。

BI-RADS 3:良性可能大,恶性可能性为0~2%,建议短期随访。期望此病变在短期(小于1年,一般为6个月)随访中稳定或缩小来证实判断。触诊阴性的无钙化边界清楚的肿块、局灶性不对称、孤立集群分布的点状钙化这3种征象被归于此类。常规处理意见:对病侧乳腺进行 X 射线摄影复查(一般为 6 个月),第 12 个月与 24 个月时对双侧乳腺进行 X 射线摄影复查。如果病灶保持稳定 2~3 年,则将原先的 3 类判读为 2 类。如果随访后病灶消失或缩小,则改判断为 2 类或 1 类;若病灶有进展,应考虑活检。

BI-RADS 4:可疑异常,但不具备典型的恶性征象,恶性可能性为 2%~95%,应考虑活检。这一类包括了一大类需临床干预的病变,缺乏特征性的乳腺癌形态学改变,但有恶性的可能性。再继分成 4A、4B、4C,临床医师和患者可根据其不同的恶性可能性对病变的处理做出最后决定。BI-RADS 4A:恶性可能性为 2%~10%。对活检或细胞学检查为良性的结果比较可以信赖,可以常规随访或 6 个月后随访。可扪及的部分边缘清晰的实性肿块,如超声提示的纤维腺瘤、可扪及的复杂囊肿或可扪及的脓肿均归于此类。BI-RADS 4B:恶性可能性为 10%~50%。需要对病理结果和影像表现严格对照,良性病理结果的决策取决于影像和病理的一致性。对边界部分清晰、部分浸润的肿块穿刺为纤维腺瘤或脂肪坏死的可以接受,并予随访。而对穿刺结果为乳头状瘤或不典型增生的则需要进一步切取活检。BI-RADS 4C:恶性可能性为 50%~95%。形态不规则、边缘浸润的实性肿块或新出现的簇状分布的细小多形性钙化可归于此类。此类病变往往为恶性,对于病理结果为良性的病例,需要与病理科协商,进一步分析。

BI-RADS 5:高度怀疑恶性,恶性可能性≥95%。有典型乳腺癌的影像学特征,临床应采取适当措施。形态不规则、星芒状边缘的高密度肿块、段样或线样分布的细线状和分支状钙化、不规则星芒状肿块伴多形性钙化均归于此类。

BI-RADS 6:已活检证实为恶性,临床应采取积极的治疗措施。这一分类用于活检已证实为恶性但还未进行治疗的影像评价。主要是评价活检后的影像改变,或监测术前治疗的影像学改变。注意 BI-RADS 6 不适合用来对恶性病灶完全切除后的随访。手术后没有肿瘤残余不需要再切除的病例,其最终的评估应该是 BI-RAD 3 或 2 类。与活检不在同一区域的可疑恶性病变应单独定侧、定位、评估分类及处理建议,其最终的评估应该是 BI-RADS 4 或 5,建议活检。

## (七)乳腺影像学诊断报告基本指南——超声部分

1. 超声的报告　内容如下。

(1)临床病史、检查指征。

(2)是否有相关的既往超声进行比较。

(3)超声扫查范围及检查技术。

(4)病变描述:①简要描述扫描范围乳腺组织类型。②病灶大小测量(至少测量 2 个径线),小的单纯性囊肿不必全部测量。③病灶位置(采用钟面描述,还需描述病灶距离乳头的深度)。④采用超声专业词汇对病灶进行简要描述。

(5)结合相关的临床体检、X 射线摄影、MRI 或其他影像检查。

(6)总体评估及处理建议。

2. 乳腺病灶的超声评估分类　参照 NCCN 筛查及诊断指南提出的 BI-RADS(breast imaging reporting and data system)分类标准。

（1）评估不完全。0类：现有影像未能完成评估，需要其他影像检查进一步评估或与既往检查比较。

（2）评估完全：分为6类。

1类：阴性，无异常所见（如有发现乳内、腋前正常形态淋巴结，亦属于1类）。建议常规体检（每年1次）。

2类：良性病变，包括单纯性囊肿、积乳囊肿；乳房内移植物；稳定的术后改变；随访后无变化的纤维腺瘤。建议定期随访（每6个月至1年1次）。

3类：良性可能大。包括边缘光整、呈圆形或椭圆形、横径大于高径的实性肿块，很可能是纤维腺瘤；还包括触诊阴性的复杂囊肿和簇状微囊肿。建议短期随访（每3~6个月1次），2年随访无变化者可降为2类。

4类：可疑恶性。4A：低度可疑恶性（≥3%~≤10%）。病理报告结果一般为非恶性，在获得良性的活检或细胞学检查结果后应进行6个月或常规的随访。例如可扪及的、局部界限清楚的实质性肿块，超声特征提示为纤维腺瘤；可扪及的复杂囊肿或可能的脓肿。4B：中度可能恶性的病灶（>10%至≤50%）。需综合影像学检查与病理学结果。部分界限清楚部分界限不清的纤维腺瘤或脂肪坏死可进行随访，但乳头状瘤则可能需要切除活检。4C：恶性可能较大（>50%至≤94%），但不像5级那样典型的恶性。例如边界不清的不规则实质性肿块或新出现的簇状细小多形性钙化。该级病灶很可能会是恶性的结果。建议行病理学检查（如细针抽吸细胞学检查、空芯针穿刺活检、手术活检）以明确诊断。

5类：高度可疑恶性，临床应采取适当措施（几乎肯定的恶性）。超声有特征性的异常征象，恶性的危险性大于95%。应开始进行确定性治疗。考虑前哨淋巴结显像和新辅助化疗时，宜进行影像导引下空芯针穿刺活检，以取得组织学诊断。

6类：已行活检证实为恶性，临床应采取适当措施。这一分类用于活检已证实为恶性但还未进行治疗的影像评价上。主要是评价活检后的影像改变，或监测手术前新辅助化疗的影像改变。

## （八）乳腺影像学诊断报告基本指南——MRI部分

1. 检查适应证

（1）检查指征：乳腺癌的诊断、乳腺癌分期、新辅助治疗疗效评估、腋窝淋巴结转移原发灶不明者、保乳术患者的术前评估及术后随访、乳腺成形术后随访、高危人群筛查、MRI引导下的穿刺活检。

（2）临床病史：患者的症状、体征、家族史、高危因素、月经状态及月经周期，有无激素替代治疗或抗激素治疗史，有无胸部放疗史，乳腺手术史及病理结果、有无前片及相关检查（乳腺X射线摄影、超声等）。

（3）检查前的准备：绝经前女性MRI检查尽量安排在月经周期第2周进行。确诊乳腺癌患者则不作此要求。

2. 扫描序列及参数　除了只进行假体植入物的评价外，乳腺MRI检查均需进行增强扫描。

(1)扫描序列:至少包括 $T_1$ 加权像非脂肪抑制序列、$T_2$ 加权像脂肪抑制序列、动态增强 $T_1$ 加权像脂肪抑制序列、弥散加权成像序列。

(2)增强扫描序列:对比剂选用二乙烯三胺五乙酸钆,注射剂量 $0.1 \sim 0.2$ mmol/kg,采用压力注射器以 $2 \sim 3$ mL/s 的速率经肘静脉注入,10 s 内快速团注,注射完对比剂后以相同速率注入 15 mL 生理盐水冲管。注意增强前后的 $T_1$ 加权像序列最好有脂肪抑制且双侧乳腺同时成像,建议进行减影处理并绘制动态增强曲线。对比剂注射后共采集 $5 \sim 9$ 次,扫描延迟时间以 $8 \sim 10$ min 为宜。

(3)弥散加权成像:一般行抑脂的单次激发平面回波序列横轴位扫描,抑制常规使用频率饱和或水激发方式。使用并行采集技术有利于减低磁敏感伪影而提高图像质量,常规并行采集因子为 $2 \sim 3$。扫描一般采用 2 个 b 值,常规使用 0 或 $50$ s/mm$^2$ 和 $800$ s/mm$^2$ 或者 $1\,000$ s/mm$^2$。成像参数:扫描层厚 $\leq 3$ mm,层面内的分辨率 $< 1.5$ mm,扫描时间 $< 2$ min。图像后处理:动态增强扫描序列需要图像后处理并生成时间-信号曲线(TIC)。注意寻找病灶最大、强化显著的区域放置感兴趣区,应避开出血、液化、坏死及囊变区,感兴趣区光标应不小于 5 个体素。

3. 乳腺 MRI 诊断报告指南 参照 BI-RADS 标准。

(1)乳腺腺体构成成分的简要描述:需要在非脂肪抑制平扫 $T_1$ 加权成像进行评估。分 4 种类型:A 型,脂肪型;B 型,散在纤维腺体型;C 型,不均匀致密型;D 型,极度致密型。

(2)乳腺背景实质强化分 4 种类型:几乎无强化、轻度强化、中度强化和明显强化。

(3)征象的描述:采用乳腺 MRI 专业词汇对病灶进行描述。①点状强化。②肿块:形态(圆形、卵圆形、不规则形)、边缘(清晰、不规则、毛刺)、内部强化特征(均匀强化、不均匀强化、环形强化、内部低信号分隔)、动态增强特性(早期强化率:缓慢强化、中等强化、快速强化;时间-信号曲线:缓升持续型、速升平台型和速升廓清型)。③非肿块样强化:分布(局灶、线样、段样、区域、多区域、弥漫分布)、内部强化特征(均匀、不均匀、集群卵石样、簇样环形强化)。④其他征象和伴随征象:乳腺内淋巴结、皮肤病变、无强化病变(增强前高信号导管、囊肿、术后血肿积液)、皮肤增厚、皮肤水肿、无强化肿块、结构扭曲、乳头回缩、皮肤回缩,胸肌侵犯、胸壁侵犯、腋窝淋巴结增大。⑤植入物:假体类型、位置、是否完整。

(4)病灶定位:左侧/右侧;象限和钟面定位;病变深度;距乳头的距离。

(5)与既往片比较。

(6)评估分类及处理建议

1)评估不完全:0 类:现有影像未能完成评估,需要结合既往片或其他影像检查。一般 MR 检查后较少用这个分类。

2)评估完全:分为 6 类。

BI-RADS 1:阴性,恶性可能性为 0,建议常规随诊。

BI-RADS 2:良性发现,恶性可能性为 0,建议常规随诊。包括无强化的纤维腺瘤,囊肿、无强化的陈旧瘢痕、乳腺假体、含脂肪的病变(脂性囊肿、脂肪瘤及错构瘤)等。

BI-RADS 3:可能是良性的病变,恶性可能性小于2%,建议短期随访。需通过随访确定其稳定性。较可疑者可3个月后随访,一般6个月后复查。

BI-RADS 4:可疑恶性,但不具备典型的恶性征象,恶性可能性为2%~95%,应考虑活检。此类病变无特征性的乳腺癌形态学改变,但有恶性的可能性。也可参照X射线分类将病灶细分为4A、4B、4C。

BI-RADS 5:高度怀疑恶性,恶性可能性≥95%,临床应采取适当措施。

BI-RADS 6:已活检证实为恶性,临床应采取积极的治疗措施。

# 七、TNM 分期及分子分型

目前采用最新的第八版AJCC乳腺癌分期。

## (一)原发肿瘤

$T_x$:原发肿瘤不能评估。

$T_0$:原发肿瘤无证据。

$T_{is}$(DCIS):导管原位癌(DCIS)。

$T_{is}$(Paget):乳头Paget病与浸润性癌和(或)乳腺实质原位癌(DCIS)无关。乳腺实质中与Paget病相关的肿瘤应根据其大小和特征进行分类,同时应注意Paget疾病的存在。

$T_{1a}$:1 mm<肿瘤最大径≤5 mm(1.0~1.9 mm的肿瘤均计为2 mm)。

$T_{1b}$:5 mm<肿瘤最大径≤10 mm。

$T_{1c}$:10 mm<肿瘤最大径≤20 mm。

$T_2$:20 mm<肿瘤最大径≤50 mm

$T_3$:肿瘤最大径>50 mm。

$T_4$:任何大小肿瘤直接侵犯胸壁和(或)皮肤(形成溃疡或肉眼肿块);仅有肿瘤侵及真皮不属于T4。

$T_{4a}$:侵犯胸壁(不包括单纯胸大、小肌受累)。

$T_{4b}$:皮肤溃疡,和(或)同侧肉眼可见的卫星结节,和(或)皮肤水肿(包括橘皮征)但不到炎性乳癌的诊断标准(仅有镜下可见的皮肤卫星结节,且无皮肤溃疡或水肿,不诊断$T_{4b}$)。

$T_{4c}$:$T_{4a}$和$T_{4b}$。

$T_{4d}$:炎性乳癌。

注:1.新辅助化疗后ypT应根据残余的最大肿瘤灶计算,浸润癌旁治疗相关的纤维化区域不计入肿瘤最大径;多灶残留应标注m。

2.肿瘤大小精确到mm。

## (二)区域淋巴结(pN)

$pN_x$:不能评估区域淋巴结。

$pN_0$:无区域淋巴结转移或仅有 ITCs。

$pN_0(i-)$:组织学无转移,免疫组织化学阴性。

$pN_0(i+)$:仅有 ITCs,肿瘤细胞簇≤0.2 mm(单个淋巴结中可有多灶 ITC,最大者必须 ≤0.2 mm;若 ITCs 细胞总数大于 200,则应诊断为微转移)。

$pN_0(mol-)$:组织学无转移,RT-PCR 阴性。

$pN_0(mol+)$:未检测到 ITCs,但 RT-PCR 阳性。

$pN_1 mi$:微转移(约 200 个细胞,>0.2 mm,≤2.0 mm)。

$pN_{1a}$:1~3 个淋巴结有转移,至少 1 个肿瘤灶>2.0 mm。

$pN_{1b}$:转移至同侧内乳前哨淋巴结(胸骨旁,转移灶>0.2 mm),腋窝淋巴结阴性。

$pN_{1c}$:$N_{1a}$ 和 $N_{1b}$。

$pN_{2a}$:4~9 个腋窝淋巴结转移(至少 1 个肿瘤灶>2.0 mm)。

$pN_{2b}$:临床检测到内乳(胸骨旁)淋巴结转移(有或无病理证实),不伴腋窝转移。

$pN_{3a}$:≥10 个腋窝淋巴结有转移(至少 1 个肿瘤灶>2.0 mm)或锁骨下淋巴结(腋顶部)转移。

$pN_{3b}$:$pN_{1a}$ 或 $pN_{2a}$ 伴有 $cN_{2b}$(影像学证实的内乳淋巴结转移);或 $pN_{2a}$ 伴有 $pN_{1b}$。

$pN_{3c}$:转移至同侧锁骨上淋巴结。

分期:$T_1$ 包括 $T_1 mi$,而 $N_1 mi$ 对分期有意义;如果淋巴结只有前哨,则标记 Nx(sn)。

## (三)区域淋巴结(cN)

$cN_X$:无法评估区域淋巴结(如术后状态)。

$cN_0$:无区域淋巴结转移(影像学或临床检查)。

$cN_1$:同侧腋窝可移动的 I、II 组淋巴结。

$cN_1 mi$:微小转移(约 200 个细胞,>0.2 mm 但≤2 mm)。

$cN_2$:同侧腋窝固定的 I、II 组淋巴结,或同侧内乳淋巴结转移,而无腋窝转移。

$cN_{2a}$:同侧腋窝 I、II 组淋巴结相互融合或与周围组织黏连。

$cN_{2b}$:同侧内乳淋巴结转移,而无腋窝转移。

$cN_3$:同侧锁骨下(腋窝 III 组)淋巴结转移,有/无腋窝 I、II 组淋巴结转移。

$cN_{3a}$:同侧锁骨下淋巴结转移。

$cN_{3b}$:同侧内乳及腋窝淋巴结转移。

$cN_{3c}$:同侧锁骨上淋巴结转移。

## (四)远处转移(M)

$cM_0(i+)$:无临床或影像学证据证实远处转移;但在没有转移症状和体征的患者中,分子生物学或显微镜下检测到循环血中、骨髓中或其他非区域淋巴结组织中有≤0.2 mm 的肿瘤细胞群。

$pM_1$:临床和影像学手段检查到远处转移和(或)组织学证实转移灶>0.2 mm。

（五）TNM 综合分期

0 期：$T_{is}N_0M_0$

ⅠA 期：$T_1N_0M_0$

ⅠB 期：$T_{0\sim1}N_1 miM_0$

ⅡA 期：$T_2N_0M_0$，$T_{0\sim1}N_1M_0$

ⅡB 期：$T_3N_0M_0$，$T_2N_1M_0$

ⅢA 期：$T_3N_1M_0$，$T_{0\sim3}N_2M_0$

ⅢB 期：$T_4N_{0\sim2}M_0$

ⅢC 期：任何 T，$N_3M_0$

Ⅳ期：任何 T，任何 N，$M_1$

（六）分子分型

乳腺癌分子分型见表3-3。

表3-3　乳腺癌分子分型

| 分子分型 | 病理特点 |
|---|---|
| HER-2 阳性（HR 阴性） | HER-2 阳性、ER 阴性，PR 阴性，任何状态的 Ki-67 |
| HER-2 阳性（HR 阳性） | HER-2 阳性、ER 阳性，任何状态的 PR，任何状态的 Ki-67 |
| 三阴性 | ER 阴性，PR 阴性，HER-2 阴性，任何状态的 Ki-67 |
| LuminalA 型 | HER-2 阴性、ER 阳性、PR 阳性且高表达、Ki-67<14% |
| Luminal B 型（HER-2 阴性） | HER-2 阴性、PR 低表达或阴性、Ki-67 高表达 |

# 八、鉴别诊断

乳腺癌需与乳腺增生、纤维腺瘤、囊肿、导管内乳头状瘤、乳腺导管扩张症（浆细胞性乳腺炎）、乳腺结核等良性疾病，与乳房恶性淋巴瘤、间叶源性肉瘤以及其他部位原发肿瘤转移到乳腺的继发性乳腺恶性肿瘤进行鉴别诊断。鉴别诊断时需要详细地询问病史和仔细地体格检查，并结合影像学检查（乳腺超声、乳腺 X 射线摄影及乳腺磁共振等），最后还需要细胞学和（或）病理组织学检查明确诊断。临床查体可触及肿块的乳腺癌约占80%，可以进行外科手术活检行病理组织学诊断，在有条件的医院可借助穿刺活检尽快明确诊断。但临床触诊阴性的乳腺癌增加了诊断的困难，需借助影像学定位进行病灶穿刺，或在乳腺 X 射线技术引导下放置金属定位线，再经外科切除活检明确诊断。少数乳腺癌患者伴有乳头溢液，需与乳腺增生、导管扩张、乳汁潴留、导管内乳头状瘤及乳头状瘤病等鉴别。有条件的医院可借助乳头溢液细胞学涂片查找癌细胞，通过乳管内镜检查，了解乳管内有无占位性病变，需要时再经活检明确诊断。

# 九、治疗

乳腺癌应采用综合治疗的原则,根据肿瘤的生物学行为和患者的身体状况,联合运用多种治疗手段,兼顾局部治疗和全身治疗,以期提高疗效和改善患者的生活质量。

## (一)非浸润性乳腺癌的治疗原则

1. 小叶原位癌 小叶原位癌(lobular carcinoma in situ,LCIS),经典型 LCIS 中的小叶内终末导管或腺泡呈实性膨大,其中充满均匀一致的肿瘤细胞。肿瘤细胞体积小而一致,黏附性差。细胞核呈圆形或卵圆形,染色质均匀,核仁不明显。细胞质淡染或淡嗜酸性,可含黏液空泡致细胞核偏位呈印戒细胞样,细胞质也可透亮。LCIS 包括多种亚型:多形性型、旺炽型、透明型、肌样细胞型等。其中较为重要的是多形性亚型。多形性 LCIS 中的肿瘤细胞黏附性差,细胞核显著增大,有明显的多形性,可有显著的核仁和核分裂象,有时可见粉刺样坏死或钙化,需与高级别导管细胞癌(DCIS)相鉴别。非典型性小叶增生(atypical lobular hyperplasia,ALH)和 LCIS 在形态学上具有相似之处,但累犯终末导管小叶单位(terminal ductal lobular unit,TDLU)的程度不同。当 TDLU 单位中≥50% 的腺泡被诊断性细胞所充满并扩张时可诊断为 LCIS,小于 50% 时则诊断为 ALH。根据 AJCC(第 8 版),可将 LCIS 当作乳腺良性病变,然而专家团认为仍需谨慎适用,推荐对非经典型 LCIS 需积极处理。

LCIS 发展为浸润性癌的风险相对较小,具有癌变间期长、双侧乳房和多个象限发病的特点。一些研究发现,在诊断为 ALH 和 LCIS 的妇女中,终身发生癌变的概率为 5% ~ 32%,平均癌变率为 8%。LCIS 癌变发生于双侧乳房的机会均等,而不仅仅局限于原发 LCIS 部位。多数观点认为,LCIS 是癌变的危险因素,有些研究则认为 LCIS 是癌前病变。有研究显示,LCIS 多数进展为浸润性小叶癌,但是也可进展为 IDC。这是一个值得重视的癌前病变,对其治疗需要更有效而确切的方法。

LCIS 可无任何临床症状,亦可没有乳房肿块、乳头溢液、乳头肿胀及皮肤改变等体征,有时仅有类似增生样改变。依据中国女性乳腺特点,应完善乳腺 X 射线、乳腺超声检查,必要时可行乳腺 MRI;拟行保乳手术患者,术前必须行乳腺 X 射线检查。在乳腺 X 射线检查发现有钙化、肿块、结构紊乱后,其通过穿刺活检(包括空芯针穿刺以及真空辅助穿刺活检)或开放活检均可被诊断。如穿刺活检提示为经典型 LCIS 患者,则可以进行常规的影像学随访而不行开放活检。若穿刺活检提示为多形性 LCIS 或穿刺结果与影像学检查不符,需行开放活检以除外 DCIS 及浸润癌。LCIS 亦有因其他乳房病变进行手术活检的。典型的 LCIS 与低级别的 DCIS 很相似,可采用 E-钙黏蛋白及 P120 免疫组织化学染色来鉴别。

LCIS 如果行广泛切除后,绝经前可予他莫昔芬(三苯氧胺)治疗 5 年;绝经后口服他莫昔芬或或者芳香化酶抑制剂降低风险;若不能排除多形性 LCIS 可行全乳切除术,视情况进行乳房重建。

2. 导管细胞癌 导管细胞癌又称导管内癌,为非浸润性癌,多数发生于 TDLU,也可发生于大导管,是局限于乳腺导管内的原位癌。典型的 DCIS 在乳腺 X 射线检查上多表现为不伴肿块的簇状微小钙化灶,恶性钙化还可表现为细小点样、线状、分支状钙化等。在实际工作中,多采用以核分级为基础,兼顾坏死、核分裂象及组织结构的分级模式,将 DCIS 分为 3 级,即低级别、中级别和高级别。高级别 DCIS 往往由较大的多形性细胞构成,核仁明显、核分裂象常见。管腔内常出现伴有大量坏死碎屑的粉刺样坏死,但腔内坏死不是诊断高级别 DCIS 的必要条件。低级别 DCIS 由小的单形性细胞组成,细胞核圆形,大小一致,染色质均匀,核仁不明显,核分裂象少见。肿瘤细胞排列呈僵直搭桥状、微乳头状、筛状或实体状。中级别 DCIS 结构表现多样,细胞异型性介于高级别和低级别 DCIS 之间。

DCIS 可能是 IDC 的前驱病变,DCIS 不经治疗最终可能会发展为 IDC。对最初误诊为良性病变而导致未能获得治疗的 DCIS 研究显示,从 DCIS 进展为 IDC 的比例为 14% ~53%。

至少有 90% 的 DCIS 是在乳腺 X 射线检查筛查中被发现,多数表现为微小钙化灶,部分表现为微小钙化灶伴肿块影或致密影,约 10% 患者有可触及的肿块,约 6% 患者乳腺 X 射线检查表现为假阴性。DCIS 的典型 MRI 表现为沿导管分布的导管样或段样成簇小环状强化,也可表现为局灶性、区域性或弥漫性强化,孤立性或多发性肿块。超声下 DCIS 多表现为边界不清的肿块,内部呈低回声,肿块内多具有弥漫、成堆或簇状分布的针尖样、颗粒状钙化,肿块内血流多较丰富。空芯针穿刺活检及开放活检都是获取 DCIS 组织学诊断的手段,但穿刺活检提示为 DCIS 患者,可选择开放活检以明确有无浸润癌。在穿刺结果为 DCIS 患者中,25% 有 IDC 成分;在穿刺结果为 LCIS 患者中,开放活检后有 17% ~27% 病理升级为 DCIS 或浸润性癌。因此建议穿刺活检后行开放活检。DCIS 的病理诊断,推荐完整取材、规范取材。

(1)局部扩大切除并全乳放射治疗。乳腺导管内癌患者单纯保乳术后,有较高的同侧乳腺肿瘤复发率,其中复发的肿瘤 50% 为导管内癌,50% 为浸润性癌。4 个随机临床研究均发现导管内癌保乳术后,放疗比未放疗使同侧乳腺肿瘤复发率降低一半,包括降低导管内癌和浸润癌的复发率,但未提高总生存率(表 3-4)。4 项研究中,放疗组均照射全乳腺,总剂量 50 Gy/5 周(SweDCIS 研究中部分患者总剂量 54 Gy,中间休息 2 周)。NSABP B-17 和 EORTC-10853 研究中,放疗组有 9% 和 5% 的患者接受了瘤床补量 10 Gy,SweDCIS 和 UKCCCR 研究中未予瘤床补量。对上述 4 个随机研究中的 3 729 例患者进行的荟萃分析显示,放疗显著降低同侧乳腺肿瘤复发率,放疗和未放疗组的 10 年同侧乳腺肿瘤复发率分别为 12.9% 和 28.1%(P<0.000 01)。未发现不能从放疗中获益的亚组人群,包括年龄<50 岁和≥50 岁、初诊肿瘤为钼靶检出或临床症状检出、肿瘤单灶或多灶、肿瘤低、中或高分级、手术行局部切除或区段切除、切缘阴性或阳性、有无使用三苯氧胺,保乳术后放疗均能显著降低同侧乳腺肿瘤复发率。即使对于低分级、肿瘤大小 1 ~20 mm、切缘阴性的患者,保乳术后放疗也显著降低 10 年同侧乳腺肿瘤复发率(30.1% 和 12.1%,P=0.002)。老年患者从放疗中有同样的局控获益,≥50 岁患者放疗和未放疗的 10 年同侧乳腺肿瘤复发率为 10.8% 和 27.8%,<50 岁患者放疗和未放疗的 10 年同侧乳

腺肿瘤复发率为 18.5% 和 29.1% 。与未放疗相比,放疗未显著降低乳腺癌死亡率或总死亡率,也未显著增加非乳腺癌死亡率或心脏病死亡率。

表 3-4　乳腺导管内癌保乳术后放疗和不放料的随机临床研究结果

| 研究 | 指标 | 单纯手术 | 手术+放疗 | P 值 |
|---|---|---|---|---|
| NSABP B-17($n=816$) | 12 年同侧乳腺复发率 | 31.7 | 15.7 | <0.000 1 |
|  | 12 年总生存率 | 86 | 87 | 0.8 |
| EORTC-10853($n=1\ 010$) | 15 年同侧乳腺复发率 | 30 | 17 | <0.001 |
|  | 15 年总生存率 | 90 | 88 | 0.931 |
| SweDCIS($n=1\ 046$) | 5 年同侧乳腺复发率 | 22 | 7 | <0.000 1 |
| UKCCCR($n=1\ 030$) | 10 年同侧乳腺复发率 | 19.4 | 7.1 | <0.000 1 |

虽然随机研究显示,保乳术后放疗对导管内癌患者有肿瘤局控方面的获益,但临床实践中,术后放疗并没有被推广为临床常规。如何选择复发高危患者进行放疗、鉴别出无需放疗的低危患者一直是人们研究的课题。EORTC-10853 研究显示年龄≤40 岁、临床检出(vs 仅钼靶检出),中、高分级(vs 低分级),组织结构为实性/粉刺样或筛状(vs cling/微乳头)切缘阳性、≤1 mm 或不详(vs 切缘阴性)是局部复发的高危因素。美国加州的一个回顾性研究发现,应用 Van Nuys 预后指数(根据肿瘤大小、分级和切缘进行评分)可以筛选出复发风险低的导管内癌患者,保乳术后可以不做放疗;但后续的其他研究无法重复得出一致的结论。RTOG9804 随机临床研究,入组单发、钼靶 X 射线片发现的导管内癌患者,要求肿瘤<2.5 cm,切缘≥3 mm,肿瘤低、中分级,随机分为单纯保乳术和保乳术+全乳放疗。研究因入组缓慢而终止,最终仅入组了 636 例(计划患者总数的 1/3)。中位随访 7 年,未放疗组患者的局部复发率不到 10%,但放疗仍显著降低 7 年局部复发率(0.9% 和 6.7%,$P<0.001$)。

乳腺导管内癌的致死率极低,NSABPB-17 和 B-24 研究显示 15 年乳腺癌死亡率仅 2.3% ~4.7%。同侧乳腺浸润癌复发在术后 15 年持续增加,浸润癌复发增加了患者的乳腺癌死亡风险($HR=7.06$)和总死亡风险($HR=1.75$)。而放疗显著降低了同侧乳腺浸润癌复发风险,单纯保乳术和术后放疗组患者的 15 年同侧浸润癌复发率分别为 19.4% 和 8.9%。导管内癌复发在术后 5 年内持续增加,5 年后复发率达到平台,但导管内癌复发不影响患者的生存。研究发现年龄<65 岁、切缘阳性/不详(vs 切缘阴性)、临床检出(vs 仅乳腺 X 射线摄影检出)是浸润性癌复发的高危因素。EORTC-10853 研究的 15 年随访结果也显示同侧乳腺浸润癌复发患者的乳腺癌死亡风险是未复发或导管内癌复发患者的 17 倍。Solin 等报道 E5194 研究中的导管内癌保乳术后未放疗患者,12 基因评分可以鉴别复发低、中、高危患者,10 年局部复发率分别为 10.6%、26.7% 和 25.9%;10 年局部浸润癌复发率为 3.7%、12.3% 和 19.2%($P\leqslant0.006$)。结合临床病理因素和分子标记物,选择复发高危患者,特别是浸润癌复发高危患者进行放疗,可以使患者最大程度地

从放疗中获益。

乳腺导管内癌患者保乳术后放疗需要照射全乳腺 50 Gy/25 f,无须预防照射区域淋巴结。全乳腺照射后,是否需要瘤床补量照射目前无随机研究证据。有的中心不做瘤床补量照射;但也有的中心做瘤床补量照射,照射的依据是由浸润癌患者保留乳房术后瘤床补量照射比不补量照射能进一步降低局部复发率的结果外推而来。回顾性研究显示导管内癌瘤床补量总体上未改善局控或生存,但年轻患者有可能从瘤床补量中获益。目前 TROG07.01 和 EORTC22085 正在对导管内癌保留乳房术后放疗是否需要瘤床补量进行Ⅲ期随机临床研究,结果将会为治疗决策提供依据。

乳腺导管内癌患者保乳术后部分乳腺照射的研究较少,ASTRO 部分乳腺照射共识中认为导管内癌患者做部分乳腺照射应该慎重(肿瘤 ≤3 cm)或者不适合(肿瘤 >3 cm)。GEC-ESTRO 和 NSABP B-39/RTOG0413 随机临床研究,入组患者包括了浸润性导管癌和导管内癌,随机行保乳术后全乳腺照射和部分乳腺照射。GEC-ESTRO 研究的 5 年随访结果发现保乳术后全乳腺照射和部分乳腺照射两组疗效无差别,但研究中导管内癌患者仅占 5%。

导管内癌患者保乳术后放疗采用常规分割。已有长期随访结果的大分割放疗随机研究未包括导管内癌患者,目前有些回顾性研究认为导管内癌保乳术后大分割放疗和常规分割放疗疗效无差别,但缺乏 1 类证据。正在进行的 EORTC22085 随机研究比较导管内癌保乳术后大分割放疗和常规分割放疗、瘤床补量与不补量,研究结果将会对临床有指导作用。

(2)全乳切除。视情况进行前哨淋巴结活检(SLNB)和乳房重建。对于单纯原位癌患者,在未获得浸润性乳腺癌证据或者未证实存在肿瘤转移时,不建议行全腋窝淋巴结清扫。然而,仍有一小部分临床诊断为单纯原位癌的患者在进行手术时被发现为浸润性癌,应按浸润癌处理。单纯 LCIS 的确诊必须依据手术活检结果。

(3)以下情形考虑采用他莫昔芬治疗 5 年以降低保乳手术后同侧乳腺癌复发风险:①接受保乳手术(肿块切除术)加放疗的患者,尤其是 ER 阳性的 DCIS 患者;ER 阴性的 DCIS 患者他莫昔芬治疗效果尚不确定。②对于接受全乳切除术的 DCIS 患者术后可通过口服他莫昔芬或雷洛昔芬来降低对侧乳腺癌风险,但需权衡化学预防的临床获益与不良反应。

乳腺导管内癌术后病理 ER 或 PR 阳性,可给予内分泌治疗。内分泌治疗可以降低同侧乳腺癌的复发率,或预防对侧乳腺癌的发生率。NSABPB-24 随机研究(16% 切缘阳性)显示导管内癌患者保乳术后,三苯氧胺在放疗的基础上可以进一步降低乳腺癌风险,包括同侧和对侧乳腺癌、区域和远处转移,用和不用三苯氧胺的 5 年累积乳腺癌风险分别为 13.4% 和 8.2%。其中,三苯氧胺显著降低了同侧乳腺浸润癌复发风险(4.2% 和 2.1%,$P=0.03$),降低同侧乳腺肿瘤复发风险(11.1% 和 7.1%),并降低对侧乳腺癌的发生风险(4.9% 和 2.3%)。UKCCCR 研究显示三苯氧胺在单纯保乳术的基础上显著降低了 10 年同侧乳腺导管内癌复发率(10.4% 和 7.4%)和对侧乳腺癌发生率(3.1% 和 0.9%),但对同侧乳腺浸润癌复发率无影响(6.0% 和 5.5%)。三苯氧胺在保乳术+放疗的基础上,未能降低同侧(2.6%和2.4%)或对侧乳腺癌风险(1.1%和1.1%)。目前推荐对 ER 或 PR 阳性的导管内癌患者给予三苯氧胺治疗,特别是单纯保乳术(未放疗)、切缘阳性或绝经前的患者可能获益更大。NSABPB-35 随机研究比较三苯氧胺和阿那曲唑对导管内癌患者的疗效,阿那曲唑比三苯氧胺进一步减少乳腺癌相关事件,尤其对于60 岁以下的患者。

### (二)浸润性乳腺癌的治疗原则

1. 保乳手术加放射治疗。
2. 乳腺癌全乳切除联合腋窝淋巴结清扫手术(改良根治术),视情况进行乳房重建。
3. 全乳切除并 SLNB,视情况进行乳房重建。
4. 老年人乳腺癌:局部扩大切除或全乳切除(根据手术及麻醉风险),受体阳性患者需进行内分泌治疗,视情况做 SLNB。

### (三)手术治疗

1. 手术治疗原则　乳腺癌手术范围包括乳腺和腋窝淋巴结两部分。乳腺手术有肿瘤扩大切除和全乳切除。腋窝淋巴结可行 SLNB 和腋窝淋巴结清扫,除原位癌外均需了解腋窝淋巴结状况。选择手术术式应综合考虑肿瘤的临床分期和患者的身体状况。

2. 乳腺手术

(1)乳房切除手术:适应证为 TNM 分期中0、Ⅰ、Ⅱ期及部分Ⅲ期且无手术禁忌,患者不具备实施保乳手术条件或不同意接受保乳手术;局部进展期或伴有远处转移的患者,经全身治疗后降期,亦可选择全乳切除术。

Halsted 传统根治术中采用的乳房切除术需同时切除胸大小肌,创伤大,并发症发生率高,目前已被改良根治术所取代。其切除范围包括上至锁骨下、下至腹直肌前鞘、内至胸骨旁、外至背阔肌的解剖边界内,连同胸大肌筋膜完整切除乳腺组织及乳头乳晕复合体,只有当胸肌受累时才需切除部分或全部胸肌。部分学者认为可保留胸大肌筋膜,尤其是需要进行术中即刻假体/扩张器重建时。

目前的乳房切除术已由改良根治术的乳房切除发展为保留皮肤的乳房切除+乳腺重建手术,两者治疗效果类似,但后者美容效果更好。此外,保留乳头、乳晕的乳房切除术在临床上的应用也日趋广泛,但还缺乏长期研究数据,需进一步完善患者选择问题。

(2)保留乳房手术:严格掌握保乳手术适应证。实施保乳手术的医疗单位应具备保乳手术切缘的组织学检查设备与技术,保证切缘阴性;保乳术后放射治疗的设备与技术。

保留乳房手术后美容效果评价标准为:Ⅰ:很好,病侧乳腺外形与对侧相同;Ⅱ:好,病侧乳腺与对侧稍有不同,差异不明显;Ⅲ:一般,与对侧有明显不同,但无严重畸形;Ⅳ:差,病侧乳腺有严重畸形。

保乳手术适用于患者有保乳意愿,乳腺肿瘤可以完整切除,达到阴性切缘,并可获得良好的美容效果,同时可接受术后辅助放疗的患者。年轻不作为保乳手术的禁忌,≤35 岁的患者有相对高的复发和再发乳腺癌的风险,在选择保乳时,应向患者充分交代可能存在的风险。

保乳手术的绝对禁忌证包括病变广泛或弥漫分布的恶性特征钙化灶,且难以达到切缘阴性或理想外形;T₄期乳腺癌,包括侵犯皮肤、胸壁及炎性乳腺癌;肿瘤经局部广泛切除后切缘阳性,再次切除后仍不能保证病理切缘阴性者;妊娠期乳腺癌,预估术后放疗无法等到分娩后者;患者拒绝行保留乳房手术。相对禁忌证包括肿瘤直径大于 3 cm 和累及皮肤的活动性结缔组织病,尤其是硬皮病和系统性红斑狼疮等。

3. 腋窝淋巴结的外科手术　处理腋窝淋巴结是浸润性乳腺癌标准手术中的一部分。其主要目的是了解腋窝淋巴结的状况,以确定分期,选择最佳治疗方案。

(1)腋窝前哨淋巴结活检(SLNB):腋窝前哨淋巴结活检具有创伤小且相关并发症少等优点,是指对最早接受乳腺癌区域淋巴引流和发生肿瘤转移的 1 个(或几个)淋巴结进行切除活检,以评估腋窝淋巴结状态,NCCN 乳腺癌临床实践指南推荐临床腋窝淋巴结性的早期乳腺癌患者选择 SLNB 作为腋窝淋巴结处理的优选手术方式(图 3-6)。在 SLNB 手术前,需进行前哨淋巴结示踪,目前 SLNB 常用的示踪方法有染料法(专利蓝、异硫蓝、亚甲蓝和纳米炭)、核素法、染料联合核素法及荧光示踪法,运用最广泛的示踪方法为蓝染法联合核素法。SLNB 技术能够准确地进行乳腺癌腋窝淋巴结分期,对于临床检查腋窝淋巴结无明确转移的患者,进行 SLNB 后,淋巴结阴性的患者可以免除腋窝淋巴结清扫,以减少上肢水肿等并发症的发生;若 SLNB 阳性,可进行腋窝淋巴结清扫。

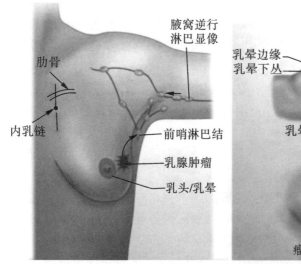
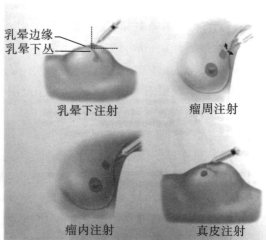

图 3-6　腋窝前哨淋巴结

(2)腋窝淋巴结清扫:腋窝淋巴结清扫的指征如下。①临床腋窝淋巴结阳性且经穿刺/手术活检证实有转移的患者;②前哨淋巴结阳性,且不符合 ACOSOG Z0011 入组标准的患者如 T₃、超过 2 枚前哨淋巴结阳性以及需全部乳腺切除者;③近期不充分的腋窝淋巴结清扫;④前哨淋巴结验证试验;⑤SLNB 失败;⑥SLNB 发现临床可疑的淋巴结;⑦T₄;⑧不能施行 SLNB;⑨SLNB 后腋窝复发。

通常情况下,腋窝淋巴结清扫范围应包括背阔肌前缘至胸小肌外侧缘(Level Ⅰ)、胸小肌外侧缘至胸小肌内侧缘(Level Ⅱ)的所有淋巴结。清扫腋窝淋巴结要求在 10 个以上,以保证能真实地反映腋窝淋巴结的状况(图3-7)。只有当 Level Ⅰ～Ⅱ明显转移或者 Level Ⅲ(胸小肌内侧缘至腋静脉入口处)探及增大转移的淋巴结时才需进行Ⅰ～Ⅲ水平的全腋窝淋巴结清扫。

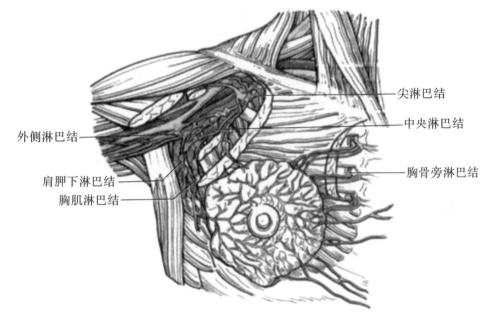

图3-7　腋窝淋巴结分布

4.乳房修复与重建　乳腺癌改良根治手术后的乳房缺损与保乳术后的乳房畸形均需要整形外科进行再造和修复,且已成为乳腺癌完整治疗方案中不可或缺的一个重要组成部分(图3-8)。乳房再造能提高术后患者的生活质量及心理满意度。我国乳房再造的数量逐年增加,方法越来越完善,乳房再造的理念和意识被越来越多的肿瘤外科医师和患者所认识和接受。

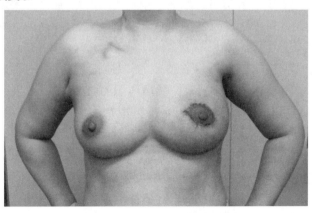

图3-8　乳腺癌改良根治术后

乳房再造的肿瘤学安全性是肯定的。是否行乳房再造、再造的时机及再造方式不影响乳腺癌患者术后的生存率和生存时间。乳房再造对外科手术或肿瘤复发、转移的检出没有影响。

正常情况下,乳房再造不影响术后化疗的进行。除非即刻再造术后出现较严重并发症(如感染、切口裂开等),否则不会对化疗的临床应用及治疗效果造成显著影响。即刻乳房再造术后辅助化疗不会增加再造术后并发症发生率,不会降低即刻乳房再造成功率,不会影响伤口愈合,也不会影响再造效果。但新辅助化疗会增加即刻乳房再造术后皮瓣感染及坏死的发生率。化疗可造成人体免疫功能下降、抗感染能力降低,化疗期间不适合做任何乳房再造手术。无论自体组织再造,还是假体再造,均不是放射治疗的禁忌证,也不会对放疗效果产生明显影响。放疗会影响再造的远期美学满意度及总体满意度。

(1)乳腺癌切除乳房再造的基本原则如下。①必须将肿瘤治疗放在首位。乳房再造的任何整形外科治疗都不应推迟乳腺癌辅助治疗的时间,不应影响乳腺癌辅助治疗的进行。②必须将乳房再造纳入乳腺癌的整个治疗方案,医师有义务告知患者有选择进行乳房再造的权利。③在乳腺切除过程中,应在不违反肿瘤学原则的前提下,尽可能保留乳房的皮肤、皮下组织以及重要的美学结构(如乳房下皱襞等),最大限度地为乳房再造保留条件,提高再造乳房美学效果和患者满意度。④乳腺癌的治疗应当在多学科团队合作框架下进行,包括放射科、乳腺外科、整形外科、影像科、病理科、心理科、核医学科、免疫科等。

(2)乳房再造的术前检查、评估和教育:术前应对患者的条件进行检测与评估,分析肿瘤学情况、内科情况、组织条件、对侧乳房情况等,综合这些条件选择创伤小、手术简化、费用少、并发症发生率低且效果良好的手术方案。禁忌行乳房再造的乳腺癌类型与分期:Ⅳ期浸润性乳腺癌、复发转移性乳腺癌。通常认为放化疗期间、放疗后半年内禁行乳房再造,对于接受过放疗或准备进行放疗的患者,应谨慎选择乳房再造的时机和手术方式。严重肥胖和吸烟、严重内科疾病、外周血管疾病都是术后出现并发症的重要风险因素,是乳房再造术的相对禁忌证。

(3)治疗周期及费用:①乳房再造是一个序列化的治疗,通常需要多次手术才能达到理想的效果。采用组织扩张法进行乳房再造。②即刻乳房再造在总体治疗时间和费用上较二期乳房再造具有优势。

(4)乳房再造的基本方法:包括皮肤覆盖的再造和乳房体积的再造。皮肤覆盖的再造方法包括组织扩张和自体皮瓣移植等。乳房体积的再造方法包括应用假体、皮瓣组织瓣移植、游离自体脂肪移植等。自体组织乳房再造常用的皮瓣包括背阔肌肌皮瓣、腹直肌肌皮瓣、腹壁下动脉穿支皮瓣等。

(5)随访时间:乳房再造的随访时间应从术后开始,至术后5年以上。根据乳房再造方式不同,定期进行随访。观察指标:包括乳腺癌的肿瘤学随访、乳房外形与对称性、切口瘢痕、供区功能、假体完整性、包膜挛缩、其他并发症。必要时还应包括心理变化、生活质量变化等。检查项目:肿瘤学检查、乳房体表测量值、照相、供区运动功能测定、乳房假体包膜挛缩分级,必要时行超声、磁共振等特殊检查。建议指导:乳房再造术后,应给患者进行详细的术后指导,包括日常注意事项、运动、肿瘤学检查、复查时间等。

### (四)化疗

1. 乳腺癌辅助化疗　对患者基本情况(年龄、月经状况、血常规、重要器官功能、有无其他疾病等)、肿瘤特点(病理类型、分化程度、淋巴结状态、HER-2 及激素受体状况、有无脉管瘤栓等)、治疗手段(如化疗、内分泌治疗、靶向药物治疗等)进行综合分析,医师根据治疗的耐受性、术后复发风险、肿瘤分子分型和治疗敏感性选择相应治疗,并权衡治疗给患者带来的风险-受益。若接受化疗的患者受益有可能大于风险,可进行术后辅助化疗(表3-5)。

表3-5　乳腺癌术后复发风险的分层

| 危险度 | 评估要点 | |
| --- | --- | --- |
| | 转移淋巴结 | 其他 |
| 低度 | 阴性 | 同时具备以下 6 条:标本中病灶大小(pT)≤2 cm;分级 1 级;无脉管瘤栓;ER 和(或)PR 阳性;HER-2 基因无过度表达或扩增°;年龄≥35 岁 |
| 中度 | 阴性 | 以下 6 条至少具备 1 条:标本中病灶大小(pT)>2 cm;分级 2~3 级;有脉管瘤栓;ER 和 PR 阴性;HER-2 基因过度表达或扩增;年龄<35 岁 |
| | 1~3 枚阳性 | 无 HER-2 基因过度表达和扩增且 ER 和(或)PR 阳性 |
| 高度 | 1~3 枚阳性 | HER-2 基因过度表达或扩增或 ER 和 PR 阴性 |
| | ≥4 枚阳性 | |

(1)适应证:①腋窝淋巴结阳性。②对淋巴结转移数目较少(1~3 个)的绝经后患者,如果具有受体阳性、HER-2 阴性、肿瘤较小、肿瘤分级Ⅰ级等其他多项预后较好的因素,或者患者无法耐受或不适合化疗,也可考虑单用内分泌治疗。③对淋巴结阴性乳腺癌,术后辅助化疗只适用于那些具有高危复发风险因素的患者(患者年龄<35 岁、肿瘤直径>2 cm、肿瘤分级Ⅱ~Ⅲ级、脉管瘤栓、HER-2 阳性、ER/PR 阴性等)。

(2)相对禁忌证:①妊娠期,妊娠早期患者通常禁用化疗,妊娠中期患者应慎重选择化疗。②明显衰竭或恶病质。③患者拒绝术后辅助化疗。④有严重感染、高热、水电解质及酸碱平衡失调的患者。⑤胃肠道梗阻或穿孔者。⑥骨髓储备功能低下,治疗前白细胞≤3.5×10⁹/L,血小板≤80×10⁹/L 者。⑦心血管、肝肾功能损害者。

(3)辅助化疗方案的选择:常用的辅助化疗方案如下。

● TAC 方案:多西他赛 75 mg/m² ,静脉注射,d1;多柔比星 50 mg/m² ,静脉注射,d1;环磷酰胺 500 mg/m² ,静脉注射,d1,21 d 为 1 个周期,共 6 个周期(所有周期均用 G-CSF 支持)。

● 剂量密集 AC→P 方案:多柔比星 60 mg/m² ,静脉注射,d1;环磷酰胺 600 mg/m² ,静脉注射,d1;14 d 为 1 个周期,共 4 个周期,序贯以紫杉醇 175 mg/m²,静脉注射,3 h d1,14 d 为 1 个周期,共 4 个周期(所有周期均用 G-CSF 支持)。

- AC→P/T 方案:多柔比星 60 mg/m²,静脉注射,d1;环磷酰胺 600 mg/m²,静脉注射,d1;21 d 为 1 个周期,共 4 个周期;序贯紫杉醇 80 mg/m²,静脉注射,1 h d1,每周 1 次,共 12 周;或紫杉醇 175 mg/m²,静脉注射,1 h d1,每 3 周 1 次,共 12 周;或多西他赛 100 mg/m²,静脉注射,d1,每 3 周 1 次,共 12 周。

- TC 方案:多西他赛 75 mg/m²,静脉注射,d1;环磷酰胺 600 mg/m²,静脉注射,d1,21 d 为 1 个周期,共 4 个周期。

- AC 方案:多柔比星 60 mg/m²,静脉注射,d1;环磷酰胺 600 mg/m²,静脉注射,d1,21 d 为 1 个周期,共 4 个周期。

- FAC 方案:氟尿嘧啶 500 mg/m²,静脉注射,d1、d8;多柔比星 50 mg/m²,静脉注射,d1;环磷酰胺 500 mg/m²,静脉注射,d1,21 d 为 1 个周期,共 6 个周期。

- EC 方案:表柔比星 100 mg/m²,静脉注射,d1;环磷酰胺 600 mg/m²,静脉注射,d1,21 d 为 1 个周期,共 4 个周期。

- FEC→T 方案:氟尿嘧啶 500 mg/m²,静脉注射,d1;表柔比星 100 mg/m²,静脉注射,d1;环磷酰胺 500 mg/m²,静脉注射,d1,21 d 为 1 个周期,共 3 个周期,序贯以多西他赛 100 mg/m²,静脉注射,d1,21 d 为 1 个周期,共 3 个周期。

- FEC→P 方案:氟尿嘧啶 600 mg/m²,静脉注射,d1;表柔比星 90 mg/m²,静脉注射,d1;环磷酰胺 600 mg/m²,静脉注射,d1,21 d 为 1 个周期,共 4 个周期,序贯以紫杉醇 100 mg/m²,静脉注射,d1,每周 1 次,共 8 周。

常用方案:①以蒽环类为主的方案,如 AC(多柔比星/环磷酰胺),EC(表柔比星/环磷酰胺)。虽然吡柔比星(THP)循证医学证据有限,但在我国临床实践中,用吡柔比星代替多柔比星也是可行的,THP 推荐剂量为 40~50 mg/m²。②蒽环类与紫杉类联合方案,例如 TAC(T:多西他赛)。③蒽环类与紫杉类序贯方案,例如 AC→紫杉醇(每周 1 次),AC→多西他赛(每 3 周 1 次),剂量密集型 AC 续贯紫杉醇(每 2 周 1 次),剂量密集型 AC 续贯紫杉醇(每周 1 次)。④不含蒽环类的联合化疗方案:TC 方案(多西他赛/环磷酰胺 4 个或 6 个疗程),适用于有一定复发风险的患者。⑤卡培他滨的强化(联合或序贯)可考虑在三阴性乳腺癌中使用。

HER-2 阳性乳腺癌常用方案参见乳腺癌术后辅助抗 HER-2 靶向治疗部分中的相应内容。

(4)注意事项:①早期乳腺癌辅助化疗的目的是争取治愈,所以强调标准、规范的化疗。②化疗时应注意化疗药物的给药顺序、输注时间和剂量强度,严格按照药品说明和配伍禁忌使用。③根据患者的复发风险、耐受程度、患者意愿及循证医学证据选择化疗方案,并制定预防呕吐、骨髓抑制的支持方案。④不同化疗方案的周期数不同,一般为 4~8 个周期。若无特殊情况,不建议减少周期数和剂量。70 岁以上患者需个体化考虑辅助化疗。⑤辅助化疗一般不与内分泌治疗或放疗同时进行,化疗结束后再开始内分泌治疗,放疗与内分泌治疗可先后或同时进行。⑥一般推荐首次给药剂量应按推荐剂量使用,若有特殊情况需调整时,通常不低于推荐剂量的85%,后续给药剂量应根据患者的具体情况和初始治疗后的不良反应,可以1次下调20%~25%。每个辅助化疗方案一般仅允许剂量下调2次。⑦激素受体阴性的绝经前患者,在辅助化疗期间可考虑使用卵巢功能抑制药物保护患者的卵巢功能。推荐化疗前1~2周给药,化疗结束后2周给予最后一剂药物。⑧蒽环类药物有心脏毒性,使用时须评估左心室射血分数(LVEF),一般每3个月1次。⑨所有化疗患者均需要先行签署化疗知情同意书。

2. 乳腺癌新辅助化疗　新辅助化疗是指为降低肿瘤临床分期,提高切除率和保乳率,在手术或手术加局部放射治疗前,首先进行全身化疗。

(1)适应证:①不可手术降期为可手术,临床分期为ⅢA(不含$T_3$、$N_1$、$M_0$)、ⅢB、ⅢC。②期望降期保乳患者,临床分期为ⅡA、ⅡB、ⅢA(仅$T_3$、$N_1$、$M_0$)期,除了肿瘤大小,符合保乳手术的其他适应证。对希望缩小肿块、降期保乳的患者,也可考虑新辅助治疗。③对不可手术的匿性乳腺癌行新辅助治疗是可行的(其中隐匿性乳腺癌定义为腋窝淋巴结转移为首发症状,而乳房内未能找到原发灶的乳腺癌)。

(2)禁忌证:①未经组织病理学确诊的乳腺癌,推荐进行组织病理学诊断,并获得ER、PR、HER-2及Ki-67等免疫组化指标,不推荐将细胞学作为病理诊断标准。②妊娠早期女性为绝对禁忌,而妊娠中、晚期女性患者应慎重选择新辅助化疗,为相对禁忌,国外有成功应用的个案报道。③心血管、肝肾功能显著损害者。④原发肿瘤为广泛原位癌成分,未能明确浸润癌存在者需谨慎使用。⑤肿瘤临床无法触及或无法评估。⑥患者拒绝术前新辅助治疗。⑦有严重感染、高热、水电解质及酸碱平衡紊乱的患者。⑧骨髓储备不足,治疗前中性粒细胞≤$1.5×10^9$/L,血小板≤$75×10^9$/L者。

(3)新辅助化疗方案的选择:①对于HR阳性/HER-2阴性的乳腺癌患者,有降期或保乳等需求的,优先推荐辅助化疗提前到新辅助阶段。②对于HER-2阳性和三阴性乳腺癌患者,可适当放宽新辅助治疗适应证,通过新辅助治疗早期评价治疗疗效,并通过术后是否病理完全缓解制定升/降阶梯辅助治疗。③对于HER-2阳性的乳腺癌患者,符合新辅助适应证的,应采用含蒽环联合紫杉方案或非蒽环方案联合曲妥珠单抗±帕妥珠单抗进行新辅助治疗。加用帕妥珠单抗会进一步提高pCR率,在HR阴性、淋巴结阳性的患者获益更多。④对于三阴性乳腺癌患者,新辅助推荐含蒽环类和紫杉类的常规方案。铂类可作为三阴性患者新辅助治疗方案的一部分,以增加肿瘤退缩的概率和pCR的可能性,但决策加铂类应该权衡潜在的获益与伤害,因为未必转化为DFS的远期获益。单纯BRCA1/2致病或疑似致病性突变,不足以成为选择含铂治疗的理由。对于有心脏基础疾患的患者,可以考虑单纯紫杉类+铂类的新辅助治疗。PD-1/PD-L1抗体在国内尚未获得相关适应证,远期毒性和获益未明,不常规推荐在该类患者新辅助治疗中添加免疫检查点抑制剂。

(4)注意事项:①化疗前必须对乳腺原发灶行空芯针活检明确组织学诊断及免疫组化检查,区域淋巴结转移可以采用细胞学诊断。②明确病理组织学诊断后实施新辅助化疗。③不建议Ⅰ期患者选择新辅助化疗。④在治疗有反应或疾病稳定的患者中,推荐手术前用完所有的既定周期数。⑤应从体检和影像学2个方面评价乳腺原发灶和腋窝淋巴结转移灶疗效,按照实体肿瘤疗效评估标准 RECIST 或 WHO 标准评价疗效。⑥无效时暂停该化疗方案,改用手术、放射治疗或者其他全身治疗措施(更换化疗方案或改行新辅助内分泌治疗)。⑦新辅助化疗后,即便临床上肿瘤完全消失,也必须接受既定的后续手术治疗,根据个体情况选择乳腺癌根治术、乳腺癌改良根治术或保留乳房手术。⑧术后辅助化疗应根据术前新辅助化疗的周期、疗效及术后病理检查结果确定治疗方案。⑨推荐根据化疗前的肿瘤临床分期来决定是否需要辅助放疗及放疗范围。

(5)全身处理:对于新辅助化疗未达到 pCR 的患者(已完成足疗程的新辅助治疗),尤其是三阴性乳腺癌患者,可考虑术后追加 6~8 个疗程卡培他滨治疗;HER-2 阳性患者,优先考虑采用恩美曲妥珠单抗(T-DM1)强化辅助治疗的方式,也可采用继续完成曲妥珠单抗联合帕妥珠单抗共 1 年的方式。无论是否达到 pCR,部分研究显示特定人群奈拉替尼延长治疗 1 年可进一步降低复发风险。对于 HR 阳性的患者,需要给予内分泌治疗,内分泌治疗是否需要强化,以及强化的方式可主要依据患者新辅助前的状态进行评估。

3. 晚期乳腺癌化疗 晚期乳腺癌的主要治疗目的不是治愈患者,而是提高患者生活质量、延长患者生存时间。治疗手段以化疗和内分泌治疗为主,必要时考虑手术或放射治疗等其他治疗方式。根据原发肿瘤特点、既往治疗、无病生存期、转移部位、进展速度、患者状态等多方面因素,因时制宜、因人制宜,选择合适的综合治疗手段,个体化用药。

有转移或复发表现的乳腺癌患者的分期评估检查包括病史、体格检查、实验室检查、胸部 X 射线或 CT、腹部超声、骨显像等。对疼痛或骨显像异常患者行骨的放射学检查,还可考虑腹部诊断性 CT 或 MRI、头颅 CT 或 MRI。通常不建议使用 PET-CT 对患者进行评估,在其他检查结果不确定或可疑时 PET-CT 是可选择的。肿瘤转移灶或第一复发灶的活检应作为晚期乳腺癌患者病情评估的一部分,同时检测 ER、PR、HER-2、Ki-67 等分子标志物,以制定针对性治疗方案。

(1)符合下列某一条件的患者可考虑化疗:①ER/PR 阴性或低表达。②内脏危象或有症状的内脏转移。③ER/PR 阳性内分泌治疗耐药者(特别是原发性耐药)。

(2)化疗药物与方案:晚期乳腺癌常用化疗方案如下。

1)优选单药如下。

紫杉醇 80 mg/m², 静脉滴注, d1、d8、d15, 28 d 为一周期或 175 mg/m², 静脉滴注, d1, 21 d 为一周期。

● 卡培他滨 1 000~1 250 mg/m², 口服, 每日 2 次, d1~d14, 21 d 为一周期。

● 吉西他滨 800~1 200 mg/m², 静脉滴注, d1、d8、d15, 28 d 为一周期。

● 长春瑞滨 25 mg/m², 静脉滴注;或 60 mg/m² 口服, d1、d8、d15, 28 d 为一周期。

● 多柔比星脂质体 50 mg/m², 静脉滴注, d1, 28 d 为一周期。

2)其他单药方案如下。

● 多西他赛 60~100 mg/m², 静脉滴注, d1, 21 d 为一周期。

● 白蛋白结合型紫杉醇 100 mg/m² 或 125 mg/m², 静脉滴注, d1、d8、d15, 28 d 为一周期。或 260 mg/m², 静脉滴注, d1, 21 d 为一周期。

- 卡铂 AUC 5～6,静脉滴注,d1,21～28 d 为一周期。
- 顺铂 75 mg/m$^2$,静脉滴注,d1,21 d 为一周期。
- 表柔比星 60～90 mg/m$^2$,静脉滴注,d1,21 d 为一周期。
- 多柔比星 60 mg/m$^2$,静脉滴注,d1,21 d 为一周期。或 20 mg/m$^2$,静脉滴注,d1,每周一次。
- 环磷酰胺 50～100 mg,口服,每日 1 次,d1～d21,28 d 为一周期。
- 依托泊苷胶囊 75～100 mg 口服,d1～d10,21 d 为一周期。

3)常用联合化疗方案如下。

- TX:多西他赛 75 mg/m$^2$,静脉滴注,d1;卡培他滨 950～1 000 mg/m$^2$,口服,每日 2 次,d1～d14。21 d 为一周期。
- GT:吉西他滨 1 000～1 250 mg/m$^2$,静脉滴注,d1、d8;紫杉醇 175 mg/m$^2$,静脉滴注,d1;或多西他赛 75 mg/m$^2$,静脉滴注,d1;21 d 为一周期。
- GC:吉西他滨 1 000 mg/m$^2$,静脉滴注,d1、d8;卡铂 AUC 2,静脉滴注,d1、d8;21 d 为一周期。
- ET:表柔比星 60～75 mg/m$^2$,静脉滴注,d1;多西他赛 75 mg/m$^2$,静脉滴注,d2;21 d 为一周期。

4)其他联合方案如下。

- CAF:环磷酰胺 500 mg/m$^2$,静脉滴注,d1;多柔比星 50 mg/m$^2$,静脉滴注,d1;5-氟尿嘧啶 500 mg/m$^2$,静脉滴注,d1、d8;21 d 为一周期。
- FEC:5-氟尿嘧啶 500 mg/m$^2$,静脉滴注,d1、d8;表柔比星 50 mg/m$^2$,静脉滴注,d1、d8;环磷酰胺 400 mg/m$^2$,静脉滴注,d1、d8;28 d 为一周期。
- AC:多柔比星 60 mg/m$^2$,静脉滴注,d1;环磷酰胺 600 mg/m$^2$,静脉滴注,d1;21 d 为一周期。
- EC:表柔比星 75 mg/m$^2$,静脉滴注,d1。环磷酰胺 600 mg/m$^2$,静脉滴注,d1;21 d 为一周期。
- CMF:环磷酰胺 100 mg/m$^2$,口服,d1～d14;甲氨蝶呤 40 mg/m$^2$,静脉滴注,d1、d8;5-氟尿嘧啶 600 mg/m$^2$,静脉滴注,d1、d8;28 d 为一周期。

晚期乳腺癌常用的化疗药物包括蒽环类、紫杉类、长春瑞滨、卡培他滨、吉西他滨、铂类等。应根据疾病的范围、肿瘤的分子特征、既往治疗及患者的特点来制定个体化的化疗方案。制定方案时应充分考虑患者的意愿,疾病的不可治愈性,平衡生活质量和生存期。在疾病发展的不同阶段合理选择单药或联合化疗。

单药化疗:对肿瘤发展相对较慢,肿瘤负荷不大,无明显症状,特别是老年耐受性较差的患者优选单药化疗。

蒽环类(紫杉类)治疗失败的常用定义为使用蒽环类(紫杉类)解救化疗过程中发生疾病进展,或辅助治疗结束后 12 个月内发生复发转移。对于既往蒽环类治疗失败的患者,通常首选以紫杉类(如紫杉醇、多西他赛及白蛋白结合紫杉醇)为基础的单药或联合方案;对于既往蒽环类和紫杉类治疗均失败的患者,目前尚无标准化疗方案,可考虑其他单药或联合方案。

常用的单药：蒽环类，如多柔比星、表柔比星、吡柔比星及聚乙二醇化脂质体多柔比星；紫杉类，如紫杉醇、多西他赛、白蛋白结合型紫杉醇；抗代谢药如卡培他滨、吉西他滨等；非紫杉类微管形成抑制剂，如长春瑞滨、艾立布林、优替德隆等；依托泊苷胶囊、环磷酰胺片等口服方便，可以作为后线治疗的选择。

联合化疗：适合病情进展较快，肿瘤负荷较大或症状明显的患者。联合化疗方案的选择多种多样，主要基于既往循证医学的证据、联合药物之间的相互作用、联合药物的毒性谱、患者的个体状态来综合制定，不推荐联合 3 种或 3 种以上的化疗药物。

①对于三阴性乳腺癌，可选择 GP 方案（吉西他滨联合顺铂）、GC 方案（吉西他滨联合卡铂）、AP 方案（白蛋白紫杉醇联合顺铂/卡铂）、PC 方案（其他紫杉类药物联合卡铂/顺铂）。②单药或联合化疗均可在循证证据支持下联合靶向治疗。③联合化疗时，是采用持续方式还是 4～8 个疗程后停药或维持治疗需权衡疗效、药物不良反应和患者生活质量。④对多次化疗失败的患者无标准治疗，鼓励患者参加新药临床试验或对症支持治疗。对于三阴性乳腺癌，sacituzumabgovitecan 是一种重要的靶向治疗选择，已获得美国 FDA 批准，但尚未在中国开展临床研究。⑤对 HER-2 阳性患者，化疗同时应联合抗 HER-2 靶向药物。

维持化疗：对完成了 4～6 个周期化疗，治疗有效、耐受性较好的患者，可以持续治疗至病情进展或出现不能耐受的毒性。联合化疗有效但不能耐受或无意愿继续联合化疗者可考虑维持治疗，可选择原先联合方案中的一个单药化疗维持，激素受体阳性者还可考虑内分泌±靶向治疗维持。维持治疗中应该加强对患者的管理，定期评估疗效和不良反应。

（五）靶向治疗

目前，针对 HER-2 阳性的乳腺癌患者可进行靶向治疗，国内主要药物是曲妥珠单抗、帕妥珠单抗、吡咯替尼、T-DM1、拉帕替尼等。

1. HER-2 阳性的定义

（1）HER-2 基因扩增：免疫组化染色 3+、FISH 阳性或者色素原位杂交法（CISH）阳性。

（2）HER-2 免疫组化染色（2+）的患者，需进一步行 FISH 或 CISH 检测 HER-2 基因是否扩增。

2. 注意事项

（1）治疗前必须获得 HER-2 阳性的病理学证据。

（2）曲妥珠单克隆抗体 6 mg/kg（首剂 8 mg/kg）每 3 周方案，或 2 mg/kg（首剂 4 mg/kg）每周方案。

（3）首次治疗后观察 4～8 h。

（4）一般不与阿霉素化疗同期使用，但可以序贯使用。

（5）与非蒽环类化疗、内分泌治疗及放射治疗可同期应用。

（6）曲妥珠单克隆抗体开始治疗前应检测 LVEF，使用期间每 3 个月监测 1 次 LVEF。治疗中若出现 LVEF<45% 或低于治疗前 16% 以上，应暂停治疗，并跟踪监测 LVEF 动态变化，直至恢复到 45% 以上方可继续用药。若不恢复，或继续恶化或出现心力衰竭症状则应当终止曲妥珠单抗治疗。

3. 术后辅助靶向治疗

（1）适应证：①原发浸润灶>1 cm（$T_{1c}$ 及以上）的 HER-2 阳性乳腺癌患者推荐使用曲妥珠单抗。②原发浸润灶在 0.6～1.0 cm 的 HER-2 阳性淋巴结阴性乳腺癌患者（$T_{1b}N_0$）及瘤更小，但腋窝淋巴结有微转移的患者（$pN_1$ mi）可推荐使用曲妥珠单抗。③原发浸润灶<0.5 cm（$T_{1a}$）的 HER-2 阳淋巴结阴性乳腺癌患者一般不推荐使用曲妥珠单抗，但伴有高危因素的患者，例如激素受体阴性、分级较高、Ki-67 高等可以考虑使用。

（2）相对禁忌证：①治疗前 LVEF<40%。②患者拒绝术后辅助靶向治疗。

（3）治疗方案选择：术后辅助靶向治疗常用治疗方案

● AC→PH（P）方案：多柔比星 60 mg/m²，静脉注射，d1；环磷酰胺 600 mg/m²，静脉注射，d1；21 d 为 1 个周期，共 4 个周期。

序贯：紫杉醇 80 mg/m²，静脉注射，1 h 周疗，共 12 周。

曲妥珠单抗首剂 8 mg/kg，以后每次 6 mg/kg，d1，每 3 周，共完成 1 年。

帕妥珠单抗首剂 840 mg，以后每次 420 mg，d1，每 3 周，完成 1 年。

● ddAC→PH（P）方案：多柔比星 60 mg/m²，静脉注射，d1；环磷酰胺 600 mg/m²，静脉注射，d1；14 d 为 1 个周期，共 4 个周期。

序贯：紫杉醇 175 mg/m²，静脉注射，3 h，每 14 d 为 1 个周期，共 4 个周期。

曲妥珠单抗首剂 8 mg/kg，以后每次 6 mg/kg，d1，每 3 周，共完成 1 年。

帕妥珠单抗首剂 840 mg，以后每次 420 mg，d1，每 3 周，完成 1 年。（所有周期均用 G-CSF 支持）。

● TCH（P）方案：多西他赛 75 mg/m²，静脉注射，d1；卡铂 AUC=6，静脉注射，d1；21 d 为 1 个周期，共 6 个周期。

曲妥珠单抗首剂 8 mg/kg，以后每次 6 mg/kg，d1，每 3 周，共完成 1 年。

帕妥珠单抗首剂 840 mg，以后每次 420 mg，d1，每 3 周，完成 1 年。

● AC→TH（P）方案：多柔比星 60 mg/m²，静脉注射，d1；环磷酰胺 600 mg/m²，静脉注射，d1；21 d 为 1 个周期，共 4 个周期。

序贯：多西他赛 100 mg/m²，静脉注射，d1；21 d 为 1 个周期，共 4 个周期。

曲妥珠单抗首剂 8 mg/kg，以后每次 6 mg/kg，d1，每 3 周，共完成 1 年。

帕妥珠单抗首剂 840 mg，以后每次 420 mg，d1，每 3 周，完成 1 年。

● TC4H：多西他赛 75 mg/m²，静脉注射，d1；环磷酰胺 600 mg/m²，静脉注射，d1；21 d 为 1 个周期，共 4 个周期。

联合：曲妥珠单抗首剂 8 mg/kg，以后每次 6 mg/kg，d1，每 3 周，共完成 1 年。

● TH：紫杉醇 80 mg/m²，静脉注射，1 h 周疗，共 12 周。

联合：曲妥珠单抗首剂 4 mg/kg，静脉注射，第 1 周，序贯以后每次曲妥珠单抗

2 mg/kg,静脉注射,每周,共完成1年。也可在紫杉醇化疗后,改变曲妥珠单抗给药方式为6 mg/kg,静脉注射,每3周,共完成1年。

1)可选择TCH(P)、AC-TH(P)方案,对于心脏安全要求较高的患者可选择TCH、TC4H(此处C为CTX)和wPH治疗方案;对于高危复发风险患者(如淋巴结阳性)的患者,推荐曲妥珠单抗与帕妥珠单抗双靶向治疗联合辅助化疗,其中帕妥珠单抗,3周1次,剂量为420 mg(首次剂量为840 mg),共1年;如ER+,亦可考虑在曲妥珠单抗治疗结束后,给予1年的奈拉替尼强化。

2)小肿瘤患者(肿瘤直径≤1 cm)患者可以选择紫杉醇周疗加曲妥珠单抗(wPH)方案治疗。

(4)注意事项:①与蒽环类药物同期应用必须慎重,但可以在前、后阶段序贯应用。与非蒽环类药物化疗、内分泌治疗或放疗都可同期应用。②目前曲妥珠单克隆抗体辅助治疗期限仍为1年。

4.术前新辅助靶向治疗　HER-2阳性乳腺癌对抗HER-2靶向治疗敏感性高,在这部分患者的新辅助治疗方案中应包含抗HER-2靶向治疗。

(1)新辅助靶向治疗药物的选择与原则:①曲妥珠单抗、帕妥珠单抗双靶向是目前新辅助靶向治疗的首选治疗策略。②对于HER-2阳性的乳腺癌患者,符合新辅助适应证的,应采用含蒽环联合紫杉方案或非蒽环方案联合曲妥珠单抗±帕妥珠单抗进行新辅助治疗。③在新辅助靶向治疗中加入帕妥珠单抗可以进一步提高病理完全缓解率,在HR阴性、淋巴结阳性的患者获益更多。④有蒽环类药物使用禁忌、高龄或其他心脏疾病隐患的患者可以使用不含蒽环方案如TCH(P)方案。

(2)注意事项:①新辅助治疗期间应严密监测疗效,按照RECIST或WHO标准评价原发灶和(或)淋巴结的疗效,应用曲妥珠单抗治疗期间进展的患者在后续新辅助治疗中可考虑保留曲妥珠单抗。②接受新辅助靶向治疗的患者辅助阶段应补足辅助曲妥珠单抗±帕妥珠单抗治疗至1年。③对未达到pCR的HER-2阳性患者,优先考虑采用T-DM1强化辅助治疗的方式,也可采用继续完成曲妥珠单抗联合帕妥珠单抗共1年的方式。无论是否达到pCR,部分研究显示特定人群奈拉替尼延长治疗1年可进一步降低复发风险。④单独新辅助靶向治疗或与内分泌治疗联用尚缺乏足够的证据,应用应限制于临床研究。

5.晚期HER-2阳性乳腺癌的靶向治疗选择　常用治疗方案如下。

(1)HER-2阳性晚期乳腺癌一线治疗方案

1)多西他赛+曲妥珠单抗:多西他赛75 mg/m², 静脉注射,d1;曲妥珠单抗首剂8 mg/kg,以后每次6 mg/kg,d1,每3周,共完成1年。

2)多西他赛+卡培他滨+曲妥珠单抗:多西他赛75 mg/m², 静脉注射,d1;卡培他滨1 000 mg/m²,口服,每天2次,d1~d14。21 d为1个周期。

曲妥珠单抗首剂8 mg/kg,以后每次6 mg/kg,d1,每3周,共完成1年。

3)紫杉醇+曲妥珠单抗:紫杉醇80 mg/m², 静脉注射,每周1次;或175 mg/m²,静脉注射,d1,每3周1次。

曲妥珠单抗首剂 8 mg/kg,以后每次 6 mg/kg,d1,每 3 周,共完成 1 年。

4)紫杉醇+卡铂周疗+曲妥珠单抗:紫杉醇 80 mg/m², 静脉注射, d1、d8、d15;卡铂 AUC=2,静脉注射,d1、d8、d15;曲妥珠单抗 4 mg/kg(首剂),2 mg/kg,静脉注射,每周 1 次;28 d 为 1 个周期。

5)长春瑞滨+曲妥珠单抗:长春瑞滨 25 mg/m², 静脉注射, d1、d8、d15;曲妥珠单抗 4 mg/kg(首剂) ~ 2 mg/kg,静脉注射,每周 1 次;每 28 d 为 1 个周期。

6)多西他赛+曲妥珠单抗+帕妥珠单抗:多西他赛 75 mg/m², 静脉注射, d1;曲妥珠单抗 8 mg/kg(首剂)至 6 mg/kg,静脉注射,d1;帕妥珠单抗 840 mg,静脉注射,(首剂)至 420 mg,静脉注射,d1;21 d 为 1 个周期。

(2)使用过曲妥珠单抗的其他治疗方案

1)拉帕替尼+卡培他滨:拉帕替尼 1 250 mg,口服,每天 1 次,d1 ~ d21;卡培他滨 1 000 mg/m²,口服,每天 2 次,d1 ~ d14;每 21 d 为 1 个周期。

2)拉帕替尼+曲妥珠单抗:拉帕替尼 1 250 mg,口服,每天 1 次;曲妥珠单抗首剂 8 mg/kg,以后每次 6 mg/kg,d1,每 3 周 1 次。

持续的抗 HER-2 治疗是 HER-2 阳性晚期乳腺癌重要的治疗原则。

HER-2 阳性晚期肿瘤的一线治疗选择:①首选曲妥珠单抗、帕妥珠单抗双靶向治疗联合紫杉类药物。其他可选方案包括曲妥珠单抗单靶联合紫杉类药物,曲妥珠单抗也可联合长春瑞滨、卡培他滨等其他化疗药物。②对于未使用过曲妥珠单抗或符合曲妥珠单抗再使用条件(曲妥珠单抗辅助治疗结束后超过 1 年以上复发转移的)的患者,应首选以曲妥珠单抗±帕妥珠单抗为基础的一线治疗。而停用曲妥珠单抗至复发间隔时间≤6 ~ 12 个月患者则建议选用二线抗 HER-2 方案治疗。③对于 HER-2 阳性/HR 阳性的患者,如不适合化疗或病情进展缓慢者可以考虑抗 HER-2 治疗联合内分泌药物作为一线治疗选择。

经曲妥珠单抗±帕妥珠单抗治疗后疾病进展的治疗选择:①曲妥珠单抗治疗病情进展后,仍应持续使用抗 HER-2 靶向治疗。②当一线治疗后病情进展时可选择以下治疗策略:对于曲妥珠单抗±帕妥珠单抗治疗失败患者,单药恩美曲妥珠单抗(trastuzumab emtansine,T-DM1)可延长无进展生存时间和总生存时间。吡咯替尼联合卡培他滨较拉帕替尼联合卡培他滨可延长无进展生存时间。其他抗 HER-2 靶向药物:伊尼妥单抗联合长春瑞滨等化疗也可作为曲妥珠单抗非耐药患者的抗 HER-2 治疗选择之一。单纯两种靶向药物的联合(如拉帕替尼联合曲妥珠单抗)也有证据改善 OS。曲妥珠单抗允许进行跨线治疗。多线抗 HER-2 治疗失败,无法获得进一步治疗的,建议参加临床研究。

注意事项:①曲妥珠单抗、帕妥珠单抗,治疗前 LVEF<50%。应用前应进行心功能基线评估,对于心血管事件高危人群应尽量避免使用。②同时进行蒽环类药物化疗。应尽量避免同时使用蒽环类等具有协同损害效应的药物。③治疗过程中应定期进行心功能评估,若 LVEF 较基线下降≥15% 或低于正常范围且下降≥10%,应暂停抗 HER-2 治疗,于 3 ~ 4 周复查 LVEF,再次评估是否能继续抗 HER-2 治疗。④T-DM1:基线及用药期间应行血小板规范监测,若出现血小板减少应及时减量或停药。出现 2 级及以上血小

板减少时应警惕发展为持续性血小板减少症的可能,若常规升血小板治疗效果不佳,应及时请专科医师会诊并处理。⑤吡咯替尼:用药前应针对腹泻等不良反应及管理方案进行患者教育,用药期间应对腹泻进行监测和管理。

### (六)免疫治疗

Ⅱ期 DESTINY-Breast01 试验(NCT03248492)获得的 Fam-trastuzumab deruxtecan-nxki(T-DXd)里程碑数据引发近 2 年的轰动。这些数据导致该药物加速获批用于先前已接受≥2 种基于抗 HER-2 方案的晚期 HER-2 阳性转移性乳腺癌患者。2021 年欧洲肿瘤内科学会(ESMO)年会报道的Ⅲ期 DESTINY-Breast03 研究进一步巩固了 T-DXd 相比 T-DM1 的优势。

"在先前接受曲妥珠单抗和紫杉类治疗的 HER-2 阳性转移性乳腺癌患者中,T-DXd 与 T-DM1 相比,在 PFS 方面获得具有高度统计学意义和临床意义的改善,"研究领导者、德克萨斯大学血液学/肿瘤学系 Virginia Kaklamani 说,"这些数据证实 T-DXd 是可以耐受的,具有可控的毒性,与 DESTINY-Breast01 研究中 T-DXd 用于接受过多线治疗的重度经治患者相比,间质性肺病(ILD)发生率和严重程度有显著改善。这项研究将导致 HER-2 阳性转移性乳腺癌治疗的范式转变。"

患者按 1:1 随机分组,主要终点是盲法独立中央审查的无进展生存期(PFS)。T-DXd 组未达到中位 PFS(95% CI 为 18.5~NE),而 T-DM1 组为 6.8 个月(95% CI 为 5.6~8.2 个月)(HR=0.28;95% CI 为 0.22~0.37;$P=7.8\times10^{-22}$);12 个月总生存(OS)率分别为 94.1%(95% CI 为 90.3%~96.4%)和 85.9%(95% CI 为 80.9%~89.7%)。治疗期间出现的不良反应发生率相似,两组均未发生与药物相关的死亡,TDXd 和 T-DM1 组的药物相关 ILD 发生率分别为 10.5% 和 1.9%。研究人员得出结论,这些数据提出了一个待解决的临床问题:T-DXd 与其他 HER-2 靶向药物的用药顺序。

三阴性乳腺癌(TNBC)是指 ER、PR 和 HER-2 均为阴性的一类具有特殊生物学及临床病理学特征的乳腺癌亚型,占所有乳腺癌的 15%~20%。其特点为侵袭性强,早期复发率高,预后较差。研究表明,与乳腺癌其他亚型相比,TNBC 遗传不稳定性高,拷贝数改变和结构重排的模式更复杂。并且 TNBC 比其他乳腺癌亚型具有更高的免疫原性,如肿瘤突变负荷大、肿瘤浸润性淋巴细胞比例高和 PD-L1 阳性比例高,提示 TNBC 更有可能从免疫检查点抑制剂等免疫治疗中获益。本节拟针对 TNBC 免疫治疗的新进展做一总结,以期为 TNBC 患者的临床诊疗提供新策略。

1.PD-1/PD-L1 抑制剂 PD-1 主要表达在活化的 T 细胞膜表面,其配体 PD-L1 主要表达在肿瘤细胞和免疫细胞中,PD-1 与 PD-L1 相结合后,可以抑制 T 细胞功能甚至引发 T 细胞凋亡。正常情况下 PD-1/PD-L1 分子主要是为了避免人体对自己的组织器官产生免疫反应,避免自身免疫性疾病。而肿瘤细胞也可以狡猾地表达 PD-L1 分子,从而逃避机体免疫细胞的清除。近几年 PD-1/PD-L1 抗体相关药物已成为 TNBC 免疫治疗的研究热点,部分 PD-1/PD-L1 抑制剂已经显示出较好的临床疗效。

（1）晚期 TNBC 一线治疗

1）单药治疗。KEYNOTE-012 研究是一项多中心、非随机的Ⅰb 期研究,评估了 PD1 单抗 Pembrolizumab 单药治疗包括 TNBC 在内的多种晚期 PD-L1 阳性肿瘤的疗效和安全性。共有 111 例 TNBC 患者入组,其中 65 例（58.6%）患者 PD-L1 阳性,进入抗肿瘤活性评估的 27 例患者中,治疗的客观缓解率（ORR）为 18.5%。2016 年 SABCS 更新数据显示,中位无进展生存期（PFS）为 1.9 个月,中位总生存期（OS）为 10.2 个月,1 年 OS 率为 41.1%。另一项 Pembrolizumab 单药治疗转移性 TNBC 患者的Ⅱ期研究 KEYNOTE-086 共入组了 222 例患者,其中 84 例作为一线治疗。结果显示,客观缓解率为 21.4%,中位缓解持续时间 10.4 个月,中位 PFS 为 2.1 个月,中位 OS 为 18 个月,体现了良好的抗肿瘤活性。2017 年 AACR 公布了一项 PD-L1 抗体 Atezolizumab 单药治疗转移性 TNBC 患者的Ⅰ期研究。该研究共入组了 115 例转移性三阴性乳腺癌患者,其中 17% 的患者接受 Atezolizumab 单药作为一线治疗。研究结果显示,患者的中位缓解持续时间为 21 个月,1 年总生存率为 41%,3 年总生存率为 22%,一线治疗的缓解率（26%）高于后线治疗（11%）,但总中位 OS 仅为 9.3 个月。总之,从疗效来看,晚期 TNBC 患者从 PD-1/PD-L1 抗体单药中获益不多,然而一旦治疗有效,则获益时间很长,且停药后依然能持续。

2）联合治疗。研究显示,免疫检查点抑制剂与化疗在体内具有协同作用。化疗不仅可以破坏免疫抑制性细胞的活性,如髓样抑制细胞（MDSC）和调节性 T 细胞（Treg）,还可以通过诱导肿瘤细胞凋亡、增强肿瘤抗原的交叉呈递能力、增强 $CD8^+T$ 细胞浸润和树突状细胞（DC）成熟来促进免疫应答。目前已有多项临床研究探索了免疫治疗联合化疗在晚期 TNBC 治疗中应用前景。

IMpassion130 是首证实免疫治疗在晚期 TNBC 一线治疗有效的Ⅲ期临床研究。该研究评估了 PD-L1 单抗 Atezolizumab 联合白蛋白紫杉醇对比白蛋白紫杉醇一线治疗转移性或不可手术的局部晚期 TNBC 的疗效和安全性。结果显示,在 ITT 人群中,实验组和对照组的 PFS 分别为 7.2 个月和 5.5 个月（$HR=0.8,P=0.0025$）。而在 PD-L1 阳性队列中,PFS 的差异更明显,免疫联合组和化疗组的 PFS 分别为 7.5 个月和 5.0 个月（$HR=0.62,P<0.0001$）。2019 年 ASCO 中公布的第二次中期分析 OS 数据显示,OS 分别为 21.0 个月和 18.7 个月,未观察到显著的统计学差异。但在 PD-L1 阳性患者中,中位 OS 在数值上有 7 个月的优势,分别为 25.0 个月和 18.0 个月（$HR=0.71$;95% CI 为 0.54 ~ 0.93）。基于此项研究结果,2019 年 3 月 8 号,Aatezolizumab 被美国 FDA 批准联合白蛋白紫杉醇用于 PD-L1 阳性的晚期三阴性乳腺癌的一线治疗。KEYNOTE-355 是另一项探索了 Pembrolizumab 联合不同化疗方案（研究者选择的白蛋白结合型紫杉醇,紫杉醇或吉西他滨/卡铂）与安慰剂加化疗方案相比,用于治疗局部复发性不可手术或既往转移未接受化疗的 mTNBC 的临床Ⅲ期试验。研究主要终点为所有受试者和肿瘤表达 PD-L1 的受试者（CPS≥1 和 CPS≥10）的 OS 和 PFS,次要终点包括客观缓解率（ORR）、缓解持续时间（DOR）、疾病控制率（DCR）和安全性。研究共入组了 847 例患者,2020 年 ASCO 公布了其研究结果,在 PD-L1 阳性（CPS≥10）患者中,与安慰剂+化疗相比,Pembrolizumab

联合化疗显著延长 PFS(9.7 个月 $vs$ 5.6 个月;HR = 0.65;95% CI 为 0.49 ~ 0.86;$P$ = 0.001 2)。在 PD-L1 阳性(CPS≥1)患者中,虽然 Pembrolizumab 联合化疗改善了 PFS (7.6 个月 $vs$ 5.6 个月)、疾病进展或死亡风险也降低了 26%(HR = 0.74;95% CI 为 0.61 ~ 0.90;$P$ = 0.001 4),但这些结果并未达到预设的统计学差异。我们期待最终 OS 数据的公布。目前仍有多项研究在 TNBC 一线探索不同免疫治疗药物以及不同化疗药物的联合模式,如 IMpassion131 探索 Atezolizumab 联合紫杉醇,IMpassion132 探索 Atezolizumab 联合卡铂、吉西他滨或卡培他滨在早期复发 TNBC 的疗效。

此外,还有多项探索免疫治疗联合抗血管生成,以及新型靶向治疗药物联合治疗的相关临床研究。2019 年 SABCS 公布了一项免疫治疗联合抗血管生成治疗的 WJOG9917B NEWBEAT 研究。该研究探索了 PD-1 单抗 Nivolumab 联合紫杉醇和贝伐珠单抗一线治疗 HER-2 阴性转移性乳腺癌患者的疗效。在总共入组的 56 例患者中,39 例为激素受体阳性患者,17 例为 TNBC 患者。结果显示,ORR 达到 75.4%,DCR 达到 96.4%,中位 PFS 达到 14.8 个月,其中 TNBC 亚组患者 PFS 为 8.1 个月,激素受体阳性亚组 PFS 则达到了 19.1 个月。我们期待有更多的大样本临床研究以探讨免疫治疗联合抗血管生成治疗的疗效。2019 年 ASCO 公布了一项 Ⅱ 期免疫治疗联合 MEK 抑制剂的 COLET 研究,该研究探索了 Atezolizumab 和 MEK1/2 抑制剂 Cobimetinib 联合白蛋白紫杉醇或紫杉醇一线治疗局部晚期或转移性 TNBC 患者的疗效。结果显示,两组三药联合方案取得了相似的 ORR,两组中的 PD-L1 阳性患者的 ORR 和 PFS 均明显高于阴性患者。Ipatasertib 是一种 AKT 抑制剂,2019 年 AACR 会议上公布了 Atezolizumab 联合 Ipatasertib 和化疗(紫杉醇或白蛋白紫杉醇)方案,作为 TNBC 一线治疗的 Ⅰb 期临床试验结果。研究发现,在不考虑患者的 $PD-L1$ 基因表达水平和 $PIK3CA/AKT1/PTEN$ 基因突变的情况下,26 名患者中有 19 名患者达到 PR,ORR 高达 73%,为临床 TNBC 患者的治疗提供了新的方向。2020 年 ASCO 公布了一项 Atezolizumab 联合 PARP 抑制剂奥拉帕利对比奥拉帕尼单药治疗高剂量率(HDR)缺陷的局部晚期或转移性 HER-2 阴性乳腺癌的研究,目前已入组了 47 例患者。此外,2019 年 ASCO 公布的 SGNLVA-002 研究探索了免疫抑制剂联合抗体偶联药物的治疗模式。此项单臂开放的 Ⅰb/Ⅱ 期临床研究评估了 Pembrolizumab 联合靶向 LIV-1 的新型抗体偶联药物 ladiratuzumabvedotin(LV)在局部晚期或转移性 TNBC 一线治疗的疗效和安全性,目前仍在进行中,我们期待相关研究的结果。

(2)晚期 TNBC 二线及以后治疗

1)单药治疗。虽然在过去 KEYNOTE-012 和 086 研究中,Pembrolizumab 一线单药治疗晚期 TNBC 显示出潜在的活性和可控的安全性,但在晚期 TNBC 的二、三线免疫抑制剂单药研究中则面临挑战。KEYNOTE-086 研究中共 170 例患者将 Pembrolizumab 单药作为二线及以后治疗,其中 61.8% 患者 PD-L1 表达阳性,43.5% 患者既往接受过大于等于三线的治疗。结果显示,客观缓解率仅为 5.3%(PD-L1 阳性亚组为 5.7%),疾病控制率为 7.6%(PD-L1 阳性亚组为 9.5%),中位 PFS 为 2.0 个月(PD-L1 阳性亚组为 2.0 个月),中位 OS 为 9 个月(PD-L1 阳性亚组为 8.8 个月)。此外,另一项 Pembrolizumab 单抗的 KEYNOTE-119 结果的公布给了我们更多启示。该研究入组了 622 例既往经 1 ~ 2

次紫杉或蒽环治疗进展后的 TNBC 患者,1∶1 随机接受 Pembrolizumab 或医生选择的单药化疗方案(卡培他滨、艾瑞布林、吉西他滨和长春瑞滨),主要终点是 PD-L1 阳性(CPS≥10 和 CPS≥1)和总人群的 OS。2019 年 ESMO 公布的研究结果显示,Pembrolizumab 对比单药化疗并未显著改善患者预后,在总人群中 Pembrolizumab 组和化疗组的中位 OS 分别为 9.9 个月和 10.8 个月(HR=0.97,95% CI 为 0.82～1.15)。尽管 Pembrolizumab 的治疗效果随着 CPS 升高而增加(在 CPS≥1、CPS≥10 和 CPS≥20 中的 HR 分别为 0.86、0.78 和 0.58),但在 CPS≥10 和 CPS≥1 患者中,Pembrolizumab 与传统化疗相比,对患者的 OS 亦无显著改善。仅对 CPS≥20 患者有改善趋势,两组的中位 OS 分别为 14.9 个月和 12.5 个月(HR=0.58,95% CI 为 0.38～0.88)。此外,在 PFS 方面,免疫治疗相对化疗也并未显示出优势,仅在 DOR 上取得了一定的优势,一定程度上反映了乳腺癌"冷免疫肿瘤"的特性。

2)联合治疗。IMpassion130 研究证实了 Atezolizumab 联合化疗一线治疗晚期 TNBC 患者的疗效。而在晚期 TNBC 患者的二线及以后关于免疫抑制剂的联合治疗临床研究更多集中于抗血管生成治疗或新型靶向治疗。例如,TOPACIO/KEYNOTE-162 研究是一项探索 Pembrolizumab 联合 PARP 抑制剂 Niraparib 治疗晚期 TNBC 疗效的单臂 Ⅱ 期开放研究。研究共入组了 55 例符合条件的晚期 TNBC 患者,主要终点是 ORR。结果显示,在 BRCA 突变型 TNBC 患者中,Pembrolizumab 联合 Niraparib 在晚期 TNBC 患者中显示出有潜力的抗肿瘤活性,且具有较好的安全性。2019 年 ESMO 公布的 MEDIOLA 研究进一步探索了 PD-L1 单抗 Durvalumab 联合 PARP 抑制剂 Olaparib 治疗 gBRCA 突变晚期乳腺癌患者,结果显示,30 例患者可进行疗效评估,12 周的 DCR 为 80%,24 周的 DCR 为 50%。总人群的中位 PFS 为 8.2 个月,初治患者为 9.9 个月,既往接受过一线治疗的为 11.7 个月,既往二线治疗患者为 6.5 个月。总人群的中位 OS 为 20.5 个月,初治患者为 21.3 个月,既往接受过一线治疗的患者为 22.7 个月,既往二线治疗的患者为 16.9 个月。总人群的 ORR 为 63.3%,中位 DOR 为 9.2 个月。进一步证实了免疫抑制剂联合 PAPR 抑制剂治疗 TNBC 患者的可能。

2019 年 ASCO 公布了由中山大学孙逸仙纪念医院宋尔卫、刘强教授团队开展的探索恒瑞公司生产的 PD-1 单抗卡瑞利珠单抗联合该公司另一款自主研发的抗血管生成药物阿帕替尼治疗晚期 TNBC 患者疗效的研究。既往 PD-L1 单药后线治疗晚期 TNBC 的最高 ORR 仅 18.5%,而该研究报道的 ORR 高达 46.2%,疾病控制率为 65.4%。这也为免疫抑制剂联合 VEGFR 抑制剂治疗晚期 TNBC 患者的研究提供了新的思路。此外,随着新药研发的进步,越来越多可选择的搭配方案也在不断涌现。如 2019 年 ASCO 摘要号 1072(NCT01676753)提及的 Pembrolizumab 联合细胞周期蛋白依赖激酶(CDK)抑制剂 Dinaciclib 的研究。在该 Ⅰb 期临床试验入组的 22 名晚期 TNBC 患者中,ORR 达到了 38.1%。2019 年 ASCO 摘要号 1069(NCT02971761)则评估了 Pembrolizumab 联合雄激素受体(AR)调节剂 GTx-024 在 AR 阳性转移性 TNBC 患者中的安全性和有效性,结果显示,ORR 也达到了 25%。2020 年 AACR 公布了一项 IMPRIME1 研究探索了免疫激动剂 PGG 联合 Pembrolizumab 用于晚期 TNBC 患者的后线用药。结果显示,联合用药 ORR 达

15.9%,中位 PFS 为 2.7 个月,OS 提升到 16.4 个月,均优于 KEYNOTE-086 研究中 Pembrolizumab 单药后线治疗 TNBC 患者的结果。我们也十分期待这些新的药物、新的搭配能够产生更好的临床结果,为未来的临床治疗提供更多选择。

(3)晚期 TNBC 维持治疗。2019 年 SABCS 公布了另一项 Ⅱ 期随机对照研究 SAFIR02-IMMUNO 的结果。该研究入组了 199 例无突变位点的 HER-2 阴性(ER+患者需对内分泌治疗耐药)转移性乳腺癌患者。患者在 6~8 个周期化疗后达到 CR/PR/SD 后,2∶1 随机接受 Durvalumab 或化疗的维持治疗。结果显示,与化疗维持相比,Durvalumab 不能改善转移性乳腺癌患者整体人群的预后,两组患者的中位 OS 分别为 21.7 个月和 17.9 个月(HR=0.84,$P=0.42$)。进一步亚组分析显示,Durvalumab 可改善 TNBC 或 PD-L1 阳性患者的预后。其中,TNBC 患者接受 Durvalumab 维持治疗的中位 OS 为 21 个月,而化疗组为 14 个月(HR=0.54,$P=0.0377$);PD-L1 阳性的患者使用 Durvalumab 中位 OS 为 26 个月,化疗组则为 12 个月(HR=0.42,$P=0.0552$)。此外,2019 年 ASCO 也公布了一项探索了 Durvalumab 联合 PARP 抑制剂 Olaparib 或 Olaparib 单药治疗作为维持方案治疗对铂类化疗敏感的晚期 TNBC 患者的有效性的 Ⅱ 期多中心临床研究(DORA 研究)。该研究拟入组 60 例患者,均至少接受过 3 个周期铂类(顺铂或卡铂)单药或联合化疗一线、二线治疗,且具有临床获益(CR/PR/SD)者。随机分至接受 Olaparib 或 Olaparib 联合 Durvalumab 组。主要研究终点为 PFS;次要研究终点为 OS、CBR 与安全性。2020 年 ASCO 公布了另一项探索 Pembrolizumab 联合 Olaparib 对 Pembrolizumab 联合化疗维持治疗晚期 TNBC 患者的 KEYLYNK-009 研究,入组患者既往均接受了 6 个周期 Pembrolizumab 联合化疗的诱导治疗。我们期待更多的免疫治疗在晚期 TNBC 患者维持治疗中疗效评估的临床研究。

(4)TNBC 新辅助/辅助治疗。免疫检查点抑制剂除了用于晚期 TNBC 外,在早期 TNBC 中也开展了大量相关研究,2018 年 ASCO 公布的 GeparNuevo 研究是一项包括紫杉-蒽环类化疗联合 PD-L1 单抗 Durvalumab 在 TNBC 新辅助的 Ⅱ 期研究,共入组患者 174 例,PD-L1 表达检测 158 例,其中阳性 138 例(87%)。结果显示,Durvalumab 联合化疗产生了更高的 pCR 率(53.4% vs 44.2%,$P=0.287$),而且在 PD-L1 组中联合治疗的 pCR 率显著提高($P=0.045$)。2019 年 ASCO 公布了对 GeparNuevo 研究中的 TMB 探索性分析的结果,显示高 TMB 水平与更高的 pCR 率有关(58% vs 38.4%,$P=0.0242$),但是高 TMB 水平与 PD-L1 抗体治疗疗效并无相关性,表明 TMB 不能作为免疫检查点抑制剂用于乳腺癌的生物标志物。此外,2019 年 SABCS 公布的 NeoTRIPaPDL1 研究在新辅助化疗的基础上联合 Atezolizumab,以评价化疗联合免疫治疗能否提高早期 TNBC 患者新辅助治疗 pCR 率。研究共计入组了 280 例早期 TNBC 患者,随机接受卡铂+白蛋白紫杉醇±Atezolizumab 新辅助治疗。结果显示,在 ITT 人群中 Atezolizumab 组 pCR 率为 43.5%,单纯化疗组为 40.8%,绝对值仅提升了 2.7%,无显著性统计学差异($P=0.66$);在 PD-L1 阳性人群亚组中,Atezolizumab 与化疗组的 pCR 率为 51.9% 和 48.0%,也无显著性统计学差异,为早期 TNBC 患者治疗带来了一层阴翳。此外,2020 年 ASCO 公布了一项 Atezolizumab 联合卡培他滨对比单药卡培他滨辅助治疗用于新辅助治疗后有残余肿瘤的

TNBC 患者的 MIRINAE 研究。该研究预计入组 284 例新辅助治疗后仍有残余肿瘤患者,主要终点为 5 年 IDFS 率,我们期待最终的研究结果。

2019 年 SABCS 公布的另一项 KEYNOTE-522 研究则对 Pembrolizumab 联合化疗用于早期 TNBC 患者新辅助/辅助治疗进行了探索。该研究入组了 1 174 例 TNBC 患者,患者按 2:1 随机分配至治疗组和对照组,治疗组患者接受卡铂+紫杉醇序贯多柔比星/表柔比星+环磷酰胺,同时全程联合 Pembrolizumab 新辅助治疗,术后予以 Pembrolizumab 辅助治疗;而对照组接受卡铂+紫杉醇序贯多柔比星/表柔比星+环磷酰胺,术后也仅接受安慰剂辅助治疗。主要研究终点是病理完全缓解率(pCR)和无事件生存率(EFS)。结果显示,Pembrolizumab 联合化疗组的 pCR 率达到 64.8%,而对照组为 51.2%($P = 0.000\ 55$),且不管 PD-L1 表达状态均能够显著提高患者的 pCR 率,其中 PD-L1 阳性组 pCR 率提高 14.2%(68.9% vs 54.9%),PD-L1 阴性组 pCR 率提高 18.3%(45.3% vs 30.3%)。更多的亚组分析显示,肿瘤负荷越大,疾病分期越晚,淋巴结阳性的患者,使用 Pembrolizumab 联合治疗获益更多。EFS 数据尚未成熟,目前结果显示 Pembrolizumab 与安慰剂组 18 个月的 EFS 率分别为 91.3% 和 85.3%。该研究表明,在早期 TNBC 患者新辅助治疗中,Pembrolizumab 联合化疗组的 pCR 率明显高于安慰剂联合化疗。目前 FDA 还没有批准该方案用于新辅助治疗,仍需等待 EFS 随访结果。

MEDIOLA 研究显示了 Durvalumab 联合 PARP 抑制剂 Olaparib 治疗 gBRCA 突变晚期乳腺癌患者的良好疗效和安全性。2020 年 AACR 公布了一项将该方案提升到高危乳腺癌患者术前新辅助的一项 II 期临床研究 I-SPY2 的研究结果。研究纳入了 372 例 II/III 期 HER-2 阴性的高危乳癌患者,73 例患者接受 Durvalumab 每 4 周 1 次 1 500 mg×3 + Olaparib 100 mg 每天 2 次,第 1~11 周+紫杉醇×12 周(DOP),序贯阿霉素/环磷酰胺(AC)×4 治疗,其中 TNBC 患者 21 例,对照组包括 299 例患者接受每周紫杉醇×12,序贯 AC×4 治疗。研究结果显示,单纯紫杉醇组的 pCR 率为 20%,而 DOP 组的 pCR 率高为 37%,提升了近 1 倍;而在 TNBC 亚组中,两组治疗的 pCR 率分别为 27% 和 47%。该研究进一步证实了免疫抑制剂联合 PARP 抑制剂治疗 TNBC 患者的疗效。

另外,针对免疫治疗在 TNBC 辅助治疗中疗效的相关临床研究也在如火如荼地进行中。例如,IMpassion030 研究就是一项比较 Atezolizumab 与蒽环类药物/紫杉烷为基础的辅助化疗联合治疗与单独化疗对可手术治疗的三阴性乳腺癌患者治疗疗效的多中心随机 III 期研究,拟评价 Atezolizumab+T-AC/EC 联合辅助治疗相比 T-AC/EC 单独辅助治疗在 TNBC 患者中的疗效。我们期待该研究结果。

2.CTLA-4 抑制剂 正常情况下,抗原递呈细胞和淋巴细胞之间存在 CTLA-4 抑制性信号通路,防止淋巴细胞被过度激活,而产生免疫相关性损伤,如果将 CTLA-4 阻断,这种抑制作用解除,则能产生大量淋巴细胞。研究表明,PD-1/PD-L1 抗体和 CTLA-4 抗体治疗都会诱导 CD8$^+$T 细胞的扩增,PD-1/PD-L1 抗体疗法主要会触发线粒体氧化磷酸化途径,而 CTLA-4 抗体疗法却能触发胞内大多数信号途径,还包括细胞周期调控途径,两种免疫疗法的作用机制并不重叠。目前多项 CTLA-4 抑制剂(Ipilimumab、Tremelimumab)单药,或者联合 PD-1/PD-L1 抑制剂、化疗等在包括 TNBC 在内的实体瘤的研究正在进行中。例如,一项单臂临床研究分析了 18 例转移性乳腺癌患者接受 Durvalumab 联合 Tremelimumab 治疗的疗效,其中 11 例为 ER 阳性,7 例为 TNBC。结果显示,患者的总体 ORR 为 17%,其中 ER 阳性患者的 ORR 为 0,TNBC 患者的 ORR 则为 43%。

3. 其他免疫治疗　其他针对 TNBC 的免疫治疗还包括个体化肽疫苗(PPV)、癌-睾丸抗原(CTA)、新抗原疫苗、RNA 疫苗、嵌合抗原受体修饰的 T 细胞(CAR-T)等多种疗法。其中个体化肽疫苗(PPV)是指根据肿瘤患者的个体遗传基因结构和功能差异,从一系列候选多肽中选出至多 4 种与人类白细胞抗原 A1 亚型(HLA-A1)匹配的多肽,制作成肿瘤疫苗,从而激发患者机体对肿瘤的特异性免疫应答,延长其生存时间。癌-睾丸抗原(CTA)主要表达在睾丸和胚胎组织的细胞中,是对于肿瘤早期检测和肿瘤免疫治疗具有潜能的抗原靶点。研究表明,CTA 的表达率及数目在 TNBC 中明显升高,提示 CTA 疫苗在 TNBC 中治疗的潜在可行性,目前在临床试验阶段的 CTA 疫苗包括 MAGE-A 和 NY-ESO-1 家族。新抗原源于肿瘤突变蛋白,与 T 细胞受体亲和力高,免疫原性强,主要靶向 $CD8^+T$ 细胞。新抗原充分考虑到了个体差异,制备需要经过 DNA/RNA 测序、生物信息学分析、新抗原的合成等一系列复杂过程。靶向新抗原的癌症疫苗可以提高免疫监测点抑制的活性。已有临床前研究探索了新抗原疫苗联合抗 PD-1/L1 疗法协同治疗的可能性。2019 年 ASCO 报道了一项 Ⅱ 期研究对比了三药联合(白蛋白紫杉醇+Durvalumab+新抗原疫苗)和两药联合(白蛋白紫杉醇+Durvalumab)在 mTNBC 中的作用。该研究令所有参与者接受 18 周的吉西他滨联合卡铂化疗,并在这段时间内进行测序和新抗原开发。随后,患者进行三药联合治疗或两药联合治疗,三药联合组在第 1、4、8、15、22、50 和 78 天接受疫苗。该研究主要终点是 PFS,次要终点包括安全性、ORR,临床获益率和 OS。扩展性终点包括新抗原疫苗诱导的免疫反应、开发响应生物标记物(包括 TILs,PD-L1、免疫标记和基因突变图景),我们期待后续的结果报道。

关于 TNBC 患者的 CAR-T 治疗也有相关临床研究正在进行中,2018 年 SABCS 公布了一项 Ⅰ 期临床试验的初步结果,该研究共纳入了 7 例 ROR1 阳性既往接受过至少 3 种疗法的 TNBC 患者,接受靶向 ROR1 的 CAR-T 细胞治疗。结果显示,患者接受的 CAR-T 细胞的给药剂量最高可达 $3.3×10^6$ T 细胞/kg,治疗后患者病情稳定,并没有发现明显的剂量限制毒性。研究者表示,虽然治疗后能够检测到 CAR-T 细胞在大多数患者体内扩增,肿瘤活检显示有大量 T 细胞涌入,表明 ROR1CAR-T 细胞被运送到肿瘤部位;但是还没有达到特别高的水平,并且 CAR-T 细胞在输注后第 14 天出现了"衰竭性"的表型。这是 CAR-T 细胞疗法在 TNBC 中的首次人体研究,结果表明,靶向 ROR1 的 CAR-T 细胞可以安全地转移到患者体内,并在体内扩散。此外,2019 年 AACR 也报道了一项靶向 ICAM-1 的 CAR-T 细胞治疗在 TNBC 患者 PDX 模型中显示出显著疗效的研究。

4. 结论与展望　TNBC 仍然是目前乳腺癌治疗中最棘手的亚型。免疫治疗可通过改善患者肿瘤免疫微环境,刺激机体抗肿瘤免疫应答,改善 TNBC 患者的预后。目前,PD-1/PD-L1 单抗在 TNBC 免疫治疗的探索已初露曙光,逐渐成为 TNBC 患者治疗的重要方案。IMpassion130 研究结果证实了 Atezolizumab 联合白蛋白紫杉醇一线治疗 PD-L1 阳性

TNBC 疗效。Pembrolizumab 联合化疗用于早期 TNBC 新辅助/辅助治疗的 KEYNOTE－522 研究初步结果也令人鼓舞，但其在早期乳腺癌的应用还需要等待进一步的 EFS 结果。但我们仍不能忽略 TNBC 免疫治疗中面临的难点。

（1）治疗人群的选择。目前来看 PD-L1 阳性是一个优势人群，但 IMpassion130 研究仅显示 VentanaSP142 检测的 PD-L1 表达对于临床疗效的预测作用，其他的检测方法（VentanaSP263、Dako22C3）和分子标志物（TMB、TILs）的预测作用仍不明确，以及能否适用于 PD-1 的单抗或者其他的 PD-L1 单抗还是一个未知数。

（2）联合用药的配伍。目前的研究证明单药免疫治疗对比传统化疗并没有取得良好的结果，那么免疫抑制剂应该联合哪些药物？IMpassion130 研究证明了联合白蛋白紫杉醇的良好疗效，IMpassion131 研究则探索了联合紫杉醇，IMpassion132 研究探索了联合卡铂、吉西他滨或卡培他滨。此外，联合其他化疗药物，联合放疗，联合抗血管生成治疗，联合 PARP/AKT/CDK/AR 等抑制剂，以及两种免疫抑制剂联用的相关临床研究均在进行中，我们期待更多的好搭配。

（3）用药时机。目前免疫治疗更多的临床研究聚焦于晚期 TNBC 患者的解救治疗，TNBC 患者的术后辅助治疗，术前新辅助治疗，以及维持治疗的相关研究尚不多，免疫治疗的最佳时机仍需更多的研究予以明确。此外，免疫治疗和其他治疗的用药顺序，联合亦或序贯治疗，序贯治疗的给药顺序，这些仍值得我们进一步探索。

（4）疗效评估。传统的 RECIST 评估标准并不适合于免疫治疗的疗效评估，更合适、更具有针对性的评价指标和标准，以及疗效评估的时间点等仍需进一步讨论。

此外，除 PD-1/PD-L1 抑制剂外，其他的包括 CTLA-4 抑制剂，CAR-T 细胞治疗，肿瘤疫苗等免疫治疗模式均需要在未来更多的临床研究中进一步探索。虽然目前我们在 TNBC 的免疫治疗领域看到了一丝曙光，但未来依然有很漫长的路要走。我们期待更多的免疫治疗临床试验的研究结果，为 TNBC 免疫治疗提供更多新思路。

（七）放射治疗

1. 早期乳腺癌保乳术后放射治疗

（1）适应证：原则上，所有接受保乳手术的患者均需接受放射治疗。对年龄>70 岁、乳腺肿瘤≤2 cm、无淋巴结转移、ER 阳性、能接受规范内分泌治疗的女性患者，可以考虑省略保乳术后放疗。

（2）照射范围

1）在有条件的单位，对经严格选择的低危患者，可以考虑行部分乳腺照射，具体的患者选择标准及治疗方式参见本章相关内容。

2）腋窝淋巴结清扫或 SLNB 未发现淋巴结转移的患者，照射范围为患侧乳腺。

3）前哨淋巴结阳性且未行腋窝淋巴结清扫的患者，于 $T_{1~2}$ 期、1~2 个前哨淋巴结阳性的浸润性乳腺癌，可考虑予以全乳高位切线野放疗（即切线野上界位于肱骨头下 2 cm 以内），如采用调强放疗（intensity-modulated radiotherapy，IMRT）技术则需注意将低、中位腋窝与患侧全乳设为一体化靶区进行勾画与照射；但对于不符合该标准的保乳术后患者,照射范围建议包括患侧乳房、锁骨上及腋窝淋巴结引流区。

4)接受腋窝淋巴结清扫,阳性淋巴结数为1~3个的患者,为了尽可能降低复发风险,原则上建议行淋巴引流区照射,可选择复发风险低危患者予以免除淋巴引流区照射。照射范围包括患侧锁骨上、下区,内乳照射应根据个体情况决定。年轻、激素受体(hormone receptor,HR)阴性、广泛脉管癌栓、原发灶位于内侧/中央象限、组织学分级高级别等危险因素的重叠可能会增加淋巴引流区照射的重要性。

5)接受腋窝淋巴结清扫且淋巴结转移≥4个的患者,照射靶区需包括患侧乳腺、锁骨上/下及内乳淋巴引流区(保证心肺安全前提下)。

6)内乳照射目前存在争议,推荐具备下列条件患者考虑行内乳照射:①腋窝淋巴结清扫术后淋巴结转移≥4个;②原发肿瘤位于内象限或中央区且伴有腋窝淋巴结转移;③年龄<35岁且伴有腋窝淋巴结转移;④初诊时影像学诊断内乳淋巴结转移或经病理证实内乳淋巴结转移但未行内乳淋巴结清扫。内乳照射建议应用现代精准放疗技术,以便准确评估心脏等正常组织照射剂量,同时把握全身治疗及放疗对心脏相关损伤与内乳预防照射的获益与风险,必要时多学科充分沟通,或鼓励患者参加临床试验。

7)腋窝清扫彻底的患者,不需要预防照射。腋窝放疗可用于具有以下腋窝复发高危因素的患者,但需要权衡肿瘤复发风险和放疗增加淋巴水肿的风险。高危因素包括:①腋窝清扫不彻底,根据患者术前腋窝转移淋巴结负荷、术中淋巴结与周围血管粘连情况及手术清扫的彻底程度、放疗前腋窝查体及影像学综合评估判断淋巴结是否残留;②淋巴结包膜外侵犯;③腋窝淋巴结转移数目较多同时阳性百分比高;④腋窝淋巴结阳性,腋窝淋巴结清扫总数<10个。但需要区分腋窝淋巴结总数少是因为手术清扫不足还是病理科取材不充分,必要时与外科医师和病理科医师进行沟通。

8)对接受全乳放疗的患者,对符合以下标准的患者,建议瘤床补量。①浸润性乳腺癌:年龄≤50岁、任意级别,或51~70岁、高级别,或切缘阳性;②DCIS:年龄≤50岁,或高级别,或切缘边距<2 mm,或阳性切缘。对符合以下标准的复发风险较低的患者,可考虑不行瘤床补量。①浸润性乳腺癌:年龄>70岁、激素受体阳性、低中级别并有足够的阴性切缘(边距≥2 mm);②DCIS:年龄>50岁、经筛查发现、肿瘤大小≤2.5 cm、低中级别,并有足够的阴性切缘(边距≥3 mm)。对于不符合上述标准的患者,医师可以根据患者情况权衡利弊(肿瘤控制和美容效果),做出个体化决策。

(3)照射技术:保乳术后放疗可以通过三维适形放疗、固定野或旋转调强等照射技术进行。无论采取何种技术,推荐采用CT定位并勾画靶区,将CT图像导入三维计划治疗系统上进行计划评估,以准确评估靶区及危及器官的剂量分布。CT定位时,应采用铅丝标记患侧乳腺外轮廓及乳腺原发灶手术瘢痕,以利于确定全乳腺及瘤床补量照射范围。呼吸控制技术,如深吸气屏气、俯卧定位等,可能进一步降低正常器官,主要是心肺的照射剂量,推荐在有条件的单位中开展。

与二维放疗相比,三维适形及调强照射有助于改善靶区内的剂量均匀性,降低正常组织的受照剂量,更好地处理乳腺与区域淋巴结照射野的衔接,在乳腺体积大、需要进行区域淋巴结照射的情况下更有优势,但增加了计划设计的复杂程度。推荐根据患者的病情、照射范围及合并症情况等个体化地选择照射技术。

乳腺瘤床补量可采用术中放疗、组织间插植、电子线或X射线外照射等方式实现。推荐外科医师在肿瘤切缘放置钛夹,为瘤床补量提供参照。

(4)照射剂量及分割模式:推荐全乳±区域淋巴结的照射剂量为50 Gy/2 Gy/25 f。外照射瘤床补量可序贯于全乳放疗后,序贯照射剂量为(10~16) Gy/2 Gy/(5~8) f;在有经验的单位,可以考虑瘤床同步加量照射,如瘤床同步照射剂量60 Gy/2.4 Gy/25 f。对仅行全乳照射的患者,推荐可给予大分割放疗40 Gy/15 f或42.5 Gy/16 f;在有经验的单位,也可采用43.5 Gy/15 f/3w的分割模式。外照射瘤床补量序贯于全乳大分割放疗后,可采用常规分割模式(10~16) Gy/2 Gy/(5~8) f或大分割模式(10.0~12.5) Gy/(4~5) f;在有经验的单位,也可采用大分割序贯补量模式8.7 Gy/3 f。推荐开展针对瘤床同步大分割加量模式的临床研究,如瘤床同步照射剂量49.5 Gy/15 f。在有经验的单位,对于行全乳+区域淋巴结照射的患者,可考虑采用大分割照射模式,照射剂量与全乳大分割照射相同。

(5)部分乳腺照射:数项研究提示,在低危乳腺癌保乳术后患者中,部分乳腺照射可能获得与全乳照射相同的疗效。目前鼓励患者参加部分乳腺照射相关的临床试验;除临床试验外,接受部分乳腺照射的患者需要严格选择,在有经验的医疗中心结合自身的技术条件和患者意愿有序开展,推荐适应证如下:①年龄≥50岁;②浸润性癌肿瘤大小≤3 cm($T_1$、小$T_2$),阴性切缘≥2 mm;③单纯低-中级别DCIS、筛查发现、肿瘤大小≤2.5 cm、阴性切缘≥3 mm;④SLNB或腋窝淋巴结清扫证实为$N_0$;⑤单中心病灶;⑥无淋巴血管侵犯;⑦无广泛导管内癌成分;⑧未接受新辅助化疗;⑨最好是ER阳性且排除浸润性小叶癌(非必须条件)。

部分乳腺照射可以通过术中放疗、近距离插植或外照射进行。照射范围为乳腺瘤床。推荐的照射剂量包括:术中放疗20 Gy,单次完成;近距离插植34 Gy/3.4 Gy/10 f,每天2次,间隔至少6 h,总治疗时间5 d,或者其他等效生物分割剂量模式;外照射38.5 Gy/10 f,每天2次,5 d完成。RAPID研究的随访结果提示,外照射这种分割方式进行部分乳腺放疗的晚期美容效果相对较差,考虑到国内加速器相对不足的实际情况,也可采用38.5 Gy/10 f每天1次或40 Gy/10 f每天1次的照射模式。

2.改良根治术后放射治疗

(1)适应证:符合以下任一条件的改良根治术后患者,应考虑给予术后辅助放疗:①原发肿瘤最大直径>5 cm,或肿瘤侵及乳腺皮肤、胸壁。②腋窝淋巴结转移≥4个,或存在锁骨上或内乳淋巴结转移。③原发肿瘤分期$T_{1-2}$且腋窝淋巴结转移1~3个的患者,推荐在改良根治术后接受放射治疗。但对其中的无明显高危复发因素,即年龄≥50岁、肿瘤分级Ⅰ-Ⅱ级、无脉管瘤栓、腋窝淋巴结转移数1个、激素受体阳性的患者,可考虑省略放疗。④对改良根治术前接受新辅助化疗的患者,术后放疗指证参见本章相关内容。

(2)照射范围

1)需要接受改良根治术后放疗的患者,照射范围应包括胸壁及锁骨上下区。

2)内乳照射目前存在争议,推荐具备下列条件患者考虑行内乳照射:①腋窝淋巴结清扫术后淋巴结转移≥4个;②原发肿瘤位于内象限或中央区且伴有腋窝淋巴结转移;③年龄<35岁且伴有腋窝淋巴结转移;④初诊时影像学诊断乳淋巴结转移或经病理证实内乳淋巴结转移但未行内乳淋巴结清扫。内乳照射建议应用现代精准放疗技术,以便准确评估心脏等正常组织照射剂量,同时把握全身治疗及放疗对心脏相关损伤与内乳预防照射的获益与风险,必要时多学科充分沟通,或鼓励患者参加临床试验。

3)对腋窝淋巴结清扫彻底的患者,放疗靶区不推荐包括患侧腋窝;对SLNB后发现淋巴结转移,但未行腋窝清扫或腋窝清扫不彻底的患者,放疗靶区应考虑包括腋窝。

(3)照射技术:改良根治术后放疗可以通过二维照射、三维适形放疗、固定野或旋转调强等照射技术进行。无论采取何种技术,均推荐采用CT定位并勾画靶区及危及器官,将CT图像导入三维计划治疗系统上进行个体化计划评估,以准确评估靶区及危及器官的剂量分布。同时,无论采取何种照射技术,应注意在胸壁表面增加组织补偿物(40% ~60%照射剂量),以确保足够的皮肤剂量。

可参照传统二维照射方式设计照射野,如:锁骨上照射可采用单前野或前后对穿野照射,内乳淋巴引流区可采用电子线野照射,但要求锁骨上、内乳区90%的靶体积应达到90%的照射剂量。胸壁可采用切线野或电子线野照射,采用电子线照射时,照射范围可参照传统二维布野方式,包全手术瘢痕和游离皮瓣范围与二维放疗相比,三维适形及调强放疗有助于保证靶区达到处方剂量、改善靶区内的剂量均匀性,降低正常组织的受照剂量,更好地处理胸壁与区域淋巴结照射野的衔接,个体化地治疗患者,但增加了计划设计的复杂程度。推荐根据患者的病情、照射范围及合并症情况等个体化的选择照射技术。采用适形调强放疗时,应准确勾画靶区,确保心肺安全,不显著增加其他正常器官,如甲状腺、健侧乳腺、患侧肩关节等的受照剂量。

(4)照射剂量及分割模式:推荐的改良根治术后的射剂量为50 Gy/2 Gy/25 f。在有经验的单位,可考虑给予大分割放疗40.0 ~43.5 Gy/15 f/3周。

(5)放射治疗与全身治疗的时序安排:对于有辅助化疗指征的患者,术后放射治疗应该在完成辅助化疗后开展;如果无辅助化疗指征,在切口愈合良好的前提下,术后8周内开始放射治疗。辅助赫赛汀治疗可以和术后放射治疗同期开展。放射治疗开始前,要确认左心室射血分数(left ventricular ejection fraction,LVEF)大于50%,同时尽可能降低心脏的照射剂量,尤其是患侧为左侧。辅助内分泌治疗可以与术后放射治疗同期开展。

3.特殊情况下的放射治疗

(1)新辅助化疗后术后放射治疗

1)新辅助化疗后保乳术后放疗:对于接受新辅助化疗降期后行保乳手术的患者,无论治疗反应如何,均应行术后全乳+瘤床补量放疗。瘤床靶区一般根据新辅助化疗后保乳手术的实际切除范围来确定,必要时也应参考化疗前临床分期及术后病理分期确定(关键是手术前对原发肿瘤退缩情况和方式的准确评估,以及阴性切缘的保障)。新辅助化疗术后病理淋巴结阳性的所有患者或新辅助化疗前初始临床分期为Ⅲ期的患者,术后常规行全乳联合淋巴引流区照射。对于初始分期Ⅱ期区域淋巴结阳性的$cN_1$期患者,在新辅助化疗后达 ypN$_0$ 期者,原则上仍需行术后全乳联合淋巴引流区照射;临床实践中也可以选取一些低危患者予以谨慎地个体化免除淋巴引流区照射,如原发灶和腋窝淋巴结新辅助化疗后均达 pCR,年龄>40 岁,不合并相关病理危险因素(如组织学 3 级、脉管癌栓、激素受体阴性等)。新辅助化疗后保乳术后的预防放疗剂量,参照前述无新辅助化疗情况。

2)新辅助化疗后改良根治术后放疗:新辅助化疗后的辅助放疗决策尚无Ⅲ期随机对照临床试验结果可以参考,目前推荐为结合患者新辅助治疗前的临床分期和新辅助化疗后的病理分期,结合患者、肿瘤特征,进行放疗决策。放疗指征如下:①新辅助化疗前初始分期为Ⅲ期及新辅助后腋窝淋巴结阳性的患者,推荐术后放疗;②初始临床分期为Ⅱ期(cN$_1$ 期),新辅助化疗后术后病理腋窝淋巴结阴性,是否行术后放疗存在争议,鼓励患者参加临床研究。临床上可选择有高危因素患者行术后放疗:年龄≤40 岁、ypT>2 cm、脉管瘤栓阳性、预后不良的分子亚型(激素受体阴性、HER-2 阳性且未行靶向治疗)等。

新辅助化疗后放疗的照射范围、剂量及分割模式和未接受新辅助治疗的改良根治术后放疗基本相同。初诊局部晚期乳腺癌(Locally Advanced Breast Cancer,LABC)新辅助化疗后术后放疗时需要注意,明显皮肤受侵或诊断为炎性乳癌的 LABC,可以考虑在全胸壁照射 50 Gy 分 25 次后,对游离皮瓣范围的胸壁给予补量照射 10～16 Gy;放疗时可增加皮肤表面填充物的使用次数,保证皮肤剂量充分。初诊时有锁骨上或内乳淋巴结转移的患者,在局部区域预防照射后应对原锁骨上或内乳淋巴结转移部位加量照射。如果化疗后锁骨上或内乳淋巴结达到完全缓解,加量 10 Gy 分 5 次;如果化疗后锁骨上或内乳淋巴结仍有残存,加量 16～20 Gy 分 8～10 次。要求患者初诊基线评估时行 CT 检查明确最初的淋巴结转移部位,并穿刺明确病理学诊断,为后续放疗确定补量照射范围提供参考。

(2)乳腺重建后放射治疗:全乳切除术后乳房重建患者的放疗指征与相同分期、未做重建的患者一样,但在决策时需要额外权衡重建植入物的放疗并发症风险以及重建对放疗技术的挑战。自体重建组织可以很好地耐受放疗,放疗未增加自体重建患者的并发症风险。由于放疗后可能会导致自体植入物组织萎缩,可以在手术时将重建乳房体积设计略大于对侧乳腺。假体重建的使用逐年上升,放疗增加假体包膜挛缩风险,降低美容效果。分阶段重建时,放疗介入时机可以在永久假体植入之前或之后。在永久假体植入之前放疗,直接照射组织扩张器,对后续的假体包膜挛缩影响小,但重建失败率增高。在永久假体植入之后放疗,重建失败率低,但包膜挛缩并发症增加。此外,放疗介入时机的选择还需要考量因植入永久假体手术而导致的放疗延迟对肿瘤疗效影响,对复发高危患者最好不要过长延迟放疗。在永久假体植入之前放疗的患者,为提高重建成功率,放疗定位前需要完成扩张器注水程序保证充分的组织扩张,直到放疗结束都不允许往扩张器内注入或者抽出盐水,以保证靶区的体积和位置始终一致。放疗需要照射同侧胸壁+区域淋巴引流区,淋巴引流区照射原则同未做重建的患者。放疗剂量采用常规分割 50 Gy 分 25 次,5 周完成。传统的根治术将会有 5%～10% 的腺体残留,皮下组织内丰富的淋巴管网是肿瘤转移至腋窝或内乳淋巴结的重要途径,这些均是重建术后胸壁放疗的重要靶区。因为位置表浅,部分靶区位于剂量建成区,放疗计划设计时特别注意,在有摆位误差的情况下,照射野包全靶区。根据所使用放疗技术的建成区范围,推荐在胸壁皮肤表面垫组织填充物照射 10 ~ 15 次,以保证靶区剂量充分。

(3)局部区域复发后的放射治疗:胸壁和锁骨上淋巴引流区是乳腺癌根治术或改良根治术后复发最常见的部位。胸壁单个复发原则上手术切除肿瘤后进行放射治疗;若手术无法切除,应先进行放射治疗。既往未做过放射治疗的患者,放射治疗范围应包括全部胸壁和锁骨上/下区域。锁骨上复发的患者如既往未进行术后放射治疗,照射靶区需包括患侧全胸壁及锁骨上淋巴引流区。如腋窝或内乳淋巴结无复发,无须预防性照射腋窝和内乳区。预防部位的放射治疗剂量为 Dt 45 ~ 50 Gy/25 f/5 周,复发部位缩野补量至 Dt (60 ~ 66) Gy/(30 ~ 33) f/(6.0 ~ 6.5)周。既往做过放射治疗的复发患者,需要参考肿瘤复发间隔时间、首次放疗的剂量范围和不良反应程度,以及再次放疗的可能疗效和不良反应,来决定是否进行再次放疗。再次放疗时,仅照射复发肿瘤部位,不推荐大范围预防照射。局部区域复发患者在治疗前需取得复发灶的细胞学或组织学诊断。

(4)转移性乳腺癌的放疗。转移性乳腺癌是指初诊或治疗后,患者出现乳腺/胸壁和区域淋巴结以外的远处转移,如肺、肝、骨、脑或非区域淋巴结转移属于晚期病变。由于拥有较多的有效的治疗手段,转移性乳腺癌患者的中位生存时间可达 18 ~ 30 个月,5 年总生存率12% ~ 25%,但 5 年无瘤生存率<5%。转移性乳腺癌首选全身治疗,选择患者在适当的时机给予局部治疗。

对于转移性乳腺癌、姑息性放疗可以减轻症状如缓解疼痛或肿瘤溃烂渗出,控制肿瘤、预防肿瘤生长压迫引起的并发症,如脊髓压迫引起的瘫痪或称重骨骨皮质破坏引起的骨折等。选择姑息性放疗时,应考虑患者在姑息性治疗后的生存期,如治疗后生存期很短,就不一定要采用放疗,可用其他更为简便的方法,不能因治疗产生的副作用加重患者的痛苦;放疗疗程应尽可能缩短,减少因往返医院给患者带来的不便。照射剂量和剂量分剂方式应根据放疗部位、照射范围、周围正常组织的耐受性和患者的病情而定。一般来讲,如果患者有相对长期生存的可能,可通过常规的分次剂量给予较高的总剂量;对于病变进展较快、预期生存较短的患者,多采用较大的分次剂量,争取在较短时间内完成放疗,总剂量达到姑息减症目的即可,尽量避免高剂量照射引起的副反应。累及乳腺、胸壁的软组织病变、放疗可以镇痛、缩小肿瘤、促进肿瘤创面愈合。对于全身治疗无效而又无法手术的患者,放疗可取得很好的姑息效果。

骨转移对放疗反应好,放疗可以缓解疼痛,有效率为70% ~ 80%,并预防骨转移引起的骨相关事件。单纯骨转移的乳腺癌患者有长期生存的可能,在选择放疗剂量分割方式和照射野设计时,要考虑到尽量减少放疗的晚期副反应和将来再次放疗的可能。肿瘤转移引起脊髓压迫时,如为脊椎骨折引起的机械性压迫,应首选手术而不是放疗。如果为肿瘤压迫脊髓,应尽早予大剂量激素处理,同时尽早开始手术或放疗,以避免出现不可逆的神经损伤。常规姑息性放疗剂量为 30 Gy,每次 3 Gy,每日 1 次。

脑转移时,肿瘤发展快,手术切除转移灶是缓解症状的最快最有效的方式。转移灶单发或少发患者,可以选用三维立体定向放疗、γ 刀或 X 刀。全脑照射对控制小的多发转移灶和亚临床病灶有效。但全脑照射要顾忌放疗可能对正常脑组织引起的晚期损伤,单次照射剂量不宜过大,以 2～3 Gy 为宜,总量 30～40 Gy 后,可以视情况缩野或用立体定向放疗技术对个别残存病灶补量照射。

1995 年,Hellman 等提出寡转移概念,认为寡转移是肿瘤转移的早期阶段,即转移部位局限、转移病灶数目比较少(1～5 个),转移肿瘤较小(<5 cm)。寡转移癌在获得广泛播散能力之前,有潜在的可治愈性,在全身治疗的基础上,加强局部治疗手段有可能会根除肿瘤,提高患者的无瘤生存率。作为局部治疗手段,手术、放疗或射频治疗均可降低肿瘤负荷,从而逆转肿瘤引起的免疫抑制:局部治疗可以清除对化疗耐药的肿瘤细胞,阻止疾病进展,提高生存。放疗因其无创性、可以同时治疗多个病灶,比手术和射频治疗有很大的优势,在临床上多用于治疗脑、骨、肺、肝、淋巴结等寡转移灶。寡转移癌局部治疗的目的是延长生存、减轻症状、不增加副反应。

立体定向放射手术(SRS)或立体定向放疗(SBRT)技术适用于较小的肿瘤,以较少的放疗次数、较大的单次放疗剂量达到对肿瘤消融的治疗结果。放疗单次剂量 6～20 Gy,1～10 次完成。SBRT 技术周围正常组织处剂量跌落快、毒性小,适合寡转移灶的治疗。与常规分割放疗不同,SBRT 可能作用于肿瘤的血管内皮细胞,直接切断肿瘤的血供,疗效受肿瘤组织放疗敏感性影响不大。同时,与常规分割放疗会降低患者的免疫状态不同,SBRT 可能激活全身免疫反应。

单发或少发的脑转移癌最早使用 SRS 治疗,确立了根治性放疗在转移癌中的地位。美国加州报道乳腺癌脑转移患者的 15 年放疗结果,单纯 SRS 和 SRS+全脑放疗的无进展生存无差别,且结果不受脑转移个数的影响。提示乳腺癌可能对 SRS 治疗有很好的反应率,无须毒性较大的全脑放疗。

乳腺癌脊柱转移,采用 SRS 治疗,单次剂量 12.5～25.0 Gy。有报道 2 年的疼痛控制率为 96%,影像学肿瘤控制率为 100%。SRS 治疗时间短,患者方便;肿瘤控制和疼痛缓解的有效率高,减少了有创性脊柱手术的使用;照射野小,骨髓毒性低;并因照射野高度适形,脊髓受照剂量低,从而为患者提供了再次放疗的可能性。

Kagara 等报道 40 例寡转移乳腺癌行根治性 SBRT,转移部位依次为肝、肺、骨和淋巴结,4 年病变局控、无进展生存和总生存率分别为 89%、38% 和 59%。Kobayashi 等报道了 75 例寡转移乳腺癌多学科治疗的长期随访结果,其中 35 例全身治疗联合局部治疗(手术或放疗)患者的 20 年无复发生存率和总生存率分别为 38% 和 53%。

目前的局部治疗在乳腺癌寡转治疗中的地位尚未完全确定,临床实践遵循个体化原则。首先强调鉴别出真正的寡转移患者,即患者经局部治疗后有较高的生存率。除了最初寡转移癌定义的病灶数目少和病灶小以外,可能还有其他一些临床病理生物学特征,如 ER 阳性、单纯骨转移。其次,不应因局部治疗而明显增加副反应或降低患者的免疫状态。在这方面,SBRT 有很好的优势。第三,局部治疗最好能治疗所有的肿瘤病灶。研究显示乳腺癌寡转移患者,如果对所有的转移病变行全病变放疗时,患者有较高的总生存率。

初诊转移性乳腺癌占初诊患者的 5%,首选全身治疗如化疗、内分泌治疗或靶向治疗。传统上转移性乳腺癌认为不可治愈,只有当原发肿瘤破溃、出血需要减症治疗时,才给予手术或放疗等局部治疗。随着个体化医学的发展,需要根据患者的临床、生物学特征进行个体化、多学科的精准医疗,积极的局部治疗可能会对一些患者有生存获益。纳入一些回顾性研究的荟萃分析显示原发肿瘤手术治疗降低患者的总死亡率($HR = 0.63, P<0.000 1$)。

而印度和土耳其的两个随机研究发现,在全身化疗有效的基础上,与不做局部区域治疗相比,原发肿瘤和区域淋巴结的手术+放疗并未提高患者的总生存率。印度研究发现手术+放疗显著降低了 2 年局部区域复发率(11% 和 52%),但 2 年远处转移率显著增加(72% 和 52%)。土耳其研究发现激素受体阳性、年龄<50 岁、单发骨转移的患者,手术+放疗显著提高总生存率。对于三阴性乳腺癌患者,局部区域治疗组的总生存率反而更差。

基于现有资料,对初诊转移性乳腺癌患者尚无法给出局部区域治疗的建议。在临床研究以外选择哪些患者给予局部区域治疗,应该通过多学科查房来定。对于化疗反应好、转移病变局限、肿瘤生物学行为偏惰性的患者,局部区域治疗可能获益更大。手术和放疗如何结合亦无定论,原则上手术应该保证切缘阴性,放疗尽量不增加患者的不良反应。

### (八)乳腺癌术后放疗技术

1. 保乳术后放疗技术  乳腺癌保乳术后放疗时,应注意靶区内剂量分布均匀、尽可能减少对正常组织如心、肺和对侧乳腺的照射、避免在照射野邻接处发生重叠或遗漏。推荐使用三维照射技术。早期乳腺癌保乳术后需照射全乳腺。患者通常仰卧,患侧上肢外展,多用乳腺托架固定。全乳腺照射最常用两个对穿的切线野,以 6 MV X 射线为宜,用更高能量的 X 射线照射时,在接近皮肤的乳腺浅层区域内形成低剂量区,可影响疗效。早期乳腺癌皮肤侵犯的可能性不大,用 6 MV X 射线照射时不必加填充物,否则皮肤量过高可引起皮肤的放射反应,影响美容效果。

传统上,全乳腺采用二维切线野照射。模拟机透视下乳腺切线野定位时,上界在锁骨头下缘,下界在乳房皱襞下 2 cm,内切野的后界在体中线,外切野的后界在腋中线。照射野的前界超出乳腺皮肤轮廓外 1~2 cm,射野内肺组织厚度(CLD:射野中心轴处肺组织厚度)一般在 2~3 cm(附图 13)。利用体表轮廓图,根据定位时的照射野方向、大小和等中心位置,通过优化内外切线野的剂量比重、楔形板度数等制订放疗计划。二维计划的缺点是体表轮廓图只相当于单层面的缺乏组织密度信息的横断位 CT 图像。由于计划是单层面的,剂量分布无法反映全乳腺的情况;由于缺乏组织密度信息,无法做肺校正,选用的楔形板度数会与实际情况有差别。目前全乳腺照射已经很少做二维计划,一般采用 CT 定位,制订三维放疗计划。CT 模拟机定位时,患者仰卧于乳腺架上,上肢外展,不用体模固定,直接在患者皮肤上画标记线。体模固定一方面会增加乳腺皮肤的剂量,另一方面容易引起乳腺的移位,反而影响治疗摆位的准确性。为了减少照射野中心校位引起的二次误差,在定位时就找出全乳腺照射的中心,一般放在乳头层,在患者皮肤上画标记线(头脚方向的标记线尽量画长,超出乳腺范围)。因为在 CT 图像上很难准确区分乳腺组织范围,建议在 CT 扫描前先用铅丝把查体所示的乳房解剖边界标记出来,同时用铅丝标记乳腺瘤床处的手术瘢痕,然后以 5 mm 的层厚进行 CT 扫描。

全乳腺放疗的靶区勾画:①CTV,患侧乳腺、胸大肌筋膜,不包括皮肤(收到皮下 0.5 cm)、胸大小肌、肋骨和肋间肌(除非这些部位受侵)。②PTV:CTV 外放 0.5~1.0 cm,皮肤方向不外放(限皮下 0.5 cm)(附图 14)。正常器官需勾画双肺,健侧乳腺,心脏和冠状动脉左前降支(左乳腺癌患者,图 3-9)。冠状动脉左前降支(LAD)从冠状动脉的左主干发出,走行在室间沟内,CT 平扫时,有的能显示,有的不能显示。不能显示时,根据室间沟的位置勾画(附图 15)。靶区勾画完成后,提交处方剂量和正常组织限量要求,物理师制订放疗计划。为了保护心脏和肺,切线野为主的三维适形放射治疗(3D-CRT)计划或野中野调强计划(IMRT)最为常用。3D-CRT 技术使用两个有楔形板的切线野照射。与二维技术不同的是,3D-CRT 有全乳腺的三维剂量分布、根据实际组织密度(肺校正)选用楔形板,并对肺进行适形保护。多子野 IMRT 技术即野中野照射技术,也称为简化调强放疗:在适形切线野的基础上,再在内切和外切野方向上增加 6~8 个子野,来调节减少乳腺靶区内的高剂量区。照射总剂量的 80% 仍由两个最基本的适形切线野给予,与二维放疗技术一样,这两个基本切线野在乳腺皮肤方向上向外开放 1~2 cm,以保证在照射过程中全乳腺始终在照射野内。其余 20% 的剂量由子野给予,目的是减少高剂量区体积,使靶区内剂量分布均匀(附图 15、附图 16)。这种野中野技术可以通过正向调强或逆向调强方式实现。目前,有两个随机临床研究显示调强放疗能降低乳腺的急性或晚期反应。加拿大的随机研究显示 IMRT 和常规楔形板切线野放疗患者的乳腺湿性皮肤反应分别为 37.2% 和 47.8%($P=0.002$)。Royal Marsdon 的随机研究显示 IMRT 比二维放疗降低乳腺的晚期反应,包括 5 年时照片上显示的乳房外形改变和乳房体检时可触及的硬化。乳腺癌 IMRT 所用照射子野数少,总的机器跳数不大,制订治疗计划简单,治疗时间也与常规楔形板切线野放疗相仿。故理论上,与常规放疗相比,IMRT 不会增加第二原发肿瘤发生的风险。

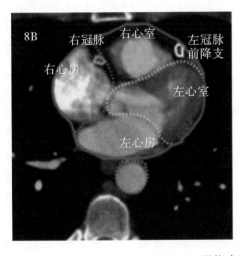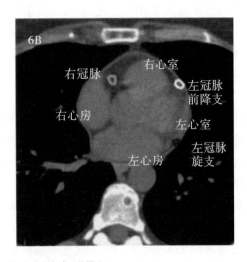

图 3-9　冠状动脉左前降支(白色)PTV

2. 乳腺瘤床补量照射　乳腺瘤床补量方式可以选择电子线外照射、X射线外照射、术中放疗和组织间插植。其中电子线外照射最常用;X射线外照射多用于瘤床同步补量;术中放疗需要专门的术中放疗设备;组织间插植为有创性,需要有经验的医生操作,目前在临床上使用较少。

传统二维放疗应用电子线外照射时,根据手术瘢痕、透视/CT或B超所示瘤床手术改变和周围置放的金属标记来确定照射范围和照射深度,能量多选择9~12 MeV。手术瘤床放置金属标记的患者,可在模拟机透视下,包全手术瘢痕和金属标记外放1~1.5 cm;未放置金属标记的患者,直接在患者体表上勾画,手术瘢痕外放2~3 cm(附图17)。三维放疗时,在定位CT图像上根据瘤床血清肿、手术改变和金属标记、并参考手术瘢痕的位置勾画出瘤床,外放1.0 cm形成CTV(附图18)。由于电子线照射野标记在患者皮肤上,摆位误差很小,可以不做PTV外放或外放3~5 mm即可。由于电子线照射在射线入射的方向上不存在摆位误差,所以瘤床PTV在皮肤和胸壁方向上外放不超过全乳CTV的范围。根据瘤床PTV设计照射野,选择合适的入射角度和电子线能量,做三维计划。治疗前根据治疗计划把电子线照射野标记在患者皮肤上(附图19)。

电子线照射的优势在于照射技术简便,正常组织如心肺受照射剂量低。但是由于乳腺外形是有弧度的,如果肿瘤位于弧度变化较陡的位置,瘤床的深度在不同位置会有较大的差异,这时就很难选择合适能量的电子线达到既能包全瘤床,又使心肺不接受较高剂量。另外,乳房较大,肿瘤位置深在的患者,电子线也会失去优势。

高能X射线穿透力强,瘤床补量使用X射线会增加正常组织如心肺的照射剂量,随着电子线的广泛应用,序贯补量X射线使用渐少,仅用于肿瘤位置深在而不适合电子线治疗者,X射线瘤床补量可以使用单一垂直野或切线野。IMRT的广泛应用使瘤床同步补量成为可能,即把补量所需的10~16 Gy分成25次在全乳腺放疗的同时针对瘤床给予,瘤床的单次剂量高于瘤床以外的其他乳腺的单次剂量。同步补量时,瘤床PTV应在CTV基础上根据等中心治疗的摆位误差外放而来。术后瘤床血清肿较大的患者,瘤床在放疗过程中会发生动态变化,通常是随着时间的延长而缩小。这种变化会增加周围正常乳腺的照射剂量,故这组患者不适合瘤床同步补量。计划评估时,除了全乳腺和瘤床达到所需的处方剂量和保护正常组织外,还需要尽量降低瘤床靶区内的剂量热点,以及瘤床以外的乳腺内的高剂量区。

术中放疗是手术后立即给予瘤床的一次性高剂量照射。使用可移动的直线加速器或低能X射线源(intrabeam),在手术室实施放疗。术中放疗可以直视瘤床,准确地确定照射范围,避开周围正常组织。由于照射剂量跌落快,肺、心和对侧乳腺副反应小。还可以减少瘤床以外的同侧乳腺的照射范围和剂量,从而改善乳房美容效果。照射野不穿过皮肤,降低皮肤损伤,利于日后满意的乳房重建和改善美容效果。在手术和残存肿瘤细胞的放疗之间没有延迟,肿瘤细胞播散的概率小。放疗总时间缩短,方便患者,利于尽早开始后续的化疗。比较而言,使用外照射方式对瘤床补量时,依靠血清肿和瘤床周围放置的金属标记来确定瘤床时,随着术后时间的延长,血清肿吸收、金属标记移位,瘤床仍有很大的不确定性。在手术中进行术中瘤床放疗,可以保证瘤床照射的准确性。术中瘤床补量一般予 10 Gy。

3. 全乳腺+区域淋巴结照射 与全乳腺照射不同,全乳腺+区域淋巴结照射时,除了再需要勾画相应的淋巴区域靶区外,还需要勾画邻近的重要正常组织。同时可能需要使用复杂的放疗技术。

(1)全乳腺+锁骨上下淋巴引流区。照射全乳腺+锁骨上淋巴引流区时,注意定位时患侧上肢外展 90°~100°即可,以便患侧锁骨上区展平,皮肤无皱褶,减轻皮肤放疗反应;同时患侧上肢远离锁骨上区,避免受到不必要的照射。使用乳腺托架时,如果患者的头颈部无面罩固定,皮肤上的体中线标记一定要延长至颈部。在每次治疗前,首先摆正患者的体中线位置,以保证锁骨上区摆位准确。如果有条件,也可以用小面罩固定患者的头部,也可用头颈肩一体面罩固定(附图 20)。锁骨上下淋巴引流区的 CTV 上界在环甲膜水平,下界包全锁骨下静脉和胸小肌内缘以内的腋窝Ⅲ组,内界包全颈内静脉,外界包全颈后三角(附图 21)。正常组织需要勾画脊髓、甲状腺、食管、臂丛神经和肱骨头,并做剂量限制。臂丛神经由颈椎 5~7 和胸椎 1 的椎间孔发出,在斜角肌间隙走行。臂丛神经结构在 CT 上无法显示,勾画时只能根据前斜角肌的解剖位置,在前斜角肌后缘勾画(附图 22)。如果采用二维或 3D-CRT 照射技术,全乳腺切线野和锁骨上野可以采用上下半野的照射技术,即把照射野的中心放在两部分照射野的上下交界处(附图 23)。锁骨上淋巴引流区可单用一个前野照射,机架角向健侧偏 15°,以保护气管、食管及脊髓。照射野的上界达环状软骨水平,下界在锁骨头下缘水平,内界应充分包括位于胸锁乳突肌锁骨头附着处深部的淋巴结,外界在肱骨头内侧。IMRT 技术可以把全乳腺和锁骨上区作为一个靶区优化治疗计划,得出比较均匀的剂量分布。物理师做计划时,对全乳腺靶区和锁骨上靶区分别布野。全乳腺布野和剂量分配方式用上述全乳腺放疗使用的简化 IMRT 技术,即总剂量的 80% 适形,20% 调强;锁骨上区采用 3~4 个不同方向的照射野,使用全调强技术,做整体的剂量优化(附图 24)。如果头颈部无面罩固定,为了保证脊髓的安全,除了脊髓 PRV 在脊髓前后左右外放 0.5 cm,限制脊髓 PRV 最大剂量<40 Gy 外,还要注意各个 CT 层面上,40 Gy 的等剂量线不要距离脊髓过近。

(2)全乳腺+腋窝淋巴引流区。全乳+腋窝照射时,根据病情需要勾画Ⅰ、Ⅱ或Ⅲ水平腋窝(附图 25),可采用高位切线野,把照射野的上界向头的方向提高,把全乳腺和腋窝尽量包全在 2 个切线野内。当选择 IMRT 技术放疗时,腋窝区域可以增加不同方向的照射野,可以保证靶区剂量充分,减少靶区内高剂量范围,并减少肺的照射剂量(附图 26)。采用容积调强弧形治疗(VMAT)技术可以比 IMRT 进一步降低心、肺的高剂量体积如 $V_{40}$、$V_{30}$。但对侧乳腺、周围软组织的低剂量体积增加,选择技术手段时需要权衡利弊。

(3)全乳腺+锁骨上+腋窝淋巴引流区。需要同时照射全乳腺和锁骨上腋窝淋巴引流区时,传统上用 4 个照射野:2 个乳腺切线野包全乳腺和低位腋窝,1 个前野包全余下的高位腋窝和锁骨上区,1 个后野对高位腋窝中心平面剂量不足部分进行补充照射。这种 4 野照射方式的缺点是照射野衔接处剂量不均匀,如果重叠区有高量,会增加纤维化、上肢水肿或臂丛神经损伤的风险;同时肺受照射体积大。为了避免照射野衔接,可采用 IMRT 技术,全乳腺和腋窝用切线野,配合使用锁骨上全调强野。

（4）全乳腺+锁骨上+内乳淋巴引流区。全乳腺和锁骨上内乳淋巴引流区同时照射时，内乳靶区勾画同侧 1~3 前肋间的内乳淋巴结区，CTV 为内乳动静脉外放 0.5 cm，在胸膜处收回（附图 27），内乳通常和全乳腺靶区一起，采用整体的切线野技术照射。或全靶区采用 TOMO 技术，可以获得很好的剂量分布（附图 28）。评估放疗计划时，除了靶区的覆盖度和均匀性，需要特别注意限制心脏、冠状动脉和肺的受照剂量。照射右侧内乳区时需要勾画右侧冠状动脉（走行在右侧房室间隔内），进行剂量限制。

4. 部分乳腺照射技术 对保乳患者区段切除术后再切除手术标本的病理分析发现，仅有 9% 的患者在区段切除残腔外 1.5 cm 之外有肿瘤残存。故 PBI 需要照射瘤床和瘤床外放 1~2 cm 的区域。PBI 可以通过下列几种方式来实现：多管组织间插植近距离放疗、单管球囊近距离放疗（MammoSite）、三维适形体外放疗和术中放疗。

（1）组织间插植。组织间插植是一种多管的近距离放疗。在瘤床和外放 1~2 cm 的区域进行一到数排的置管，操作可以在术中或术后进行。然后根据治疗计划进行近距离放疗。放疗可以采用低剂量率（LDR）或高剂量率（HDR）照射。低剂量率照射的处方剂量多为（45~50）Gy/（4~5）d；高剂量率照射多予 32 Gy/（8 次·4 d）或 34 Gy/（10 次·5 d），每天两次。采用组织间插植近距离放疗进行 PBI 有比较长的随访结果：适当选择患者，放疗副反应小，局部复发率 1.0%~4.4%。但是组织间插植操作和治疗计划复杂，需要正规的培训和很长的学习过程，很难广泛应用。

（2）MammoSite。MammoSite 是美国食品药品管理局批准的单管球囊近距离放疗装置，也称为腔内放疗。乳腺肿瘤区段切除术时在切口闭合前或手术后在 B 超引导下、通过小的手术瘢痕切口或侧切口，把球囊置于手术残腔内。手术后置入球囊的优点是有明确的病理诊断，降低因病理原因不适合做 MammoSite 而导致的球囊再移除率。做治疗计划时，向球囊内注入生理盐水，使球囊的外形与手术残腔相适合。处方剂量给在球囊表面外 1 cm 处，多为 34 Gy/（10 次·5 d），高剂量率照射。治疗时可采用放射源单点驻留或多点驻留。美国外科学会报道的 1 403 例 MammoSite 治疗的乳腺癌患者，结果显示 92% 的患者在放疗后 12 个月评价时乳腺美容效果很好。早期美容效果与球囊表面及乳腺皮肤之间的最小距离值有关，距离 ≥7 mm 比 <7 mm 患者的美容效果好。8.1% 的患者发生乳腺感染，随着经验的积累，感染发生率越来越低。3.4% 的患者在放疗后 3~7 周出现皮肤放射性回忆反应。5 年随访结果显示同侧乳腺内肿瘤复发率为 2.9%。

（3）三维适形体外放疗。三维适形放疗（3D-CRT）是一种无创、可以广泛推广使用的放疗技术。通过在定位 CT 图像上勾画靶区、多个方向给照射野，完成针对靶区、避开正常组织的放疗计划，然后实施治疗。优点是在取得病理诊断后进行放疗，可以确保手术切缘阴性。缺点是瘤床在手术后随时间的延长可能在 CT 图像上显示不清，影响靶区的确定；治疗有每次摆位重复性的问题。处方剂量一般为 95% 的 PTV 38.5 Gy/（10 次·5 d）。

（4）术中放疗。术中放疗可以把放疗时间进一步降为 1 d，放疗剂量为 20~21 Gy。

5. 呼吸适应的保护心脏的放疗技术 虽然采用现代放疗技术，乳腺癌保乳术后放疗是否会增加乳腺癌心血管病死亡风险尚无一致结论。Marks 等研究发现放疗后 2 年心肌灌注缺损发生率为 42%,其发生率与心脏受照射体积有关。所以,治疗中应尽量减少心脏照射体积,以减轻心脏毒性。IMRT 可以减少心脏的受照体积。但对于一些在解剖上心脏紧贴胸壁(心脏解剖具有挑战性)的患者,即使 IMRT 技术也无法避免一部分心脏(特别是心室和冠状动脉左前降支)受到高剂量照射。深吸气后屏气(DIBH)可以使肺膨胀,心脏移向后下方,离开胸壁(附图 29)。近年来,物理剂量学方面研究显示对于左侧乳腺癌患者,与自由呼吸相比,深吸气后屏气(DIBH)可以减少照射野内心脏的体积;DIBH 可以显著降低放射性心脏病死亡的可能性(0.1% 和 4.8%)。与自由呼吸相比,自由呼吸门控放疗(吸气末门控)和 DIBH 均能降低心脏受照射体积,DIBH 技术对心脏的保护要优于吸气末门控。

Remouchamps 等报道了用 ABC 装置中度吸气末屏气(mDIBH)及常规楔形板切线野治疗 5 个左侧乳腺癌患者的临床经验,所有患者均能很好地耐受治疗,每次治疗需要 4~6 次屏气,中位屏气时间为 22 s,中位治疗时间为 18 min。各方向的摆位误差在 2.1~3.2 mm。对心脏解剖有挑战性的左侧乳腺癌患者,DIBH 是一种很有前景的呼吸适应保护心脏的放疗技术。

6. 全乳腺切除术后放疗技术

(1)常规二维技术放疗。乳腺癌全乳腺切除术后放疗采用常规放疗技术可以取得很好的效果。中国医学科学院肿瘤医院 2000—2004 年采用二维放疗技术(锁骨上区用单前野,胸壁用单一电子线野)治疗 328 例患者,5 年局部区域复发率仅为 5.8%。

常规二维技术放疗时,患者的治疗体位为仰卧,肩背部垫 15°的斜板,患侧上肢外展,使照射区域充分显露展平。胸壁野的上界为锁骨头下缘水平,下界相当于对侧乳腺皱襞下 2 cm 水平,内界为体中线,外界为腋中线或腋后线。照射野需要包全手术瘢痕,不要求包全引流口。胸壁可用电子线野或 6 MV X 射线切线野。不论用哪种技术照射,胸壁均需要加填充物照射 20~30 Gy,以提高皮肤表面剂量。如果有乳腺皮肤受侵,应提高加填充物照射剂量至 40 Gy。乳腺癌患者术后胸壁的厚度一般在 1.5~2.0 cm,电子线的能量以 6 MeV 为宜,填充物厚度 0.5 cm。电子线照射适用于胸壁平坦而薄的患者(<3 cm),对于胸壁厚的患者,应选用 X 射线切线野照射,X 射线能量以 6 MV 为宜,填充物厚度 0.3~0.5 cm。

锁骨上区照射野的上界在环甲膜水平,下界在锁骨头下缘水平,内界在体中线和胸锁乳突肌腱侧 1 cm 处,外界在肱骨头内缘。锁骨上淋巴引流区可用 X 射线或 X 射线和电子线混合照射。多采用单前野、机架角向健侧偏 10°~15°。处方剂量给在照射野中心点皮下 3 cm 处。同时照射胸壁和同侧锁骨上淋巴引流区时,当胸壁用电子线照射时,照射野衔接处共线(附图 30);胸壁用切线野照射时,胸壁切线野和锁骨上野应采用半野照射技术衔接。

在胸壁和锁骨上野的基础上,需要照射腋窝淋巴引流区时,传统上二维放疗常规采用腋锁联合野,单前野包全腋窝和锁骨上淋巴引流区,处方剂量给在中心点皮下 3 cm 处。腋锁联合野与胸壁电子线野在皮肤上共线衔接。锁骨上区剂量达到 50 Gy 后,根据腋窝中心平面深度计算腋窝剂量,不足的剂量再通过腋后野补足。

在胸壁和锁骨上野的基础上,需要照射内乳淋巴引流区时,内乳常规用 9 ~ 12 MeV 电子线照射,包全第 1 ~ 3 肋间。内界为体中线,外界为体中线患侧 5 cm,上界与锁骨上野的下界共线衔接,下界为第 4 前肋下缘。内乳野的外界和下界与胸壁电子线野共线衔接。

(2)三维适形放疗。乳腺癌患者的解剖有很大的个体差异,如患者胖瘦不一,锁骨上区处方剂量深度统一用 3 cm 并不适合所有的患者;对于胸壁特别薄的患者,电子线在肺组织内穿透深,在电子线能量已经用到最小的情况下(医科院肿瘤医院为 6 MeV),可能需要调整胸壁填充物的厚度和剂量比例以更好地保护肺。三维适形放疗技术可以使放疗计划个体化,采用常规放疗的布野方式对患者进行三维剂量评估,要求 90% 以上的靶区接受 90% 的处方剂量。

锁骨上下区勾画靶区,包全锁骨上内侧组(颈鞘周围)、外侧组(颈后三角区)和颈静脉锁骨下静脉汇合处(颈静脉角区)。采用单前野 GA 健侧 10° ~ 15°,保护脊髓和尽量避免高剂量区落在臂丛神经走行区域。通过调整 X 射线野的处方深度,使剂量分布达到靶区覆盖要求,并尽量减少靶区内的剂量不均匀性。一般锁骨上区不推荐单纯使用电子线野,因为锁骨对电子线的穿透性有影响,单一电子线野的锁骨后方剂量低,容易导致颈静脉锁骨下静脉汇合处的高危区域剂量不足。如果患者较胖,锁骨上单前野剂量分布较差,可以采用前后对穿野,调整前后两野的剂量比值(一般为 4:1),使计划满足要求。

胸壁剂量评估时,需要在定位 CT 扫描前,根据体检所示,用铅丝标记出胸壁照射野的范围,然后根据铅丝标记的范围、选择垂直于胸壁平面的方向布野,选择合适的电子线能量,调整胸壁填充物的厚度和剂量比例,使 90% 的处方剂量线尽量覆盖胸壁高危区域,同时减少患侧肺的照射剂量,$V_{20}<30\%$,MLD<15 Gy。胸壁和锁骨上区照射的三维剂量分布见附图 31。

在胸壁和锁骨上野的基础上,需要照射腋窝淋巴引流区时,三维适形调强放疗技术可以使靶区得到充分的照射剂量。如果使用 X 射线照射胸壁,胸壁应仍以切线野为主,注意保护心脏和肺。如果使用电子线照射胸壁,做计划时,可以把腋窝和锁骨上区以及相同层面的胸壁作为一个靶区制订 X 射线适形调强放疗计划,而以下的胸壁用电子线单野放疗。胸壁电子线野的上界与 X 射线适形调强野的下界在皮肤上共线衔接。

在胸壁和锁骨上野的基础上,需要照射内乳淋巴引流区时,CT 定位有助于更好地确定靶区和设计治疗计划。第 1 ~ 3 肋间的内乳血管周围是乳腺癌内乳淋巴结转移的常见部位,在定位 CT 影像上能很好地辨认和勾画,可以根据深度选择合适能量的电子线。附图 32 是根据 CT 定位制订三维适形放疗计划,然后把照射范围标记在患者皮肤上。其中胸壁野的边界在定位 CT 扫描前根据体检所示确定,用铅丝标记;锁骨上野和内乳野根据CT 影像上靶区范围设计。为利于不同部位的照射野衔接处摆位有良好的重复性,衔接处的照射野边界使用规则的直线。这种技术的优点是靶区剂量充分的同时心肺剂量低,缺点是照射野共线衔接处有高量热点。为避免照射野衔接,可以采用一体化调强放疗技术,附图 33 是使用切线野为主的调强技术进行右侧内乳照射。

如果内乳区上下深度差别较大,无法选择统一的电子线能量时,或者恰好有肿瘤位于照射野的衔接处时,可以考虑勾画靶区。制定整体的调强计划,可以尝试 VMAT 或 TOMO 技术。这种情况的计划难度很大,在保证靶区的覆盖和剂量均匀性的同时,注意减少心肺的照射剂量,同时注意保证摆位的重复性。

7. 乳腺癌放疗的不良反应

(1)急性放疗反应

1)放射性皮炎:放疗 3 ~ 4 周时,皮肤可出现色素沉着、毛囊扩张、汗毛脱落、红斑、水肿等放射性干性皮肤反应。放疗第 5 周或放疗结束后 1 ~ 2 周可出现水疱、溃破等湿性皮肤反应。皮肤皱褶处反应会较重,胸壁近腋窝处、乳腺下皱襞处、锁骨上皮肤皱褶处,定位时尽量使皮肤皱褶展平。治疗中贴身衣服软透气,保持照射野皮肤干燥洁净。照射野内皮肤忌用胶布、酒精、膏药等。出现湿性皮肤反应,局部可予抗炎消肿药物湿敷,避免感染,一般 2 ~ 3 周即可愈合。

2)乳房水肿疼痛:保乳术后全乳腺放疗患者在放疗后期和放疗结束后几个月内可能会有乳房水肿疼痛,大乳房者尤为明显。患者洗澡时用力搓洗乳房皮肤可加重水肿,故应嘱患者避免用力搓洗。轻者无须处理,重者可予镇痛治疗,或短时间激素消肿治疗。

3)放射性肺炎:多出现在放疗结束后 1 ~ 6 个月,极少数出现在放疗中。胸片或胸 CT 上显示与放疗野一致的肺部渗出斑片影。多数患者无症状,或表现为干咳、气短或发热。有症状的放射性肺炎发生率较低,0 ~ 10%,多为 2 级,4 ~ 5 级罕见。放射性肺炎的发生率与肺部受照射体积、是否合并化疗有关。单纯全乳腺照射和区域淋巴结加全乳腺照射的放射性肺炎发生率分别为 1% 和 4%。全乳腺加锁骨上区照射同步化疗患者的放射性肺炎发生率为 8.8%,全乳腺照射序贯化疗患者为 1.3%,全乳腺照射未化疗患者为 0.5%。荟萃分析显示患侧肺的 $V_{20}$、平均剂量和锁骨上区照射与放射性肺炎发生有关,当计划显示患侧肺的 $V_{20}$>30%、肺的平均剂量>15 Gy 时,应该选用其他放疗技术。治疗方面,症状和影像表现轻者可予镇咳等对症处理,重者予大剂量激素、抗炎、吸氧等。

4)全身反应:乳腺癌患者术后放疗对血象影响很小。化疗后的患者可能会在放疗中出现轻度白细胞下降,多予饮食调理或中药生血处理即可。放疗中疲劳多见,可予扶正支持治疗。

(2)晚期放疗损伤

1)患侧上肢淋巴水肿:淋巴水肿与腋窝手术方式和放疗有关。单纯腋窝淋巴结清扫术后,约 10% 的患者会出现同侧上肢水肿。单纯全腋窝放疗,6% 的患者会出现同侧上肢水肿。手术加腋窝放疗会使上肢水肿的发生率增加到 31%。锁骨上区放疗也会增加淋巴水肿的发生率,如 Warren 等报道 1 501 例乳腺癌患者的前瞻性研究结果,12% 腋窝未手术,62% 腋窝前哨淋巴结活检,26% 腋窝清扫,2 年和 5 年淋巴水肿发生率为 6.8% 和 13.7%。无放疗、单纯乳腺/胸壁放疗、锁骨上区放疗、和锁骨上区+腋后野放疗患者的 2 年淋巴水肿发生率分别为 3.0%、3.1%、21.9% 和 21.1%。淋巴水肿早期表现为上肢发紧、发胀、发沉,患侧上肢周径增粗;后期可出现明显的胀痛、活动受限,容易并发软组织蜂窝炎。以预防为主,无特效药物。如用腋窝前哨淋巴结活检术取代清扫术,无明确放疗指征时,尽量避免腋窝或锁骨上区放疗等。出现水肿后,早期应积极处理,如保护患侧上肢皮肤、避免外伤、过热及静脉穿刺等操作,避免上肢过度锻炼,抬高上肢,专业人工按摩,使用弹力袖带等。

2)臂丛神经损伤:多出现在进行高剂量锁骨上或腋窝淋巴引流区照射后。臂丛神经损伤发生率与照射总剂量和分割方式有关。常规锁骨上区预防照射 50 Gy,2 Gy/次时,臂丛神经损伤的发生率不到 1%。故临床上患者在预防照射剂量后出现臂丛神经损伤表现时,应首先除外其他原因引起,如肿瘤复发等。臂丛神经的 TD5/5 为 60 Gy,即照射剂量为 60 Gy 时,放疗后 5 年内会有 5% 的患者出现臂丛神经损伤。随着总剂量的增高和分次照射剂量的增大,臂丛神经损伤的发生率逐渐增高。合并化疗的患者比未化疗者臂丛神经损伤的发生率高。臂丛神经损伤中位发生时间为放疗后 1~4 年。随着随访时间的延长,臂丛神经损伤发生率仍在逐渐增加,对患者来讲,存在终生风险。临床表现为轻者患侧上肢感觉缺失、疼痛、轻度无力;重者持续感觉异常、剧烈疼痛、上肢瘫痪、肌肉萎缩。此症一旦出现便不可逆,应以预防为主。如避免相邻野在深部有剂量重叠;锁骨上区放疗时,电子线照射应尽量选取合适的能量,X 射线照射时选取合理的剂量计算深度,尽量减少深部臂丛的受照剂量。锁骨上下淋巴结需要追加剂量时,尽可能进行缩野补量。

3)缺血性心脏病:早期的研究发现,左侧乳腺癌患者放疗时会使部分心脏和冠状动脉受到照射,放疗后会引起心脏损伤。在放疗 10~15 年以后,左侧比右侧乳腺癌患者的缺血性心脏病死亡率增高,从而抵消了放疗带来的生存获益。随着放疗技术的改进,心脏病的死亡率随治疗年代的推移而下降,表明采用现代放疗技术引起的心脏病死亡风险在逐渐下降。如左侧和右侧乳腺癌患者放疗后 10 年缺血性心脏病的死亡率在 20 世纪 70 年代的患者分别为 13.1% 和 10.2%($P=0.02$),20 世纪 80 年代早期为 9.4% 和 8.7%($P=0.64$),后期为 5.8% 和 5.2%($P=0.98$)。合并蒽环类药物化疗、曲妥珠单抗(赫赛汀)靶向治疗均对心脏有一定的影响。放疗时尽量减少心脏特别是冠状动脉左前降支和右侧冠状动脉的照射,限制心脏的平均剂量。报道心脏平均剂量每增加 1 Gy,主要冠脉事件(心肌梗死、冠状动脉再通、缺血性心脏病死亡)的发生风险相对增加 7.4%,这种剂量-效应关系为线性,无明显阈值。冠状动脉事件在放疗后 5 年内即开始增加,一直持续到放疗后 30 年。对于心脏离胸壁较近、乳腺切线野内心脏体积较多的患者,可采用乳腺挡块、俯卧位照射或深吸气后屏气照射等方式以尽量减少心脏受照射体积。

4)乳房美容效果:保乳手术患者放疗后要定期评估乳房美容效果,常用哈佛的 4 级定性评估标准。①优:无肉眼可见的治疗后遗症,两侧乳房外形相同。②良好:病侧乳房有轻度色素沉着、局限性毛细血管扩张,手术瘢痕可见。③一般:有明显治疗后遗症,乳房外形有明显变形,乳头移位,有明显的放射性皮肤改变,但还可接受。④差:乳房有严重回缩或严重的纤维化或毛细血管扩张。保乳术后 80%~90% 患者的乳房美容效果可达到优和良好。乳房美容效果与患者、手术、放疗、化疗因素有关。患者因素包括乳房大小形状、年龄(60 岁以上者差)、种族(黑人差)、是否合并其他疾病(胶原血管疾病、高血压、糖尿病)和内在的放射敏感性。手术因素包括手术程度、是否二次切除、手术瘢痕的方向和长度、腋窝与瘤床的瘢痕是分开的还是连续的、瘤床是否闭合、肿瘤上乳腺皮肤切除范围。放疗因素包括全乳腺放疗总剂量、剂量的均匀性、瘤床补量的总剂量和范围。化疗因素包括是否化疗、化疗与放疗的顺序(同步放化疗者差)。

5)其他:照射野内皮肤皮下组织纤维化、毛细血管扩张,放射性肺纤维化,肋骨骨折,第二原发肿瘤如肺癌、对侧乳腺癌、肉瘤等。

### (九)内分泌治疗

1.辅助内分泌治疗

(1)适应证

1)激素受体 ER 和(或)PR 阳性的浸润性乳腺癌患者,皆应接受术后辅助内分泌治疗。依据最新 ASCO/CAP 指南,尽管 ER 免疫组织化学染色为 1%~100% 的肿瘤皆被视为 ER 阳性,但 ER 免疫组织化学染色为 1%~10% 为 ER 低表达。ER 低表达的生物学行为通常与 ER 阴性乳腺癌相似,在术后辅助内分泌中的获益较少,在做治疗决策时也应当考虑到这一点。

2)原位癌患者如出现以下情况可考虑行 5 年内分泌治疗:①保乳手术后需要放疗患者,特别是其中激素受体阳性的 DCIS;②仅行局部切除 DCIS 患者;③行乳腺全切患者,用于预防对侧乳腺癌发生。

(2)禁忌证:①使用内分泌药物有禁忌的患者,有深部静脉血栓或肺栓塞史者。②严重肝肾功能损伤者慎用。③孕妇及既往应用内分泌治疗药物过敏者。

(3)药物选择:①绝经前患者辅助内分泌治疗首选他莫昔芬。②对于中高复发风险的绝经前患者(具体需综合考量年龄、肿块大小、淋巴结状态、组织学分级、Ki-67 增殖指数等,具体可参见《中国早期乳腺癌卵巢功能抑制临床应用专家共识(2018 年版)》)推荐在辅助内分泌治疗中应用卵巢抑制剂。对于年轻的(<35 岁)的乳腺癌患者,更推荐卵巢功能抑制加芳香化酶抑制剂。他莫昔芬或芳香化酶抑制剂加卵巢切除或卵巢抑制治疗 5 年。③他莫昔芬治疗期间,如患者已经绝经,可以换用芳香化酶抑制剂。④绝经后患者优先选择第三代芳香化酶抑制剂,建议起始使用。⑤不能耐受芳香化酶抑制剂的绝经后患者,仍可选择他莫昔芬。

(4)注意事项

1)患者应在化疗之前进行激素水平的测定,判断月经状态。

绝经可分为自然绝经和人工绝经,一般是指月经永久性终止,提示卵巢合成的雌激素持续性减少。满足以下任意 1 条者,都可认为达到绝经状态:①双侧卵巢切除术后。②年龄≥60 岁。③年龄<60 岁,自然停经≥12 个月,在近 1 年未接受化疗、三苯氧胺、托瑞米芬或卵巢去势的情况下,FSH 和雌二醇水平在绝经后范围内。④年龄<60 岁正在服用三苯氧胺或托瑞米芬的患者,FSH 和雌二醇水平连续两次在绝经后范围内。

另外,还需要注意正在接受 LH-RH 激动剂或拮抗剂治疗的妇女无法判断是否绝经。辅助化疗前没有绝经的妇女,停经不能作为判断绝经依据,因为患者在化疗后虽然会停止排卵或无月经,但卵巢功能仍可能正常或有恢复可能。对于化疗引起停经的妇女,如果考虑采用芳香化酶抑制剂作为内分泌治疗,则需要考虑有效的卵巢抑制(双侧卵巢完整切除或药物抑制），或者连续多次监测 FSH/或雌二醇水平已确认患者处于绝经后状态。

2）术后辅助内分泌治疗的治疗期限为 5 年，延长内分泌治疗需要根据患者的具体情况个体化处理，需要结合肿瘤复发的高危因素和患者的意愿综合决策；对于高危绝经前患者，若在他莫昔芬治疗满 5 年后患者仍未绝经，可以根据情况增加至 10 年；如果患者在治疗过程中绝经，可考虑延长芳香酶抑制剂治疗，直至完成 10 年的内分泌治疗。

3）辅助内分泌治疗（促黄体素释放激素激动剂除外）。不建议与辅助化疗同时使用，一般在化疗之后使用，可以和放疗及曲妥珠单抗治疗同时使用。

4）ER 和 PR 阴性的患者，不推荐进行辅助内分泌治疗。

5）内分泌治疗中常见不良反应的监测和管理：①在应用他莫昔芬过程中应注意避孕，需要对子宫内膜进行超声监测，每 6～12 个月进行 1 次妇科检查。②对于应用芳香化酶制剂患者应监测骨密度和补充钙剂及维生素 D。对于严重骨质疏松患者可进行正规抗骨质疏松治疗。③患者在接受芳化酶抑制剂治疗期间应监测血脂，必要时应给予血脂异常患者相应的治疗。对于在内分泌治疗中严重的不良反应需要考虑停药或者更换治疗方案。

2. 晚期乳腺癌的内分泌治疗

（1）首选内分泌治疗的适应证：①患者年龄大于 35 岁。②无病生存期大于 2 年（联合部分靶向药物时可适当突破该界限）。③仅有骨和软组织转移。④无症状的内脏转移。⑤ER 和（或）PR 阳性。⑥受体不明或受体为阴性的患者，如临床病程发展缓慢，也可以试用内分泌治疗。

（2）药物选择

1）绝经后患者的内分泌治疗推荐：芳香化酶抑制剂包括非甾体类（阿那曲唑和来曲唑）、甾体类（依西美坦）、ER 调变剂（他莫昔芬和托瑞米芬）、ER 下调剂（氟维司群）、孕酮类药物（甲地孕酮）、雄激素（氟甲睾酮）及大剂量雌激素（乙炔基雌二醇）。

2）绝经前患者内分泌治疗推荐：在卵巢功能抑制基础上（主要是使用促黄体素释放激素激动剂和手术去势），可参照绝经后乳腺癌处理。未行卵巢功能抑制的，可考虑 ER 调变剂（他莫昔芬和托瑞米芬）、孕酮类药物（甲地孕酮）、雄激素（氟甲睾酮）及大剂量雌激素（乙炔基雌二醇）。

3）绝经前和绝经后患者均可考虑在内分泌治疗的基础上联合靶向治疗（CDK4/6 抑制剂、HDAC 抑制剂等）。

（3）晚期乳腺癌一线内分泌治疗的选择

1）芳香化酶抑制剂联合 CDK4/6 抑制剂（哌柏西利、阿贝西利）是 HR 阳性/HER-2 阴性绝经后（自然绝经或手术去势）或绝经前但经药物去势后乳腺癌患者一线内分泌治疗的优先选择。

2）当 CDK4/6 抑制剂不可及时，单药内分泌治疗也是可行的；绝经后（自然绝经或手术去势）患者可使用氟维司群、芳香化酶抑制剂（aromatase inhibitor, AI）、雌激素受体（estrogen receptor,ER）调变剂（他莫昔芬和托瑞米芬）；绝经前患者可使用卵巢功能抑制

（ovarian function suppression，OFS）联合氟维司群、OFS 联合 AI、OFS 联合 ER 调变剂、单纯 ER 调变剂。

3）绝经前患者在使用卵巢功能抑制剂后，可按照绝经后模式处理。

（4）晚期乳腺癌二线内分泌治疗的选择：一线内分泌治疗失败后，非内脏危象的患者仍然可以选择二线内分泌治疗±靶向治疗。不推荐重复使用辅助治疗或一线治疗已被明确耐药的内分泌药物。

1）对于尚未使用过 CDK4/6 抑制剂的患者：①氟维司群联合 CDK4/6 抑制剂（哌柏西利、阿贝西利）是 HR 阳性/HER-2 阴性绝经后（自然绝经或手术去势）或绝经前但经药物去势后乳腺癌患者二线内分泌治疗的优先选择。②甾体/非甾体芳香化酶抑制剂（±OFS）或他莫昔芬（±OFS）联合 CDK4/6 抑制剂亦可选用。对于已经使用过 CDK4/6 抑制剂的患者，目前并无充分证据支持 CDK4/6 抑制剂的跨线治疗。

2）当以上联合的小分子靶向药物不可及时，单药内分泌治疗也是可行的；绝经后（自然绝经或手术去势）患者可使用氟维司群、AI、ER 调变剂（他莫昔芬和托瑞米芬）；绝经前患者可使用 OFS 联合氟维司群、OFS 联合 AI、OFS 联合 ER 调变剂、单纯 ER 调变剂。

3）注意事项：①连续两线内分泌治疗后肿瘤进展，通常提示内分泌治疗耐药，应该换用细胞毒药物治疗或进入临床试验研究。②在内分泌治疗期间，应每 2~3 个月评估 1 次疗效，对达到治疗有效或疾病稳定患者应继续给予原内分泌药物维持治疗，如肿瘤出现进展，应根据病情决定更换其他机制的内分泌治疗药物或改用化疗等其他治疗手段。

## 十、随访

1. 临床体检：最初 2 年每 4~6 个月 1 次，其后 3 年每 6 个月 1 次，5 年后每年 1 次。

2. 乳腺超声：每 6 个月 1 次。

3. 乳腺 X 射线摄影：每年 1 次。

4. X 射线胸片或胸部 CT：每年 1 次。

5. 腹部超声：每 6 个月 1 次，3 年后改为每年 1 次。

6. 存在腋窝淋巴结转移 4 个以上等高危因素的患者，行基线骨显像检查，全身骨显像每年 1 次，5 年后可改为每 2 年 1 次。

7. 血常规、血液生化、乳腺癌标志物的检测每 6 个月 1 次，3 年后每年 1 次。

8. 应用他莫昔芬的患者每年进行 1 次盆腔检查。

## 十一、乳腺癌患者管理

2020 年，新型冠状病毒肺炎疫情席卷全球，在做好疫情防控的同时，乳腺癌的规范化诊疗受到沉重挑战。如何基于循证医学证据和专家经验，合理调整诊疗方案，对疫情这类突发事件下，专业医生处理医学问题的应变能力无疑是个严峻考验。疫情初期，《中华医学杂志》就刊发了应对挑战的相关策略。随着全球范围内疫情防控常态化，基于原有策略，结合真实世界研究数据，专家组对乳腺癌诊疗提出如下建议。

1. 术前新辅助治疗的患者管理 HER-2 阳性患者术前新辅助治疗,在曲妥珠单抗联合帕妥珠单抗的基础上,可考虑联合白蛋白紫杉醇。三阴性乳腺癌,可单用化疗,如白蛋白紫杉醇,或可联合卡铂周疗,密切观察治疗反应,根据血象及时调整用药。

2. 术后辅助治疗的患者管理 严格掌握辅助化疗适应证,避免不必要的化疗。需要化疗的患者,认真权衡利弊,尽量选择粒细胞减少风险低的化疗方案,严格计算化疗剂量,绝不超过标准推荐剂量。化疗过程中严格做好预防性升白细胞处理,推荐采用长效粒细胞刺激因子进行一级预防。激素受体阳性患者的辅助内分泌治疗,绝经后患者首选口服芳香化酶抑制剂;绝经前低危患者,口服三苯氧胺,需要行卵巢功能抑制的高危患者,可采用每 3 个月 1 次的长效制剂。

3. 复发转移性乳腺癌的管理 激素受体阳性复发转移患者,优先选择内分泌治疗,降低感染风险。内分泌治疗联合靶向药物可以提高疗效,有条件的患者可以考虑联合治疗。但基于安全考虑,应严格掌握联合治疗的适应证,且尽量选择肺毒性相对低的药物。HER-2 阳性复发转移乳腺癌患者,一线治疗首选紫杉类化疗联合曲妥珠单抗,治疗有效者,应继续原方案治疗。HER-2 阳性二线以上晚期患者,尽可能采用口服靶向药物,可单用或联合口服化疗药物。三阴性晚期乳腺癌患者,可采用单药化疗,便于化疗安全管理和方案调整。也可以考虑口服药物化疗,如卡培他滨、长春瑞滨等药物。无法继续接受输液化疗的患者,也可以改为口服药物化疗。

# 十二、护理措施

## (一)外科护理措施

1. 术前护理

(1)评估及观察

1)评估患者的神志、面容、营养状况及心理状态。

2)了解患者术前检查结果,评估重要器官的功能,了解手术耐受性,进行针对性的处理。

3)评估皮肤完整性,有无感染的症状和体征。

(2)护理措施

1)每一位乳腺癌患者都有着不同的经历,但都呈现出类似的心理问题,患者对其疾病本身引起的心理压力超过手术本身,年轻的职业女性突出表现在对手术预后的恐惧及术后胸部形态改变的担忧。因此要多关心、多了解患者,给予其心理支持,通过倾听技巧和肢体抚触,使患者产生对医务人员的信任,尤其需要加强患者丈夫的心理疏导。鼓励患者表达自己的想法和感受,还可请手术成功的病友现身说法,提供精神支持,增加安全感,满足患者心理和治疗方面的需要,帮助患者度过心理调适期。

2)对于妊娠期及哺乳期乳腺癌患者,应终止妊娠及哺乳。

3)为患者提供舒适的环境,保证充足的休息和睡眠,入睡困难者,睡前可给予镇静催眠药物。

4)加强营养,鼓励患者多食用高蛋白、高热量、高维生素和富含膳食纤维易消化的食物,为术后创面愈合创造有利条件并保持术后大便通畅。

5)做好皮肤的准备,进行乳房切除二期假体植入需行皮瓣转移的患者,术前应做好供皮区皮肤准备,备皮时认真操作,避免损伤。

6)注意保暖,避免受凉引起上呼吸道感染。若术前已有肺部感染或吐脓痰,术前3～5 d,应口服或注射抗生素。

(3)健康指导及功能锻炼

1)指导患者深呼吸和有效咳嗽的方法,告知患者疼痛量表的使用方法。

2)做好个人卫生:术前一晚应洗头、洗澡、剪指甲,手术日晨穿好病号服,去除发卡、饰物、义齿、眼镜等,排空大小便,留置尿管的患者应洗净会阴部,肌内注射术前用药后应卧床休息。

3)术前12 h禁食,术前4～6 h禁饮,以防因麻醉或手术过程中的呕吐而引起窒息或吸入性肺炎。

2.术后护理

(1)评估及观察

1)评估患者皮肤受压情况、卧位是否恰当。

2)观察患者生命体征的变化、切口敷料及引流管引流情况,正常引流液的颜色为暗红色。若短时间内引流出大量鲜红色液体(>100 mL/h),需及时通知主管医师,并遵医嘱给予对症治疗和护理。

3)观察患肢皮肤的颜色、肿胀程度、温度、脉搏。

4)观察患者尿量、疼痛情况以及有无麻醉并发症。

(2)护理措施

1)卧位:全身麻醉清醒后半坐卧位,以利于呼吸和引流。

2)生命体征:术后每1～2 h测量血压(BP)、脉搏(P)、呼吸(R)1次,平稳后改为2～4 h 1次,并及时记录。

3)饮食:术后6 h若无恶心、呕吐可进少量流食,如牛奶、米汤、菜汤等,以后酌情改为半流质或普通饮食。食物应为高热量、高蛋白、高维生素、低脂肪的清淡饮食。

4)伤口:切口处需用胸带或弹力绷带加压包扎,注意松紧适宜,防止过紧引起胸闷、呼吸困难或肢体供血不良;过松则不利于皮瓣或皮片与胸壁的贴合,引起皮瓣下积血积液。

5)管道护理:乳腺癌术后,皮瓣下常规放置引流管并接负压吸引器,引流皮瓣下的渗液和积气,使皮瓣紧贴创面,避免皮下积血积液导致皮瓣感染、坏死,影响伤口愈合。引流管的长度以允许患者在床上翻身为宜,过短影响患者活动,过长影响引流效果。术后应妥善固定引流管,在入睡、翻身、起床、活动时避免牵拉、扭曲、打折、脱落,并保持引流管处于功能位置,防止逆行感染。为保证有效的引流,应经常挤压伤口引流管,每24 h更换负压吸引器1次。一般术后5～7 d引流量可少于10 mL,且皮瓣下无积液、创面紧贴皮肤时即可拔管。若拔管后有皮下积液,可在严格无菌技术操作下穿刺抽液并局部加压包扎或重新放置引流管。

6)加强患侧肢体护理,促进淋巴回流,群免患肢肿胀:①禁止在患侧肢体测血压、静脉注射、抽血、提重物等,患肢负重不能超过5 kg;②术后24 h内指导患者开始行伸指、握拳动作;③患者下床活动时应使用吊带托扶患侧肢体,他人扶持时只能扶健侧,以免影响愈合;④指导患者术后抬高患侧上肢,尽可能高于心脏水平位置10~15 cm。

(3)手术后常见并发症及护理

1)出血:在行乳腺肿块切除或乳腺癌根治性切除术后均有可能出现出血。术后应观察引流液颜色、性质和量。一旦引流管内引流量过多,颜色鲜红或者出现凝血块,应立即通知主管医师。

2)腋窝及皮下积液:术后注意保持负压引流通畅,适当加压包扎可减少皮下积液的发生。乳引管拔除后可能出现积液,若积液量较少可以反复用注射针筒抽吸;若引流量较大或多次针筒抽吸无效时,需重新放置负压引流管或皮片引流,并加压包扎。

3)皮瓣坏死:是乳腺癌术后常见的并发症,皮瓣坏死可致伤口愈合延迟从而影响后续的局部放疗。术后需加强皮瓣区观察,发现皮肤苍白或青紫色、出现水肿或小水疱,均应及时通知医师。

4)上肢水肿:乳腺癌根治术后,上肢水肿可在术后几天或者术后几年后才出现,肿胀部位常在上臂,也可在前臂或手背(具体护理措施参见本章相关内容)。

5)其他:①胸膜穿破,在行乳腺癌扩大根治术清扫内乳淋巴结时可能会穿破胸膜,从而形成气胸;②臂丛神经损伤,一般较多见于尺神经的损伤,可引起上臂尺侧的麻木和或小鱼际肌的麻木或萎缩。

(4)健康指导

1)依据患者所处的不同术后康复阶段,实施相应的功能锻炼计划,具体如下。

第一阶段:术后24 h内麻醉清醒后,可开始手指和腕部的屈曲和伸展运动,在伤口愈合前,不做手臂外展等运动。①术后当天可进行患肢的伸指、握拳和转腕运动,每次1 min,每日3~5次。②术后1~3 d开始可增加肘关节屈伸运动,每次2 min,每日3~5次。

第二阶段:①术后的3~4 d,可坐起,从肘部逐渐到肩部进行锻炼,开始进行屈肘运动,尽可能用患肢进行日常生活,如刷牙、洗脸等。②术后解除固定上肢的胸带后,可练习患侧手掌摸对侧肩部及同侧耳部的动作。③术后拆除部分缝线后,可锻炼抬高患侧上肢运动,将患侧的肘关节屈曲抬高,手掌置于对侧肩部。初时可用健侧手掌托举患侧肘部,逐渐抬高患侧上肢,直至与肩齐平。④术后14 d可扩大肩关节的活动范围,可做爬墙锻炼、画圈及滑轮运动,双手合并向前、向上伸直并使手掌接触背部练习,手臂外展旋转练习等。

第三阶段:可重复做第二阶段的各项练习,特别是爬墙抬高上肢的运动,可使上肢及肩关节的活动逐渐恢复正常。为了进一步使各项动作协调、自然,还可进行以下几项功能锻炼。①上肢旋转运动:先将患侧上肢自然下垂,五指伸直并拢。自身体前方逐渐抬高至最高点,再从身体外侧逐渐恢复。注意上肢高举时要尽量伸直,避免弯曲,动作应连贯,可从反方向进行锻炼。②上肢后伸运动:患者需保持抬头挺胸。③患者还可在日常生活中进行提、拉、抬、举物体的各种负重锻炼,以锻炼患侧上肢的力量,使其功能完全恢复正常。④术后3个月开始,配合游泳、乒乓球等体育运动。锻炼需要循序渐进、持之以恒,同时注意锻炼不应引起疲劳为宜。

2)伤口未愈合前选择柔软、宽松、全棉的内衣,以减少对手术伤口皮肤的刺激。

3)饮食指导:①术后一般不忌口,但对某些含有雌激素成分的蜂王浆、阿胶等应少食;②限制脂肪含量高,特别是动物性脂肪高的食物,尽量选择脱脂牛奶,避免食用油炸或其他脂肪含量较高的食物;③选择富含维生素的膳食,如各种新鲜蔬菜、水果,并多食用粗加工的谷类;④建议戒酒,尤其禁饮烈性酒类;⑤控制肉摄入量,特别是红肉,最好选择鱼、禽肉取代红肉(牛、羊、猪肉);⑥不能食用腌制食物,限制食盐摄入量;⑦避免食用被真菌毒素污染的食物;⑧少喝咖啡;⑨注意均衡饮食,适当的体力活动,避免体重过重。

4)有生育能力及要求的患者术后5年内避免妊娠,应采用非激素的避孕方法如避孕膜、避孕套、宫内避孕器等。

5)指导患者及配偶正确面对术后性生活,使其认识到正常生活对预防疾病的复发有很大益处。

6)遵照医嘱坚持放疗、化疗或内分泌治疗,并定期到医院复查。

### (二)内科护理措施

1.特殊药物护理

(1)化疗护理

1)乳腺癌的化疗方案中大多数化疗药为发疱剂(如多柔比星),化学性静脉炎的发生率较高,静脉的保护尤为重要。故输液通路应首选 PICC 或 PORT。

2)蒽环类药物对心脏毒性较大,用药前后应常规进行心电图检查,用药过程中需行心电监护,勤巡视,并备足抢救药品、物品。

3)由于脱发是影响患者自尊的严重问题,因此,化疗前应把这个可能发生的事告诉患者,使其有充分的思想准备。指导患者化疗前理短头发,购买适合自己的假发或柔软的棉帽等,告知患者脱发是暂时的,停止用药后头发可重新生长。脱发后,头皮会比较敏感,要注意保护头皮,不能使用刺激性的香皂、洗发水等。

(2)赫赛汀用药的护理管理。研究发现25%～30%的乳腺癌患者中有表皮生长因子受体2(HER-2)的过度表达。靶向治疗药物赫赛汀(herceptin)活性成分为曲妥珠单抗,是一种重组 DNA 衍生的人源化单克隆抗体。赫赛汀的应用将早期 HER-2 阳性乳腺癌患者的无病生存率提升至80%左右,但此药价格昂贵,药物配制保存要求高,配好的药液可在28 d 内多次使用,一个疗程为52周,每3周1次,用药时间长、次数多,有特殊不良反应。

1)赫赛汀管理规范:根据临床护理经验,针对该药用药特点,赫赛汀用药的管理要求加强培训,护士应掌握赫赛汀适应证、用法、不良反应、溶液配制知识,用药资格准入制,经过培训并且考核合格的护士方可使用。专人接收药物:交接已开启的药物时,与患者当面核对药物性状,药液应为无色至淡黄色的透明液体,无结冰,检查药物开启日期、签名、已使用量及剩余的量,确认配制好的溶液未超过 28 d;交接未开启的新药时,检查两支药是否为同一批号,若不是同一批号需要提醒医生分两组静脉输液。双人把关药物剂量,一人计算,一人复核。配制溶液时责任护士应在一旁监督。采用严格的无菌操作,先用 20 mL 无菌注射器抽吸配送的 20 mL 灭菌注射用水(含 1.1% 苯乙醇),沿密封瓶壁缓慢注入瓶中,静置片刻,配制成的溶液为无色至淡黄色的透明液体。药物溶解时不能用力振摇,持密封瓶瓶颈轻轻旋转,注意勿产生泡沫,使其完全溶解。准确抽取所需溶液的量,例如抽取 16.2 mL 用 20 mL 和 1 mL 注射器分别抽取 16.0 mL 与 0.2 mL,缓慢加入 0.9% 氯化钠注射液 250 mL 输液袋中,轻轻翻转输液袋混匀,防止气泡产生,并观察有无颗粒产生或变色。不能使用 5% 的葡萄糖溶液溶解,因葡萄糖可使蛋白聚集,致使药物失效。对苯乙醇过敏的患者,必须使用无菌注射用水配制,只能用于单剂量输液。剩余的药液瓶盖消毒后瓶口贴覆盖,于 2~8 ℃ 冰箱中保存。护士在药盒上盖内侧准确填写患者的名字,启用日期、时间,已使用毫克数及毫升数、剩余毫克数及毫升数,双人核对后双签名。治疗当天,由责任护士负责将剩余药物交给患者或家属保管。首先交还剩余药物,与患者或家属当面核对药物,为患者准备好冰袋,以便低温保存药物,讲解药物运输及保管的注意事项。然后交还已使用的空药瓶、药盒,嘱其妥善保管以备回收。

2)准确用药:有研究资料表明,超过 40% 的患者在赫赛汀第一次治疗时可出现寒战、发热等症状。用药前 30 min 可遵医嘱给予糖皮质激素如地塞米松 5 mg 静脉输注,可有效预防该不良反应的发生。一旦输注液配置好应立即使用。首次静脉输注 90 min 以上。观察患者有无发热、寒战或其他不适症状,全程心电监护。若出现反应,应立即停止输注,将药物保存于 2~8 ℃ 冰箱内,若症状消失 24 h 内可继续输注。如果患者在首次输注时耐受性良好,后续输注可改为 30 min。输注前后均需用 0.9% 氯化钠溶液冲管,保证用药剂量准确。

3)不良反应的观察及护理对策

发热的护理:最常见的不良反应是发热和寒战,发生率为 40%,多具有自限性。主要表现为寒战、高热、畏寒。护士应密切观察患者体温变化,轻、中度症状无须特殊处理,嘱患者多饮水。若体温超过 39 ℃,可遵医嘱给予物理降温,必要时遵医嘱应用解热镇痛药及抗过敏药物以缓解症状。

胃肠道反应的护理:恶心、呕吐,一般症状较轻,发生率为 5%~10%。告知患者注意避免不良气味的刺激,指导患者少量多餐,多食富含维生素的合胃口饮食,必要时遵医嘱应用止吐药物。

神经系统毒性反应的护理:神经系统毒性反应,主要表现为头晕、头痛、睡眠欠佳等。护士应多关心关注患者,保持病房安静,嘱患者多休息,必要时遵医嘱应用药物。

呼吸系统症状的护理:肺毒性为严重的不良反应,较少见。表现为输注赫赛汀后出现气促、咳嗽、不能平卧、面色发绀、呼吸困难症状,血氧饱和度进行性下降,CT 显示双肺间质性炎症等。遵医嘱给予应用大剂量激素治疗,高流量吸氧,给予解痉止喘治疗一般两周后症状会逐渐消失。用药后注意观察患者呼吸,如有气促、咳嗽等症状,立即给予氧气吸入,并及时通知医生。

心脏毒性的护理:赫赛汀使用中最严重的不良反应是心功能障碍,主要表现为无症状的左心室射血分数下降,赫赛汀与蒽环类药物合用或接受赫赛汀治疗前曾用过蒽环类药物的患者较易发生。一旦患者出现心功能障碍,立即采用常规的心力衰竭治疗措施,如若得到明显改善,可继续使用赫赛汀治疗。治疗过程中要严格控制输液速度,同时给予心电监护,一旦发现异常,可立即给予氧气持续吸入,遵医嘱给予强心、利尿、扩血管等药物对症处理,密切观察血压、心率、氧饱和度的变化,指导患者绝对卧床休息,保持大便通畅,情绪稳定,输液速度宜慢,不宜超过 60 滴/min,在治疗过程中,要遵守严格筛选、严密观察、及时发现异常并处理,及时评价的原则。若出现充血性心力衰竭、左心室功能明显下降、严重的输注反应和肺部反应,需要中断或停止赫赛汀治疗。

4)健康教育。①妥善保存:首次用药时,责任护士负责详细讲解注意事项,督促患者备齐冰包、温度计等,以备运送途中使用。指导患者将药物放置于 2~8 ℃下冰箱内贮存。本药禁止冷冻,在冰箱存放时不能贴壁,不能放在冷冻室,平时将冰包内的冰块冷冻保存,冰箱内温度应定期监测,冰箱内储存的剩余药液不必反复取出检查,避免污染。②当面交接:反复向患者及家属强调,每次交接药物必须首先交接剩余药品,责任护士接收药物,当面点清。

(3)醋酸戈舍瑞林缓释植入剂(诺雷德)用药的护理管理。醋酸戈舍瑞林缓释植入剂是一种内分泌治疗用药。它可以抑制性激素的分泌(睾酮和雌二醇),从而使激素敏感性肿瘤萎缩,应用于绝经前激素受体阳性乳腺癌患者药物去势治疗,还可用于前列腺癌、子宫内膜异位症。醋酸戈舍瑞林缓释植入剂是一种长效的激素制剂,可逆性抑制卵巢功能。

1)准确用药:醋酸戈舍瑞林缓释植入剂为无菌、白色或乳白色圆柱形,含 3.6 mg 的戈舍瑞林,供注射器单一剂量给药。成人:在腹前壁皮下注射 3.6 mg 的注射埋植剂 1 支,每28 d 一次。将患者置于舒服的位置,上身略微抬起,以75%酒精消毒脐上下 5 cm 左右的皮肤部位,检查包装,观察是否存在损坏,打开包装取出注射器,将注射器斜对着光略呈角度观察,能看见至少一部分的诺雷得植入剂。捏住红色塑料安全夹卡向外拉出并丢弃,除去针套,无需去称针筒内的气泡,因这样做可能会将植入剂移位或压出。采用无菌技术操作技术,在防护套管处捏紧注射器、捏起患者皮肤,以小角度(30°~45°)进针,进针时注射针头斜面向上,将注射针缓慢刺入腹前壁处的皮下组织,直至防护套管触及患者皮肤。将针筒的活塞向下推动直至无法推进为止,以使注入植入剂并启动防护如针筒套管,如针筒活塞未全部推入则不会启动防护套管。当听到"咔哒"一声时,防护套管将自动滑下并覆盖针头,针头自动弹入针筒,拔针后用无菌敷贴覆盖注射部位,按压 5 min。嘱咐患者不可挤压穿刺点,注射部位的轻度肿胀为正常现象,药物如有脱出请及时告知医务人员。

2)不良反应护理。注射部位疼痛及出血的护理:诺雷德专用的注射针头相当于16号穿刺针粗细,所以注射时引起的疼痛程度大。首次注射的患者会因看到注射针头而引起紧张、恐慌心理。注射前使患者取舒适卧位,精神与肌肉放松。注射时分散患者的注意力。对一些全身营养差、腹部皮下脂肪少的患者,进针速度不能太快,必要时可使用局部麻醉。由于诺雷德专用针头较粗,容易导致皮下毛细血管破裂出血,进针时避开腹部皮肤表面血管。还要注意观察患者有无凝血功能方面的异常。如果注射针头穿透大血管,则血液将会立即流入针头中。如果不慎穿透大血管,应立即拔掉针头,并更换新针头,另选部位注射。当药栓注入皮下,安全套下弹,拔针后用无菌敷贴覆盖注射部位,按压5 min,观察局部有无渗血。

骨密度检测与护理:诺雷德最具有威胁的副作用是骨矿物质丢失。用药期间应定期检测骨密度,指导患者适当摄取钙及维生素D,减少因雌激素降低引起的骨质疏松;规律的运动如散步、骑自行车等可以维持肌肉的良好张力,刺激骨细胞的活动。

类绝经期症状的护理:雌激素下降的主要症状为潮红、潮热、性欲下降、阴道干燥等。出现时间及持续时间不等,多出现在早期治疗期间。患者一般潮红与潮热同时出现,多在黄昏或夜间,活动、进食、穿衣等热量增加的情况下或情绪激动时容易发作,会感到胸部向颈及面部扩散的阵阵上涌的热浪,影响情绪和睡眠。一般不需要停药,首先需要告知患者这是药物反应,停药后反应即消失,以消除患者疑虑。个别患者还会出现情绪变化,用药期间应注意与患者沟通,缓解心理压力,正确对待性生活等。

2. 放射治疗的护理

(1)皮肤表现:放疗8~10次后,皮肤开始发红,颜色逐渐加深,同时皮肤略有水肿,毛孔略粗大,这是放疗期间可能出现的正常副反应。在治疗结束时,一般皮肤色素沉着较明显,有些地方会出现放射性皮炎,大部分皮炎不伴有破溃和渗出,被称为"干性皮炎",少数个体敏感性高的患者或因肿瘤复发而需治疗6周以上的根治剂量甚至同步化疗,此时在高剂量部位可出现皮肤的小范围破溃,被称为"湿性皮炎"。对于皮肤反应,可遵照以下方法处理。

1)保持干燥,照射野皮肤应避免摩擦并保持腋窝处的透气、干爽,站立或行走时患者宜穿宽松柔软、吸湿性强的棉质衣服,保持患侧手臂叉腰动作;卧位时患者可将患肢上举置于头顶,使腋窝尽量散开。

2)涂抹比亚芬保护局部照射野皮肤,大面积胸壁放疗或腋窝皱褶及潮湿处皮肤放疗,易出现一定程度的皮肤反应,如出现Ⅰ度皮肤反应(干性皮炎)可局部继续涂抹比亚芬,出现Ⅱ度皮肤反应(湿性皮炎)可给予涂抹美宝湿润烧伤膏,若湿性皮炎范围较大,可短期应用糖皮质激素和抗生素,加速愈合,避免继发感染。

3)日常护理时注意温水洗浴,局部皮肤不可使用热水、肥皂、酒精等,不可粘贴胶布。放疗标记线若有模糊,及时请医生填补。外出时需打伞防晒。照射野区出现皮肤刺痛、瘙痒可轻拍,不可搔抓。放射性皮炎一般在治疗结束后两周左右开始逐渐恢复,保乳术后放疗的皮肤反应在一般治疗结束后3个月应仅剩轻度皮肤色素沉着,受照射乳房质地应与对侧接近,如出现显著发硬则不属于正常反应;若治疗不足4周出现湿性皮炎,或在湿性皮炎的基础上出现大面积的皮肤溃疡且经久不愈,而此部位并非肿瘤存在的部位,仅进行了预防性处理,则需要高度警惕。

(2)放射性肺炎:患者若出现干咳、咳痰、发热、胸闷、气促等,需引起高度警惕,及时告知医生。放射性肺炎一定要在急性阶段及时诊断,遵医嘱给予激素、抗生素治疗,必要时给予吸氧,严重者应遵医嘱暂停放疗,早期发现并治疗后可显著缓解患者的症状。放疗期间以及放疗后 6 个月内,患者应注意休息、保暖、避免受凉、预防感冒,因上呼吸道感染常可诱发放射性肺炎。

(3)咽部不适:患者照射内乳区或锁骨上淋巴结引流区,可引起咽部不适,多为一过性,表现为短期咽痛、吞咽时有异物感等。此时可指导患者进食流质或半流质饮食,禁食粗、硬、辛辣刺激性的食物,忌食过热的食物,宜少量多餐,细嚼慢咽,进食后饮少量温开水,可常饮菊花茶等清热解毒的饮品。

(4)对乳腺癌脑转移行脑部放疗的患者,治疗中可能出现颅内压增高。因此,应遵医嘱立即快速滴注甘露醇,必要时遵医嘱使用地塞米松,严密观察患者恶心、呕吐、头晕、头痛等症状。如患者出现偏瘫等,护士不仅仅是在患者住院期间做好压疮预防,并且要教会患者及家属预防压疮的方法,以防止出院后在家里发生压疮。

(5)对乳腺癌骨转移行骨放疗的患者,要预防患者跌倒,可使用轮椅。

(6)注意血象变化:每周行血常规检查,当白细胞计数 $<3\times10^9/L$ 时,应暂停放疗,并按医嘱给予升白细胞药物治疗,必要时行紫外线消毒房间每日两次,限制探视等。当白细胞计数 $<1\times10^9/L$ 时应行保护性隔离。

(7)患肢经过放疗更易出现水肿,故应继续进行患肢的功能锻炼和保护,必要时行向心性按摩。放疗结束后应持续保护放射野皮肤,时间视皮肤情况而定。

3. 乳腺癌骨转移的护理　乳腺癌是骨转移癌的第一位要因,而骨转移却是乳腺癌的排在第一位的远处转移。骨转移的易转移部位是骨盆、腰椎、胸椎、肋骨、长骨,颅骨和颈椎。乳腺癌的骨转移大多数都同时有破骨与成骨两个过程,但多数都以破骨为主,主要表现为溶骨性转移。也有少数过程是以成骨为主,主要表现为顽固性或者硬化性转移。骨转移在早期不会有症状,形成病灶后,才会逐渐有骨骼疼痛、局部压痛、活动能力下降等症状。

骨转移主要的治疗手段是缓解症状,避免或延缓严重并发症的出现,改善生活质量,并在此基础上延长生存时间。骨转移的治疗以内分泌治疗为首选,不适合内分泌治疗或者内分泌治疗无效的患者,以化疗为主要治疗。双磷酸盐类药物(如唑来膦酸)是溶骨性转移的辅助治疗性药物。双磷酸盐进入人体内后会结合被溶解的骨质表面,破坏骨细胞骨架和诱导破骨细胞凋亡等机制来抑制骨溶解并保护或加速骨愈合过程。放疗主要用来缓解骨转移造成的疼痛和控制骨转移的进展。骨破坏严重的患者放疗可以防止病理性骨折的发生,同时放疗还可以治疗因椎骨转移等原因造成的脊椎压迫症。

(1)防止病理性骨折的护理:乳腺癌以溶骨性转移为主,转移部位以脊柱和胸部骨转移最多,其次为骨盆,然后四肢,颅骨转移最少。有脊椎腰椎骨转移的患者,可睡硬板床,睡姿和翻身时应保持颈椎、胸椎、脊椎和腰椎在同一轴线上,翻身时需他人协助,自己变换体位时动作要缓慢,鼓励患者适当下床活动,根据病情和骨转移部位可分别给予颈托和腰托,尽量避免长久坐姿和站立。有下肢骨转移的患者,尽量避免剧烈运动和负重,减少活动量,避免强烈震动和冲撞,如上下楼梯、摔倒等。卧床时间长的患者,要防止肌肉萎缩及坠积性肺炎和压疮的发生,预防坠床,必要时加用床栏。

（2）双磷酸盐用药护理：双磷酸盐既有治疗肿瘤的作用，又有明显的镇痛效果。药品一般放于 4 ℃冰箱内保存，使用时从药物配置到最后全部进入患者体内全过程不能超过 24 h。化疗和双磷酸盐同时治疗时每种药物应分开静脉输注，一般采用中心静脉置管给药。在患者行双磷酸盐治疗前，需进行牙科检查和合适的预防性牙科处理，保持良好的口腔卫生，患者治疗期间应尽量避免口腔外科治疗，可能发生骨坏死。双磷酸盐类药物大部分要从肾脏排泄，如出现发热感冒症状、唇周四周发麻等，嘱患者增加饮水 1 500 mL/d，可降低药物对肾脏的毒性反应。双磷酸盐类药物快速静脉滴注还可能引起低钙性抽搐，应注意预防，减慢低速。应用双磷酸盐类药物时，还可以同时口服枸橼酸钙和维生素 D，以加快钙质吸收和利用。

4. 癌性伤口护理　癌细胞浸润上皮组织以及周围的淋巴管、血管，导致局部组织缺血缺氧坏死，形成皮肤溃疡，即称为癌性伤口，又称为恶性蕈样伤口，62% 的癌性伤口发生在乳腺癌。

（1）病因：其直接原因是来自癌组织的蕈状或者浸润，进而穿透皮肤或转移至皮肤所造成；肿瘤侵犯皮肤血管或淋巴管，恶性细胞阻塞皮肤毛细血管，或手术中肿瘤细胞播散至皮肤真皮，另外癌性伤口也可以由慢性溃疡或瘢痕癌变产生。而间接原因则有：癌症患者营养状况差、接受药物与放射线治疗以及活动减少。

（2）癌性伤口的特征：具有恶臭、出血、疼痛、大量渗液、周围皮肤受损的特点。

（3）治疗：癌症患者身上的伤口最重要的处理是确定此伤口是可治愈或是不能治愈的，因此伤口的组织病理检查是最重要的步骤。若伤口的组织病理确定为癌症伤口后，可以用局部与全身系统性治疗。例如，手术切除与整形重建、放射线治疗、化学治疗、光动力治疗、电化学治疗、中草药治疗等，这是让癌症伤口愈合最有效的方法。

（4）护理伤口护理的目的在于缓解症状而不是治愈。

1）全面评估：首先对伤口作一般性的评估，包括照片记录、询问病史和治疗史、疼痛的病史和类型，观察是否有恶臭及其程度、伤口周围皮肤条件。还要评估对患者心理层面的影响，以及家庭成员状况。因为癌症伤口的照护是长期持续的问题，家庭的连续照护也是癌症伤口照护的一个重要环节。

2）恶臭：恶臭与厌氧菌感染或肿瘤坏死有关。全身应用抗生素能控制细菌代谢产物引起的异味，但存在细菌耐药性等副作用。局部使用 0.75% 甲硝唑凝胶或粉剂能控制厌氧菌感染。癌症伤口的臭味常会引起患者的恶心与呕吐，对此臭味并不会有"久而不闻其臭"的情形，除造成患者心理层面的不良的影响，对照顾患者的医护人员与家属也是一种不愉快的经历。癌症伤口臭味的环境控制是一个重要的环节，首要要及时清洗污染的衣物和床单等，保证良好的通风，也可使用的除臭剂或空气清新剂。可在室内放置活性炭，也可于室内放置与其臭味相执衡之味道，例如：醋、清新剂、咖啡或精油香薰；但是尽量超免使用过于刺激的香水，因会引起已有恶心患者的不适。

3）渗液：渗液管理遵循"5C"原则：cause（原因）、control（控制）、components（成分）、containment（封锁）、complications（并发症）。由于癌性伤口常有坏死组织，或合并感染，可适当用生理盐水冲洗伤口以减少渗出和伤口异味。伤口引流或应用造口袋能够减少更换敷料的频率还将肿瘤创面与周围隔离,便于收集渗出物,可减轻患者的痛苦、减轻护理的强度、减少伤口异味的挥发,还保护了创面周围的正常皮肤。

4)出血:癌性伤口是非常脆且易碎的组织,肿瘤侵犯至血管会引起自发性的大量出血,血小板减少也会引起出血。伤口护理需轻柔,禁止擦拭,并且指导患者及家属防止外伤。

5)疼痛:由于肿瘤压迫神经末梢,真皮暴露于空气中,换药过程中会引起疼痛。伤口护理应轻柔,洗净后禁止擦拭,禁止机械性清创,禁用凉水冲洗,伤口局部使用吗啡凝胶或利多卡因可缓解疼痛,日常护理应避免再次创伤,合理使用三阶梯镇痛药。

6)伤口周围皮肤受损:癌性伤口周围皮肤常有瘙痒的症状,易产生抓痕。瘙痒可使用薄荷膏等缓解症状,日常护理应避免搔抓,避免再次损害。

5. 淋巴水肿的护理　乳腺癌相关性淋巴水肿是常见的继发性淋巴水肿,临床表现为患侧上肢增粗或上臂呈象皮样肿胀,引起患侧上肢疼痛、肢体变形、功能障碍和继发感染。上肢淋巴水肿发生率为24%～49%,发生的两个高峰期是手术时和治疗后2年。淋巴水肿的危险因素有患者自身和治疗相关因素,患者自身因素包括高龄、就诊时临床分期差、患侧为优势侧以及解剖学变异等。治疗相关因素包括手术方式、术后放疗、淋巴结清扫程度等,其中最主要的原因是腋窝淋巴结清扫、放疗、术后血肿等造成淋巴管的断裂和变形。上肢淋巴水肿的康复护理如下。

(1)淋巴水肿的预防:①将患肢使用软枕垫高,避免影响供血。②避免使用患肢测血压、输液、抽血以及持重物等。③沿患肢的淋巴走向由外及内、由下及上进行按摩和轻拍,保持皮肤清洁,为防止皮肤干燥可使用护肤霜。④避免损伤皮肤,勿用患侧手臂提重物以及反复做推、举、抓等动作。⑤穿戴合适胸罩,防止太紧影响淋巴液回流。⑥发生淋巴水肿的患者使用弹力手套至少6个月,及时更换弹性不足的手套。⑦发现手臂的皮肤发红、痒、痛、热及发热,立即去医院诊治。⑧在医生的指导下进行适当的体育锻炼利于淋巴液流动和循环,如散步、骑自行车、游泳等。避免患肢过度疲劳。若发生疼痛,立即躺下,将手臂抬高。

(2)淋巴水肿的康复治疗

1)非手术治疗:缓慢轻压肿胀部位,牵拉毛细淋巴管壁,使组织液进入淋巴管腔,清除局部感染减轻水肿。乳腺癌术后早期使用手法淋巴引流以预防淋巴水肿的出现,已出现淋巴水肿的患者早期采用此法可明显减轻水肿。

压迫疗法:压力泵疗法是复合物理疗法,常用空气波压力治疗仪进行治疗,通过对多腔气囊有序的反复充放气,对肢体和组织形成循环压力,促进淤积的淋巴液回流,常作为辅助手段用于淋巴水肿的治疗。

烘绑疗法:可增加局部微循环,促进患肢淋巴回流,将淋巴水肿组织内多余蛋白质分解、重吸收,减轻组织水肿,为慢性淋巴水肿的保守疗法之一。

低水平激光治疗此法:可以刺激淋巴管生成,增加淋巴液活动,减少皮下组织纤维化,改善淋巴水肿。该方法与各种物理治疗联合应用可取得较好的疗效。

药物治疗:因长期使用利尿剂会导致低血压、电解质紊乱等并发症,目前已不建议使用。苯吡喃酮类和香豆素用于辅助肢体淋巴水肿治疗,促进巨噬细胞分解蛋白质,改善肢体水肿。

中医治疗:中医治疗对淋巴水肿有一定的效果,常用梅花针叩刺、艾灸穴位联合按摩。

2)手术治疗:重度的淋巴水肿或用保守治疗无效者,需行手术治疗。手术方式包括重建淋巴管道、淋巴管-静脉吻合、显微淋巴管/静脉移植、显微淋巴结移植、传统手术切除和负压抽吸等。

**6. 生育指导** 乳腺癌是育龄期女性中最常见的恶性肿瘤之一。据统计,全世界每年约有220万女性发生乳腺癌,其中25%~30%的患者<50岁。全球年轻乳腺癌患者的发病率近年来有上升的趋势。而亚洲年轻乳腺癌患者比例则明显高于西方。随着治疗水平的提高,乳腺癌患者的死亡率逐渐降低,生存期也逐渐延长。但是,乳腺癌的治疗会直接损伤性腺或造成生育功能的自然减弱,使得乳腺癌患者在接受最佳治疗的时候影响生育功能。

(1)乳腺癌治疗对生育的影响:年轻乳腺癌患者的生育能力可能受到很多方面的影响。乳腺癌的综合治疗,如化疗有可能会持续数月,生物靶向治疗或者内分泌治疗甚至可能要持续数年,而在治疗期间,卵巢功能下降,也有致畸的危险,所以在此期间禁止妊娠。化疗也会直接损伤卵巢,可能导致闭经。所以,相关指南推荐年轻女性应该知晓有关化疗或者内分泌治疗引起的绝经症状的不同治疗方法的有效性和安全性。

(2)生育愿望的保护:年轻女性普遍对乳腺癌治疗后的生育问题比较关注,渴望得到相关方面的信息和资讯。患者应该了解各种治疗和提早绝经、不孕不育之间的关系,这样他们才能权衡保留生育的利弊。对于那些想要生育但又需要接受会导致提早绝经的系统性治疗的患者,保留生育功能的措施不可或缺。现有的保护卵巢功能和保留生育能力的方法有化疗期间的激素疗法、卵子及胚胎冷冻保存、卵巢皮质切片冷存与移植等,但现尚缺乏标准治疗方案。

(3)乳腺癌患者的妊娠和哺乳:妊娠是否会使乳腺癌患者预后变差,尤其是对于激素受体阳性的女性。通常推荐乳腺癌患者至少等到治疗结束后2年再考虑怀孕,以避开复发风险高峰。激素受体阳性的女性患者,通常推荐服用他莫昔芬5年的治疗,这段时间内禁忌妊娠。有乳腺癌病史的女性,生育能力、妊娠转归的相关数据都比较少。

(4)乳腺癌患者的避孕:治疗后女性可以采取多种避孕方法,不推荐通过改变激素水平来避孕。避孕套或者宫内节育器可以用于避免意外妊娠。

**7. 体型修饰** 乳房是女性美的象征,切除乳房往往给女性带来严重的心理阴影。填补女性乳房手术后的身体缺陷有乳房再造术和佩戴义乳两种途径。①乳房再造术主要有以下3种方式:假体乳房再造术、皮瓣乳房再造术、游离横行下腹部皮瓣乳房再造术(游离乳房再造术)。②佩戴义乳,是针对乳腺癌患者,做了切除手术后的替代品(假体的一种,区别于成人用品,为手术康复品)。义乳常用材质是固体医用硅橡胶,佩戴义乳有维持体型、减少因体型不对称而引起的颈椎肩部胳膊等疼痛、提高自我形象及自信的好处。义乳的佩戴必须由熟练的专业人员指导,在伤口愈合后(一般是手术后4~6周)就可佩戴有重量的硅胶义乳。放疗期间及放疗后两个月，不建议佩戴义乳。手术后初期，一些患者在胸围罩杯里填充海绵来维持身材，但由于海绵重量极轻，不能维持身体平衡，不适合经常佩戴。

8.复查　治疗后2年内3个月复查1次，2年后6个月复查1次，5年后1年复查1次。

## 十三、人工智能辅助诊疗决策

人工智能是精准医学时代重要的发展方向，大数据的建立、深度学习和计算技术发展、诊疗模式的转变为医学人工智能发展提供机遇。目前，人工智能已在医学影像、病理、辅助决策系统等方面取得了一定的进展。

### (一)智能影像助力肿瘤诊断与治疗评价

在乳腺癌领域中，智能影像已经在病变诊断、疗效评价甚至预测分子分型中取得了一定的研究成果。研究显示，智能影像在诊断良、恶性病变方面，仅次于具有20年丰富经验的乳腺放射科医生对平扫及增强图像的综合判断结果。此外，也有研究显示临床信息结合动态增强的3D影像信息可以作为生物标志物来鉴别乳腺癌的分子亚型，特别是对于三阴性乳腺癌的预测。应用AI辅助诊断能够帮助医生更加快捷和准确地对疾病做出诊断，提高诊断效率及准确度。

### (二)智能病理加速肿瘤的定性和定量判断

目前，智能病理已用于乳腺癌等多种肿瘤中，应用范围集中于细胞学初筛、良恶性鉴别、形态定量分析、组织学分类等方面。如有研究对乳腺癌切除标本进行了自动HER-2评分，结果显示与病理医师诊断结果有很高的符合率。在分子病理方面，在海量的基因组学信息中，人工智能分析技术，已成为精准医学不可或缺的发展要素。智能病理的发展应用不但能减轻病理科医师的负担，在一定程度上也可以弥补病理科医生主观分析的不足，提升病理的定性和定量判断，提高病理诊断的准确度，还能为患者提供个性化的治疗意见和疾病预后判断，推动精准病理的发展。

### (三)智能决策丰富临床实践的决策模式

智能决策系统的研发就是能够结合人工智能的学习分析能力及专家的经验，从而得到更加准确的决策方案。CSCOBC协作组完成了一项2 000份病例的人工智能决策和专业医生决策的对比研究，研究结果显示智能肿瘤会诊系统(Watson for oncology,WFO)智能决策在乳腺癌治疗中展示出较好的可行性和规范性，帮助临床医生省时、省力，辅助应用可进一步提高医生决策的规范性。

此外，具有我国自主知识产权的智能决策系统也取得了初步成果，基于CSCOBC大数据和CSCOBC指南的乳腺癌智能决策完成的Ⅲ期临床研究，提示基于CSCO乳腺癌诊疗指南的智能决策系统在不同类别、不同阶段的乳腺癌病例中显示出良好的决策规范性，2019年CSCOAI系统正式发布，并在全国各地启动应用，推动了国内智能决策系统的发展。经过 1 年余的更新与推广,CSCOAI 已经形成了智能决策、证据支持、不良反应、费用参考、患者随访五位一体的重要功能。目前该系统已在杭州、青岛、石家庄、北京、深圳等地开展了智能医生的培训工作,全国范围内培养百名智能医生,并以此建立百家智能系统的定点医院,在全国十余个城市 30 多家单位开展了近万例次的应用,为降低患者的直接诊疗费用,提高生存预后提供了帮助。

人工智能是重要的发展方向,智能系统不仅可以帮助临床医生节省时间和精力,还有希望进一步提高肿瘤的精准诊断与治疗。因此专家组鼓励开展人工智能相关的临床研究,发展我国自主知识产权的人工智能系统。

## 参考文献

[1]陈孝平,汪建平,赵继宗.外科学[J].9 版.北京:人民卫生出版社.

[2]中华预防医学会.中国女性乳腺癌筛查标准(T/CPMA 014-2020)[J].中华肿瘤杂志,2021,43(1):8-15.

[3]魏兵,杨文涛,步宏.乳腺癌新辅助化疗后的病理诊断专家共识(2020 版)[J].中华病理学杂志,2020,49(4):296-304.

[4]江泽飞,李健斌,新型冠状病毒肺炎下乳腺癌诊疗十个热点问题的思考[J].中华医学杂志,2020,100(10):721-723.

[5]尤黎明,吴瑛.内科护理学[M].北京:人民卫生出版社,2020.

[6]李乐之,路潜.外科护理学[M].北京:人民卫生出版社,2020.

[7]中国临床肿瘤协会指南工作委员会.食管癌诊疗指南[M].北京:人民卫生出版社,2019.

[8]李健斌,江泽飞.中国临床肿瘤学会人工智能决策系统(CSCOAI)的建立与应用[J].中华医学杂志,2020,100(6):411-415.

[9]DEL PRETE S,CARAGLIA M,LUCE A,et al. Clinical and pathological factors predictive of response to neoadjuvant chemotherapy in breast cancer:a single center experience[J]. Oncol Lett,2019,18(4):3873-3879.

[10]KOGAWA T,FUJII T,FOUAD T M,et al. Impact of change in body mass index during neoadjuvant chemotherapy and survival among breast cancer subtypes[J]. Breast Cancer Research and Treatment,2018,171(1):1-11.

[11]NI C,SHEN Y M,FANG Q Q,et al. Prospective study of the relevance of circulating tumor cell status and neoadjuvant chemotherapy effectiveness in early breast cancer[J]. Cancer Medicine,2020,9(7):2290-2298.

[12]BUTLER T M,BONIFACE C T,JOHNSON-CAMACHO K M,et al. Circulating tumor dna dynamics using patient-customized assays are associated with outcome in neoadjuvantly-treated breast cancer[J]. Cold Spring Harb Mol Case Stud,2019,5(2):a003772.

[13]ASANO Y,KASHIWAGI S,GOTO W,et al. Prediction of treatment responses to neoadju-

vant chemotherapy in triple-negative breast cancer by analysis of immune checkpoint protein expression[J]. Journal of Translational Medicine,2018,16(1):87.

[14] GRANZIER R W Y, VAN NIJNATTEN T J A, WOODRUFF H C, et al. Exploring breast cancer response prediction to neoadjuvant systemic therapy using MRI-based radiomics:a systematic review[J]. Eur J Radiol,2019,121:108736.

[15] LIDIJA A,RITA DE S,LUCA C,et al. PET/CT radiomics in breast cancer:promising tool for prediction of pathological response to neoadjuvant chemotherapy[J]. Eur J Nucl Med Mol Imaging,2019,46(7):1468-1477.

[16] RIKU T, DMITRII B, MIKAEL L, et al. Breast cancer outcome prediction with tumour tissue images and machine learning [J]. Breast Cancer Research and Treatment, 2019,177(1):41-52.

[17] SCHMID P,ADAMS S,RUGO H S,et al. Atezolizumab and nab-paclitaxel in advanced triple-negative breast cancer[J]. N Engl J Med,2018,379(22):2108-2121.

[18] CORTES J,CESCON D W,RUGO H S,et al. Pembrolizumab plus chemotherapy versus placebo plus chemotherapy for previously untreated locally recurrent inoperable or metastatic triple-negative breast cancer (KEYNOTE-355): a randomised, placebo-controlled, double-blind, phase 3 clinical trial [J]. Lancet, 2020, 396 (10265): 1817-1828.

[19] DOMCHEK S, POSTEL-VINAY S, IM S, et al. Phase II study of olaparib (O) and durvalumab(D) (MEDIOLA): updated results in patients (pts) with germline brca-mutated(gBRCAm) metastatic breast cancer(MBC)[J]. Ann Oncol,2019,30(Suppl5): v475-v532.

[20] LOIBL S,UNTCH M,BURCHARDI N,et al. A randomised phase II study investigating durvalumab in addition to an anthracycline taxane-based neoadjuvant therapy in early triple-negative breast cancer:clinical results and biomarker analysis of GeparNuevo study [J]. Ann Oncol,2022,33(7):743-744.

[21] KARN T, DENKERT C, WEBER K E, et al. Tumor mutational burden and immune infiltration as independent predictors of response to neoadjuvant immune checkpoint inhibition in early TNBC in GeparNuevo[J]. Ann Oncol,2020,31(9):1216-1222.

[22] GIANNI L, HUANG C S, EGLE D, et al. Pathologic complete response (pCR) to neoadjuvant treatment with or without atezolizumab in triple-negative,early high-risk and locally advanced breast cancer: NeoTRIP Michelangelo randomized study [J]. Ann Oncol,2022,33(5):534-543.

[23] SCHMID P, CORTES J, PUSZTAI L, et al. Pembrolizumab for Early Triple-Negative Breast Cancer[J]. N Engl J Med,2020,382(9):810-821.

[24] LI J,WANG H,GENG C,et al. Suboptimal declines and delays in early breast cancer treatment aftercovid-19 quarantine restrictions in china: A national survey of 8397

patients in the first quarter of 2020［J］. E Clinical Medicine,2020,24(26):100503.

［25］XU F,SEPULVEDA M J,JIANG Z,et al. Artificial intelligence treatment decision support forcomplex breast cancer among oncologists with varying expertise［J］. JCO Clin Cancer Inform,2019,3(5):1-15.

［26］XU F, SEPÚLVEDA M J, JIANG Z, et al. Effect of an artificial intelligence clinical decision supportsystem on treatment decisions for complex breast cancer［J］. JCO clinical cancer informatics,2020(4):824-838.

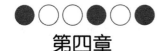

# 第四章

# 胸腺肿瘤

胸腺肿瘤相对罕见,通常位于前纵隔,是成人最常见的纵隔肿瘤,世界卫生组织病理学分类将其划分为胸腺上皮肿瘤,包括胸腺瘤、胸腺癌和胸腺神经内分泌肿瘤,其发病率为(1.3～3.2)/100万。2019中国肿瘤登记年报显示,筛选胸腺恶性肿瘤(国际疾病分类ICD10编码为C37)的新发病例为1 562例,发病率约为4.09/100万,标化发病率(Segi's世界标准人口)为2.73/100万,高于欧美国家。北美的胸腺肿瘤发病率为2.14/100万,胸腺肿瘤在亚裔人中的发病率(3.74/100万)高于高加索族裔(1.89/100万)。基于现有文献报道,恶性或良性胸腺瘤的相关术语已不再适宜,目前所有胸腺肿瘤均已被视作恶性肿瘤。

## 一、诊断

### (一)临床表现

胸腺肿瘤起病隐匿,早期并无特异症状,部分患者因体检发现;随着肿瘤增大到一定大小压迫或侵犯周围组织、器官,患者常表现为纵隔局部压迫症状,如胸闷、气短、头面部肿胀感等,少数患者因上腔静脉综合征就诊。1/3的胸腺瘤患者伴自身免疫性疾病,最常见的伴发疾病为重症肌无力。重症肌无力在AB型、B1型和B2型胸腺瘤中最为常见,多与抗乙酰胆碱受体抗体有关。其他常见伴发疾病包括纯红再生障碍性贫血(5%)、低γ球蛋白血症(5%)、肌炎和系统性红斑狼疮。

因此,在最初诊断过程中,可疑诊断为胸腺瘤的患者应对自身免疫性疾病进行检查评估。临床诊断需基于完整的病史采集、体格检查,特别是神经系统检查以及实验室和影像学检查综合分析后得出,而体格检查多无阳性发现。当出现自身免疫性疾病并伴有前纵隔肿块时,需考虑胸腺瘤。而胸腺癌患者常伴有非特异性局部刺激或压迫症状,当肿瘤侵及肺和支气管时,患者可出现剧烈咳嗽、呼吸困难等症状;肿瘤压迫交感神经可引起同侧眼睑下垂、瞳孔缩小、眼球内陷、额部无汗,出现Horner综合征;肿瘤压迫喉返神经可引起声音嘶哑;当上腔静脉受压时,可引起上腔静脉阻塞综合征。

（二）鉴别诊断

胸腺肿瘤的诊断需与前纵隔其他类型肿瘤和非恶性胸腺病变相鉴别。胸腺上皮肿瘤是前纵隔肿物的最常见原因，约占前纵隔肿物的35%；其次为淋巴瘤（结节硬化型霍奇金淋巴瘤或弥漫大B细胞型非霍奇金淋巴瘤），约占25%；生殖细胞肿瘤（畸胎瘤或精原细胞瘤或非精原细胞瘤）约占20%。

淋巴瘤患者常表现为无痛性淋巴结肿大，伴或不伴乳酸脱氢酶升高；畸胎瘤影像学上表现为密度不均匀的肿块，呈脂肪和囊性改变。精原细胞瘤和非精原细胞瘤瘤体较大，精原细胞瘤常伴有血清β-人绒毛膜促性腺激素升高，非精原细胞瘤则常伴有甲胎蛋白升高。转移癌最常见的为肺癌转移。区分胸腺恶性肿瘤与生理性胸腺增生存在一定难度。应激、损伤、化疗、放疗、抗激素治疗或皮质激素治疗后可能导致胸腺反应性增生。胸腺淋巴增生最常见于重症肌无力患者，但也可见于甲状腺功能亢进症、结缔组织病或血管疾病等患者。

（三）病理诊断

在病理上，胸腺肿瘤被归类为胸腺上皮肿瘤，以上皮细胞的形态和淋巴细胞的数量进行分类。胸腺癌具有恶性细胞特征，而胸腺瘤从细胞学角度一般被认为是偏良性病变。胸腺癌是一种少见的上皮来源恶性肿瘤，较胸腺瘤更具侵袭性。胸腺癌占胸腺肿瘤发病率的15%左右，胸腺癌患者的发病率和生存时间均明显低于胸腺瘤患者。胸腺癌最常见的细胞组织类型为鳞状细胞癌、淋巴上皮癌和未分化癌。

2015年WHO将胸腺上皮肿瘤分为A型、AB型、B1型、B2型、B3型和C型（即胸腺癌，包括胸腺神经内分泌癌），分型一定程度上体现了肿瘤的生物学行为和预后。根据肿瘤组织不同亚型的生物学行为差异，将组织学分型简化为低危组（A型、AB型和B1型）、高危组（B2型和B3型）和胸腺癌组（C型）3个亚型。不同分组之间的治疗和预后存在一定差异。组织病理分型和手术根治性切除是关系到患者预后的独立危险因素。

## 二、影像学检查及分期

（一）影像学检查

普通胸片上，胸腺肿瘤多表现为纵隔区增宽，前上纵隔肿块，部分合并胸腔积液和心包积液。胸部CT，尤其是增强CT，能够清楚地显示肿瘤的大小、边界、侵袭情况，成了胸腺肿瘤影像学评估的标准检查。一般对胸部纵隔和胸膜进行从肺尖到肋膈隐窝的增强CT扫描。从影像上看，胸腺瘤表现为前上纵隔边界清楚、有包膜、密度均匀的肿物（图4-1）。如果肿物有出血、坏死或囊肿形成，则胸腺瘤在影像上的表现可以是多样的。胸腺癌常会出现局部浸润，也可出现区域淋巴结转移和远处转移。胸腺癌影像学上表现为大块边界不清、易引起渗出的前纵隔肿物，常伴有胸腔积液和心包积液（图4-2）。肿块边界模糊，向周围浸润性生长，侵犯心包和胸膜，内部可见囊变及钙化，增强呈明显不均匀强化。侵袭性肿物的影像学特征表现为血管损伤和周围肺组织分界不清(图4-3)。增强扫描中度强化,内部可见坏死不强化区,肿块与侵犯心包。当 CT 诊断不明确者,可采用胸部 MRI,MRI 可以更好地区分胸腺恶性肿瘤与胸腺囊肿或胸腺增生,从而避免不必要的胸腺切除。正电子发射计算机断层扫描(positron emission tomography-computed tomography,PET-CT)不常规推荐用于胸腺肿瘤的评估,虽然 B3 型胸腺瘤和胸腺癌的摄取值可能偏高,但胸腺增生也可表现为高代谢活性。对于进展期、晚期肿瘤可以选择 PET-CT 扫描用于评估远处转移情况。

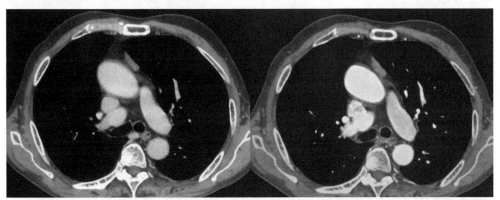

图 4-1　非侵袭性胸腺瘤(增强扫描均匀轻度强化)

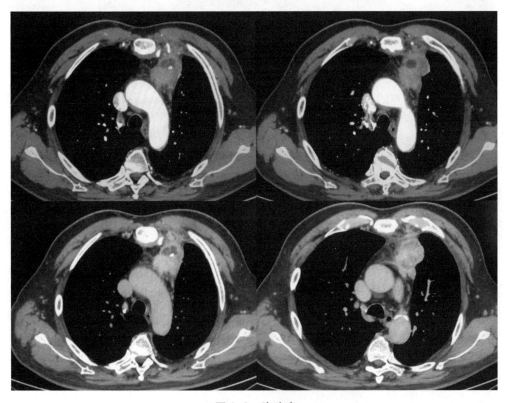

图 4-2　胸腺癌

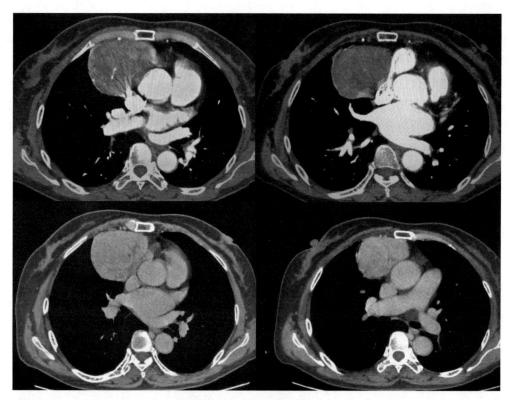

图4-3　侵袭性胸腺瘤

## (二)胸腺瘤的分期

在尚未建立完善的 TNM 分期治疗原则前,通常采用 Masaoka-Koga 分期为依据指导临床治疗。国际肺癌研究学会与国际胸腺恶性肿瘤兴趣小组提议胸腺肿瘤在应用 Masaoka-Koga 分期系统的同时应采用 TNM 分期系统。TNM 分期与 Masaoka-Koga 分期存在一定对应关系,可结合二者综合考虑制定治疗策略(表4-1、表4-2)。

表4-1　胸腺上皮肿瘤 Masaoka-Koga 分期

| Masaoka-Koga 分期 | | 描述 |
| --- | --- | --- |
| Ⅰ 期 | | 肉眼和显微镜下未侵犯包膜 |
| Ⅱ 期 | ⅡA 期 | 显微镜下侵犯包膜 |
| | ⅡB 期 | 肉眼侵犯周围脂肪组织或累及但不穿透纵隔胸膜或心包 |
| Ⅲ 期 | | 肉眼可见的侵犯邻近器官(如心包、大血管、肺) |
| | ⅢA 期 | 未侵犯大血管 |
| | ⅢB 期 | 侵犯大血管 |
| Ⅳ 期 | ⅣA 期 | 胸膜或心包播散 |
| | ⅣB 期 | 淋巴或血行转移 |

（1）TNM 分期（AJCC 第 8 版）。$T_X$：原发肿瘤无法评估。$T_0$：无原发肿瘤证据。$T_{1a}$：肿瘤未累及纵隔胸膜。$T_{1b}$：肿瘤直接侵犯纵隔胸膜。$T_2$：肿瘤直径侵犯部分或全层心包膜。$T_3$：肿瘤直径侵犯以下任一部位，肺、头臂静脉、上腔静脉、膈神经、胸壁或心外肺动静脉。$T_4$：肿瘤侵犯以下任一部位，主动脉（升、弓或降支）、心包内肺动脉、心肌、气管或食管。

（2）区域淋巴结 N。$N_x$：局部淋巴结无法评估。$N_0$：无局部淋巴结转移。$N_1$：胸腺前或周围淋巴结转移。$N_2$：胸内或颈深淋巴结转移。$M_0$：无胸膜、心包或远处转移。$M_{1a}$：单一的胸膜或心包内结节。$M_{1b}$：肺实质内结节或远处器官转移。

表 4-2　美国癌症联合会胸腺上皮肿瘤 TNM 分期对应表

| TNM 分期 | T 分期 | N 分期 | M 分期 | 对应的 Masaoka-Koga 分期 |
|---|---|---|---|---|
| I 期 | $T_{1a}$ | $N_0$ | $M_0$ | I 期、II A 期、II B 期、III 期 |
| | $T_{1b}$ | $N_0$ | $M_0$ | |
| II 期 | $T_2$ | $N_0$ | $M_0$ | III 期 |
| III A 期 | $T_3$ | $N_0$ | $M_0$ | III 期 |
| III B 期 | $T_4$ | $N_0$ | $M_0$ | III 期 |
| IV A 期 | 任何 T | $N_1$ | $M_0$ | IV A 期、IV B 期 |
| | 任何 T | $N_0$ | $M_{1a}$ | |
| | 任何 T | $N_1$ | $M_{1a}$ | |
| IV B 期 | 任何 T | $N_2$ | $M_0$ | IV B 期 |
| | 任何 T | $N_2$ | $M_{1a}$ | |
| | 任何 T | 任何 N | $M_{1b}$ | |

## 三、综合治疗

胸腺肿瘤患者的最佳治疗计划应在治疗前由放疗科、胸外科、肿瘤内科、病理科和影像科医师综合评估后制订。确定肿块是否可以手术切除是至关重要的，所有可能切除肿瘤，建议尽可能进行全胸腺切除术和肿瘤完全切除术争取完整彻底切除。

胸腺切除术中，应检查胸膜表面有无转移。为达到完全切除，部分患者可适当切除胸膜转移灶。对于局部晚期、不可切除的胸腺肿块推荐芯针或开放活检。由于数据有限，且只有少数是关于复发和生存的长期观察研究，因此微创手术并不常规推荐。但是，如果可以达到完整切除肿瘤的目标（如前所述），并且在专科医院由掌握微创技术专业知识的外科医生进行，则可以考虑微创手术。一项对 1 061 例胸腺瘤患者的系统性回顾分析发现，电视胸腔镜手术后的 5 年总生存率［电子辅助胸腔镜手术（VATS（83% ~ 100%） vs 开放手术（79% ~98%）］和10 年无复发生存率［VATS（89% ~100%） vs 开放式手术（80% ~93%）］与开放式胸腺切除术相似。尽管由于选择偏差，结果可能会出现偏差。在 2 835 名患者中进行的一项回顾性分析中，对 VATS 胸腺切除术与胸骨切开术在胸腺瘤患者中的应用进行了比较。VATS 组 5 年总生存率为 97.9%。当比较 VAT 组与胸骨切开术组时,总生存率无显著差异($P=0.74$)。一项荟萃分析还显示,VATS 是安全的,与接受开放性胸腺切除术的患者相比,患者的总生存期相似。

**(一)综合治疗原则**

1.胸腺瘤 尽管胸腺瘤可能具有局部侵袭性(例如胸膜、肺),但其很少扩散至局部淋巴结或胸外部位。对于可耐受手术的患者,建议对所有可切除的胸腺瘤进行手术(即全胸腺切除术和肿瘤完全切除术)。对于切除的 I 期和 II 期胸腺瘤,10 年生存率极佳(分别约为 90% 和 70%)。切除完整性是预后的最重要预测因素。如果根据临床和影像特征强烈怀疑可切除的胸腺瘤(例如,患者有重症肌无力和 CT 上的特征性肿块),则没有必要进行手术活检。在对可能的胸腺瘤进行活检时,应避免经胸膜途径,以防止肿瘤种植转移。小活检采样(细针或粗针活检)并不总是表明是否存在侵袭。国际胸腺肿瘤协作组已经建立了报告手术切除标本和病理结果的程序。

对于完全切除(R0)的 I 期胸腺瘤不推荐辅助治疗。对于未完全切除的胸腺瘤,建议术后放疗(见诊疗路径中术后治疗和管理)。值得注意的是,由于胸腺瘤通常不会转移至局部淋巴结,不建议进行广泛的选择性淋巴结放疗。在 RT 前强烈建议进行基于 CT 的治疗计划(见诊疗路径中放射治疗原则)。应通过 3D 适形技术进行 RT,以减少对周围正常组织(例如,心脏、肺、食管、脊髓)的损伤。

使用调强放疗(IMRT)可能会降低正常组织的受量。如果使用 IMRT,应遵循 NCI 先进技术中心(ATC)和 ASTRO/ACR 的指南。ICRU-83(国际辐射单位和测量委员会报告 83)的建议也是有用的资源。尽管可以使用肺癌的正常组织限制建议(参见 NCCN 非小细胞肺指南中的放射治疗原则),建议采用更保守的限制剂量,以尽量减少所有正常组织的辐射剂量。由于这些患者更年轻,并且大部分是长期存活者,其心脏的平均剂量应尽可能低。2019 年更新修订了常规分次放化疗的肺、心脏、脊髓、食管和臂丛神经的正常组织剂量-体积限制(参见 NCCN 非小细胞肺癌指南中的放射治疗原则)。

对于不可切除的患者推荐根治性剂量为 60~70 Gy。术后辅助治疗,切缘干净或近切缘,推荐剂量 45~50 Gy;显微镜下阳性切除边缘的剂量建议为 54 Gy(见诊疗路径中放射治疗原则)。但对于术后有肉眼残留病灶的患者推荐总剂量为 60~70 Gy(每天 1.8~2.0 Gy/次)。在 R0 切除后有包膜侵犯的胸腺瘤患者,可考虑术后放疗。III 期(肉眼可见侵入邻近器官)胸腺瘤患者的疾病复发风险较高,因此,建议术后放疗。数据表明,II 期胸腺瘤患者可能不会从术后放疗中获益。在这种情况下,术后化疗的意义也不大。

新辅助治疗后手术可能对潜在可切除的胸腺恶性肿瘤有用。最近的一项队列研究报道,接受新辅助化疗后手术与单纯手术的 5 年总生存率相似(77.4% *vs* 76.7%,$P=0.596$)。对于局部晚期胸腺瘤,建议先进行新辅助化疗,然后进行手术评估;手术切除原发肿瘤和孤立转移灶后可以考虑术后放疗。对于孤立性转移或同侧胸膜转移者,可选方案有两种:①可切除患者新辅助化疗后手术;②单纯手术。新辅助化疗后,建议根据临床指征进行影像成像(例如,胸部 CT、MRI、PET-CT),以确定切除是否可行。对于这两种情况下均无法切除的患者,建议放疗联合或不联合化疗。考虑到可能的转移范围非常广泛,很难明确转移性疾病的放疗计划制订。立体定向放射治疗(SBRT)可能适用于包块较小的寡转移病灶,而传统分割放疗适合包块较大的转移病灶。在姑息性治疗中,可根据治疗目标使用典型的姑息治疗剂量——单次 8 Gy、5 次 20 Gy 或 10 次 30 Gy。然而,放疗可延长至根治性剂量,以达到更持久的局部控制。考虑到即使是转移性胸腺瘤的自然病史也相对较长,高度适形技术也可能适用于小体积的转移灶。对于转移性疾病,推荐系统性全身治疗。NCCN 指南推荐多种不同的联合化疗方案,其中,胸腺瘤的首选方案是顺铂/多柔比星/环磷酰胺(CAP),因为它似乎产生了最佳疗效。CAP 治疗胸腺瘤的缓解率约为 44%。然而,非蒽环类方案[例如,顺铂/依托泊苷(伴或不伴异环磷酰胺)、卡铂/紫杉醇]可能对无法耐受更积极方案的患者有用。

胸腺瘤的二线系统性全身治疗包括培美曲塞、依维莫司、紫杉醇、奥曲肽[长效释放(LAR)]联合或不联合泼尼松、吉西他滨联合或不联合卡培他滨、5-氟尿嘧啶(5-FU)、依托泊苷和异环磷酰胺。然而,由于没有足够的胸腺恶性肿瘤患者进行大型试验,这些药物均未在随机Ⅲ期试验中进行评估。对于胸腺瘤,后续系统性全身治疗(即二线及以上)的缓解率范围为 15%~39%。NCCN 指南指出,与其他推荐药物相比,培美曲塞和紫杉醇作为胸腺瘤二线治疗更为有效。一项在胸腺瘤患者中开展的培美曲塞研究($n=16$)报告了 2 例完全缓解和 5 例部分缓解。NCCN 专家组明确可根据临床试验数据在吉西他滨基础上加用卡培他滨。在接受吉西他滨/卡培他滨的 22 例胸腺瘤患者中,有 3 例完全缓解和 5 例部分缓解。奥曲肽可能对奥曲肽扫描阳性或有类癌综合征症状的胸腺瘤患者有用。由于担心免疫相关事件,不建议胸腺瘤患者使用帕博利珠单抗。在接受帕博利珠单抗治疗的胸腺瘤患者中,71%(5/7)的患者为≥3 例免疫相关不良事件,包括心肌炎。舒尼替尼不推荐用于胸腺瘤患者,因为他们没有 *c-Kit* 突变。对于复发性局部晚期疾病、孤立性转移或同侧转移的患者,也可选择手术进行干预。

总结如下。

(1)Masaoka-Koga Ⅰ期:手术治疗为首选。Ⅰ期胸腺瘤完全性(R0)切除后不建议行术后辅助治疗,对于病灶未完全性(R1)切除者,推荐行术后放疗(50~54 Gy);术后病灶明显残留者,放疗剂量参照根治性放疗。

(2)Masaoka-Koga ⅡA期:手术治疗为首选。对于 R0 切除者,国际指南推荐可行术后放疗,但相关的证据尚有争议,可与患者充分沟通后决定。通常来说 A 型和 B1 型胸腺瘤术后辅助放疗的指征弱于 B2 型和 B3 型。术后辅助放疗剂量建议为 45~50 Gy。对于 R1 切除者,推荐行术后放疗(54~60 Gy)。

(3)Masaoka-Koga ⅡB期:手术治疗为首选。对于 R0 切除者,国际指南推荐可行术后放疗,但相关的证据尚有争议,可与患者充分沟通后决定。通常来说 A 型和 B1 型胸腺瘤术后复发风险低于 B2 型和 B3 型。术后辅助放疗剂量建议为 45~50 Gy。对于病灶 R1 切除患者,推荐进行术后放疗(54~60 Gy)。

(4)Masaoka-Koga Ⅲ~ⅣA期:对于病灶可切除患者,推荐直接手术治疗;尽管缺乏高级别证据,大部分资料支持术后给予辅助放疗(45~50 Gy)。对于初始评估无法切除的患者,应先行新辅助化疗(优选蒽环为基础的方案)、新辅助放疗(40~50 Gy)或新辅助放化疗,如果经新辅助治疗后肿瘤转化为可切除病灶,可选择手术治疗。若术前未行新辅助放疗,术后应给予辅助放疗(45~50 Gy)。若病灶为不完全(R1~R2)切除,则给予局部残留区域加量放疗。如果病灶经诱导治疗后仍不可切除或 R2 切除,给予根治性放疗(60 Gy)或选择同步放化疗。对于病灶不可切除者,也可初始选择同步放化疗(铂类和依托泊苷,60 Gy)。

(5)Masaoka-Koga ⅣB 期:化疗为主的综合治疗。如果经化疗后转化为可切除病灶,可考虑手术或放疗。如果原发灶和转移灶均可接受根治性放疗,建议行同步放化疗。若化疗后有局部残留病灶或者局部症状较重,可给予引起症状区域病灶的姑息性放疗。

2.胸腺癌 胸腺癌是一种罕见的侵袭性肿瘤,常转移至局部淋巴结和胸外部位;因此,其预后比胸腺瘤差。胸腺癌因分期(Ⅰ~Ⅱ期91%;Ⅲ~Ⅳ期31%)和可切除性(包括切除的完整性)而异。这些肿瘤因其恶性组织学特征及其不同的免疫组化和遗传学特征,可与胸腺瘤相区别,主要为鳞状细胞癌和未分化癌。然而,胸腺癌应与转移至胸腺并具有相似组织学表现的原发性肺恶性肿瘤相鉴别。胸腺癌常引起心包和胸腔积液。

值得注意的是,胸腺癌与胸腺瘤的临床病程不同。与胸腺瘤不同,包括重症肌无力在内的副肿瘤综合征在胸腺癌患者中非常罕见。如果诊断为重症肌无力,则应重新评估胸腺癌的诊断;患者实际上可能患有胸腺瘤。对西方人群进行单中心研究时发现,与胸腺瘤(主要发生在成人中)相反,胸腺癌发生的年龄范围更广泛,包括青少年;它们主要发生在白种人身上。

与胸腺瘤相似,完全切除的胸腺癌患者比不完全切除或不可切除的患者生存期更长。R0 切除患者的 5 年生存率约为 60%。因此,治疗取决于切除的范围。胸腺癌患者复发风险较高;因此,建议术后放疗以最大限度地控制局部。胸腺癌切除后,术后处理包括放疗加(或不加)化疗,取决于切除的彻底性。一项研究表明,早期胸腺癌可能不需要辅助治疗。对于不可切除或转移性胸腺癌,建议化疗联合(或不联合)放疗。

对不能切除的胸腺癌患者推荐根治性剂量 60~70 Gy。对于辅助治疗,切缘干净或近切缘,建议剂量为 45~50 Gy;显微镜下切缘阳性的剂量为 54 Gy。然而,对于术后有肉眼残留病灶的患者,推荐总剂量为 60~70 Gy(每天 1.8~2.0 Gy/次)。在 R0 切除后有包膜浸润的胸腺癌患者中,可以考虑术后放疗。不建议对完全切除(R0)的 Ⅰ 期胸腺癌进行辅助治疗。

遗憾的是,胸腺癌对化疗反应不佳。NCCN 专家组投票认为,由于卡铂/紫杉醇在临床试验中胸腺癌患者的缓解率最高(总缓解率为 22%~36%),其可作为首选的一线治疗药物。数据表明 CAP 和顺铂/多柔比星/长春新碱/环磷酰胺(ADOC)方案对胸腺癌也有效,但这些方案的毒性大于卡铂/紫杉醇。建议新辅助化疗后对局部晚期疾病进行手术评估;手术切除原发灶和孤立转移灶后可考虑术后放疗。不可切除的患者则可接受放疗联合或不联合化疗。对于孤立性转移或同侧胸膜转移者,可选择包括新辅助化疗或手术。可切除疾病初始治疗后,专家组成员同意,对于胸腺癌,复发随访应包括 2 年内每6 个月进行 1 次的胸部 CT,然后 5 年内每年 1 次。然而,在已发表的研究中尚未确定用于随访胸腺癌的影像检查持续时间、频率或类型。

对于胸腺癌,关于二线系统性全身治疗的数据很少。胸腺癌的二线系统性全身治疗包括舒尼替尼、培美曲塞、依维莫司、紫杉醇、奥曲肽(LAR)联合或不联合泼尼松、吉西他滨联合或不联合卡培他滨、5-FU、依托泊苷、异环磷酰胺和帕博利珠单抗(参见诊疗路径中的胸腺恶性肿瘤系统性全身治疗原则)。对于胸腺癌,后续系统性全身治疗的缓解率范围为4% ~21%。然而,专家组成员投票认为这些二线药物对胸腺癌并不十分有效(见胸腺瘤和胸腺癌 NCCN 指南和证据组合™)。舒尼替尼推荐用于 c-Kit 突变患者;然而,这些突变在胸腺癌中罕见(<10%)。胸腺瘤患者无 c-Kit 突变。S-1(一种口服氟尿嘧啶)似乎对胸腺癌患者有疗效。

帕博利珠单抗作为胸腺癌患者的二线治疗具有疗效[缓解率22.5%(95% CI 为10.8% ~38.5%)],但与重度免疫相关不良事件的高发生率相关(15%)。例如,据报道,接受帕博利珠单抗治疗的胸腺癌患者中有5%至9%患有3~4级心肌炎。

胸腺癌的综合治疗原则总结如下。

(1)Masaoka-Koga Ⅰ期:手术治疗为首选。病灶 R0 切除后可考虑术后辅助放疗(45~50 Gy);对于病灶 R1 切除的患者,推荐进行术后放疗(50~54 Gy)。

(2)Masaoka-Koga Ⅱ期:手术治疗为首选。对于病灶 R0 切除的患者,可考虑术后辅助放疗(45~50 Gy);对于病灶 R1 切除的患者,推荐行术后放疗(50~54 Gy),可考虑术后辅助化疗。

(3)Masaoka-Koga Ⅲ ~ⅣA 期:对于病灶可切除患者,推荐手术治疗,术后给予辅助放疗(45~50 Gy)及局部区域加量,可考虑术后辅助化疗。对于初始评估无法切除患者,应先行新辅助化疗(优选蒽环为基础的方案)、新辅助放疗(40~50 Gy)或新辅助放化疗。如果经治疗后肿瘤转化为可切除病灶,再选择手术治疗,若术前未行新辅助放疗,术后给予辅助放疗(45~50 Gy)。对于 R1 ~ R2 切除者,可考虑给予局部残留区域加量放疗,可考虑术后辅助化疗(R0 或 R1 切除)。如果病灶经诱导治疗后仍不可切除或为 R2 切除者,给予根治性放疗(60 Gy)或选择同步放化疗。对于病灶不可切除的患者,也可初始选择同步放化疗(铂类和依托泊苷,60 Gy)。

(4)Masaoka-Koga ⅣB 期:标准化疗。若化疗后有局部残留病灶,或者局部症状较重,可给予引起症状区域病灶的姑息放疗。

## (二)外科治疗

胸腺瘤(癌)能否行手术完全切除是影响患者术后复发和生存的重要因素,术前应由具备胸腺肿瘤手术经验的胸外科医师进行评估。对于可手术切除的 Masaoka-Koga 分期Ⅱ期及以上胸腺瘤(癌)患者的治疗应由多学科团队讨论评估。若临床提示为可手术切除的胸腺瘤,为减少胸腺瘤包膜破坏时导致肿瘤播散种植,应避免行术前组织病理穿刺活检术。对于不可手术切除的局部晚期胸腺瘤(癌),可通过穿刺活检或开放式活检明确病理类型,活检时应避免经胸膜入路。

对于可手术切除的 Masaoka-Koga 分期Ⅰ ~ ⅢA 期胸腺瘤(癌),外科手术为首选治疗方法。外科标准术式推荐胸腺完全切除,包括切除胸腺肿瘤、残存胸腺和胸腺周围脂肪。全部或部分经胸骨正中切口为胸腺完全切除的首选入路。对于瘤体偏向一侧较多且边界清楚、未合并重症肌无力的患者,可选择胸前外侧切口入路。胸腺次全切除术(保留部分胸腺和胸腺旁脂肪组织)为 Masaoka-Koga 分期Ⅰ~Ⅱ期且不合并重症肌无力的胸腺瘤(癌)患者的可选择术式。

应对所有拟行手术的重症肌无力患者进行症状评估和体格检查,并在手术前进行药物治疗。完整的胸腺瘤(癌)切除需切除全部肿瘤及其受累的邻近组织,包括心包、膈神经、胸膜、肺甚至大血管;但应该尽力避免双侧膈神经切除,以避免术后出现严重的呼吸衰竭。对胸腺完整切除时应检查胸膜表面是否有转移灶,如果可行,建议一并切除胸膜转移灶。手术标记应放置在近肿瘤切缘、术后残留病灶或与肿瘤粘连未切除的正常组织区域,以便术后行精准放疗定位。因缺乏长期生存数据,不常规推荐微创手术,推荐微创手术仅作为临床Ⅰ期及部分Ⅱ期胸腺瘤(癌)患者的可选择术式。

术中保留膈神经不会影响术后生存,但会增加胸腺瘤(癌)术后局部复发率,尤其对于合并重度重症肌无力的胸腺肿瘤患者,术前需要对保留膈神经的手术方式与胸腺完全切除进行衡量。冰冻病理切片假阴性率较高,不推荐通过术中冰冻病理取代经验丰富的外科医师来评估胸腺肿瘤术后切缘的情况。

国际胸腺肿瘤学会(ITMIG)建议对所有类型胸腺肿瘤行切除时进行区域淋巴结切除,并推荐常规清扫前纵隔淋巴结和颈前区淋巴结。对于 Masaoka-Koga 分期Ⅲ~Ⅳ期的胸腺瘤(癌),根据肿瘤所在具体部位,鼓励对其他胸腔内淋巴结(气管旁、主动脉旁及隆突下)进行系统淋巴结采样。

胸腺上皮肿瘤合并重症肌无力的手术指征,主要为病情进展迅速药物治疗不理想的患者,手术指征包括:①年轻,病程短,肌无力严重,药物治疗不易控制;②对药物耐受,调整治疗方案后症状无明显改善。

### (三)放射治疗

胸腺瘤(癌)的放射治疗计划需要由有相关治疗经验的放疗科医师制订。明确的放疗指征包括无法手术切除的胸腺瘤(癌)(包括术前新辅助治疗后疾病进展)和不完全手术切除后的胸腺瘤(癌),应行根治性放疗;局部晚期胸腺瘤(癌)术后应行辅助治疗;晚期胸腺瘤(癌)化疗后可行姑息性手术治疗。

放疗科医师需要与外科医师沟通术中发现,以协助确定目标靶区范围,与病理科医师沟通病灶组织学形态、侵袭程度(如包膜外浸润程度)和手术切缘病理情况。

放疗靶区和放疗剂量的确定需要参考术前影像学检查,放疗剂量和分割方案取决于放疗适应证和术后肿瘤切除的完整性。对于不可手术切除病灶者,放疗剂量应给予 60~70 Gy;对于术后肿瘤切缘阴性者,放疗剂量应给予 45~50 Gy;而显微镜下术后切缘阳性者,放疗剂量应给予 54 Gy;肉眼残留病变者,放疗剂量应给予 60~70 Gy(等同于不可切除病灶者的放射剂量)。术后辅助放疗剂量一般为 40~50 Gy,常规放疗分割计划为每次 1.8~2.0 Gy,持续 4~6 周。因胸腺瘤一般不会发生区域淋巴结转移,不推荐扩大野选择性淋巴结照射。对于转移性胸腺瘤,由于其平均自然病史相对较长,根据姑息治疗目标值的高低,可选用姑息剂量(例如,8 Gy,分 1 次完成;20 Gy,分 5 次完成;30 Gy,分 10 次完成)至根治性剂量(60 ~ 70 Gy,常规分割),以实现更持久的局部控制。对于体积有限的转移灶建议采用高度适形放疗技术,情况允许可行立体定向放疗。

放疗的肿瘤靶区(gross tumor volume,GTV)应包括所有肉眼可见肿瘤范围,术中放置的放疗标记应被包括在术后辅助放疗的 GTV 中。术后辅助放疗的临床靶区应包括整个瘤床、部分切除者包括切除瘤床和残留胸腺、手术夹标记和所有潜在的残留病灶部位,并参考患者术前影像资料、手术记录所见来定义临床靶区。计划靶区(planning target volume,PTV)应该基于临床靶区本身、照射中患者呼吸及器官的运动和由于日常摆位、治疗中靶位置和靶体积的变化等因素综合考虑。

推荐基于 CT 的放疗计划,CT 扫描应根据肿瘤位置,常见的前上纵隔肿物可考虑头颈肩网罩固定,双手置于体侧;若病变头脚跨度广,可采用手臂上抬置于额部的治疗体位,并用体膜固定。鼓励对靶区运动进行模拟,靶区运动应依据美国国立综合癌症网络指南(非小细胞肺癌)中的放射治疗原则进行处理。放疗应采用三维适形放疗技术以减少对周围正常组织的损伤(如心脏、肺、食管和脊髓)。调强放疗(intensity modulated radiation therapy,IMRT)可以进一步优化放疗剂量的分布并减少正常组织的辐射剂量。有研究显示,与 IMRT 相比,质子放疗(proton beam therapy,PBT)可以改善放疗剂量分布,从而更好地保护正常器官(肺、心脏、食管)。此外,PBT 在局部控制和不良反应方面均取得了良好的效果。基于此,在某些情况下可考虑使用 PBT。

### (四)内科治疗

1. 化学治疗 Ⅲ期或Ⅳ期术后完全切除的胸腺瘤和胸腺癌,不推荐单纯的术后辅助内科化疗,因为此时术后单纯化疗无证据提示生存获益,单纯化疗应仅为不可手术切除和不可放疗的转移性(ⅣB 期)胸腺瘤的推荐治疗。因胸腺癌在手术不完全切除后存在较高的局部和全身复发转移风险,对 R1 切除的Ⅱ ~ Ⅳ期胸腺癌患者,术后可考虑辅助化疗,尤其是术前未经诱导治疗的患者。

对于局部晚期(Ⅲ ~ ⅣA 期)胸腺瘤(癌),如果根据影像学评估无法手术完全切除,应在活检明确病理后,先进行诱导化疗,继而根据病灶转归情况决定后续手术或放疗。胸腺瘤诱导化疗方案尚未统一,但现有证据推荐顺铂为基础的联合方案,包括 CAP 方案(环磷酰胺+多柔比星+顺铂)和 EP 方案(依托泊苷+顺铂)。对于胸腺癌患者,诱导治疗也可选择依托泊苷和铂类为基础的同步放化疗。通常,2 ~ 4 个周期诱导化疗后重新进行手术评估,若病灶可完全切除,推荐进行手术治疗。

对于晚期或转移性(ⅣB 期)胸腺瘤(癌),应行以铂类为基础的联合化疗。此时,化疗的目的是通过缩小肿瘤缓解肿瘤相关症状,其是否可延长生存时间目前有待确定。因缺乏随机对照研究数据,目前胸腺瘤(癌)的标准化疗方案尚不确定。既往研究显示,含蒽环类药物及多药联合方案相较含依托泊苷方案改善了患者的肿瘤缓解率。CAP 方案可作为胸腺瘤一线化疗的首选方案,胸腺瘤其他一线治疗方案包括 CAP 方案联合泼尼松、顺铂+多柔比星+长春新碱+环磷酰胺、依托泊苷+顺铂和依托泊苷+异环磷酰胺+顺铂。胸腺癌一线化疗首选紫杉醇+卡铂。胸腺瘤（癌）的二线化疗方案可选择依托泊苷单药、氟尿嘧啶+亚叶酸钙、吉西他滨±卡培他滨、异环磷酰胺、奥曲肽±泼尼松、单药培美曲塞、单药紫杉醇等。胸腺上皮肿瘤常用的联合化疗方案见表4-3。

表4-3 胸腺上皮肿瘤常用的联合化疗方案

| 疾病类型 | 推荐方案 | 用药方法 | 用药周期 |
|---|---|---|---|
| 胸腺瘤 | 环磷酰胺+多柔比星+顺铂 | 环磷酰胺 500 mg/m², 静脉滴注, d1<br>多柔比星 50 mg/m², 静脉滴注, d1<br>顺铂 50 mg/m², 静脉滴注, d1 | 每3周1次 |
| 胸腺癌 | 卡铂+紫杉醇 | 卡铂曲线下面积（AUC）为5, 静脉滴注, d1<br>紫杉醇 175 mg/m², 静脉滴注, d1 | 每3周1次 |
| 胸腺瘤和胸腺癌 | 环磷酰胺+多柔比星+顺铂+泼尼松 | 环磷酰胺 500 mg/m², 静脉滴注, d1<br>多柔比星 20 mg/m², 静脉滴注, d1~d3<br>顺铂 30 mg/m², 静脉滴注, d1~d3<br>泼尼松 100 mg/d, d1~d5 | 每3周1次 |
| | 环磷酰胺+多柔比星+顺铂+长春新碱 | 顺铂 50 mg/m², 静脉滴注, d1<br>多柔比星 40 mg/m², 静脉滴注, d1<br>长春新碱 0.6 mg/m², 静脉滴注, d3<br>环磷酰胺 700 mg/m², 静脉滴注, d4 | 每3周1次 |
| | 依托泊苷+顺铂 | 顺铂 60 mg/m², 静脉滴注, d1<br>依托泊苷 120 mg/m², 静脉滴注, d1~d3 | 每3周1次 |
| | 依托泊苷+顺铂+异环磷酰胺 | 顺铂 20 mg/m², 静脉滴注, d1~d4<br>依托泊苷 75 mg/m², 静脉滴注, d1~d4<br>异环磷酰胺 1.2 mg/m², 静脉滴注, d1~d4 | 每3周1次 |

胸腺瘤二线全身治疗方案包括依托泊苷、依维莫司、氟尿嘧啶+四氢叶酸、吉西他滨±卡培他滨、异环磷酰胺、奥曲肽（包括长效奥曲肽）±强的松（需进行核医学扫描，以评估奥曲肽高摄取疾病）、培美曲塞、紫杉醇。胸腺癌二线全身治疗方案包括依维莫司、氟尿嘧啶+四氢叶酸、吉西他滨±卡培他滨、仑伐替尼（该方案不良反应发生率较高，可能需频繁减量）、奥曲肽±强的松（需进行核医学扫描，以评估奥曲肽高摄取疾病）、紫杉醇、帕博利珠单抗、培美曲塞、舒尼替尼，依托泊苷、异环磷酰胺在特定情况下有效。

2.靶向治疗 胸腺瘤（癌）缺乏有效的靶向治疗药物，循证医学证据有限，其疗效预测标志物及预后尚不明确。抗 VEGFR/KIT/PDGFR 多靶点口服酪氨酸激酶抑制剂舒尼替尼治疗化疗后复发的胸腺瘤（癌）的Ⅱ期临床研究数据表明，经舒尼替尼治疗的16例胸腺瘤患者中，1例部分缓解（partial response, PR），12例疾病稳定（stable disease,

SD),3 例疾病进展(progressive disease,PD),客观有效率(objective response rate,ORR)为6%(1/16),疾病控制率(disease control rate,DCR)为81%(13/16),中位无进展生存时间(progression-free survival,PFS)为8.5 个月,中位 OS 为15.5 个月,1 年生存率为86%;而23 例胸腺癌患者中6 例 PR,15 例 SD,2 例 PD;ORR 为26%(6/23),DCR 为91%(21/23),中位 PFS 为7.2 个月,中位 OS 数据未达到,1 年生存率为78%。舒尼替尼治疗相关的最常见不良反应为淋巴细胞减少、疲劳和口腔黏膜炎。

mTOR 抑制剂依维莫司治疗既往含铂化疗失败的50 例胸腺瘤(癌)Ⅱ期临床研究数据表明,在44 例可评价疗效的患者中,1 例(胸腺癌)完全缓解(complete tesponse,CR),5 例 PR(3 例胸腺瘤,2 例胸腺癌),38 例 SD(27 例胸腺瘤,11 例胸腺癌);DCR 为88%(胸腺瘤93.8%,胸腺癌77.8%),中位 PFS 为10.1 个月(胸腺瘤16.6 个月,胸腺癌5.6 个月),中位 OS 为25.7 个月(胸腺瘤数据未达到,胸腺癌14.7 个月)。依维莫司治疗的最常见不良反应为胃炎、乏力、黏膜炎和肺炎。

组蛋白去乙酰化酶抑制剂对胸腺肿瘤尤其是胸腺瘤具有一定的治疗作用。25 例胸腺瘤患者接受贝利司他治疗,2 例 PR,17 例 SD,5 例 PD,1 例无法评估疗效,ORR 为8%,DCR 为79%,中位 PFS 为11.4 个月,至数据报告时,中位 OS 尚未达到(中位 OS>29.2 个月),1 年生存率为77%,2 年生存率为66%。而16 例胸腺癌患者中,8 例 SD,8 例 PD,ORR 为0,DCR 为50%,中位 PFS 为2.7 个月,中位 OS 为12.4 个月,1 年生存率为55%,2 年生存率为0。贝利司他治疗胸腺瘤(癌)的主要不良反应为 QT 间期延长,注射部位疼痛、淋巴细胞减少等。

3. 免疫治疗　多项研究表明,胸腺肿瘤上皮细胞存在较高的程序性死亡受体配体1(programmed cell death-ligand1,PD-L1)表达,在胸腺瘤中 PD-L1 表达可达23%~68%,提示免疫检查点抑制剂程序性死亡受体1(programmed cell death-1,PD-1)/PD-L1单抗治疗胸腺瘤有一定的应用前景。一项 PD-L1 单抗 Avelumab 治疗晚期胸腺瘤的Ⅰ期临床研究结果表明,7 例复发性晚期胸腺瘤患者中,4 例观察到疾病缓解(其中2 例确认PR,2 例为未经确认的 PR),2 例 SD,1 例 PD,ORR 为57.1%,缓解持续时间为4~17周,治疗相关不良反应多为1~2级,2~4级不良反应主要为免疫系统不良反应。

一项抗 PD-1 抗体帕博利珠单抗治疗含铂化疗失败后胸腺瘤(癌)的Ⅱ期临床研究表明,7 例胸腺瘤患者经治疗后,2 例达 PR,5 例 SD,ORR 为28.6%,DCR 为100%,中位PFS 为6.1 个月,中位随访14.9 个月,胸腺瘤组患者的中位 OS 尚未达到;而26 例胸腺癌患者经治疗后,5 例 PR,14 例 SD,ORR 为19.2%,DCR 为73.1%,中位 PFS 为6.1个月,中位 OS 为14.5 个月;3~4级免疫治疗相关不良反应包括免疫相关性肝炎、心肌炎、甲状腺炎、结肠炎、结膜炎和肾炎。14 例 PD-L1 高表达(≥50%)患者中,5 例治疗达到了 PR;而10 例 PD-L1 低表达的患者未见 PR,免疫治疗不良反应与 PD-L1 表达状态无关。另一项帕博利珠单抗治疗化疗后进展的胸腺癌单中心Ⅱ期研究表明,40 例可评价疗效的胸腺癌患者中,1 例 CR,8 例 PR,21 例 SD,总体 ORR 为22.5%;最常见的3~4级不良反应为转氨酶升高,6 例患者(15%)出现了严重的自身免疫性不良反应,其中包括2 例心肌炎。

总体而言,胸腺瘤(癌)中 PD-L1 高表达的患者接受免疫治疗具有较好的疗效,但目前研究结果仅限于单药免疫治疗,需要开展更多免疫联合治疗的研究。此外,需密切关注胸腺瘤(癌)免疫治疗过程中的免疫治疗相关不良反应,尤其存在自身免疫综合征的患者,接受免疫治疗前需衡量获益与治疗的风险。PD-L1 表达可能是抗 PD-1/PD-L1 单抗治疗胸腺瘤(癌)的疗效预测标志物,未来仍需大样本研究来证实以及探索其他的疗效预测标志物。

## 四、护理措施

### (一)心理护理

一般患者对疾病常有恐惧、焦虑心理,思想负担大。尤其对有创方法诊断(如针吸、胸腔镜、纵隔切开、胸麻切开术)以及手术、化疗、放疗的心理压力更大。因此护士应多与患者沟通交流,充分了解患者所患疾病,深入了解患者的心理变化,采取有针对性的、耐心细致的思想工作,使其缓解或消除顾虑。积极向患者解释各种治疗对挽救生命、缓解症状的重要意义,讲解有关诊断、治疗的相关知识,使其对自己的病情、治疗以及治疗后效果有初步的了解,从而取得患者的配合。与此同时也需要与家属交流,家属可以协助医护人员同时做好患者工作,使治疗顺利进行。

### (二)饮食护理

饮食上主要以营养均衡、新鲜为主,宜多食肉类、奶类、鱼类、蛋类、豆类、新鲜蔬菜水果,忌食腌制、辛辣、刺激性食物,戒烟酒。可进食药膳:黄鳝大枣北芪汤、冬虫夏草大枣人参炖水律蛇、花生皮大枣瘦肉汤等。

### (三)症状护理

1.呼吸道症状　当肿瘤压迫或入侵支气管时,常会引起胸闷、咳嗽、气短、呼吸困难等症状。应给予舒适体位,必要时采取半坐卧位或坐位,以减轻胸闷、气急症状。必要时给予氧气吸入(流量调为 2~4 L/min)。指导患者有效咳嗽排痰等,密切观察痰液的性质、颜色和量。当痰液不易咳出时,可给予超声雾化吸入或应用祛痰药物。必要时给予吸痰,保持呼吸道的通畅。

2.疼痛　肿瘤侵犯或压迫胸壁时可引起胸背部疼痛,用一般镇痛药可缓解。但若侵犯胸壁、胸骨,则镇痛药不能缓解,必须控制病因才有效。

3.上腔静脉综合征的护理　详见肺癌患者的护理。

### (四)放疗期间的护理

1.放疗期间应避免受,预防感冒,保持记号线的清晰,保持照射野皮肤的清洁干燥,照射野皮肤可用温水软毛巾轻轻蘸洗,禁用肥皂,局部不可用热水袋,不可涂酒精、油膏等,禁贴胶布,剃毛发宜用电动剃须刀,以免损伤皮肤造成感染。内衣着柔软、宽松吸湿性强的棉织品,避免机械性刺激。勿用手指抓挠皮肤,局部不涂擦刺激性药膏。

2. 监测血象变化,当白细胞计数<$3×10^9$ 时,应暂停放疗,并遵医嘱给予升白细胞药物应用,做好保护性隔离,病房限制探视,必要时行病房空气消毒。

3. 放疗时,应注意心前区的保护,监测心功能;胸部照射时可出现肺水肿、胸骨骨髓炎、肺炎,常表现为咳嗽、吐白色泡沫痰、呼吸急促、胸痛、咯血等,应密切观察,并遵医嘱应用抗生素、肾上腺皮质激素、雾化吸入等。

4. 放射性食管炎是常见并发症　详见本章肺癌患者的护理。

5. 放射性肺炎的护理　详见本章肺癌患者的护理。

### (五)化疗的护理

胸腺肿瘤患者化疗多采用以顺铂为主的化疗方案。顺铂具有较强的催吐作用,因此应遵医嘱给予止吐治疗。同时顺铂具有肾毒性,因此要做好水化、利尿治疗,指导患者每日饮水 2 000 mL 以上,监测 24 h 尿量及尿色。注意观察有无耳鸣、头晕、听力下降等不良反应。

### (六)健康教育

1. 保持愉快心情,稳定情绪及环境整洁。

2. 戒烟。吸烟会增加支气管的分泌,加重原发支气管炎,还会影响肺功能,降低血氧饱和度等,对手术及术后影响极大。对有长期吸烟史患者,应作好耐心细致的解释工作,严格戒烟。

3. 加强口腔卫生指导。患者坚持每日早晚及餐后刷牙、漱口。

4. 注意休息,适当进行功能锻炼。根据身体情况制定活动量,如散步、慢跑、打太极拳等。

5. 定期复查。若出现胸闷、气促等症状,应立即就诊。

## 五、随访

胸腺肿瘤属于惰性肿瘤,即使疾病进展后,部分胸腺瘤患者的生存时间仍较长,5 年生存率接近90%。因此,建议针对胸腺肿瘤开展较长时间的随访(如 10 年),以便更好地了解患者总生存时间(overall survival,OS)和复发状况。而胸腺癌常伴有远处转移,患者 5 年生存率约为 55%。

1. 术后 3~4 个月行胸部 CT 检查作为基线检查。

2. Masaoka-Koga Ⅰ 期胸腺瘤(癌)R0 切除后,术后前 2 年每 6~12 月行 1 次胸部增强 CT 检查,随后每年行 1 次胸部增强 CT 检查。

3. Masaoka-Koga Ⅱ~Ⅳ 期胸腺瘤(癌)R0 切除后,经规范术后治疗,前 2 年每 6 个月行 1 次胸部增强 CT 检查,随后每年行 1 次胸部增强 CT 检查。

4. 无论分期,胸腺瘤(癌)R1 切除或 R2 切除后,经规范术后治疗,前 2 年每 6 个月行 1 次胸部增强 CT 检查,随后每年行 1 次胸部增强 CT 检查。

5. 潜在可切除胸腺瘤(癌)(局部晚期、孤立转移灶或同侧胸膜转移)经治疗降期、并将原发灶及转移病灶均手术切除后,经规范术后治疗,前 2 年每 6 个月行 1 次胸部增强 CT,随后每年行 1 次胸部增强 CT 检查。

6. 不可切除局部晚期或晚期胸腺瘤(癌),根据所选治疗方式安排规范随访。

7. 胸腺癌和胸腺瘤术后应分别进行 5 年和 10 年的随访。

## 参考文献

[1] DE JONG W K, BLAAUWGEERS J L, SCHAAPVELD M, et al. Thymic epithelial tumours: a population-based study of the incidence, diagnostic procedures and therapy[J]. Eur J Cancer, 2008, 44(1): 123-130.

[2] KONDO K. Optimal therapy for thymoma[J]. J Med Invest, 2008, 55(1): 17-28.

[3] DETTERBECK F C, PARSONS A M. Thymic tumors[J]. Ann Thorac Surg, 2004, 77(5): 1860-1869.

[4] PENNATHUR A, QURESHI I, SCHUCHERT M J, et al. Comparison of surgical techniques for early-stage thymoma: feasibility of minimally invasive thymectomy and comparison with open resection[J]. Thorac Cardiovasc Surg, 2011, 141(3): 694-701.

[5] WAKELY P E. Fine needle aspiration in the diagnosis of thymic epithelial neoplasms[J]. Hematol Oncol Clin North Am, 2008, 22(3): 433-442.

[6] DETTERBECK F C, MORAN C, HUANG J, et al. Which way is up? Policies and procedures for surgeons and pathologists regarding resection specimens of thymic malignancy[J]. Zhongguo Fei Ai za zhi, 2014, 17(2): 95-103.

[7] MILANO M T, CONSTINE L S, OKUNIEFF P. Normal tissue tolerance dose metrics for radiation therapy of major organs[J]. Semin Radiat Oncol, 2007, 17(2): 131-140.

[8] RUFFINI E, VENUTA F. Management of thymic tumors: a European perspective[J]. J Thorac Dis, 2014, 6(Suppl2): S228-237.

[9] MYOJIN M, CHOI N C, WRIGHT C D, et al. Stage III thymoma: pattern of failure after surgery and postoperative radiotherapy and its implication for future study[J]. Int J Radiat Oncol Biol Phys, 2000, 46(4): 927-933.

[10] MORNEX F, RESBEUT M, RICHAUD P, et al. Radiotherapy and chemotherapy for invasive thymomas: a multicentric retrospective review of 90 cases. The FNCLCC trialists. Federation Nationale des Centres de Lutte Contre le Cancer[J]. Int J Radiat Oncol Biol Phys, 1995, 32(3): 651-659.

[11] SINGHAL S, SHRAGER J B, ROSENTHAL D I, et al. Comparison of stages I-II thymoma treated by complete resection with or without adjuvant radiation[J]. Ann Thorac Surg, 2003, 76(5): 1635-1641.

[12] OMASA M, DATE H, SOZU T, et al. Postoperative radiotherapy is effective for

thymic carcinoma but not for thymoma in stage II and III thymic epithelial tumors: the Japanese Association for Research on the Thymus Database Study[J]. Cancer, 2015 (121):1008-1016.

[13] SCHMITT J, LOEHRER P J. The role of chemotherapy in advanced thymoma[J]. J Thorac Oncol, 2010, 5(Suppl4): S357-360.

[14] LEMMA G L, LEE J W, AISNER S C, et al. Phase II study of carboplatin and paclitaxel in advanced thymoma and thymic carcinoma[J]. J Clin Oncol, 2011, 29(15): 2060-2065.

[15] KUMAR V, GARG M, GOYAL A, et al. Changing pattern of secondary cancers among patients with malignant thymoma in the USA[J]. Future Oncol, 2018, 14(19): 1943-1951.

[16] OKUMA Y, HOSOMI Y, WATANABE K, et al. Clinicopathological analysis of thymic malignancies with a consistent retrospective database in a single institution: from Tokyo Metropolitan Cancer Center[J]. BMC Cancer, 2014(14):349.

[17] SAKAI M, ONUKI T, INAGAKI M, et al. Early-stage thymic carcinoma: is adjuvant therapy required? [J]. J Thorac Dis, 2013, 5(2):161-164.

[18] PALMIERI G, MARINO M, Buonerba C, et al. Imatinib mesylate in thymic epithelial malignancies[J]. Cancer Chemother Pharmacol, 2012, 69(2):309-315.

[19] GIACCONE G, ARDIZZONI A, KIRKPATRICK A, et al. Cisplatin and etoposide combination chemotherapy for locally advanced or metastatic thymoma. A phase II study of the European Organization for Research and Treatment of Cancer Lung Cancer Cooperative Group[J]. J Clin Oncol, 1996, 14(3):814-820.

[20] LOEHRER P J, JIROUTEK M, AISNER S, et al. Combined etoposide, ifosfamide, and cisplatin in the treatment of patients with advanced thymoma and thymic carcinoma: an intergrouptrial[J]. Cancer, 2001, 91(11):2010-2015.

[21] LEMMA G L, LEE J W, AISNER S C, et al. Phase II study of carboplatin and paclitaxel in advanced thymoma and thymic carcinoma[J]. J Clin Oncol, 2011, 29(15): 2060-2065.

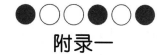

附录一

# MDT 会诊实例分享

## 案例一 肺癌多学科综合治疗会诊

### 一、MDT 会诊申请

(1)由会诊科室人员提出 MDT 会诊申请。

(2)请院 MDT 会诊中心协调各受邀专家并发出 MDT 会诊通知。

MDT 会诊通知实例如下：

各位老师好！今天下午 1 例多学科会诊病例，具体信息如下。

时间：××月××日××时

地点：××××　××××

患者：付某某　女　48 岁

住院号：××××××

科室：放疗科

初步诊断：左肺腺癌Ⅳ期 EGFR 19 号外显子缺失突变，靶向治疗中。

会诊目的：指导进一步治疗。

会诊专家：病理科专家、CT 诊断专家、磁共振诊断专家、核医学诊断专家、胸外科专家、肿瘤内科专家、肿瘤放疗科专家。

### 二、病例介绍

患者：付某某，女，46 岁，以"确诊左肺腺癌Ⅳ期 9 个月，左侧季肋部疼痛加重 1 个月"为主诉于 2022 年 07 月入院。

入院情况：患者于 2021 年 10 月 22 日无明显诱因出现干咳，伴胸闷、呼吸困难，并进行性加重，无咳痰、咯血、胸痛。于 2021 年 10 月 27 日至信阳市第三人民医院行胸部 CT 提示：①左侧大量胸腔积液并左肺膨胀不全，建议治疗后复查；②左肺上叶结节，性质待定，建议进一步检查。在该院行左侧胸腔积液引流术，引流出大量淡黄色液体。后于

2021 年 10 月 29 日复查胸部 CT 提示：①左侧胸腔积液引流术后改变，与 2021 年 10 月 27 日 CT 片比较，左侧胸腔未见明显积液；②左肺上叶块影，性质待定，建议进一步检查；③左肺下叶炎症可能。行抗感染治疗 6 d 效果一般。来我院后完善相关检查，诊断为左肺腺癌Ⅳ期 EGFR 19 号外显子缺失突变，于 2021.11.16 开始行"吉非替尼 0.25 mg"靶向药物治疗至今，其间定期行双磷酸盐类药物应用，其间评价病情部分缓解。1 个月前诉左侧季肋部疼痛较前加重，遂再次来我院肿瘤放疗科就诊。于 2022 年 7 月行胸部 CT 检查提示左侧胸膜处结节样软组织密度影较前增多增大，左侧肋骨骨质破坏较前增多并周围软组织影较前增多。考虑可能出现第一代 EGFR-TKI 类药物耐药可能，于 2022 年 8 月 2 日行 CT 引导下左侧胸膜穿刺术，病理提示：送检标本校测到 EGFR 基因 19 号外显子缺失突变，同时检测到 T790M 突变，未检测到其他位点突变。评价疾病进展。

既往史：无特殊。

个人史：无吸烟史，无饮酒史，余无特殊。

专科检查：全身浅表淋巴结未触及明显异常，双肺呼吸运动正常，肋间隙正常，右侧语音震颤正常，左侧语音震颤减弱，双侧无胸膜摩擦感、皮下捻发感，叩诊右侧清音，左下肺浊音，呼吸音右侧正常，左侧呼吸音减低。

## 三、辅助检查

### （一）实验室检查

血常规（2021-11-03）：白细胞 10.19×10$^9$/L；中性粒细胞绝对值 7.34×10$^9$/L；红细胞 3.36×10$^{12}$/L；血红蛋白 134 g/L；血小板计数 408×10$^9$/L；

肺癌六项（2021-11-03）：癌胚抗原 15.38 ng/mL，肿瘤相关抗原 125 124 μ/mL，神经元特异性烯醇化酶 34.4 ng/mL，非小细胞肺癌抗原 13.1 ng/mL，肿瘤相关物质 155.12 μ/mL，胃泌素释放肽前体 24.1 pg/mL。

肝肾功能、电解质、血糖、凝血功能（2021-11-03）未见明显异常。

### （二）影像学检查

心电图（2021-11-03）：正常范围心电图。

肝胆胰脾、肾输尿管膀胱彩超（2021-11-03）：未见明显异常。

胸部 64 排 CT 平扫+双期增强扫描（2021-11-03）：左肺上叶占位，Ca？请结合临床及病检；右侧第一肋骨转移灶？左肺炎症，局部实变；双侧胸膜增厚；左侧胸腔积液。

头颅平扫+增强（2021-11-05）：①脑白质脱髓鞘；②额顶部大脑镰偏右侧异常强化灶，脑膜瘤？随诊；③垂体内信号欠均匀，请结合临床；④双侧筛窦炎。

全身骨显像（（2021-11-06）：右侧第 1 肋、左侧第 8 肋骨代谢异常活跃，多考虑骨转移；左侧胸廓代谢较对侧活跃，考虑胸腔积液所致。

胸部 CT（2022-07）：肺窗示两肺纹理清晰，左肺上叶见片状高密度影，边界欠清；左肺见条片状、条索状高密度影，以下叶为著，右肺上叶见点状钙化影。双侧肺门结构正常,纵隔窗示两侧胸廓对称,气管主支气管通畅,心包增厚,纵隔内未见明显肿大淋巴结影,双侧胸膜增厚,左侧胸膜呈结节样软组织密度增高影较前增多增大,左侧肋骨骨质破坏并周围软组织密度影较前增多增大,左侧胸腔内见少量积液影;所见甲状腺左侧叶密度欠均匀:右侧第1肋骨形态欠规则,密度不均,所示左侧肾上腺内侧肢及结合部增粗。

### (三)病理学检查

左侧胸腔沉渣包埋病理(2021-11-05)示:发现恶性肿瘤细胞。考虑为:腺癌。(胸水沉渣)见癌细胞结合病史及免疫组化结果,考虑肺来源。免疫组化结果:Ber-EP4(+),TTF-1(+),CK7(+),NapsinA(+),P53(+),PAX-8(-),P40(少量+),CR(间皮+),Ki-67(+10%),PD-L1(Roche SP263)(<1%,TPS)。PD-L1 阳性肿瘤细胞比例<1%。

*EGFR/ROS/ALK* 基因检测(2021-11-04):送检标本检测到 *EGFR* 基因 19 号外显子缺失突变,未检测到 *ALK-EMI4*、*ROS1*、*RET*、*BRAF*、*HER-2*、*KRAS*、*NRAS*、*PIK3CA*、*MET* 基因上述位点突变。

左侧胸膜穿刺病理(2022-08-02):(左侧胸膜)见癌浸润/转移,结合病史考虑肺来源。

分子病理检测(2022-08-02):送检标本检测到 *EGFR* 基因 19 号外显子缺失突变,同时检测到 *T790M* 突变,未检测到其他位点突变。

## 四、讨论内容

患者目前诊断为左肺腺癌Ⅳ期 *EGFR* 19 号外显子缺失突变 *T790M* 突变。本部分内容主要包括本次多学科会诊的目的是讨论患者下一步治疗方案。各个科主任的观点及发言记录如下。

1. 病理科专家　该患者初诊时的病理是细胞学标本,是从胸腔积液中获取的。根据 CSCO 指南的细胞学标本诊断原则,各种细胞学制片及石蜡包埋细胞学蜡块标本经病理质控后,均可进行相关驱动基因改变检测。在分子分型上对于不可手术的Ⅲ期及Ⅳ期 NSCLC,Ⅰ级推荐对于非鳞癌组织标本进行 *EGFR* 突变、*ALK* 融合、*ROS1*、*RET* 融合及 *MET*14 外显子跳跃突变检测,该患者进行上述基因检测,检测出 *EGFR* 基因 19 号外显子缺失突变,未检测到 *ALK-EMI4*、*ROS1*、*RET*、*BRAF*、*HER-2*、*KRAS*、*NRAS*、*PIK3CA*、*MET* 基因上述位点突变。

该患者第二次穿刺的是胸膜,为组织标本,(左侧胸膜)见癌浸润/转移,结合病史考虑肺来源。并再次行分子病理检测,检测到 *EGFR* 基因 19 号外显子缺失突变,同时检测到 *T790M* 突变,未检测到其他位点突变。

2. CT 诊断专家　首先阅读 2021 年 10 月 27 日外院胸部 CT 提示:①左侧大量胸腔积液并左肺膨胀不全,建议治疗后复查,②左肺上叶结节,性质待定,建议进一步检查。阅读我院 2021 年 11 月 3 日的胸部 CT 片:肺窗示两肺纹理清晰,左肺上叶见团块状高密度影,边界欠清,左肺见片状絮样高密度影,以下叶为著;双侧肺门结构正常,纵隔面示两侧胸廓对称,气管主支气管通畅,心脏大血管未见明显异常,左肺上叶见团块状软组织密度影,增强扫描不均匀强化,范围约 36.3 mm×18.6 mm;纵隔内未见明显肿大淋巴结影,左侧胸腔内见弧形液性密度影;双侧胸膜增厚;所见胸椎无异常骨质改变;右侧第一肋骨见骨质破坏改变,周围见片状软组织影。增强扫描可见强化。阅读我院 2022 年 7 月的胸部CT 片,可以看到明显的疾病进展为左侧胸膜处软组织密度影较前增厚,左侧肋骨骨质破坏并周围软组织影较前增多增大,从影像学上可以评价为疾病进展。

3. MRI 诊断专家　查阅 2021 年 11 月 5 日的头部磁共振平扫+增强图像:双侧侧脑室旁白质区可见点片状稍长 $T_1$ 稍长 $T_2$ 信号影,边缘模糊,$T_2$-F1air 序列呈稍高信号;增强扫描脑实质内未见异常强化灶;额顶部大脑镰偏右侧见丘状短 $T_2$ 信号,增强扫描见明显强化,大小约 6 mm×4 mm;脑室系统未见明显扩大,脑裂、脑沟稍增宽加深,中线结构居中;垂体内信号欠均匀,视交叉及双侧听神经干未见异常;双侧筛窦黏膜增厚。头部磁共振检查未见脑部转移征象,考虑存在脑白质脱髓鞘,额顶部大脑镰偏右侧异常强化灶,考虑可能为脑膜瘤? 建议随诊,垂体内信号欠均匀,请结合临床,双侧轻度筛窦炎。

4. 核医学科诊断专家　查阅 2021 年 11 月 5 日的全身骨显像:静脉注射显像剂,4 h后行全身骨显像图示:全身骨骼显影清晰,左侧胸廓放射性分布较对侧浓聚,右侧第 1肋,左侧第 8 肋放射性分布异常浓聚;全身余部位骨放射性分布良好,未见明显异常放射性分布浓聚或稀疏灶。检查结论:右侧第 1 肋、左侧第 8 肋骨代谢异常活跃,多考虑骨转移;左侧胸廓代谢较对侧活跃,考虑胸腔积液所致。

5. 胸外科专家　患者目前诊断明确,为Ⅳ期患者,无根治性手术适应证。患者本次进展后病理检测出 T790M 突变,可以应用第 3 代 EGFR-TKI 类药物,目前无手术适应证。

6. 肿瘤内科专家　综合该患者目前的各项检查,目前诊断明确,患者为Ⅳ期 EGFR敏感突变行第 1 代 EGFR-TKI 治疗后出现耐药,再次活检存在 T790 阳性,可给予第 3 代EGFR-TKI 类药物"奥希替尼"或者"阿美替尼"或者"伏美替尼"应用。若患者后续出现第 3 代 TKI 治疗失败,可给予含铂双药化疗±贝伐珠单抗。

7. 肿瘤放疗科专家　同意上述专家的治疗意见,该患者目前主要症状为左侧后背部及季肋部疼痛,考虑为左侧胸膜转移及左侧肋骨转移所致,给予局部治疗如局部姑息性放疗缓解症状。因为该患者左侧胸膜及左侧肋骨转移处存在软组织结节,可适当增加姑息性放疗的剂量,根据危及器官限量,尽量提高局部剂量,可给予(40~50) Gy/(20~25) f的放疗剂量。

## 五、内容扩展

Ⅳ期 EGFR 敏感突变耐药后治疗:由于靶向治疗耐药后治疗手段增多,虽有研究显示部分 EGFR-TKI 耐药的患者继续接受靶向治疗仍有短暂获益,EGFR-TKI 耐药后缓慢进展的患者也应该尽快接受后续有效的抗肿瘤治疗。根据进展部位和是否寡进展划分为两种类型:寡进展/CNS 进展型和广泛进展型。对于寡进展/CNS 进展患者,多个回顾性分析显示继续原 EGFR-TKI 治疗联合局部治疗可获益。同时,由于三代 EGFR-TKI 奥希替尼对于中枢神经转移病灶有效率高,寡进展/CNS 进展的患者也以Ⅱ级推荐行驱动基因突变检测,决定后续治疗方案。

EGFR-TKI 耐药后再活检耐药机制分析显示 $T790M$ 突变为 50% 左右。对比奥希替尼和铂类双化疗治疗 TKI 耐药后 T790M 阳性的 NSCLC 的随机Ⅲ期 AURA3 临床研究显示,奥希替尼显延长 PFS 时间(中位:10.1 个月 $vs$ 4.4 个月,$P<0.001$)。AURA17 研究进一步在亚裔人群中评估了奥希替尼治疗 TKI 耐药后 T790M 阳性患者的疗效,BIRC 评估的 ORR 为 62%,中位 PFS 为 9.7 个月,中位 OS 为 23.2 个月。此外,国产数个三代 EGFR-TKI 在 TKI 耐药后 T790M 阳性 NSCLC 治疗中也显示出良好的疗效。2019 年 WCLC 公布了阿美替尼治疗一代 EGFR-TKI 进展的 T790M 阳性的 NSCLC 的多中心、单臂Ⅱ期临床研究显示 ORR 为 68.4%,且耐受性好。目前阿美替尼已获 NMPA 批准二线适应证并纳入医保,将阿美替尼二线治疗作为Ⅰ级推荐。2020 年 ASCO 大会公布了国产原研第三代 EGFR-TKI 伏美替尼治疗 $EGFR\ T790M$ 突变晚期 NSCLC 受试者的ⅡB 期临床研究(NCT03452592),结果显示 ORR 为 74%,DCR 为 94%,PFS 为 9.6 个月。2021 年伏美替尼已获 NMPA 批准二线适应证并纳入国家医保,上调伏美替尼二线治疗至Ⅰ级推荐。

## 六、最终确定的治疗方案

口服"奥希替尼"靶向治疗,并给予左侧胸膜及左侧肋骨处姑息性放疗 45 Gy/25 f。

## 七、疗效评价时间

放疗完成后评价疗效,并观察疼痛控制症状。

# 案例二　食管癌多学科综合治疗会诊

## 一、MDT 会诊申请

(1)由会诊科室人员提出 MDT 会诊申请。

(2)请院 MDT 会诊中心协调各受邀专家并发出 MDT 会诊通知。

MDT 会诊通知实例如下。

各位老师好! 今天下午 1 例多学科会诊病例,具体信息如下。

时间:××月××日××时

地点:××××　××××

患者:朱某某　男　52 岁

住院号:××××××

科室:放疗科

初步诊断:食管胸上段鳞癌(cT3N+M0)。

会诊目的:指导进一步治疗。

会诊专家:病理科专家、CT 诊断专家、胸外科专家、肿瘤内科专家、肿瘤放疗科专家。

## 二、病例介绍

患者:朱某某,男,52 岁,以"确诊食管鳞癌 2 年余"为主诉于 2021 年 04 月入院。

入院情况:患者于 2018 年 9 月初无明显诱因出现吞咽困难,后吞咽困难症状进行性加重,无饮水呛咳,无发热、咳嗽等。于 2018 年 9 月在外院行无痛胃镜提示示食管距门齿 31 cm 处可见隆起性肿物,活检后病理提示:(食管)鳞状细胞癌;PD-L1 表达;CPS 40。在外院行颈胸腹盆增强 CT 示:食管下段管壁增厚,最厚处约 1.7 cm,强化不均匀,纤维膜面模糊,与周围淋巴结分界不清;双侧气管食管沟、食管旁、贲门旁、胃左区多发肿大淋巴结,大者短径约 2.7 cm,考虑转移;贲门旁淋巴结贴邻肝尾叶。余相关检查未见明确转移征象。明确诊断为食管胸上段鳞癌($cT_3N+M_0$),双侧气管食管沟、食管旁、贲门旁、胃左区淋巴结转移。2018 年 9 月开始在外院参加临床研究,具体治疗方案为"卡瑞利珠单抗 200 mg d1+紫杉醇酯质体 262 mg d1+奈达铂 87 mg d1+阿帕替尼 250 mg d1~d14/每 14 d 重复"。上述方案化疗 3 个周期治疗后,复查增强 CT 提示食管下段管壁增厚较前明显减轻,最厚处约 0.7 cm,局部纤维膜面模糊;原双侧气管食管沟、食管旁、贲门旁、胃左区肿大淋巴结均较前明显缩小,现大者短径 0.8 cm,疗效评估为 PR 部分缓解。继续行上述化疗方案治疗,其间疗效评估为部分缓解,在第 8 周期联合治疗后治疗方案更改为卡瑞利珠单抗联合阿帕替尼维持治疗。2019 年 5 月再次复查增强 CT 示食管下段管壁稍增厚,最厚处仅约 0.5 cm;原双侧气管食管沟、食管旁、贲门旁、胃左区多个淋巴结,现大者短径 0.6 cm。再次复查胃镜提示食管距门齿 30~40 cm 瘢痕样改变,取活检病理未见癌。结合影像学、内镜下表现及病理结果,疗效评估 CR 完全缓解。之后患者继续"卡瑞丽珠+阿帕替尼"方案维持至 2020 年 1 月,后因疫情原因停止治疗。定期复查至今未发现复发转移征象。本次因复查来我院。

既往史:无特殊。

个人史:无吸烟史,无饮酒史,余无特殊。

专科检查:全身浅表淋巴结未触及明显异常。全腹平坦,无异常隆起,腹软,无压痛及反跳痛,肝脾肋下未触及,肠鸣音正常,移动性浊音阴性。

## 三、辅助检查

### (一)实验室检查

血常规、血生化、凝血功能(2018-09)均未见明显异常。

鳞状上皮细胞癌抗原(2018-09):3.2 μg/L。

### (二)影像学检查

心电图(2018-09):正常范围心电图。

肝胆胰脾、肾输尿管膀胱彩超(2018-09):未见明显异常。

颈胸腹盆增强 CT(2018-09)示：食管下段管壁增厚，最厚处约 1.7 cm，强化不均匀，纤维膜面模糊，与周围淋巴结分界不清；双侧气管食管沟、食管旁、贲门旁、胃左区多发肿大淋巴结，大者短径约 2.7 cm，考虑转移；贲门旁淋巴结贴邻肝尾叶；余未见明确转移征象。

增强 CT(2019-05)示：食管下段管壁稍增厚，最厚处仅约 0.5 cm；原双侧气管食管沟、食管旁、贲门旁、胃左区多个淋巴结，现大者短径 0.6 cm。

(三)病理学检查

无痛胃镜及活检病理(2018-09)：食管距门齿 31 cm 处可见隆起性肿物，活检后病理：鳞状细胞癌；PD-L1 表达：CPS 40。

无痛胃镜及活检病理(2019-05)：食管距门齿 30~40 cm 瘢痕样改变，活检病理：食管壁全层见大量角化物伴多核巨细胞反应，符合中-重度化疗反应。

## 四、讨论内容

该例局部晚期食管鳞癌患者的首选治疗是什么。经过免疫+化疗+抗血管治疗后，是否需要进行手术治疗或者其他局部治疗？本部分内容主要包括本次多学科会诊的目的是确定下一步治疗方案。各个科主任的观点及发言记录如下。

1. 病理科专家　该患者初诊时的病理为食管鳞状细胞癌。对拟采用 PD-1 抑制剂治疗的食管鳞状细胞癌患者，推荐癌组织中评估 PD-L1 表达 CPS 评分。PD-L1(22C3)检测试剂盒已经获批用于食管鳞状细胞癌，作为帕博丽珠单抗治疗的伴随诊断，以 CPS≥10 作为阳性标准。行化疗等联合治疗后的病理学评估，疗效分级宜采用 CAP/NCCN 指南的标准，诊断标准中无存活癌细胞为 0 级完全反应。所以该患者第二次病理的疗效评价为 CR。

2. CT 诊断专家　首先阅读 2018 年 9 月颈胸腹盆增强 CT，可以看到明显的食管下段管壁不均匀增厚，最厚处 1.7 cm，增强扫描可见肿块不均匀强化，病灶处食管纤维膜面模糊，食管旁可见多发肿大淋巴结影，且食管病灶与周围肿大淋巴结分界不清。肿大淋巴结较多，考虑为阳性淋巴结可能性大，在双侧气管食管沟、食管旁、贲门旁、胃左区多发肿大淋巴结，大者短径约 2.7 cm，考虑转移；贲门旁淋巴结贴邻肝尾叶；余未见明确转移征象。

阅读 2019 年 5 月胸部 CT，与 2018 年 9 月 CT 对比发现，食管下段管壁增厚较前明显减轻，最厚处约 0.7 cm，局部纤维膜面模糊；原双侧气管食管沟、食管旁、贲门旁、胃左区肿大淋巴结均较前明显缩小，现大者短径 0.8 cm。

3. 胸外科专家　该患者初诊时诊断为食管胸上段鳞癌($cT_3N+M_0$)，双侧气管食管沟、食管旁、贲门旁、胃左区淋巴结转移。诊断明确。参考 CSCO 食管癌指南，针对此类患者，为潜在可切除的局晚期食管鳞癌，I 级推荐为新辅助同步放化疗+食管切除术，可以进行新辅助同步放化疗后进行手术。对于后续治疗，患者目前的疗效评估为 CR 的情况，依然可考虑手术切除。

4. 肿瘤内科专家　该患者初步诊断时为多站淋巴结转移的局部晚期食管鳞癌。这个食管癌手术难以根治性切除,但该患者的 PD-L1 检测指标较高,应用免疫抑制剂效果会较好,事实也是如此,该患者应用化疗联合免疫联合靶向治疗后目前能达到 CR 的状态,说明该患者治疗成功,疗效较好。患者目前的生活质量较高,后续的治疗上可以进行密切随访。

5. 肿瘤放疗科专家　该例患者初诊时纵隔和腹腔存在淋巴结转移,综合目前研究证据来看,即使选择同步放化疗后进行根治性手术切除,可能预后仍然不佳,且术前影像学难以准确评估初始手术是否能够根治性切除,因此对该例患者首选治疗方案的选择存在难点,有必要通过临床研究探索更为有效和个体化的治疗方案。该患者以免疫+化疗+抗血管治疗后达到 CR,目前处于无病生存状态,结局令人满意。但总的来说,在当今药物治疗取得显著进展的新时代,局晚期食管癌的治疗模式还有很多问题有待探索。

## 五、内容扩展

对于局部晚期食管癌,有条件的医院建议术前行新辅助治疗,食管胃交界部腺癌围手术期化疗证据也很充分。研究证实,对于可切除食管癌,术前新辅助治疗联合手术的治疗模式较单纯手术可获得明显生存获益。而术前同步放化疗与术前化疗孰优孰劣尚无定论,虽然绝大部分研究认为术前放化疗较术前单纯化疗可提高局部区域控制率和根治性手术切除率,但二者长期生存并无明显差异。新辅助治疗后建议的手术时机是在患者身体条件允许情况下,放化疗结束后 4~8 周,化疗结束后 3~6 周。对于拒绝手术或者不能耐受手术者,可以选择根治性放化疗、单纯放疗等。

对于边缘可切除食管癌或交界部癌(可疑累及周围器官但未明确 $cT_{4b}$),建议先行新辅助治疗,治疗后进行肿瘤的二次评估,可根治性切除者手术治疗,不能切除者继续完成根治性同步放化疗。

对于经外科评估可切除的局部进展期食管癌,新辅助免疫治疗虽然在一些 I 期和 II 期临床研究中显示出安全性和初步疗效,但目前尚缺乏大型 III 期随机对照研究证据,故优先推荐参加临床研究。

## 六、最终确定的治疗方案

食管癌术前新辅助免疫治疗推荐与化疗的联合模式,2~4 周期。

## 七、疗效评价时间

继续密切随访。

# 案例三　乳腺癌多学科综合治疗会诊

## 一、MDT 会诊申请

（1）由会诊科室人员提出 MDT 会诊申请。

（2）请院 MDT 会诊中心协调各受邀专家并发出 MDT 会诊通知。

MDT 会诊通知实例如下。

各位老师好！今天下午 1 例多学科会诊病例，具体信息如下。

时间：××月××日××时

地点：××××××××

患者：陈某某　女　48 岁

住院号：××××××

科室：放疗科

初步诊断：右乳腺癌。

会诊目的：指导进一步治疗。

会诊专家：病理科专家、乳腺外科专家、肿瘤放疗科专家、肿瘤内科专家、MRI 诊断专家。

## 二、病例介绍

患者：陈某某，女，48 岁，以"右乳腺癌术后 10 d"为主诉入院。

入院情况：患者因体检发现右乳肿块（右侧乳腺 1 点可见一大小约 22.2 mm× 10.6 mm 的低回声，距皮约 7.9 mm，距乳头约 5.9 mm），遂来我院乳腺外科就诊，完善相关检查后。于 2021.11.10 在全射麻醉下行"右乳肿块切除术+右乳癌改良根治术"，术后病理结果提示：（右乳肿块）浸润性癌，非特殊型，组织学分级 Ⅱ 级，见脉管癌栓，未见明确神经侵犯。免疫组化结果：3 号：PR（+80%），P63（−），ER（+80%），HER−2（Roche 4B5）（1+），Ki−67（+30%）。（右乳腺）残腔周围乳腺组织见少许癌残留并见脉管内癌栓；（右腋窝）淋巴结可见癌转移（5/25），可见癌结节 2 枚。今为求进一步治疗来我院就诊，门诊以"右乳腺癌"收入我科。患病以来，神志清，精神尚可，饮食尚可，睡眠可，大便正常，小便正常，体重未见明显减轻。平素体健，无肝炎、结核类传染病史，有手术史（2021.11.10 在全射麻醉下行"右乳肿块切除术+右乳癌改良根治术"），无外伤史，无输血史，无献血史，无食物过敏史，有药物过敏史。对磺胺类抗生素过敏。预防接种随社会进行。入院查体：全身浅表淋巴结未及肿大。右乳缺如，右胸壁可见一长约 15 cm 手术切口，愈合尚可。左乳未触及明显肿块。双肺听诊呼吸音清，未及干、湿啰音，心脏听诊未及明显杂音，腹部软，无压痛及反跳痛，双下肢无水肿。营养风险筛查 1 分。

## 三、辅助检查

### (一)实验室检查

血常规(2021-11-08):白细胞 7.10×10⁹/L;中性粒细胞绝对值 5.75×10⁹/L;红细胞 4.31×10¹²/L;血红蛋白 122 g/L;血小板计数 339×10⁹/L;

肝肾功能、电解质、血糖、凝血功能、乳癌六项未见明显异常。

### (二)影像学检查

双乳正侧位片(2021-11-08):①双侧多量腺体型乳腺,BI-RADS 3 类;②右乳内高密度影,请结合其他检查。

乳腺超声(2021-11-07):右侧乳腺 1 点可见一大小约 22.2 mm×10.6 mm 的低回声,距皮约 7.9 mm,距乳头约 5.9 mm,周界清,形态极不规则,内回声不均匀,可见星点状强回声,内可见点线状血流信号(RI,0.63),弹性评分为 3 分;右侧腋窝可见一大小约 8.8 mm×5.6 mm 的低回声,周界清,形态规则,未见明显血流信号,淋巴门未见。①双侧乳腺增生样改变;②右侧乳腺实性肿块(BI-RADS 分类:4b ~ 4 c 类);③右侧腋窝淋巴结肿大。

双侧乳腺 MRI 平扫+增强(2021-11-09):①右乳 12 点 ~ 1 点钟方向占位,考虑 BI-RADS-MRI 4c 类可能,请结合临床;②左乳约 11 点钟方向异常信号,考虑 BI-RADS-MRI 3 类可能;③双侧腋窝淋巴结可见。

胸部 CT 平扫(2021-11-08):右肺中叶慢性炎症。

### (三)病理学检查

术后病理结果提示:(右乳肿块)浸润性癌,非特殊型,组织学分级 Ⅱ 级,见脉管癌栓,未见明确神经侵犯。免疫组化结果:3 号 PR(+80%),P63(-),ER(+80%),HER-2(Roche 4B5)(1+),Ki-67(+30%)。①(右乳腺)残腔周围乳腺组织见少许癌残留并见脉管内癌栓;②(残腔上方皮肤、乳头、乳晕及底切缘)均未见癌累及;③(右腋窝)淋巴结可见癌转移(5/25),可见癌结节 2 枚;④(右胸肌间组织)未见癌累及。免疫组化结果:2 号蜡块 CK(上皮+),D2-40(脉管+);3 号蜡块 CK5/6(+),P63(+),Calponin(+)。

## 四、讨论内容

本部分内容主要包括本次多学科会诊的目的是讨论患者下一步治疗方案。各个科主任的观点及发言记录如下。

1. 病理科专家　浸润性乳腺癌的病理报告应包括与患者治疗和预后相关的所有内容,如肿瘤大小、组织学类型、组织学分级、有无脉管侵犯、有无合并原位癌、切缘和淋巴结情况等。结合患者本院术后病理及免疫组化结果,明确患者为乳腺癌。

2. MRI 诊断专家　乳腺磁共振检查可用于分期评估,以确定同侧乳腺肿瘤范围、多灶及多中心性肿瘤,或在初诊时筛查对侧乳腺肿瘤;现患者已行手术切除,可定期行乳腺 MRI 检查评估病情。

3. 乳腺外科专家　患者目前已行肿块切除及改良根治术,手术过程顺利,结合术后病理,目前诊断为右乳腺癌术后 $pT_2N_2M_0$ Luminal B 型。结合目前指南共识,患者 5 个淋巴结阳性,属于高复发风险患者,推荐行 AC-T 方案辅助化疗。

4. 肿瘤内科专家　结合该患者,其激素受体(ER/PR)阳性,辅助内分泌治疗对激素受体阳性的乳腺癌至关重要。辅助内分泌治疗一般不与辅助化疗同时进行,化疗结束后再开始内分泌治疗。患者 48 岁,尚未绝经,且 5 个淋巴结阳性,推荐的内分泌治疗为 OFS+AI 5 年+阿贝西利 2 年。待 OFS+AI 初治 5 年后,根据患者一般状况及绝经情况选择后续内分泌治疗药物。

5. 肿瘤放疗科专家　患者行右侧乳房切除术后,腋窝淋巴结清扫术后,术后腋窝淋巴结阳性,推荐患者行胸壁+区域淋巴结放疗。在接受完整腋窝淋巴结清扫术的患者,区域淋巴结放疗的范围为患侧锁骨上/下区和内乳淋巴结(第 1~3 肋)。由于内乳淋巴结位置特殊,照射内乳淋巴结易使心肺受照剂量过大,因此常规照不照内乳淋巴结存在争议。但≥4 枚腋窝淋巴结转移患者,最新 CSCO 指南推荐给予内乳淋巴引流区预防性照射,因此针对此患者,拟于辅助化疗结束后行胸壁+区域淋巴结(患侧锁骨上/下区和内乳淋巴结)照射。推荐的照射剂量为 50 Gy/2 Gy/25 f。放射治疗开始前,要确认左心室射血分数大于 50%,同时尽可能降低心脏的照射剂量,尤其患侧是左侧时。如果没有辅助化疗指征,在切口愈合良好的前提下,术后 8 周内开始放射治疗。辅助放疗可与内分泌治疗同时或先后进行。

## 五、内容扩展

乳房重建术后患者的术后放疗指征:患者的放疗指征与相同分期、未做重建的患者一样,但在决策时需要额外权衡重建植入物的放疗并发症风险以及重建对放疗技术的挑战。自体重建组织可以很好地耐受放疗,放疗未增加自体重建患者的并发症风险。由于放疗后可能会导致自体植入物组织萎缩,可以在手术时将重建乳房体积设计略大于对侧乳腺。假体重建的使用逐年上升,放疗增加假体包膜挛缩风险,降低美容效果。分阶段重建时,放疗介入时机可以在永久体植入之前或之后。在永久假体植入之前放疗,直接照射组织扩张器,对后续的假体包膜挛缩影响小,但重建失败率增高。在永久假体植入之后放疗,重建失败率低,但包膜挛缩并发症增加。此外,放疗介入时机的选择还需要考量因植入永久假体手术而导致的放疗延迟对肿瘤疗效影响,对复发高危患者最好不要过长延迟放疗。在永久假体植入之前放疗的患者,为提高重建成功率,放疗定位前需要完成扩张器注水程序保证充分的组织扩张,直到放疗结束都不允许往扩张器内注入或者抽出盐水,以保证靶区的体积和位置始终一致。放疗需要照射同侧胸壁+区域淋巴引流区,淋巴引流区照射原则同未做重建的患者。放疗剂量采用常规分割 50 Gy 分 25 次,5 周完成。传统的根治术将会有 5%~10% 的腺体残留,皮下组织内丰富的淋巴管网是肿瘤转移至腋窝或内乳淋巴结的重要途径,这些均是重建术后胸壁放疗的重要靶区。因为位置表浅,部分靶区位于剂量建成区,放疗计划设计时特别注意,在有摆位误差的情况下,照射野包全靶区。根据所使用放疗技术的建成区范围,推荐在胸壁皮肤表面垫组织填充物照射10~15次,以保证靶区剂量充分。

## 六、最终确定的治疗方案

AC-T方案化疗8个周期,辅助化疗后行辅助放疗及内分泌治疗。

## 七、疗效评价时间

每2个周期化疗后复查观察病情变化。

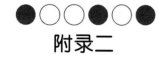

# 附录二

# 缩略词英汉对照表

| 英文缩写 | 英文全称 | 中文全称 |
|---|---|---|
| 3D-CRT | 3-dimensional conformal radiation therapy | 三维适形放射治疗 |
| ADH | Atypical ductal hyperplasia | 不典型导管增生 |
| AI | Aromatase inhibitor | 芳香化酶抑制剂 |
| AI | Artificial intelligence | 人工智能 |
| AJCC | American Joint Committee on Cancer | 美国癌症联合会 |
| ALH | Atypical lobular hyperplasia | 非典型性小叶增生 |
| ALK | Anaplastic lymphoma kinase | 间变性淋巴瘤激酶 |
| APC | Antigen-presenting cell | 抗原递呈细胞 |
| ASCL1 | Achaete-scute homolog 1 | 神经母细胞特异性转移因子1 |
| ASCO | American Society of Clinical Oncology | 美国临床肿瘤学会 |
| ASTRO | American Society of Radiological Oncology Annual Meeting | 美国放射肿瘤学会年会 |
| BCL-2 | B-cell lymphoma-2 | B淋巴细胞瘤2 |
| BMI | Body mass index | 体重指数 |
| BNP | Brain natriuretic peptide | 脑利尿钠肽 |
| BSC | Best supportive care | 最佳支持治疗 |
| C-SCLC | Combined small-cell lung cancer | 复合型小细胞肺癌 |
| CA15-3 | Cancer antigen 15-3 | 癌抗原15-3 |
| CAP | College of American Pathologists | 美国病理学家协会 |
| CAR-T | Chimeric antigen receptor modified T cells | 嵌合抗原受体修饰的T细胞 |
| CBCT | Cone beam CT | 锥形束CT |
| cCR | Clinical complete response | 临床完全缓解 |

续表

| 英文缩写 | 英文全称 | 中文全称 |
|---|---|---|
| CDK | Cyclin dependent kinase | 细胞周期蛋白依赖激酶 |
| CEA | Carcinoembryonicantigen | 癌胚抗原 |
| cf/ctDNA | Cell-free/circulating tumor DNA | 游离/循环肿瘤 DNA |
| CHGA | Chromogranin A | 嗜铬颗粒 A |
| CLD | Central lung thickness of tangential field | 射野内肺组织厚度 |
| CPS | Combined positive score | 联合阳性评分 |
| CR | Complete remission | 完全缓解 |
| CRP | C-reactionprotein | C 反应蛋白 |
| CTA | Cancer testis antigen | 癌-睾丸抗原 |
| CTC | Circulating tumor cell | 循环肿瘤细胞 |
| CT | Computed tomography | 计算机断层扫描 |
| ctDNA | Circulating tumor DNA | 循环肿瘤 DNA |
| CTLA-4 | Cytotoxic T lymphocyte-associated antigen-4 | 细胞毒性 T 淋巴细胞相关抗原 4 |
| CTV | Clinical target volume | 临床靶区 |
| CYFRA21-1 | Cytokeratin 21-1 | 细胞角蛋白 21-1 |
| DCIS | Ductal carcinoma in situ | 导管原位癌 |
| DCR | Disease control rate | 疾病控制率 |
| DDFS | Distant disease-free survival | 无远处转移生存期 |
| DFS | Disease-free survival | 无病生存期 |
| DIBH | DeepInspirationBreath holding | 深吸气后屏气 |
| dMMR | Mismatch repair protein deletion | 错配修复蛋白缺失 |
| DOR | Duration of remission | 缓解持续时间 |
| DRS | Digital risk score | 数字风险评分 |
| DVH | Dose-volume histogram | 剂量体积直方图 |
| EBUS | Endobronchial ultrasonography | 经支气管镜腔内超声 |
| ECG | Electrocardiogram | 心电图 |
| ECOG | Eastern Cooperative Oncology Group | 东部肿瘤协作组 |
| EGFR | Epidermal growth factor receptor | 表皮生长因子受体 |
| EGJ | Esophagogastric junction | 食管胃结合部 |
| EMA | Energy Market Authority | 欧洲药品管理局 |
| EMR | Endoscopic mucosal resection | 内镜下黏膜切除术 |

续表

| 英文缩写 | 英文全称 | 中文全称 |
|---|---|---|
| ENI | Elective node irradiation | 预防性淋巴结照射 |
| ER | Estrogen receptor | 雌激素受体 |
| ESD | Endoscopic submucosal dissection | 内镜下黏膜剥离术 |
| ESMO | European Society for Medical Oncology | 欧洲肿瘤内科学会 |
| ESR1 | Estrogen receptor 1 | 雌激素受体1 |
| FDA | Food and Drug Administration | 美国食品药品监督管理局 |
| FISH | Fluorescence in situ hybridization | 荧光原位杂交技术 |
| GRP | Gastrin releasing peptide | 胃泌激素释放肽 |
| GTV | Gross target volume | 肿瘤区 |
| HDR | High dose rate | 高剂量率 |
| HER-2 | Human epidermal growth factor receptor-2 | 人类表皮生长因子受体-2 |
| HIF-1α | Hypoxia-inducible factor-1 alpha | 缺氧诱导因子-1 α |
| HRD | Homologous recombination defect | 同源重组缺陷 |
| HR | Hazard ratio | 风险比 |
| HR | Hormone receptor | 激素受体 |
| HRQOL | Health-related quality of life | 健康相关生活质量 |
| IARC | International Agency for Research on Cancer | 国际癌症研究机构 |
| IASLC | International Association for the Study of Lung Cancer | 国际肺癌研究学会 |
| ICB | Immune checkpoint inhibitor | 免疫检查点抑制剂疗法 |
| ICD | International classification of diseases | 国际疾病分类法 |
| ICRU-83 | Report of the International Commission on Radiation Units and Measurements 83 | 国际辐射单位和测量委员会报告83 |
| IGRT | Image guided radiation therapy | 影像引导放射治疗 |
| IHC | Immunohistochemisty | 免疫组织化学 |
| IMRT | Intensity modulated radiotherapy | 调强放射治疗 |
| iNOS+ | Inducible nitric oxide synthase-positive | 诱生型一氧化氮合酶阳性 |
| iRT | Immunotherapy combined with radiotherapy | 放疗联合免疫治疗 |
| ITMIG | International Thymic Malignancy Interesting Group | 国际胸腺肿瘤协会 |
| JBCS | Japanese Breast Cancer Society | 日本乳腺癌学会 |
| KPS | Karnofsky score | 卡氏评分 |
| LABC | Locally advanced breast cancer | 局部晚期乳腺癌 |

续表

| 英文缩写 | 英文全称 | 中文全称 |
|---|---|---|
| LAD | Left anterior descending coronary | 冠状动脉左前降支 |
| LCIS | Lobular carcinoma in situ | 小叶原位癌 |
| LDCT | Low dose computed tomography | 低剂量 CT |
| LDI | Low dose irradiation | 单次低剂量照射 |
| LDR | Low dose rate | 低剂量率 |
| LRR | Locoregional recurrence rate | 局部区域复发 |
| LVEF | Left ventricular ejection fraction | 左心室射血分数 |
| MDSC | Myeloid-derived suppressor cells | 髓样抑制细胞 |
| MDT | Multi disciplinary team | 多学科综合治疗协作组 |
| MHC-I | Major histocompatibility complex class I | 主要组织相融复合物 |
| MLD | Mean lung dose | 平均肺剂量 |
| MPR | Major pathological remission | 主要病理缓解 |
| MRI | Magnetic resonance imaging | 磁共振成像 |
| NAC | Neoadjuvant chemotherapy | 新辅助化疗 |
| NAT | Neoadjuvant therapy | 新辅助治疗 |
| NCCN | National Comprehensive Cancer Network | 美国国立综合癌症网络 |
| NCDB | National Cancer Database | 美国国家癌症数据库 |
| NET | Neuroendocrine tumor | 神经内分泌瘤 |
| NGS | Next generation sequencing | 二代测序技术 |
| NICD | Notch intracellular domain | 胞内区 |
| NIH | National Institutes of Health | 美国国立卫生研究院 |
| NMPA | National Medical Products Adminisration | 中国国家药品监督管理局 |
| NSCLC | Non-small cell lung cancer | 非小细胞肺癌 |
| NSE | Neuron specific enolase | 神经元特异性烯醇化酶 |
| OAR | Organ at risk | 危及器官 |
| OFS | Ovarian function suppression | 卵巢功能抑制 |
| ORR | Objective remission rate | 客观缓解率 |
| OS | Overall survival | 总生存期 |
| P-SCLC | Pure small cell lung cancer | 纯小细胞肺癌 |
| PAI-1 | Plasminogen activator inhibitor-1 | 纤溶酶原激活物抑制剂-1 |
| PARP | Poly(ADP-ribose)polymerase | 多腺苷二磷酸核糖聚合酶抑制剂 |

续表

| 英文缩写 | 英文全称 | 中文全称 |
|---|---|---|
| PCI | Prophylactic cranial irradiation | 脑预防照射 |
| pCR | Pathological complete response | 病理完全缓解 |
| PD-1 | Programmed death protein-1 | 程序性死亡受体1 |
| PD-L1 | Programmed death ligand-1 | 程序性死亡受体配体-1 |
| PDGFR | Platelet-derived growth factor receptors | 血小板衍生生长因子受体 |
| PET-CT | Positron emission tomography-computed tomography | 正电子发射计算机体层成像 |
| PFS | Progression-free survival | 无进展生存期 |
| pPR | Pathological partial remission | 病理部分缓解 |
| PPV | Individualized peptide vaccine | 个体化肽疫苗 |
| PR | Partial remission | 部分缓解 |
| PR | Progesterone receptor | 孕激素受体 |
| PS | Performance status | 功能状态 |
| PS 评分 | Physical status score | 体力状态评分 |
| PTV | Planning target volume | 计划靶体积 |
| QVRS | Health related quality of life | 健康相关生活质量 |
| RBE | Relative biological effectiveness | 相对生物学效应 |
| RCB | Residual cancer burden | 残余肿瘤负荷系统 |
| RCT | Randomized controlled trial | 随机对照研究 |
| RET | Rearranged during transfection | 转染重排 |
| RFS | Recurrence free survival | 无复发生存期 |
| ROVA-T | Rovalpituzumabtesirine | 抗体-药物偶联物 |
| RQS | Radiomics quality score | 影像组学质量评分 |
| RS | Recurrence score | 复发风险评分 |
| RT-PCR | Reverse transcription-polymerase chain reaction | 逆转录聚合酶链反应 |
| SABR | Stereotactic ablative radiotherapy | 立体定向放射治疗 |
| SAE | Chemotherapy related serious adverse events | 化疗相关严重不良事件 |
| SBRT | Stereotactic body radiation therapy | 体部立体定向放射治疗 |
| SccAg | Squamous cell carcinoma antigen | 鳞状上皮癌相关抗原 |
| SCLC | Small cell lung cancer | 小细胞肺癌 |
| SD | Stable disease | 疾病稳定 |
| SEER | Surveillance, epidemiology, and end results | 监测, 流行病学及预后 |

续表

| 英文缩写 | 英文全称 | 中文全称 |
|---|---|---|
| SEOM | Spanish Society of Medical Oncology | 西班牙肿瘤内科学会 |
| SIB | Simultaneous integrated boost | 同期加量照射 |
| SLNB | Sentinel lymph node biopsy | 前哨淋巴结活检 |
| SRS | Stereotactic radio surgery | 立体定向放射外科 |
| STAT1 | Signal transducer andactivator of transcription | 转录激活蛋白1 |
| SUV | Standard uptake value | 标准摄取值 |
| T-DM1 | Trastuzumab emtansine | 恩美曲妥珠单抗 |
| TDLU | Terminal ductal lobular unit | 终末导管小叶单位 |
| TIGIT | T cell immunoreceptor with Ig and ITIM domain | T细胞免疫球蛋白和免疫受体酪氨酸抑制基序结构域 |
| TILs | Tumor infiltrating lymphocyte | 肿瘤浸润淋巴细胞 |
| TKI | Tyrosine kinase inhibitor | 酪氨酸激酶抑制剂 |
| TMB | Tumor mutational burden | 肿瘤突变负荷 |
| TNBC | Triple negative breast cancer | 三阴性乳腺癌 |
| TOMO | Tomographic radiotherapy system | 螺旋断层放射治疗系统 |
| TOP2a | Topoisomerase Ⅱ | DNA拓扑异构酶Ⅱ |
| Treg | Regulatory T cells | 调节性T细胞 |
| TRT | Definitive thoracic radiotherapy | 单纯根治性胸部放疗 |
| TTP | Time to tumor progression | 肿瘤进展时间 |
| UICC | Union for International Cancer Control | 国际抗癌联盟 |
| uPA | Urokinase type plasminogen activator | 尿激酶型纤溶酶原激活剂 |
| VALG | Veterans Lung Cancer Association | 美国退伍军人肺癌协会 |
| VATS | Video-assisted thoracic surgery | 电视辅助胸腔镜手术 |
| VEGF | Vascular endothelial growth factor | 血管内皮生长因子 |
| VEGFR | Vascular endothelial growth factor receptor | 血管内皮生长因子受体 |
| VMAT | Volumetric modulated arc therapy | 容积旋转调强放射治疗技术 |
| WBC | White blood cell | 白细胞计数 |
| WBRT | Whole brain radiation therapy | 全脑放疗 |
| WFO | Watson for oncology | 智能肿瘤会诊系统 |

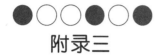

附录三

# 靶区实例分享

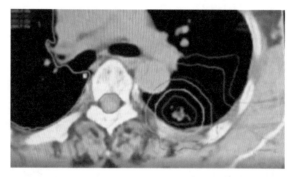

SBRT 计划肿瘤的剂量分布曲线,中间红线为 50 Gy 剂量线,中间绿线为 30 Gy 剂量线。

**附图 1** 1 例基于 4D-CT 引导的 SBRT 治疗的左肺下叶 $T_{2a}N_0M_0$ 周围型腺癌患者(处方剂量给予 95% PGTV 50 Gy/10 f)

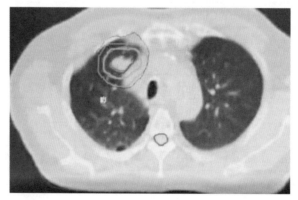

SBRT 计划的剂量分布曲线,其中中间红线剂量为 50 Gy (10 Gy×5 f),中间绿线为 30 Gy。

**附图 2** 1 例右肺上叶腺癌($cT_{1b}N_0M_0$)中央型 NSCLC(处方剂量为 50 Gy/5 f)

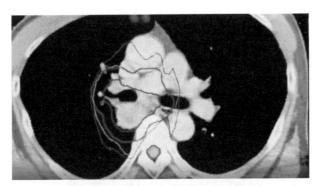

患者的靶区勾画,其中中间红色为 GTV,外边红线为 PTV。

**附图3 患者的靶区勾画及 DVH 图**

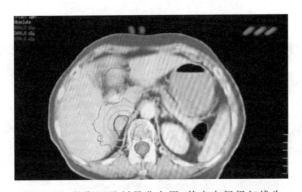

SBRT 的靶区及剂量分布图,其中中间粗红线为 GTV,中间粗浅蓝线为 PTV,中间细绿线为 24 Gy 计量线。

**附图4 左肺腺癌 $cT_1N_3M_1$(肾上腺 M)Ⅳ期患者的右侧肾上腺转移灶 SBRT 的靶区及剂量分布图和 DVH 图**

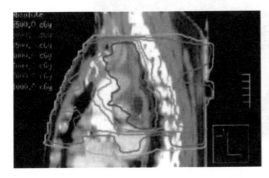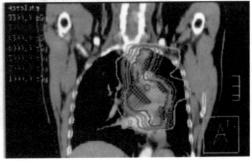

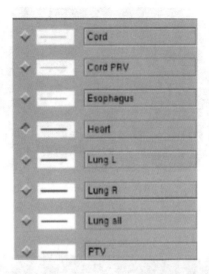

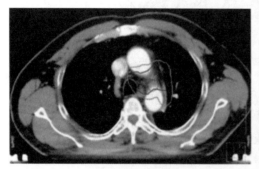 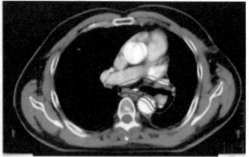

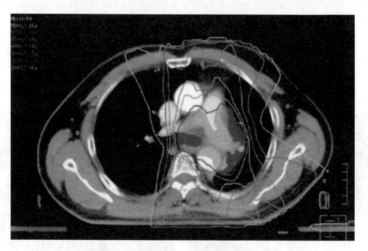

附图 5　非小细胞肺癌 PORT 典型病例

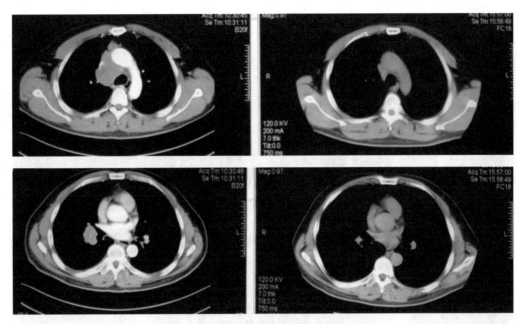

附图6　化疗前后肿块及淋巴结病变

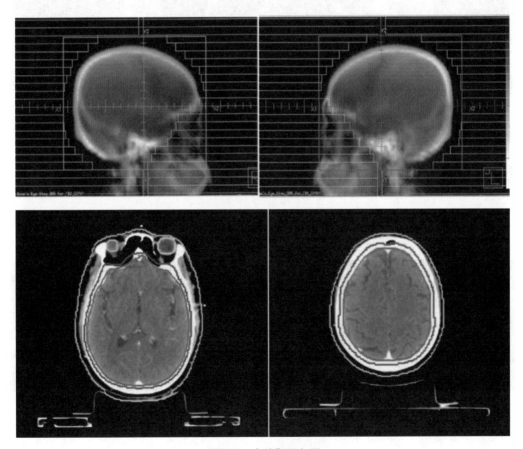

附图7　全脑靶区勾画

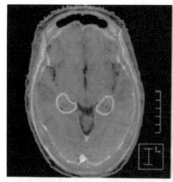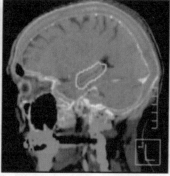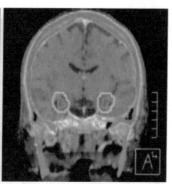

附图8 海马回的勾画

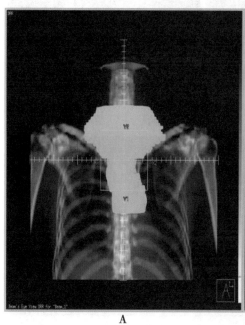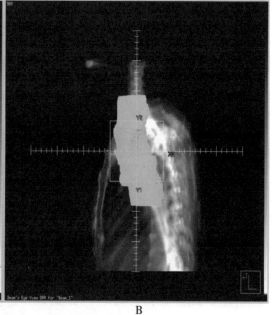

A              B

A. 绿色阴影为靶区的正面观;B. 绿色阴影为靶区的侧面观。

附图9 食管癌根治术后放疗的 T 形野靶区勾画

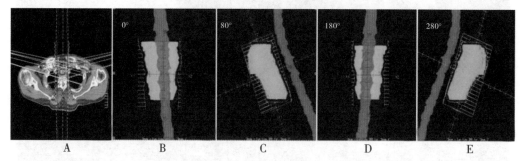

A     B     C     D     E

A. 颈段食管癌4野共面适形照射示意图;B~E.4 个照摄野在 BEV 可见肿瘤和脊髓的相对位置,以及多叶光栅、准直器设置;BEV 为射野方向观。

附图10 颈段食管癌适形计划射野分布及 BEV 所示肿瘤与脊髓的相对位置

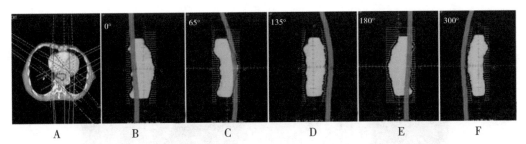

A. 中下段食管癌5野共面适形照射示意图;B ~ F. 5个照摄野在BEV可见肿瘤和脊髓的相对位置,以及多叶光栅、准直器设置;BEV为射野方向观。

**附图11　胸段食管癌适形计划射野分布及BEV所示肿瘤与脊髓的相对位置**

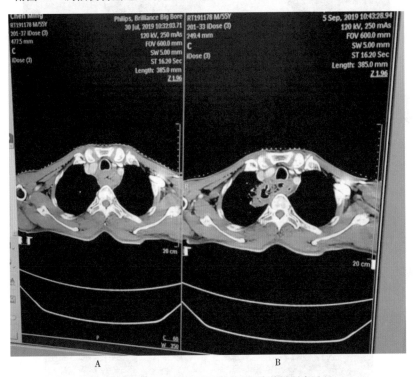

A. 放疗前食管病变层面;B. 放疗中出现食管纵隔瘘层面。

**附图12　食管癌患者放疗前与放疗中影像对比**

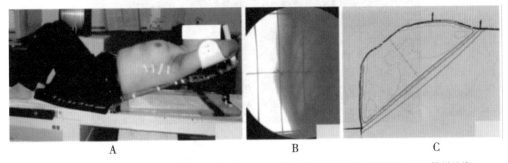

A. 内切野和外切野后界贴铅丝;B. 切线野定位图;C. 二维计划剂量分布图(明黄线为95%等剂量线)。

**附图13　二维放疗技术时患者乳腺切线野定位的体位**

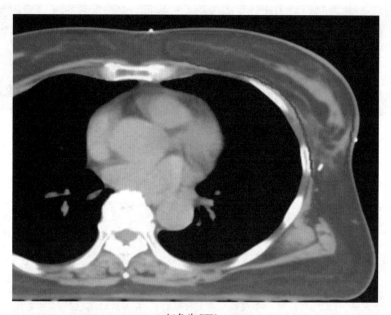

红色为 PTV。

附图 14　全乳腺靶区

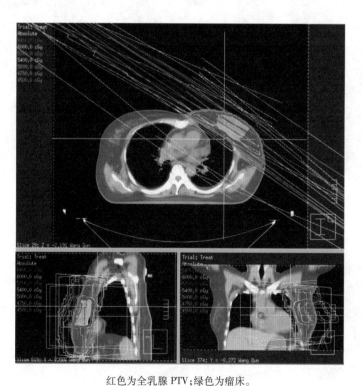

红色为全乳腺 PTV；绿色为瘤床。

附图 15　全乳腺调强放疗的靶区和剂量分布

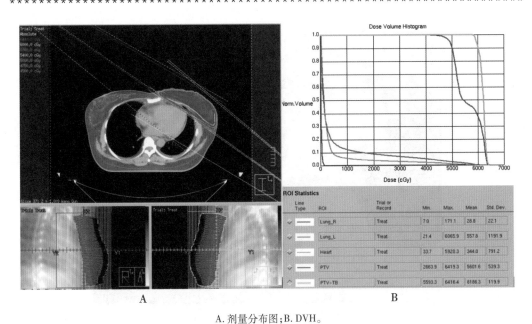

A. 剂量分布图；B. DVH。

**附图16　全乳腺放疗的剂量分布图和DVH**

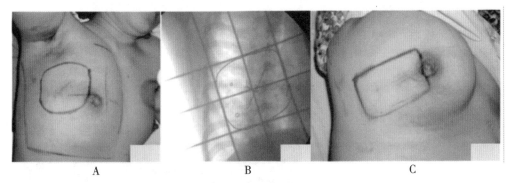

A、B. 模拟机透视下根据瘤床金属标记和手术瘢痕外放形成的照射野；C. 根据手术瘢痕直接外放在乳腺皮肤上画出的照射野。

**附图17　乳腺瘤床电子线补量照射野**

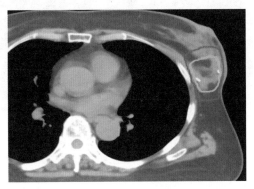

绿色为瘤床；红色为瘤床外放 1.0 cm 形成瘤床 CTV。

**附图18　乳腺癌瘤床靶区勾画**

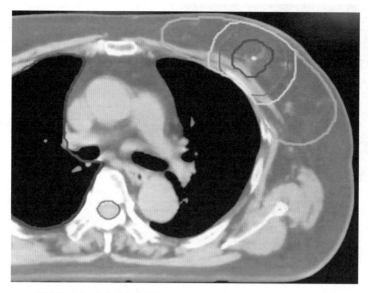

紫色为瘤床;蓝色为瘤床外放1.0 cm形成瘤床CTV;黄色为瘤床CTV外放形成瘤床PTV(在皮肤和胸壁方向外放在全乳PTV内,绿色);绿色为全乳腺PTV。

**附图19　乳腺癌全乳腺和瘤床靶区勾画**

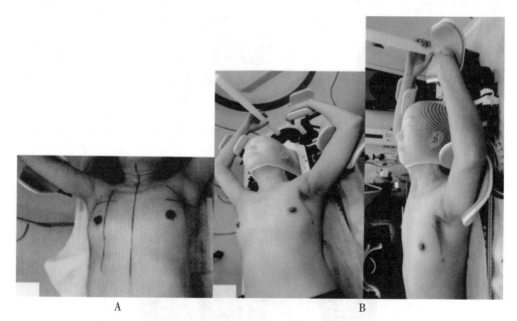

A. 右乳癌,无面罩固定;B. 左乳癌,有面罩固定。

**附图20　全乳腺和锁骨上淋巴引流区照射的定位图和体表标记线注**

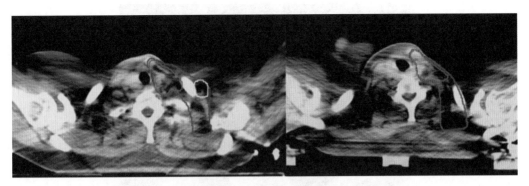

附图21 左侧锁骨上下淋巴引流区 CTV 靶区(蓝线)

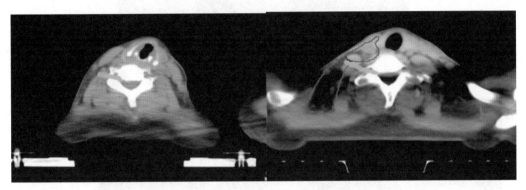

附图22 定位 CT 上勾画的臂丛神经(绿色阴影),在前斜角肌的后方

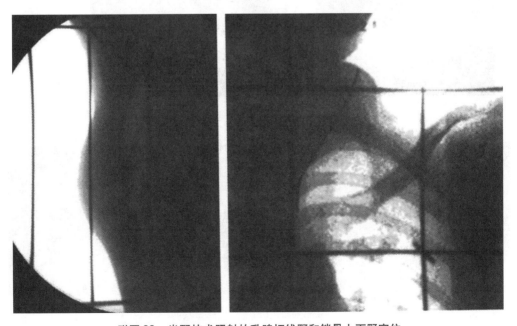

附图23 半野技术照射的乳腺切线野和锁骨上下野定位

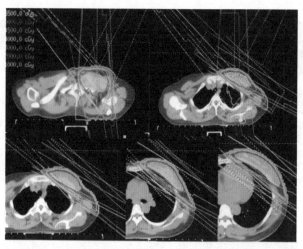

附图 24 全乳腺和锁骨上区 IMRT 的照射野布野和剂
量分布(锁骨上区 4 野全调强、全乳腺切线野
为主的简化调强)

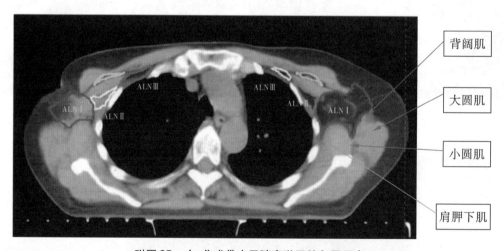

附图 25 I、II 或 III 水平腋窝淋巴结勾画示意

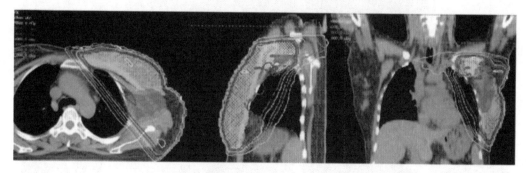

绿色为全乳腺 PTV;蓝色为 I 水平腋窝 PTV;黄色为 II 水平腋窝 PTV。

附图 26 全乳腺和腋窝 IMRT 放疗的剂量分布

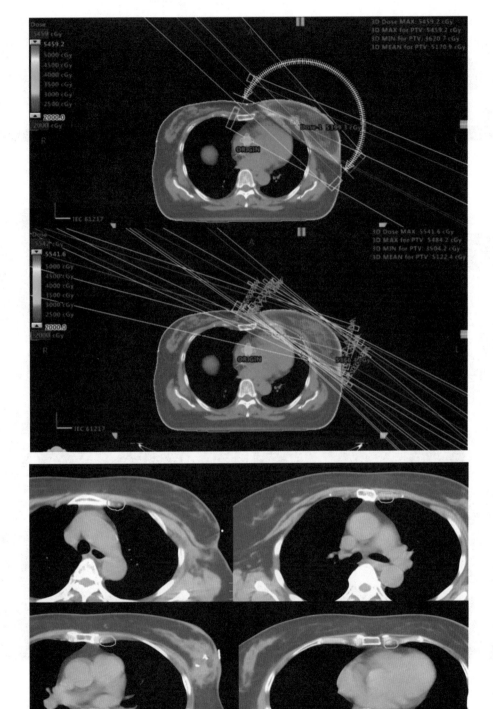

附图 27　定位 CT 图像上勾画内乳淋巴结区域(绿色为内乳 CTV)

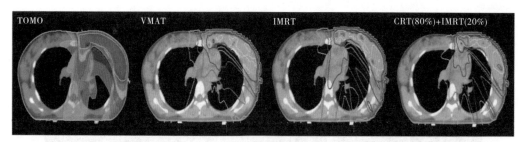

附图 28　全乳腺+锁骨上+内乳淋巴引流区放疗（不同放疗技术的剂量分布）

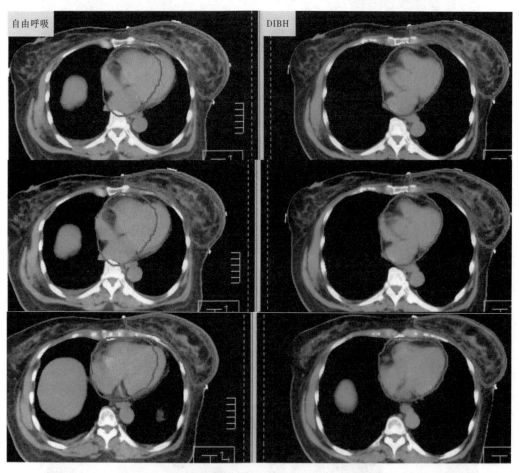

蓝色为自由呼吸状态下 CT 上勾画的左全乳腺 CTV；红色为 DIBH 状态下勾画的全心脏。

附图 29　DIBH 与自由呼吸状态下 CT 扫描心脏位置变化

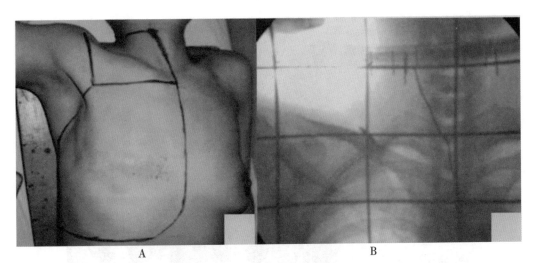

A

B

附图 30　常规二维放疗的锁骨上野和胸壁野的体表标记（A）及锁骨上野定位图（B）

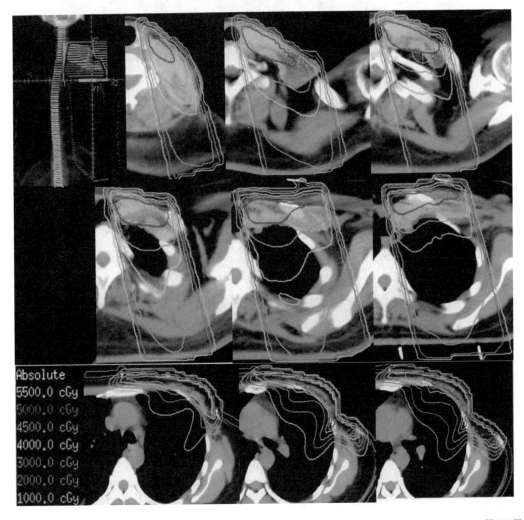

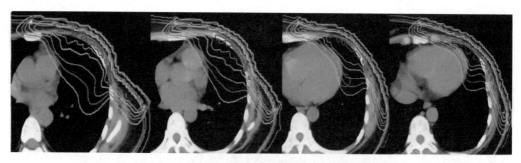

附图 31　乳腺癌改良根治术后锁骨上区和胸壁放疗的三维剂量分布

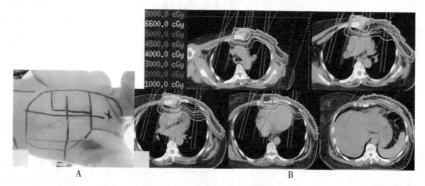

A. 锁骨上和内乳同时照射的体表照射野标记；B. 内乳和胸壁区域的剂量分布，处方剂量胸壁+锁骨上下+内乳 50 Gy，内乳残存肿瘤区 66 Gy。

附图 32　乳腺癌改良根治术后胸壁

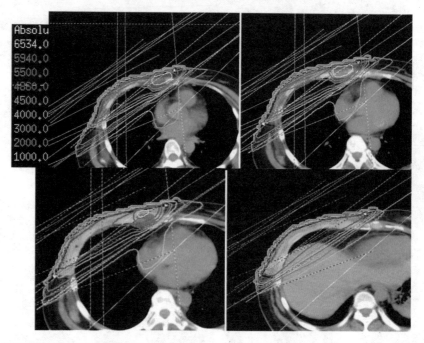

附图 33　内乳和胸壁区域的剂量分布（处方剂量胸壁+锁骨上下+内乳 48.6 Gy，内乳原肿瘤区 59.4 Gy）